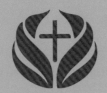

全国高职高专医药院校护理专业
"十三五"规划教材(临床案例版)

供护理、助产等专业使用

丛书顾问　文历阳　沈彬

病理学与病理生理学
（临床案例版）

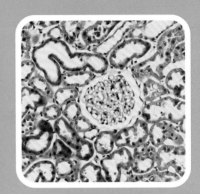

主　编　崔茂香　宋维芳

副主编　席　民　张　斌

编　者　(以姓氏笔画为序)

马　光　沧州医学高等专科学校

师　婷　山西医科大学汾阳学院

吴红芳　南阳医学高等专科学校

宋维芳　山西医科大学汾阳学院

张　斌　安顺职业技术学院

席　民　滁州城市职业学院

崔茂香　沧州医学高等专科学校

魏　严　南阳医学高等专科学校

华中科技大学出版社
http://www.hustp.com
中国·武汉

内 容 提 要

本书是全国高职高专医药院校护理专业"十三五"规划教材(临床案例版)。

本书将病理学与病理生理学的内容进行了整合,包括绪论,疾病概论,细胞、组织的适应、损伤与修复,局部血液循环障碍等内容。本书突出"临床案例版"的教材编写特色,体现"工学结合"人才培养的理念。每章在编写中除正文外,还穿插有学习目标、案例、知识链接和课后测试题等内容。

本书适合于高职高专护理、助产等专业使用。

图书在版编目(CIP)数据

病理学与病理生理学:临床案例版/崔茂香,宋维芳主编.—武汉:华中科技大学出版社,2015.8(2020.1重印)
全国高职高专医药院校护理专业"十三五"规划教材
ISBN 978-7-5609-8297-7

Ⅰ.①病…　Ⅱ.①崔…　②宋…　Ⅲ.①病理学-高等职业教育-教材　②病理生理学-高等职业教育-教材
Ⅳ.①R36

中国版本图书馆 CIP 数据核字(2015)第 218026 号

病理学与病理生理学(临床案例版)　　　　　　　　　　　　崔茂香　宋维芳　主编

策划编辑:周　琳
责任编辑:孙基寿　叶丽萍
封面设计:原色设计
责任校对:李　琴
责任监印:周治超
出版发行:华中科技大学出版社(中国·武汉)
　　　　　武昌喻家山　邮编:430074　电话:(027)81321913
录　排:华中科技大学惠友文印中心
印　刷:武汉市金港彩印有限公司
开　本:880mm×1230mm　1/16
印　张:18
字　数:608 千字
版　次:2020 年 1 月第 1 版第 3 次印刷
定　价:69.00 元

全国高职高专医药院校护理专业"十三五"规划教材（临床案例版）教材编委会

前言

Qianyan

本书是全国高职高专医药院校护理专业"十三五"规划教材（临床案例版），为了满足我国高等职业教育教学需要，由华中科技大学出版社精心策划和组织的多所全国高职高专医药院校多位一线骨干教师共同编写而成。

本书将病理学与病理生理学的教学内容进行了整合，分总论和各论两部分，共二十二章，其中第一章至第十一章为总论，第十二章至第二十二章为各论。在本书编写过程中，要求坚持"三基"（基本理论、基本知识、基本技能）、"五性"（思想性、科学性、启发性、先进性、实用性）和"三特"（特定对象、特定要求、特定限制）的原则，注重与国家执业资格考试大纲相衔接，以"工学结合"为导向，对教材内容进行整体优化，将理论知识与临床实践、专业学习和执业考试紧密结合，力求做到层次清晰、文字精炼、图文并茂、易学易懂，以适应职业教育的需要。

本书内容突出一线"临床案例版"的教材编写特色，体现"工学结合"人才培养的理念。每章在编写中除正文外，还穿插有学习目标、案例、知识链接和课后测试题等内容。学习目标指出章节学习重点，便于学生预习和复习；案例模块突显本书特点，通过案例引出教学内容，并围绕案例逐步对内容进行展开和引申，可起到综合锻炼学生分析、思考及解决问题的能力的作用，使学生能将所学知识融会贯通；通过知识链接拓展相关知识，扩大学生的视野，活跃学生的思维；课后测试题便于学生进行自测，有利于学生更好地掌握相关知识。

本书是在全体参编人员辛勤努力下共同完成的，同时也得到了参编院校领导和同仁的大力支持和帮助，在此一并表示感谢！

由于编写时间紧迫、编者水平和经验有限，本书难免存在不足之处，敬请使用本书的师生们多提宝贵意见和建议，以便再版时修订和完善。

崔茂香

目录

Mulu

绪论 /1

第一章 疾病概论 /5
  第一节 健康与疾病 /5
  第二节 病因学 /6
  第三节 发病学 /7
  第四节 疾病的经过与转归 /9

第二章 细胞、组织的适应、损伤与修复 /11
  第一节 细胞、组织的适应 /11
  第二节 细胞、组织的损伤 /14
  第三节 细胞、组织损伤的修复 /21

第三章 局部血液循环障碍 /27
  第一节 充血 /27
  第二节 出血 /30
  第三节 血栓形成 /32
  第四节 栓塞 /36
  第五节 梗死 /40

第四章 水、电解质代谢紊乱 /45
  第一节 水、钠代谢紊乱 /45
  第二节 水肿 /50
  第三节 钾代谢紊乱 /53

第五章 酸碱平衡紊乱 /59
  第一节 酸碱平衡调节 /59
  第二节 反映酸碱平衡的常用指标及其意义 /61
  第三节 单纯型酸碱平衡紊乱 /62
  第四节 混合型酸碱平衡紊乱 /69

第六章 炎症 /71
  第一节 概述 /71
  第二节 炎症的基本病理变化 /72
  第三节 炎症的类型 /76
  第四节 炎症的局部表现和全身反应 /81
  第五节 炎症的结局 /82

第七章 肿瘤 /84
  第一节 肿瘤的概念 /84

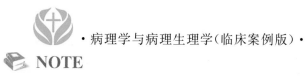
第二节　肿瘤的基本特征　　　　　　　　　　　/84
第三节　肿瘤对机体的影响　　　　　　　　　　/90
第四节　良性肿瘤与恶性肿瘤的区别　　　　　　/90
第五节　肿瘤的命名与分类　　　　　　　　　　/91
第六节　癌前病变、原位癌及早期浸润癌　　　　/93
第七节　常见肿瘤举例　　　　　　　　　　　　/94
第八节　肿瘤的病因和发病机制　　　　　　　　/99

第八章　发热　　　　　　　　　　　　　　　　　/103
第一节　发热的病因与机制　　　　　　　　　　/104
第二节　发热的功能与代谢的变化　　　　　　　/107
第三节　发热的生物学意义与防治原则　　　　　/108

第九章　休克　　　　　　　　　　　　　　　　　/110
第一节　概述　　　　　　　　　　　　　　　　/110
第二节　休克的病因和分类　　　　　　　　　　/111
第三节　休克的发展过程及发生机制　　　　　　/112
第四节　休克时机体的代谢及器官功能变化　　　/116
第五节　休克的防治原则　　　　　　　　　　　/117

第十章　弥散性血管内凝血　　　　　　　　　　　/120
第一节　DIC 的原因和发病机制　　　　　　　　/120
第二节　影响 DIC 发生发展的因素　　　　　　　/122
第三节　DIC 的分期和分型　　　　　　　　　　/123
第四节　DIC 的临床表现　　　　　　　　　　　/124
第五节　DIC 的防治原则　　　　　　　　　　　/125

第十一章　缺氧　　　　　　　　　　　　　　　　/127
第一节　常用血氧指标及其意义　　　　　　　　/127
第二节　缺氧的类型、原因及发生机制　　　　　/128
第三节　缺氧时机体功能代谢变化　　　　　　　/131
第四节　影响缺氧耐受性的因素　　　　　　　　/133
第五节　缺氧的防治原则　　　　　　　　　　　/134

第十二章　呼吸系统疾病　　　　　　　　　　　　/136
第一节　慢性阻塞性肺疾病　　　　　　　　　　/136
第二节　慢性肺源性心脏病　　　　　　　　　　/141
第三节　肺炎　　　　　　　　　　　　　　　　/142
第四节　呼吸系统常见肿瘤　　　　　　　　　　/147

第十三章　呼吸功能不全　　　　　　　　　　　　/151
第一节　病因和发病机制　　　　　　　　　　　/151
第二节　机体的主要代谢和功能变化　　　　　　/155
第三节　防治原则　　　　　　　　　　　　　　/157

第十四章　心血管系统疾病　　　　　　　　　　　/159
第一节　动脉粥样硬化　　　　　　　　　　　　/159
第二节　冠状动脉粥样硬化性心脏病　　　　　　/164
第三节　高血压　　　　　　　　　　　　　　　/167
第四节　风湿病　　　　　　　　　　　　　　　/172
第五节　感染性心内膜炎　　　　　　　　　　　/176

第六节　心瓣膜病 /177

第十五章　心功能不全 /180
  第一节　病因、诱因和分类 /180
  第二节　机体的代偿反应 /181
  第三节　发病机制 /184
  第四节　机体的功能代谢变化 /185
  第五节　防治原则 /188

第十六章　消化系统疾病 /190
  第一节　慢性胃炎 /190
  第二节　消化性溃疡 /191
  第三节　病毒性肝炎 /195
  第四节　肝硬化 /199
  第五节　消化系统常见肿瘤 /202

第十七章　肝性脑病 /208
  第一节　病因和分型 /208
  第二节　发病机制 /209
  第三节　诱因和防治原则 /212

第十八章　泌尿系统疾病 /215
  第一节　肾小球肾炎 /215
  第二节　肾盂肾炎 /220
  第三节　泌尿系统常见肿瘤 /222

第十九章　肾功能不全 /226
  第一节　急性肾功能不全 /226
  第二节　慢性肾功能不全 /230
  第三节　尿毒症 /235

第二十章　女性生殖系统疾病及乳腺疾病 /238
  第一节　子宫疾病 /238
  第二节　妊娠滋养层细胞肿瘤 /242
  第三节　卵巢上皮性肿瘤 /244
  第四节　乳腺疾病 /245

第二十一章　内分泌系统疾病 /248
  第一节　甲状腺疾病 /248
  第二节　糖尿病 /252

第二十二章　传染病 /255
  第一节　结核病 /255
  第二节　伤寒 /262
  第三节　细菌性痢疾 /263
  第四节　流行性脑脊髓膜炎 /265
  第五节　流行性乙型脑炎 /266
  第六节　流行性出血热 /266
  第七节　性传播性疾病 /267

参考答案 /272

参考文献 /274

绪　　论

学习目标

1. 掌握病理学与病理生理学的任务及常用的研究学习方法。
2. 熟悉病理学与病理生理学的内容及其在医学中的地位。
3. 了解病理学的发展史。

一、病理学与病理生理学的任务

病理学与病理生理学是研究疾病发生、发展规律的一门基础医学学科。其主要任务是利用病理学的研究方法来研究疾病的病因、发病机制、病理变化（形态、结构和功能、代谢的改变）、临床表现与病理变化的关系和转归，从而揭示疾病的本质，阐明疾病发生、发展的一般规律，为临床上疾病的诊断、治疗和预防提供科学的理论与实践依据。

重点：理解病理学与病理生理学的主要任务。

二、病理学与病理生理学的内容

病理学与病理生理学包括病理解剖学和病理生理学两部分，前者主要从形态结构的角度来揭示疾病的本质；后者主要从功能代谢角度来揭示疾病的本质。尽管研究的角度不同、方法各异，但目的是相同的。因此将这两部分内容进行整合，一起阐述。其内容分总论和各论，总论主要研究各种疾病发生、发展中的共同规律，如细胞和组织的损伤与修复、局部血液循环障碍、水电解质代谢紊乱、炎症、肿瘤、休克等；各论则研究各个疾病的病因、发病机制及病理变化、临床病理联系等的特殊规律，如高血压、肺炎、病毒性肝炎及肾小球肾炎等。

重点：理解病理学与病理生理学包括病理解剖学（从形态结构的角度来揭示疾病的本质）和病理生理学（从功能代谢角度来揭示疾病的本质）。

三、病理学与病理生理学在医学中的地位

病理学与病理生理学是医学教育中极其重要的一门医学基础课程，能揭示疾病的发生发展规律和本质，同时也是基础医学与临床医学之间的桥梁课程。学习病理学与病理生理学要以解剖组织学、生理学、生物化学、病原微生物学、免疫学等为基础，同时病理学与病理生理学又通过研究疾病时机体的形态、结构与功能、代谢的改变，来解释临床上各种疾病所出现的症状、体征，为疾病的诊断、治疗和预防提供理论依据。另外，在临床医疗实践中病理学诊断仍是迄今诊断疾病最可靠的方法，虽然医学实验室检查、影像学检查、内窥镜检查等技术在疾病的发现及定位上起很重要作用，但很多疾病的最后确诊仍有赖于病理学诊断，因而在美国病理科的医生被称作Doctor's Doctor。病理学与病理生理学在医学生的学习中具有承上启下的作用，对临床诊疗和科研具有重要的指导意义，其发展可推动整个医学的发展。

重点：病理学与病理生理学是一门桥梁课。

四、病理学与病理生理学的研究方法及其应用

（一）尸体解剖检查

尸体解剖检查（autopsy）简称尸检，是病理学最基本、最重要的研究方法，是对死者的遗体进行全面的病理解剖，通过肉眼和显微镜观察各器官、组织的形态、结构改变，并结合临床资料，进行综合分析、判断，明确疾病的诊断，查明死亡原因。其主要的意义：①明确诊断，查明死因，有助

重点：掌握病理学与病理生理学的常用研究方法及观察方法。

于临床医生积累经验,提高医疗诊治水平;②可为解决医疗纠纷、刑事案例提供科学的法律依据;③可积累科研资料、收集病理标本,以促进医学和医学教育的发展;④可及时发现新的病种,为疾病的防治与护理提供理论依据。

(二)活体组织检查

活体组织检查(biopsy)简称活检,是临床上广泛应用的病理学检查方法,是指在患者活体的病变部位经手术切取、钳取、穿刺或切除等方法获取病变组织或病变器官,通过肉眼和显微镜观察其病理变化,对疾病作出病理诊断的一种检查方法。有时在手术过程中,为了迅速确定病变性质、决定手术范围,还可以作为术中冷冻病理检查。活检对确定病变性质,了解病变范围,观察疗效,估计预后,特别是对肿瘤良、恶性的诊断及预后的判断具有十分重要的意义。

(三)动物实验

根据研究目的,在动物(大鼠、小鼠、兔、狗等)身上复制某种人类疾病的模型,有针对性地研究疾病的病因、发病机制和疗效等,动态观察病理变化与临床表现,验证其治疗的效果。动物实验不仅能动态观察疾病发展的全貌,还可进行多次重复验证,这就弥补了人体观察的不足与局限性。但应注意动物与人类存在物种上的差异,不能把动物实验的结果不加分析地直接应用于人类,而仅能作为临床研究疾病的参考。

(四)组织和细胞培养

根据研究目的,将人体或动物的某种组织或细胞分离出来,在体外用适宜的培养基进行培养。通过干预离体组织细胞的生存条件,动态观察离体组织细胞功能代谢及形态结构的变化。如细胞的癌变、肿瘤的生长和染色体的变异等。此研究方法具有针对性强、周期短、实验条件易控制等优点,但体外单纯恒定的环境与体内复杂的整体环境存在很大的差异,因此不能将体外培养研究结果等同于体内过程。

(五)常用的观察方法

1. 大体观察　运用肉眼或辅以放大镜、量尺和磅秤等辅助工具,对所检大体标本的病变性状如大小、颜色、形状、重量、质地、表面及切面的状态等进行细致的观察和描述,大致判断病变性质,为选择进一步的诊断方法提供方向。

2. 组织学观察　将病变组织制成切片,经不同方法染色后用显微镜观察其细微病变,根据组织形态特征,作出疾病的病理诊断。最常用的染色方法是苏木素-伊红(HE)染色,也可根据需要做组织和细胞化学染色(特殊染色)或免疫组织化学染色。

3. 细胞学观察　通过采集病变组织表面的脱落细胞、穿刺抽取的细胞或各种液体中(胸腔积液、腹腔积液、尿、痰等)混浮的细胞制成涂片,经固定、染色后进行显微镜观察,作出细胞学诊断。临床较常见的有:阴道或宫颈涂片诊断宫颈疾病;痰液涂片诊断肺癌;胸腔积液、腹腔积液涂片诊断转移性肿瘤;甲状腺穿刺细胞学检查诊断甲状腺疾病等。此法操作简单,对患者来说损伤小、易接受。此法对肿瘤的普查和早期发现、早期诊断有重要的意义。但此检查方法易出现假阳性或假阴性结果,因此一般作为初步的筛查,最后确诊要靠活体组织学检查。

4. 超微结构观察　运用透射或扫描电子显微镜对细胞表面和内部的超微结构进行更细微的观察,从亚细胞(细胞器)和大分子水平研究和认识细胞的病变。但由于电子显微镜比光学显微镜的分辨率高千倍以上,放大倍数太高,视野范围太小,观察太局限,常需结合大体标本观察和切片光镜观察,进行综合分析才能作出诊断。

五、病理学与病理生理学的学习方法

学习病理学与病理生理学,必须坚持辩证唯物主义的世界观和方法论,用对立统一的观点去认识和辨别疾病过程中各种矛盾关系,并学会用动态的观点看待疾病,善于对具体问题进行具体分析,掌握疾病发展过程中的一般规律。因此,在学习过程中应注意以下几方面。

1. 用动态的观点认识疾病　任何疾病在发生和发展过程中的不同时期,其病理变化不同,临床表现也有所不同。大体标本和组织切片的观察,仅为疾病的某一时期的改变,并非全貌。因此,要用动态的发展的观点来理解观察疾病的病理变化。

2. 局部与整体的关系　人体是一个有机整体,全身各个系统和器官是相互联系、密不可分的,通过神经体液因素协调活动以维持机体的健康状态。所以局部的病变常常影响全身,如:肺结核患者的病变在肺部,但患者可出现发热、消瘦等全身表现;而全身的疾病也可引起局部病变,如高血压可引起心脏肥大。

3. 形态、功能与代谢的关系　在疾病发展过程中,机体的形态结构、功能和代谢的变化是相互联系、相互影响的。代谢改变常常是形态结构、功能改变的基础,形态改变必然影响功能和代谢改变。如高血压性心脏病的患者,由于全身细小动脉硬化、外周阻力增加致心肌肥大,这种形态的改变可导致心输出量减少,循环障碍,引起相应组织细胞缺血缺氧,代谢异常,功能障碍。

4. 总论与各论的关系　总论是研究各种不同疾病之间的病理变化的共同规律,各论是研究各个疾病的病因、发病机制和病理变化的特殊规律。总论是学习各论的基础,各论学习过程中经常运用总论的知识,因此,二者之间有着密切的内在联系。

5. 病理学与病理生理学与其他相关学科的关系　学好病理学与病理生理学必须掌握正常人体的形态结构、功能、代谢特点,以正常为标准,判断患病机体各种变化,理解其发病机制。同时在学习过程中要重视临床病理联系,学会应用病理学的知识去分析临床表现、理解防治和护理措施制订的原则,为后续课程的学习奠定基础。

六、病理学的发展史

病理学的发展史是人类探讨和认识自身疾病的一个漫长发展的过程。公元前 5 世纪古希腊名医希波克拉底(Hippocrates)首创了液体病理学,主张疾病是外界因素促使体内四种体液(血液、黏液、黄疸汁、黑胆汁)的配合失常而引起的疾病,这一学说流传了 2000 多年。直到 18 世纪中叶,意大利医学家莫尔加尼通过对 700 余例患者的尸体进行解剖所积累的资料,创立了器官病理学,这是病理形态学的开端。19 世纪中叶,德国病理学家魏尔啸在显微镜的帮助下,通过对病变组织、细胞的深入观察,创立了细胞病理学,认为细胞的改变和功能障碍是一切疾病的基础,并指出形态改变与疾病发展过程中的临床表现的关系。细胞病理学的创立对病理学乃至整个医学学科的发展作出了具有划时代的贡献。

近几十年来,随着自然科学研究特别是基础科学的发展和技术的进步,如细胞生物学、分子生物学、环境医学、现代免疫学及现代遗传学等新兴学科及其分支的兴起和发展,对病理学的发展产生了深刻的影响。近年来,超微结构病理学、分子病理学、免疫病理学、遗传病理学等新的学科分支的出现,标志着病理学研究已深入到了分子水平,并使形态观察结果从定性、定位走向定量,更进一步揭示了疾病的本质。

我国有着几千年的文明史,在周秦时期医学巨著《黄帝内经》问世。其中就有疾病的发生到死后的解剖等记载。隋唐时期巢元方的《诸病源候论》,对疾病的病因和症候有较为详细的记载。南宋时期著名法医学家宋慈的《洗冤集录》,对尸体解剖、伤痕病变、中毒以及烧灼等都有比较详细的记载,是世界上最早的一部法医学著作,对病理学和解剖学的发展作出了重大贡献。

我国病理学始建于 20 世纪初,在几代病理学家的不懈努力的带领下,我国病理学从无到有,从小到大,发展很快。他们在病理学学科建设、人才培养、师资培训及病理诊断等方面都作出了巨大贡献。我国幅员辽阔、人口众多,在疾病谱和疾病的种类上都有自己的特点。因此,我们既要通过各种途径汲取国外先进科学技术和成果,又要结合我国具体国情,在病理学研究工作中不断开拓创新,适应未来医学的发展。

课后测试题

一、选择题

1.从机能和代谢角度揭示疾病本质的学科是(　　)。

A.病理解剖学　　B.临床病理学　　C.病理生理学　　D.医学遗传学　　E.临床免疫学

2.临床诊断上最广泛应用的病理学研究方法是(　　)。

A.活体组织检查　　　　　　　　B.尸体解剖检查　　　　　　　　C.动物实验

D.组织、细胞培养　　　　　　　E.核酸杂交技术

3.病理学最主要的研究方法是(　　)。

A.尸体解剖检查　　　　　　　　B.活体组织检查　　　　　　　　C.动物实验

D.组织培养　　　　　　　　　　E.细胞培养

二、思考题

1.病理学与病理生理学的任务。

2.理解病理学与病理生理学在医学中的地位。

（崔茂香）

第一章 疾病概论

学习目标

1. 掌握病因的种类、疾病发生发展过程中的共同规律和机制。
2. 熟悉疾病、病因、诱因、脑死亡的概念。
3. 了解健康的概念、疾病的经过、传统死亡观以及脑死亡的判断标准。

第一节 健康与疾病

疾病（disease）是相对于健康的一种异常的生命状态，在疾病与健康之间还有一种亚健康状态。医护人员的根本任务就是防治疾病和增进健康，同时也让亚健康的人群向健康转化。健康、亚健康与疾病之间的转化不仅是医学问题，同时也是社会问题。不同时代、同一时代不同的社会文化背景下，健康与疾病的概念也不尽相同。

重点：掌握健康、疾病的概念。

一、健康的概念

目前普遍采用世界卫生组织（World Health Organization，WHO）对健康所下的定义，即健康（health）不仅是没有疾病或病痛，而且是一种躯体上、精神上和社会适应上的良好状态。也就是说，健康不仅要拥有健全的体魄，而且还需要良好的心理状态和社会适应能力。

健康概念所指的良好状态，针对不同时期、地区、群体、个体和年龄的人群，有着不同的内涵和标准。随着经济发展和社会进步，对健康概念也将不断赋予新的内容。需要强调的是，心理健康与身体健康是相互影响的，心理的不健康可伤害身体，严重者可以引起躯体疾病。反之，如果长期承受躯体疾病的折磨也可引发精神上和心理上的障碍。总之，增强健康意识，保障个人和大众健康是每个人的权利和义不容辞的义务。

二、疾病的概念

目前认为，疾病（disease）是机体在一定条件下受病因损害作用后，因自稳调节紊乱而发生的异常生命活动过程。由于病因的损害作用，体内可出现一系列损伤与抗损伤反应，进而引起机体功能、代谢和形态结构的异常改变以及机体与外界环境间的协调紊乱，于是临床上出现相应的症状与体征。症状是指患者的主观感觉，如疼痛、恶心、乏力、发热等。体征是指用临床检查方法得来的客观表现，如肺部啰音、心脏杂音、腹部压痛及反跳痛、肝大至肋下一横指等。

不同疾病过程存在着一系列共同的功能代谢和形态结构的异常改变，称为病理过程，如炎症、水和电解质代谢紊乱、酸碱平衡紊乱、发热、缺氧、休克和弥散性血管内凝血（DIC）等。一种疾病可先后或同时出现多种不同的病理过程，如大叶性肺炎可同时有炎症、发热、缺氧及酸碱平衡紊乱等病理过程。发展极慢的病理过程或病理过程的结局有时也称为病理状态，如风湿性心脏病心瓣膜炎症后的瘢痕和粘连等。

三、亚健康状态

亚健康状态(sub-health)是指介于健康与疾病之间的一种生理功能低下的状态,此时机体处于非病、非健康并有可能趋向疾病的状态。WHO的一项流行病学调查表明,人群中健康人群约占5%,疾病患者约占20%,亚健康状态人群约占75%,中年人是亚健康的高发人群。引起亚健康状态的真正原因目前尚未完全清楚,可能与社会环境压力、人的自我调节能力、不良生活习惯、环境污染等多种因素有关。其临床表现既可以是躯体上的不适,也可以是精神心理上的异常,常表现为活力、反应能力、适应能力和免疫力降低,或出现易疲劳、易感冒、出虚汗、食欲不振、失眠健忘、焦虑易怒、精神萎靡、性功能减退等。亚健康状态是一种临界状态,如果这种状态得不到及时纠正,很容易引起心身疾病。因此,应从心理、行为和社会方式等各个环节及早采取相应措施,加强自我保健、开展体育锻炼、提高自身免疫功能、调节心理活动,争取让亚健康状态及早向健康状态发展,防止转化为疾病。

第二节 病 因 学

重点:病因的概念和种类。

病因学(etiology)主要研究疾病发生的原因与条件。广义的病因根据其作用可分为致病原因(狭义的病因)和致病条件。

一、疾病发生的原因

疾病发生的原因简称病因,是指能够引起疾病并决定该疾病特异性的因素。任何疾病都是由一定的病因引起的,没有病因的疾病是不存在的,有些疾病的病因暂时不明确,往往称作"原发性"或"特发性"。常见的病因有以下几类。

(一)生物性因素

常见的生物性因素是病原微生物(细菌、病毒、支原体、衣原体、立克次体、螺旋体、真菌等)和寄生虫。生物性因素侵入机体致病常常表现为一个特定的传染过程,有一定的侵入门户和定位。其致病性主要与病原体侵入机体的数量、侵袭力、毒力等有关,同时与机体对病原体的感受性及免疫防御能力有关。病原体与机体相互作用后,机体可出现免疫反应,有些病原微生物自身也可产生变异和耐药性。

(二)理化性因素

物理性因素包括机械力、温度(包括高温、低温)、大气压(高压或突然减压)、噪声、电离辐射等。其致病特点:大多数物理性因素只引起疾病,但不影响疾病的发展,大部分无潜伏期或潜伏期较短,对组织器官的损伤一般无明显的选择性。

化学性因素包括强酸、强碱、毒物和一些药物等。在疾病的发生和发展过程中都起作用。其致病特点:有些化学毒物和某些药物常常对组织器官有特定的选择性作用,例如,四氯化碳(CCl_4)主要引起肝细胞损伤,巴比妥类药物中毒主要作用于神经系统。除慢性中毒外,潜伏期一般较短。致病作用除了与毒物本身有关外,还与作用部位和整体功能状态有关。

(三)营养性因素

各种维持生命所必需的物质过量或缺乏均可导致疾病,包括氧气、水、无机盐、蛋白质、糖类、脂肪、维生素及微量元素等。如脂肪、糖、蛋白质等摄入过多可导致肥胖或高脂血症等,但摄入不足可出现营养不良。

(四)遗传性因素

如血友病、地中海贫血、家族性腺瘤性息肉病是由基因突变引起的疾病。先天愚型、两性畸形是由染色体畸变引起的疾病。

遗传性因素致病包括直接致病和遗传易感性致病两种情况。遗传易感性是指遗传因素所决定的个体患某种疾病的风险,如精神分裂症、高血压、冠心病和糖尿病等。

(五)先天性因素

先天性因素是指能够损害正在发育胎儿的有害因素,而不是遗传物质的改变。如先天性心脏病与妊娠早期孕妇感染风疹、荨麻疹或其他病毒有关,通常是婴儿出生时就已患病。

(六)免疫性因素

机体免疫系统功能状态改变是某些疾病产生的重要因素,许多疾病的发生发展与免疫反应密切相关。

1. 变态反应性疾病 机体的免疫系统对外来抗原刺激发生异常强烈的反应,从而导致相应的疾病,这种异常的免疫反应称为变态反应或超敏反应,例如青霉素导致过敏性休克,花粉、粉尘等导致支气管哮喘、荨麻疹等变态反应性疾病。

2. 自身免疫性疾病 某些个体能对自身抗原发生抗原抗体反应,并引起自身组织的损害,称为自身免疫性疾病,如系统性红斑狼疮、溃疡性结肠炎、类风湿性关节炎等。

3. 免疫缺陷病 由于免疫系统的先天发育不足或后天受损而引起的临床综合征称为免疫缺陷病,易患肿瘤和反复感染,例如艾滋病、先天性丙种球蛋白缺乏症等。

(七)精神、心理和社会因素

社会经济条件、受教育程度、生活方式、劳动环境、风俗习惯、个人卫生、人际关系、处世态度等,可通过对大脑皮质与皮质下结构相互协调活动的影响,导致疾病的产生,如高血压、冠心病、溃疡病等的发生发展与精神、心理和社会因素有关。

二、疾病发生的条件

影响(促进或阻碍)疾病发生发展的非特异性因素称为致病条件。致病条件虽然不能直接引起疾病,但可影响病原微生物的攻击能力以及机体的抵抗力而促进或阻碍疾病的发生发展。临床上常把促进疾病发生发展的因素称为诱因。以结核病为例,如果营养不良、长期劳累、居住条件恶劣、长期忧郁等都可削弱机体的抵抗力,此时少量的结核杆菌进入机体就可导致结核病的发生。反之,改变上述条件,机体对病原微生物的抵抗力增强,即使有结核杆菌侵入,也可不发生结核病。

年龄和性别也会影响某些疾病的发生,小儿和老年人易患呼吸道感染和消化道感染性疾病,女性易患癔症、泌尿系感染、胆结石和甲状腺功能亢进,男性易患动脉粥样硬化、胃癌等疾病。

疾病的原因与条件是相对某一疾病而言的,对于不同的疾病,某种疾病的原因可成为另一种疾病的条件。例如寒冷是冻伤的原因,是感冒的条件。

重点:诱因的概念。

第三节 发 病 学

发病学主要研究疾病发生发展的规律和机制。每一种疾病均有其特定的发生发展规律和机制,本节只讨论疾病发生发展的一般规律和机制。

一、疾病发生发展的一般规律

(一)损伤与抗损伤反应

病因作用于机体可直接引起机体的损伤,也可在以后的疾病发展过程中引起继发性损伤。机体对抗这些损伤的反应有生理性防御及适应性反应和代偿作用,统称为抗损伤反应。损伤与

重点和难点:疾病发生发展的一般规律。

抗损伤反应之间相互依存又相互斗争,推动疾病的不断发展和演变。

损伤与抗损伤反应贯穿于疾病的全过程,二者力量对比常常决定着疾病发展的方向。如损伤成为主要方向,疾病就会发生并恶化;如抗损伤反应成为主要方向,疾病会出现好转或康复。以创伤为例,血管破裂、失血、组织破坏与缺氧等导致损伤性表现,而动脉血压下降和疼痛引起的反射性交感神经兴奋及血管收缩,有助于维持动脉血压,保证心脑血氧供应,故属于抗损伤反应。如果创伤损害严重,持续长时间血管收缩加重组织缺血、缺氧,则可引起组织细胞的坏死和器官功能衰竭,使抗损伤反应转变为损害因素,因而损伤与抗损伤反应之间没有严格的界限,既有双重作用,又可相互转化。在疾病的防治中,应尽可能地支持和加强抗损伤反应,减轻和消除损伤。

(二)因果交替

在疾病的发生发展过程中,原始病因通过对机体的损伤性作用而引起一定的结果,这种结果又可成为新的原因,引起新的后果,由此推动疾病过程不断延续发展。这种因果的相互转化常常促进疾病的恶化,导致恶性循环。当然,在因果转换过程中,向有利于疾病恢复的方向发展,就形成良性循环,最后可使疾病康复。例如,创伤可有以下因果交替过程:创伤→大失血→血压下降→交感神经兴奋→外周血管收缩→血压回升、外周组织微循环血流灌流量减少→缺血缺氧导致组织代谢障碍、器官功能障碍→代谢产物聚积→局部酸中毒→相应部位微循环血管扩张→大量血液淤积在外周→回心血量下降→血压进行性下降。

正确认识疾病发生发展过程中的因果交替,及时采取有效措施,切断因果交替中的恶性循环,并导入良性循环,是医护人员的重要职责。

(三)局部和整体

疾病可以同时或先后表现为局部症状和全身反应。在疾病过程中,局部与整体互相影响、互相制约。局部的病变可以通过神经和体液的途径影响整体,而机体的全身功能状态也可以通过这些途径影响局部病变的发展和经过。例如,上呼吸道感染是在局部引起充血、水肿等炎症反应,但是局部病变可以通过神经体液途径影响全身,从而引起末梢血白细胞升高、发热、寒颤等全身性表现;而血液中白细胞的增多又有利于局部病变的消退,表现出整体对局部的影响。在临床上,少部分人易发生上呼吸道感染,若寻其病因,很可能是由其自身免疫功能低下的全身性疾病所致,也是整体对局部影响的表现。

二、疾病发生发展的基本机制

(一)神经机制(neural mechanism)

机体的许多生命活动是在神经系统的调节下完成的(特别是神经反射),而许多病因也是通过影响神经系统的结构、功能而导致疾病的,称为神经机制。例如乙型脑炎、狂犬病、有机磷农药中毒以及休克等。

(二)体液机制(humoral mechanism)

体液是维持内环境相对稳定的重要因素。许多病因通过影响体液的质、量或其调节而致病,称为体液机制。体液因子通常通过三种方式(内分泌、旁分泌和自分泌)作用于靶细胞的受体而发挥作用。在许多情况下,神经机制与体液机制常协同作用,故又称为神经-体液机制。

(三)细胞分子机制(cellular and molecular mechanism)

各种病因通过影响细胞、分子的结构、功能和代谢而致病,称为细胞、分子机制。近年来,不少学者十分重视疾病的细胞、分子机制的研究(包括基因水平、蛋白质水平的研究)。有学者甚至认为,人类所有的疾病(包括单基因病、多基因病甚至急性损伤性疾病)都与基因的改变具有直接或间接关系。

但是,从细胞分子水平获得的信息还必须回到整体进行整合,才能获得对生命现象或疾病的整体认识。因此,近年来又提出了整合医学(integrated medicine)的概念。

第四节　疾病的经过与转归

疾病的经过是一个发生、发展过程,一般可分为四期。

（一）潜伏期

潜伏期是指从病因作用于机体到最初出现症状前的一段时期。不同疾病的潜伏期长短不一,可数天、数月甚至更长。感染性疾病的潜伏期比较明显,正确认识疾病的潜伏期对感染性疾病的预防有着重要的意义。

（二）前驱期

前驱期是指最初症状出现到典型症状出现之前的一段时期。主要表现为非特异性症状,如周身不适、食欲不振、乏力、低热等。前驱期如及时就诊,有利于疾病的早期诊断和早期治疗。

（三）症状明显期

症状明显期是指疾病典型症状出现时期。临床表现出典型的症状和体征。

（四）转归期

转归期是指疾病过程的发展趋向和结局,也是疾病最后阶段。转归期取决于病因作用于机体的损伤与抗损伤反应以及是否进行了及时有效的防治。疾病的转归主要有康复与死亡两种。

1. 康复（recovery）　根据康复的程度,可分为完全康复（complete recovery）及不完全康复（incomplete recovery）。完全康复是指疾病所引起的损伤已完全消失,机体的功能、代谢及形态完全恢复正常。某些感染性疾病还可使机体获得特异性免疫力。不完全康复是指疾病所引起的损伤已得到控制,主要症状和体征消失,机体通过代偿调节可维持相对正常的生命活动,但疾病基本病理改变并未完全恢复,有些可留有后遗症(如心肌梗死后留下的瘢痕)。

知识链接

脑死亡立法

目前,法、美、英、瑞典、荷兰等国家已先后制定脑死亡法。我国在 1988 年有学者提出脑死亡的问题,1999 年在武汉召开了专家研讨会,卫生部组织专家对脑死亡判定标准进行审定,并于 2009 年发布了《脑死亡判定标准（成人）》,但尚未立法。

2. 死亡（death）　死亡是个体生命活动的终止,是生命过程的必然结局。传统的观点认为,死亡是一个过程（process）,包括濒死期（agonal stage）、临床死亡期（stage of clinical death）及生物学死亡期（stage of biological death）。很显然,传统的观点不利于准确认定死亡的时间。在临床上,医务工作者一直把心跳和呼吸的永久性停止作为死亡的标志(即心肺死亡模式)。然而随着医疗技术和水平的不断提高,传统的死亡观受到了挑战。现在,学术界倾向于把死亡看成一个事件,以脑死亡（brain death）作为该事件的标志。脑死亡是指枕骨大孔以上全脑功能(包括大脑、间脑、脑干)不可逆的永久性丧失,即机体作为一个整体功能的永久性停止。脑死亡的判断标准:①自主呼吸停止,需不停地进行人工呼吸;②不可逆性深度昏迷,对外界刺激无反应;③脑干神经反射消失;④脑电波消失;⑤脑血液循环完全停止。以脑死亡作为死亡标志,具有下述意义:①有利于准确判断死亡时间,节约医疗资源;②为器官移植提供更多更好的供体。此外,必须将脑死亡与"植物状态"或"植物人"区别开来(表1-1)。总之,要明确宣布死亡是一件极其严肃的工作,必须慎之又慎。

重点:脑死亡的概念。

难点:脑死亡和植物状态的区别。

表1-1　脑死亡和植物状态的区别

项　目	脑　死　亡	植　物　状　态
定义	全脑功能丧失	脑的认知功能丧失
自主呼吸	无	有
意识	丧失	有睡眠、醒觉周期,但无意识
脑干反射	无	有
恢复的可能性	无	有

　　近年来,临终关怀(hospice care)和安乐死(euthanasia)受到社会的广泛关注。临终关怀是指为临终患者及家属提供医疗、护理、心理和社会等方面的全方位服务与照顾,使患者在较为安详、平静中接纳死亡。安乐死是指对患有不治之症的患者在濒死状态时,为了免除其精神和躯体上的极端痛苦,用医学方法结束生命的一种措施。对于安乐死,大多数国家(包括我国)尚未通过立法施行。

课后测试题

一、选择题

1.有关健康的正确提法是(　　　)。

A.不生病就是健康　　　　　　　　　　　　B.健康是指体格健全

C.健康是指精神上的完美状态　　　　　　　D.健康是指社会适应能力的良好状态

E.健康是指没有疾病或病痛,而且躯体上、精神上和社会适应上的良好状态

2.脑死亡的概念是指(　　　)。

A.呼吸心跳停止,反射消失　　　　　　　　B.有机体解体,所有细胞死亡

C.全脑功能不可逆性永久性停止　　　　　　D.意识永久消失而呈植物状态

E.脑电波消失

3.以下不属于基本病理过程的是(　　　)。

A.水肿　　　　　B.风湿病　　　　　C.发热　　　　　D.炎症　　　　　E.缺氧

4.能够影响疾病发生发展的因素为(　　　)。

A.疾病的原因　　B.疾病的条件　　C.疾病的内因　　D.疾病的诱因　　E.危险因素

5.下列哪种疾病不是遗传的?(　　　)

A.血友病　　　　　　　　　　　　　　　　B.先天性心脏病

C.唐氏综合征(先天愚型)　　　　　　　　　D.白化病

E.多囊肾

6.青霉素过敏的致病因子属于(　　　)。

A.生物性因素　　B.理化性因素　　C.先天性因素　　D.营养性因素　　E.免疫性因素

7.疾病的发展方向取决于(　　　)。

A.病因的数量和强度　　　　　　　　　　　B.机体的抵抗力

C.损伤和抗损伤反应力量的对比　　　　　　D.是否存在诱因

E.机体自稳调节能力

8.典型的疾病经过不包括下列哪期?(　　　)

A.转归期　　　　B.症状明显期　　C.前驱期　　　　D.恢复期　　　　E.潜伏期

二、思考题

1.以大出血为例,简述发展过程中的因果交替与恶性循环。

2.脑死亡的概念及其判断死亡意义。

(宋维芳)

第二章　细胞、组织的适应、损伤与修复

 学习目标

　　1.掌握适应、萎缩、肥大、化生、变性、坏死、坏疽、机化、再生、肉芽组织等概念;细胞水肿、脂肪变性和玻璃样变性的病理变化;坏死的基本病变、类型和结局;肉芽组织的结构和功能;瘢痕组织对机体的影响;创伤愈合的类型和特点。
　　2.熟悉细胞组织损伤的原因、再生的类型和各种细胞的再生能力、骨折的愈合过程和影响创伤愈合的因素。
　　3.了解各种组织的再生过程和创伤的愈合过程。

　　机体的细胞和组织可以对不断变化的内外环境刺激,在形态、功能和代谢等方面作出相应调整,以保证细胞、组织甚至整个机体能够更好地生存下来。当出现生理负荷过多或过少,轻度的不良刺激时,细胞、组织和器官可以表现出适应性改变。若不良刺激超出了细胞、组织的适应和耐受能力,就会出现形态、功能和代谢的损伤性变化。轻度损伤是可逆的,严重的损伤可导致细胞死亡。

第一节　细胞、组织的适应

案例 2-1

　　患者,男,60岁。高血压25年,一年前出现记忆力减退,右下肢麻木伴间歇性跛行,三天前生气后突然昏迷,偏身瘫痪,抢救无效死亡。尸检:心脏明显增大,重950 g,左心室明显增厚,心腔扩张;右下肢明显变细,右侧股动脉内膜可见较大灰黄色粥样斑块,管腔明显狭窄;脑回变窄,脑沟变宽变深,左侧大脑内囊见大片出血。问题:
　　1.死者心、脑和下肢发生了什么病变?
　　2.简述心、脑和下肢病变发生的原因。
　　3.试述死者心、脑和下肢光镜下有什么改变?

　　机体的细胞、组织或器官对内外环境中各种有害因子的刺激作用产生的非损伤性应答反应,称为适应(adaptation)。适应是一切生物对内外环境变化所产生的一种反应,其目的在于使自身在新的环境中得以生存。适应在形态学上一般表现为萎缩、肥大、增生和化生。

一、萎缩

　　已发育正常的细胞、组织或器官的体积缩小称为萎缩(atrophy)。组织与器官的萎缩,既可以由实质细胞因细胞内物质丧失而致体积缩小,也可以由实质细胞的数量减少而致。发育不全及未发育分别指组织或器官未发育至正常大小,或处于根本未发育的状态,不属于萎缩的范畴。萎缩可分为生理性萎缩及病理性萎缩两大类。

重点:萎缩的概念和分类。

(一)生理性萎缩

人体的许多组织和器官在机体发育到一定阶段时开始逐渐萎缩,称为生理性萎缩。如出现在幼儿阶段动脉导管和脐带血管成年后萎缩,青春期后胸腺的萎缩和老年人几乎所有器官和组织都不同程度地出现萎缩等。

(二)病理性萎缩

病理性萎缩按其发生的原因不同分为如下几种。

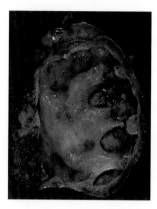

图 2-1 肾压迫性萎缩
肾盂积水,肾实质受压萎缩

1.营养不良性萎缩 可因蛋白质摄入不足、消耗过多和血液供应不足等引起。可分为全身营养不良性萎缩和局部营养不良性萎缩。全身营养不良性萎缩时,萎缩常按一定顺序发生,首先出现脂肪,其次是肌肉,最后心脏、脑、肝和肾等重要器官萎缩。局部营养不良性萎缩多因局部慢性缺血引起,如脑动脉粥样硬化引起的脑萎缩等。

2.压迫性萎缩 组织、器官长期受压而导致的萎缩。如尿路梗阻时,尿液排泄受阻,蓄积在肾盂,引起肾积水,肾实质长期受压发生萎缩(图 2-1)。

3.失用性萎缩 组织器官长期处于工作负荷减少和功能代谢低下状态所致的萎缩。如肢体骨折石膏固定后,由于肢体长期不活动,局部血液供应减少、代谢降低,发生肌肉萎缩和骨质疏松。

4.去神经性萎缩 骨骼肌的正常功能需要神经的营养和刺激。脊髓前角灰质炎患者,由于脊髓前角运动神经元受损,与之有关的肌肉失去了神经的调节和营养作用而发生萎缩。

5.内分泌性萎缩 内分泌器官功能低下可引起相应靶器官的萎缩。如垂体功能低下时引起的肾上腺、甲状腺、性腺等器官的萎缩。

(三)病理变化

萎缩的器官体积变小,重量减轻,颜色变深或褐色。如脑萎缩时,脑回变窄,脑沟变宽(图 2-2)。镜下观,实质细胞体积缩小或数目减少,间质出现程度不等的纤维组织增生或脂肪组织增生。心肌细胞和肝细胞萎缩时,胞质内可见脂褐素沉着。萎缩细胞蛋白质合成减少,分解增加,功能大多下降。萎缩是可逆性病变,轻度病理性萎缩消除了病因,萎缩的器官、组织和细胞可逐渐恢复原状;若病因不能消除,萎缩的细胞最终可以死亡。

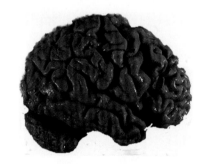

图 2-2 脑萎缩
脑回变窄,脑沟变宽变深

二、肥大

细胞、组织或器官体积的增大称为肥大(hypertrophy)。肥大通常由细胞体积变大引起,肥大的基础主要是细胞器增多,但也可伴细胞数目的增多。肥大细胞的代谢和功能均增强。肥大可分为生理性肥大与病理性肥大两种。

(一)生理性肥大

1.代偿性肥大 如运动员的骨骼肌增粗肥大,是机体为了适应负荷增加或需求旺盛而作出的改变。

2.内分泌性肥大 如妊娠期子宫的肥大,哺乳期乳腺的肥大,均是在内分泌激素(雌激素、孕激素)的作用下,使细胞体积增大,同时伴细胞数目增加。

（二）病理性肥大

1. 代偿性肥大 如高血压时，由于长时间外周循环阻力增大，心脏负荷加重，左心室心肌发生肥大（图2-3）。一侧肾摘除后，另一侧肾通过肥大实现代偿。

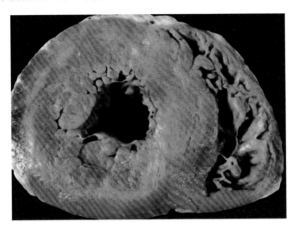

图 2-3 心肌肥大

左心室增厚，心腔缩小

2. 内分泌性肥大 甲状腺功能亢进时，甲状腺素分泌增多，引起甲状腺滤泡上皮细胞肥大；此外，促肾上腺素分泌增多可导致肾上腺皮质细胞肥大等，均因内分泌激素过多所致。

肥大细胞体积增大，细胞核增大深染，细胞内蛋白质合成活跃，细胞功能增强。一定程度的肥大具有代偿意义，若超过了肥大器官的代偿限度则会出现失代偿，诱发器官功能衰竭。

三、增生

实质细胞数量增多而导致的组织、器官的体积增大称为增生（hyperplasia）。增生是各种原因引起的细胞分裂增加的结果。增生与肥大是两个不同的病理过程，常合并发生。但是不能分裂的细胞（如心肌）只能发生肥大，不会发生增生。增生可分为生理性增生与病理性增生两类。

（一）生理性增生

1. 代偿性增生 肝部分切除后，肝细胞增生以恢复正常肝的体积，是代偿性增生的典型。此外，高海拔地区空气氧含量低，人们可通过外周血红细胞计数增多来代偿。

2. 内分泌性增生 如青春期女性乳腺小叶腺上皮、妊娠期子宫平滑肌细胞和月经周期中的子宫内膜腺体的增生。

（二）病理性增生

1. 代偿性增生 如发生在炎症和修复的过程中，成纤维细胞、血管和实质细胞的增生；创伤修复过程中，过度的纤维组织增生形成的瘢痕疙瘩；慢性炎症时，成纤维细胞、血管和实质细胞的过度增生等。

2. 内分泌性增生 常见于过多激素刺激引起的增生，如雌激素绝对或相对过高引起的子宫内膜增生可导致功能性子宫内膜出血。

增生时细胞数量增多，细胞和细胞核形态正常或稍增大。大部分病理性的细胞增生，可在病因去除后停止增生。若细胞增生过度失去调控，则有可能演变为肿瘤性增生。

四、化生

一种分化成熟细胞类型被另一种分化成熟细胞类型所取代的过程为化生（metaplasia）。但这种过程并非由已分化成熟的细胞直接转变为另一种细胞，而是由具有分裂增殖和多向分化能力的未分化细胞或干细胞分化的结果，一般只能在同源细胞间转换。

重点：化生的概念。

(一)上皮组织化生

1.鳞状上皮化生 最为常见,如气管和支气管黏膜的纤毛柱状上皮,在长期吸烟者或慢性炎症损害时,可转化为鳞状上皮。慢性胆囊炎、胆石症时的胆囊黏膜上皮及慢性子宫颈炎时的宫颈黏膜腺上皮亦可出现鳞状上皮化生。

2.肠黏膜上皮化生 也较常见,如慢性萎缩性胃炎时,部分胃黏膜上皮化生为肠黏膜上皮(图2-4)。也可见于胃溃疡及胃黏膜糜烂后黏膜再生时。

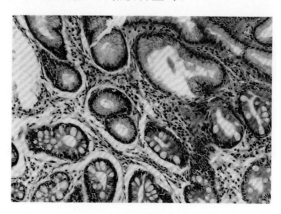

图 2-4 肠黏膜上皮化生
胃黏膜腺体出现杯状细胞

(二)间叶组织化生

间叶组织中幼稚的成纤维细胞在损伤后,可转变为成骨细胞和成软骨细胞,称为骨或软骨化生。如骨化性肌炎时,由于外伤引起肢体近段皮下及肌肉内纤维组织增生,并发生骨化生。

化生的生物学意义有有利的一面,如呼吸道黏膜柱状上皮化生为鳞状上皮后,可增强局部抵御外界刺激的能力;但也有不利的一面,如鳞状上皮取代柱状上皮后减弱了黏膜的自净能力。此外,引起化生的因素持续作用,可能引起细胞恶变,如支气管鳞状上皮化生和胃肠黏膜上皮化生分别与肺鳞状细胞癌和胃腺癌的发生有一定关系。

第二节 细胞、组织的损伤

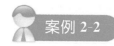

案例 2-2

患者,男,65 岁。发现糖尿病 20 年,平素以胰岛素控制血糖,有烟酒嗜好。一年前患者走路时左小腿疼痛,休息后症状才能缓解。半年前左足中趾甲下化脓性感染,一般抗菌治疗效果不好,左足中趾渐成黑褐色、皮肤皱缩。患者自感左足剧烈疼痛,彩超检查示股动脉狭窄70%,胭动脉完全闭塞。问题:

1.该患者发生了什么病变?

2.试说出诊断依据。

3.用所学知识简单叙述该病发生过程。

组织和细胞受到超过代偿能力的有害因子刺激后,细胞及间质的物质代谢、组织化学、形态结构出现的异常变化,称为损伤(injury)。损伤的类型和结局不仅取决于引起损伤因素的种类、持续时间和强度,也取决于受损细胞的种类、所处状态、适应性和遗传性。

一、变性

重点:变性的概念。

由于代谢障碍,使细胞内或细胞间质出现异常物质或正常物质异常蓄积的现象称为变性

(degeneration),也称可逆性损伤。常见变性有以下类型。

（一）细胞水肿

细胞水肿(cellular swelling),也称水样变性,是细胞损伤中最早出现的改变,常发生在心、肝、肾等器官的实质细胞。

1.病因及发生机制 原因常见于缺氧、中毒、缺血和感染等。发生机制是缺氧、感染等引起线粒体损伤,ATP 合成减少使细胞的能量供应不足,细胞膜 Na^+-K^+ 泵功能障碍,导致细胞内钠离子积聚,吸引大量水分子进入细胞而导致。

2.病理变化 肉眼观,发生细胞水肿的器官体积增大、包膜紧张、边缘变钝,苍白无光泽。镜下观,水样变性的细胞体积增大,因胞质内水分含量增多,变得透明、淡染,胞质内出现较多红染的细小颗粒。重度细胞水肿时整个细胞膨大如气球,称气球样变(图 2-5)。

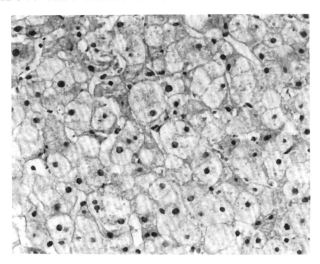

图 2-5 肝细胞水肿
肝细胞肿胀,胞质淡染,可见红染小颗粒,部分细胞气球样变

细胞水肿可导致细胞功能降低,当原因去除后,其功能、结构能逐渐恢复正常,如果病因持续存在,可发展为坏死。

（二）脂肪变性

中性脂肪(甘油三酯)蓄积于非脂肪细胞的胞质中,称为脂肪变性(fatty degeneration)。常发生于心、肝、肾和骨骼肌等的实质细胞。

1.病因及发生机制 引起脂肪变性的原因有感染、酗酒、中毒、缺氧、营养不良、糖尿病和肥胖等。肝细胞是脂肪代谢的重要场所,病因作用下最常发生脂肪变性。其发生机制大致如下:①高脂饮食或饥饿时体内脂肪分解等,使过多游离脂肪酸经血液入肝,肝细胞内脂肪酸增多;②大量饮酒等促进 α-磷酸甘油合成甘油三酯,使肝内甘油三酯合成过多;③缺氧、中毒或营养不良时,肝细胞合成载脂蛋白和脂蛋白减少,甘油三酯不能完全被运输到外周细胞而积聚到肝细胞内。

2.病理变化 轻度脂肪变性,受累器官肉眼观可无明显改变。如果脂肪变性弥漫而严重时,肉眼观受累器官可明显肿大,色淡黄,边缘圆钝,切面触之有油腻感。镜下观,在 HE 切片中,脂肪变性细胞的胞质内出现大小不等、境界清楚的脂滴空泡,脂肪变性严重的细胞,胞质内空泡逐渐变大,并融合成一个大泡,将细胞核挤向一边,形态与脂肪细胞类似(图 2-6)。在冰冻切片中,用苏丹Ⅲ染色可将脂肪滴染成橘红色,用锇酸可将脂肪滴染成黑色,可以把脂肪滴与其他物质区别开。

慢性肝淤血时,肝小叶中央区域缺氧较严重,脂肪变性首先发生在肝小叶中央区;磷中毒时,脂肪变性累及肝小叶周边区;严重的中毒和急性传染病常累及全部肝细胞。肝细胞弥漫性脂肪

重点:细胞水肿的发生部位、机制及病理变化。

重点:脂肪变性的概念、发生部位、病理变化、虎斑心的概念。

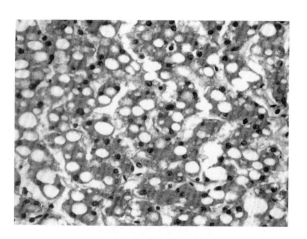

图 2-6　肝细胞脂肪变性

肝细胞质内见大小不等空泡,部分细胞核偏向一侧

变性称为脂肪肝,严重时可进展为肝坏死和肝硬化。贫血、缺氧、中毒(磷、砷等)及严重感染等(白喉和痢疾等)可引起心肌脂肪变性,好发于乳头肌和左心室心内膜下心肌。由于心肌血管分布的特点,心肌各部位缺氧程度轻重不一,故脂肪变性程度也不一,重者呈黄色条纹,轻者呈暗红色,两者相间排列,状似虎皮,故称为"虎斑心"。镜下观,脂肪变性的心肌细胞质中出现细小、串珠样脂肪空泡,排列于纵行的肌纤维间。

(三)玻璃样变性

在细胞内或间质中,出现均质、半透明的蛋白质蓄积,称为玻璃样变性(hyalinization),又称透明变性,在 HE 染色切片中呈均质性红染。玻璃样变性仅是形态学的描述,不同的组织,发生变性的原因、机制有所不同。它可以发生在结缔组织、血管壁和细胞内。

1. 结缔组织玻璃样变性　常见于增生的纤维结缔组织内,为胶原纤维老化的表现。肉眼观,灰白、半透明状,质地坚韧,缺乏弹性。镜下观,血管和纤维细胞明显减少,胶原纤维肿胀、增粗并互相融合为梁状、带状或片状结构,HE 染色切片呈均质红染(图 2-7)。常发生在瘢痕组织、动脉粥样硬化的纤维斑块、纤维性增厚的浆膜和纤维化的肾小球等。

2. 细动脉壁玻璃样变性　也称为细动脉硬化,多发生于高血压时的肾、脑、脾及视网膜的细动脉。因血管内膜受损血浆蛋白渗入内膜下,或内膜下的基底膜样物质增多,使细动脉管壁增厚、变硬,管腔狭窄、甚至闭塞(图 2-8),可引起心、肾和脑的缺血。玻璃样变性的细动脉壁弹性减弱、脆性加大,易破裂出血。

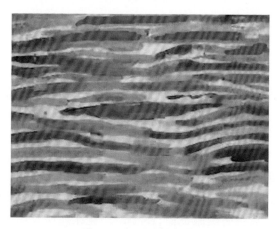

图 2-7　瘢痕玻璃样变性

胶原纤维肿胀、增粗、相互融合呈梁状、带状

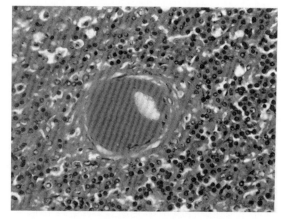

图 2-8　细动脉壁玻璃样变性

血管内膜下均质、红染物质聚集,管壁增厚,管腔狭窄

3. 细胞内玻璃样变性　细胞内玻璃样变性是指细胞内过多的蛋白质沉积引起细胞发生了形态学改变。光镜下,常表现为胞质内圆形、嗜伊红的小体或团块。如:肾小球肾炎或伴有明显蛋

白尿的其他疾病时,肾近曲小管上皮细胞胞质内,可出现大小不等的圆形红染小滴,这是血浆蛋白经肾小球滤出,又被肾小管上皮细胞吞饮并在胞质内融合成玻璃样小滴的缘故;慢性炎症时,浆细胞胞质内出现红染的圆形的玻璃样物质,称为 Russell's body,是免疫球蛋白在细胞内堆积的结果;病毒性肝炎和酒精性肝病时,肝细胞内出现的红染的玻璃样物质,称为 Mallory's body(图 2-9),是细胞内角蛋白聚集的结果。

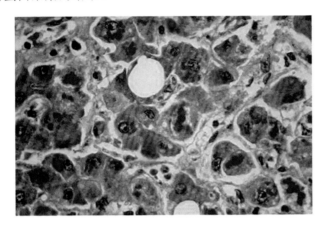

图 2-9 肝细胞内玻璃样变性
肝细胞内出现红染的玻璃样物质

(四)病理性色素沉着

病理性色素沉着是指病理状态下某些色素沉积在细胞内外。这些色素可分为内源性和外源性两类。外源性色素主要来自体外,如炭末、文身的色素等,内源性色素常见以下几种。

1. 黑色素(melanin) 黑色素细胞胞质中酪氨酸氧化聚合而产生的棕褐色细颗粒。ACTH分泌增多可致全身性皮肤黑色素增多。局限性黑色素增多则见于黑色素痣及黑色素瘤等。

2. 脂褐素(lipofuscin) 细胞内自噬溶酶体中不能被溶酶体酶消化的细胞器碎片而形成的黄褐色颗粒,多见于老年人及一些慢性消耗性疾病患者的心、肝和肾细胞内,故又有"消耗性色素"之称。

3. 含铁血黄素(hemosiderin) 由血红蛋白被巨噬细胞溶酶体分解、转化而形成的铁蛋白微粒集结而成的色素颗粒,呈金黄色或棕黄色,具有折光性,普鲁士蓝反应呈蓝色。慢性肺淤血时,漏入肺泡腔内的红细胞被巨噬细胞吞噬后,形成含铁血黄素。溶血性贫血时,可有大量红细胞被破坏,可出现全身性含铁血黄素沉积,常沉积于肝、脾、淋巴结和骨髓等器官和组织内。

4. 胆红素(bilirubin) 衰老的红细胞被单核巨噬细胞吞噬,由血红素转变来的橙黄色、不含铁的胆红素,经肝代谢为胆汁的有色成分。病理状态下,血浆胆红素升高会将全身组织染黄,称为黄疸。

(五)病理性钙化

在骨和牙齿以外的其他组织内有固体钙盐沉积,称为病理性钙化(pathological Calcification)。沉积的钙盐主要是磷酸钙,其次为碳酸钙。外观呈石灰样坚硬颗粒或团块状。HE 染色切片中,钙盐呈蓝色颗粒状。起初钙盐颗粒微细,以后可聚集成较大颗粒或团块。病理性钙化可分为营养不良性钙化和转移性钙化两种类型。

1. 营养不良性钙化 营养不良性钙化是指变性、坏死的组织或异物的钙盐沉积,较常见。而机体本身并无全身性钙、磷代谢障碍,血钙正常。此型钙化常发生在结核坏死灶、脂肪坏死灶、动脉粥样硬化斑块、玻璃样变性或黏液样变性的结缔组织、坏死的寄生虫虫体、虫卵及其他异物等。

2. 转移性钙化 由于全身性的钙、磷代谢障碍,引起机体血钙或血磷升高,导致钙盐在未受损伤的组织内沉积,称为转移性钙化。此种钙化较少见,多见于甲状旁腺功能亢进、过多接受维生素 D 或骨肿瘤造成骨组织严重破坏时,大量骨钙入血,血钙增高,使钙盐沉积在全身许多未受

重点:病理性钙化的概念和分类。

难点:两种类型病理性钙化的区别。

损伤的组织中。常见的钙盐沉积部位有肾小管、肺泡和胃黏膜等处。

二、细胞死亡

各种损伤严重时,细胞发生不可逆性代谢、结构和功能障碍,称为细胞死亡(cell death)。细胞死亡主要有两种类型:坏死和凋亡。

(一)坏死

重点:坏死的概念、坏死的基本病变。

活体内局部组织、细胞的死亡称为坏死(necrosis)。凡是能引起损伤的因子,只要其作用达到一定的强度或持续一定时间,即可引起局部组织细胞的死亡,但大多坏死是由可逆性损伤发展而来的。坏死的形态变化可由损伤细胞内的水解酶降解所致,也可由游走来的白细胞释放水解酶引起。坏死组织细胞的代谢停止,功能丧失,表现出一系列形态变化。

1. 坏死的基本病变　肉眼观,如坏死组织范围小,常不能辨认;即使坏死组织范围较大,早期肉眼观察也不易识别。临床上把坏死组织称为失活组织。一般失活组织外观无光泽,比较浑浊;失去正常组织的弹性;因无正常的血液供给而温度较低,摸不到血管搏动,在清创术中切除失活组织时,没有新鲜血液自血管流出;失活组织失去正常感觉(皮肤痛、触痛)及运动功能(肠管蠕动)等变化。上述各点并非失活组织的绝对指征,因此要全面观察、综合判断。

镜下观,要在细胞坏死后几个小时才能识别。

(1)细胞核的改变　细胞核的改变是细胞坏死的主要形态学标志,表现为:①核浓缩,核脱水使染色质浓缩,染色变深,核体积缩小,嗜碱性增强;②核碎裂,核膜破裂,核染色质崩解为小碎片,分散在胞质内;③核溶解,在酶的作用下,染色质的 DNA 分解,细胞核失去对碱性染料的亲和力,因而染色变淡,甚至只能见到核的轮廓。最后,核的轮廓也完全消失(图 2-10)。坏死细胞核的上述变化过程,可因损伤因子作用的强弱和发展过程的快慢而出现不同改变。损伤因子作用较弱、病变经过缓慢时(如缺血性梗死),细胞核的变化可以从核固缩、核碎裂、核溶解顺序逐渐发生;损伤因子强烈、发展急剧(如中毒)时,细胞核改变常可直接表现为核溶解。

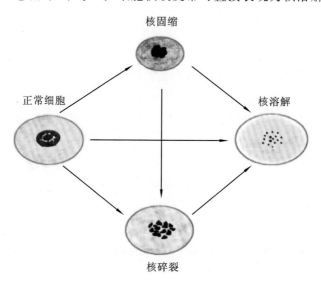

图 2-10　坏死时细胞核的改变

(2)细胞质的改变　由于胞质嗜碱性物质核蛋白体逐渐减少丧失、胞质变性蛋白质增多、糖原颗粒减少等原因,使坏死细胞胞质呈嗜酸性与酸性染料伊红的结合力增高。

(3)间质的改变　在各种溶解酶的作用下,间质的基质崩解,胶原纤维肿胀、崩解、断裂或液化。坏死的细胞和崩解的间质融合成一片模糊的颗粒状、无结构的红染物质。

重点:坏死常见类型及发生条件。

2. 坏死的类型　酶的分解作用和蛋白质变性在不同坏死组织中占的比例不同,坏死组织可表现出不同的形态学改变,通常分为凝固性坏死、液化性坏死和纤维蛋白样坏死三个基本类型和坏疽等一些特殊类型。

1) 凝固性坏死　坏死组织内蛋白质变性凝固且溶酶体酶分解作用较弱时,坏死区呈灰黄色或黄白色、比较干燥、质地结实的状态,称为凝固性坏死(coagulative necrosis)。凝固性坏死常见于心、肾、脾等实质器官的缺血性坏死(图 2-11)。镜下观,可见坏死组织的细胞细微结构消失,但组织结构的轮廓仍存在,坏死区周围形成充血、出血和炎症反应带,与健康组织分界较清楚。

干酪样坏死,是一种特殊类型的凝固性坏死。主要见于由结核杆菌引起的坏死,坏死区含有较多的脂质而呈黄色,质软,状似干酪。干酪样坏死组织分解比较彻底,镜下观不见组织结构残影,只见一些红染的无结构颗粒物质(图 2-12)。

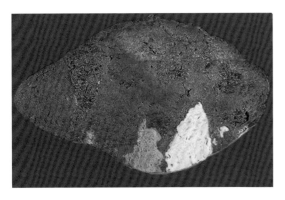

图 2-11　脾凝固性坏死

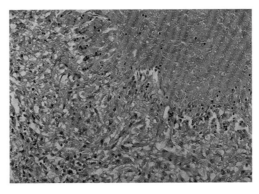

图 2-12　干酪样坏死

2) 液化性坏死　坏死组织中可凝固的蛋白质少,富含水分和磷脂,或坏死细胞自身及浸润的中性粒细胞等释放大量水解酶,使细胞组织坏死后易发生溶解液化,称为液化性坏死(liquefactive necrosis)。液化性坏死多见于细菌或真菌感染引起的脓肿、缺血缺氧引起的脑软化及细胞水肿发展而来的溶解性坏死等。

脂肪坏死,属于液化性坏死,分为酶解性和外伤性两种。前者常见于急性胰腺炎时,此时胰腺组织受损,胰酶外逸并被激活,引起胰腺自身及其周围器官的脂肪组织分解为脂肪酸与甘油,其中的脂肪酸与钙结合形成钙皂,常呈灰白色斑点或斑块。后者多见于乳房,此时受损伤的脂肪细胞破裂,脂滴外逸,并常在乳房内形成肿块。

3) 纤维蛋白样坏死　纤维蛋白样坏死(fibrinoid necrosis),也称纤维素样坏死,是发生在结缔组织和小血管壁的一种坏死。镜下观,病变部位的组织结构消失,变为境界不甚清晰的颗粒状、小条或小块状无结构物质,呈强嗜酸性,似纤维蛋白,有时纤维蛋白染色呈阳性,故称此为纤维蛋白样坏死(图 2-13)。常见于急性风湿病、系统性红斑狼疮、肾小球肾炎等变态反应性疾病,恶性高血压、消化性溃疡的小血管壁甚至正常胎盘绒毛的血管壁也可发生,与胶原纤维肿胀崩解、结缔组织免疫球蛋白沉积,或血浆纤维蛋白渗出变性有关。

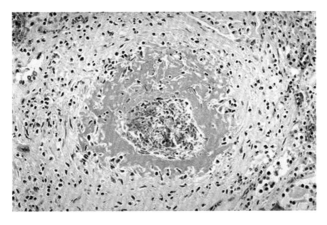

图 2-13　纤维蛋白样坏死

小血管壁结构消失,可见颗粒、条块状无结构物质,似纤维蛋白

NOTE

重点:坏疽的概念和三种坏疽的区别。

4)坏疽 局部组织大块坏死后继发腐败菌的感染,称为坏疽(gangrene)。坏死组织经腐败菌分解产生硫化氢,后者与血红蛋白中分解出来的铁相结合形成硫化铁,可使坏死组织呈黑色。坏疽分为以下三种类型。

(1)干性坏疽 发生于四肢末端,多见于足。因动脉粥样硬化、血栓闭塞性脉管炎和冻伤等疾病使动脉阻塞,静脉回流仍通畅,再加上体表水分易于蒸发,故坏死组织的水分少,病变部位干燥皱缩,呈黑褐色,与周围健康组织之间有明显的分界线(图 2-14)。由于坏死组织比较干燥,因此腐败菌生长繁殖缓慢,全身中毒症状一般较轻。

(2)湿性坏疽 多发生于与外界相通的内脏器官,如肠、子宫、肺、胆囊、阑尾等,也可见于动脉阻塞静脉回流受阻的四肢。坏死组织含水分较多,腐败菌感染严重,局部明显肿胀,呈暗绿色或污黑色,与周围正常组织界限不清(图 2-15)。腐败菌分解蛋白质,产生吲哚、粪臭素等,造成恶臭。病变发展较快,可引起全身中毒症状,甚至可危及生命。

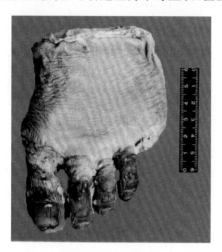

图 2-14 足干性坏疽

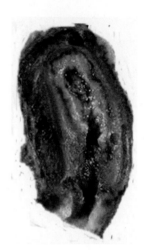

图 2-15 胆囊湿性坏疽

(3)气性坏疽 湿性坏疽的一种特殊类型,主要见于严重的深达肌肉的开放性创伤合并产气荚膜梭菌等厌氧菌感染时。细菌分解坏死组织时产生大量气体,使病变区明显肿胀、蜂窝状、棕黑色,按之有"捻发"音,伴有恶臭。气性坏疽病变发展迅速,中毒症状明显,可发生中毒性休克,常危及生命。

3.坏死的结局

重点:坏死的结局,糜烂、溃疡、空洞、机化和包裹的概念。

(1)溶解吸收 较小的坏死灶,可由来自坏死组织本身和中性粒细胞释放的蛋白水解酶将其分解液化,然后由淋巴管或血管吸收,不能吸收的碎片则由巨噬细胞吞噬消化,留下的组织缺损,则由细胞再生或肉芽组织予以修复。

(2)分离排出 较大坏死灶不易完全吸收,其周围发生炎症反应,白细胞释放蛋白水解酶,加速坏死边缘的坏死组织溶解吸收,使坏死组织与健康组织分离。发生于皮肤或黏膜的坏死组织,脱落后形成缺损,浅者,称为糜烂;较深的缺损称为溃疡。肾、肺等内脏器官坏死组织液化后可经自然管道排出,留下空腔,此空腔称为空洞。

(3)机化与包裹 坏死组织如不能完全溶解吸收或分离排出,则由周围的肉芽组织长入并逐渐将其取代,最后变成瘢痕组织。这种由新生肉芽组织取代坏死组织的过程称为机化(organization)。坏死组织范围较大,或坏死组织难以溶解吸收,或不能完全机化,则由周围组织增生的肉芽组织将其包围,称为包裹。

(4)钙化 坏死组织可继发营养不良性钙化,如结核病灶内干酪样坏死的钙化。

(二)凋亡

重点:凋亡的概念。

凋亡(apoptosis)是机体内单个细胞的程序性死亡,是由体内外因素触发细胞内预存的死亡程序而导致的细胞主动性死亡方式,通常不引发周围组织炎症反应。细胞凋亡普遍存在于生物界,不仅发生于生理状态下,也发生于病理状态下。由于细胞凋亡对胚胎发育及形态发生、组织内正常细胞群的稳定、机体的防御和免疫反应、疾病或中毒时引起的细胞损伤、老化、肿瘤的发生发展起着重要作用,并具有潜在的治疗意义。镜下观,一般累及单个或少数几个细胞,细胞呈圆形,胞质红染,细胞核染色质聚集成团块状。

知识链接

细胞老化

　　细胞老化是细胞随生物体年龄增长而发生的退行性变化,是生命发展的必然。细胞老化表现为细胞体积缩小,水分减少,细胞及其核变形,细胞器减少,蛋白质合成能力减弱,摄取营养和修复染色体损伤的能力下降,胞质内色素沉积。细胞老化的机制尚不十分清楚,主要有遗传程序学说和错误积累学说。遗传程序学说认为细胞的老化是机体的遗传因素决定的,研究显示细胞的分裂次数与染色体末端的端粒结构密切相关。目前发现端粒酶能使已缩短的端粒再延长,对延缓细胞老化和肿瘤治疗研究意义重大。错误累计学说认为细胞寿命长短取决于代谢作用及损伤后分子反应间平衡。因此,可以说在遗传安排的决定性背景下,细胞代谢障碍是细胞老化的促进因素。

第三节　细胞、组织损伤的修复

　　损伤造成机体部分细胞和组织丧失后,机体对所形成的缺损进行修补恢复的过程,称为修复(repair)。参与修复过程的成分包括细胞外基质和各种细胞,修复后可完全或部分恢复原组织的结构和功能。修复过程可概括为两个不同的形式,由损伤周围的同种细胞来修复,称为再生;由纤维结缔组织来修复,称为纤维性修复。

重点: 修复的概念。

一、再生

(一)再生的类型

再生可以分为生理性再生和病理性再生。

1. 生理性再生　在生理情况下,有些细胞和组织不断老化、凋亡,由新生的同种细胞和组织不断补充,始终保持着原有的结构和功能,维持组织、器官的完整和稳定,称为生理性再生。如表皮的复层扁平细胞不断地角化脱落,通过基底细胞不断增生、分化,予以补充;月经期子宫内膜脱落后,又有新生的内膜再生等。

2. 病理性再生　在病理状态下,细胞和组织坏死或缺损后,如果损伤程度较轻,损伤的细胞又有较强的再生能力,则可由损伤周围的同种细胞增生、分化,完全恢复原有的结构与功能,称为病理性再生。如腺上皮损伤后,只要基底膜未被破坏,可由残留的细胞增生,恢复原有结构与功能;骨组织坏死或骨折后,在一定条件下也可以完全恢复原有结构与功能等。在病理情况下,不能进行再生修复的组织,可经肉芽组织、瘢痕组织进行修复。

(二)各种细胞的再生能力

　　不同种类的细胞,其细胞周期的时程长短不同,在单位时间内可进入细胞周期进行增殖的细胞数也不相同,因此具有不同的再生能力。一般而言,低等动物比高等动物的细胞或组织再生能力强,幼稚组织比分化成熟的组织再生能力强,平时易受损伤的组织及生理状态下经常更新的组织有较强的再生能力。按再生能力的强弱,可将人体细胞分为三类。

重点:不稳定细胞、稳定细胞和永久性细胞的特点,它们各见于哪些组织细胞。

1. 不稳定性细胞 又称持续分裂细胞,是指一大类再生能力很强的细胞。这些细胞不断增生分裂,以代替衰亡或坏死的细胞,损伤时,通过再生性修复。此类细胞有表皮细胞、呼吸道和消化道黏膜被覆细胞,生殖器官管腔的被覆细胞,淋巴、造血细胞及间皮细胞等。

2. 稳定性细胞 又称静止细胞,这类细胞在生理情况下增殖不明显,当受到损伤或刺激时,表现出较强的再生能力,参与再生修复。此类细胞有各种腺体及腺样器官的实质细胞,如肝、胰、内分泌腺、汗腺、皮脂腺实质细胞及肾小管上皮细胞等。此外还有原始的间叶细胞及其分化出来的各种细胞,如成纤维细胞、内皮细胞、骨母细胞等。虽然软骨母细胞及平滑肌细胞也属于稳定性细胞,但在一般情况下再生能力很弱,再生性修复的实际意义很小。

3. 永久性细胞 又称非分裂细胞,是指不具有再生能力的细胞。此类细胞有神经细胞(包括中枢的神经细胞和外周的节细胞),另外心肌细胞和骨骼肌细胞再生能力也极弱,没有再生修复的实际意义,一旦损伤破坏则永久性缺失,代之以瘢痕性修复。

(三)各种细胞的再生过程

1. 上皮组织的再生

(1)被覆上皮的再生 鳞状上皮损伤后,由创缘或底部的基底层细胞分裂增生,向缺损部伸展,先形成单层上皮覆盖缺损表面,随后增生分化为复层鳞状上皮。黏膜上皮,如胃肠黏膜上皮缺损,也是由邻近的基底层细胞增生修补,新生的细胞初为立方形,以后分化为柱状上皮细胞。

(2)腺体上皮的再生 一般管状腺体上皮,如损伤仅限于上皮细胞,基底膜尚完好,则可由存留的腺上皮细胞分裂增生,沿基底膜排列,完全恢复原有的结构。如构造比较简单的子宫、胃肠等腺体,基底膜等结构已破坏,则难以实现再生性修复,往往发生瘢痕性修复。

2. 纤维组织的再生 在损伤的刺激下,该处残存的成纤维细胞开始分裂和增生。成纤维细胞可来自静止的纤维细胞,或未分化的原始间叶细胞。幼稚的成纤维细胞多为小圆形、圆形或椭圆形,进而可形成肥硕的多边形或星芒状胞体,两端常有突起,胞质略嗜碱(染成淡蓝色);胞核大而圆,有1~2个淡染核仁。成纤维细胞停止分裂后,开始合成并向细胞外分泌前胶原蛋白,后者在细胞周围形成胶原纤维。

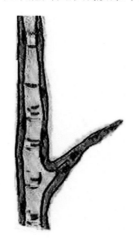

图 2-16 毛细血管再生

3. 血管的再生

(1)小血管的再生 小血管再生主要是以毛细血管再生为起点,毛细血管主要是以出芽方式再生。首先是基底膜在蛋白分解酶的作用下溶解,残存的毛细血管内皮细胞肿胀、分裂增生,形成实性内皮细胞条索(芽)向损伤处延伸,在毛细血管内血流的冲击下,条索逐渐出现管腔,形成再生的毛细血管,进而彼此吻合形成血管网(图 2-16)。增生的内皮细胞逐渐成熟,分泌Ⅳ型胶原和粘连蛋白等形成基底膜,完全恢复毛细血管结构和功能。其中有些毛细血管因功能的需要,可以逐渐改建为小动脉或小静脉。

(2)大血管的再生 大血管断裂后,两断端常需手术缝合,缝合处内皮细胞自两断端分裂,向断裂处增生会合,恢复内皮细胞的结构与功能(再生性修复),肌层因平滑肌细胞再生能力弱,不能再生,只有通过瘢痕性修复以维持其完整性。

4. 神经组织的再生 脑和脊髓内的神经细胞及外周神经节的节细胞无再生能力,损伤之后通过周围的神经胶质细胞及其纤维填补而形成胶质瘢痕。外周神经断裂损伤后,在与其相连的神经细胞仍然存活的条件下,可以进行再生性修复,恢复原有的结构和功能。但是,神经轴突生长缓慢,每天只能生长 1~2 mm,完全恢复功能需数月以上。如果神经纤维的两端距离太远或其他原因,使近端新增生的轴突长不到远端,与增生的纤维组织绞缠在一起,形成瘤样肿块,称为创伤性神经瘤,常引起顽固性疼痛。

知识链接

干细胞与细胞再生

干细胞是个体发育过程中产生的具有无限或较长时间自我更新和多向分化能力的一类细胞。可分为胚胎干细胞和成体干细胞两大类。胚胎干细胞是人胚胎发育早期，囊胚中未分化的细胞，拥有全能分化性，具有发育分化为所有类型组织细胞的能力，未来可能应用胚胎干细胞修复甚至替换丧失功能的细胞组织，使其达到完全再生的目的。成体干细胞是存在于各组织器官中具有自我更新和一定分化潜能的不成熟细胞，是组织器官损伤后再生修复的基础。

二、纤维性修复

各种疾病或创伤引起的组织缺损，不能通过再生修复时，则由肉芽组织增生，填补组织缺损，肉芽组织成熟转变为胶原纤维为主的瘢痕组织，称为纤维性修复。

重点：纤维性修复的概念，肉芽组织的形态结构和功能。

（一）肉芽组织

1. 肉芽组织的形态结构 肉芽组织（granulation tissue）由新生薄壁的毛细血管、增生的成纤维细胞构成，伴有炎细胞浸润，肉眼观为鲜红色、颗粒状、柔软湿润，形似鲜嫩的肉芽。

镜下观，肉芽组织内可见大量由增生的内皮细胞形成的新生毛细血管，与创面相垂直，并互相吻合形成弓状突起，较多增生的成纤维细胞散在分布于毛细血管周围，多少不等的中性粒细胞、淋巴细胞和单核巨噬细胞等炎性细胞浸润于肉芽组织之中（图 2-17）。肉芽组织内无神经末梢，故无痛、触觉。

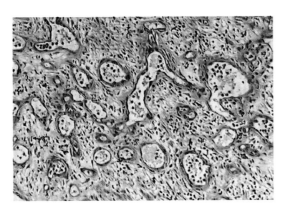

图 2-17　肉芽组织
较多毛细血管、成纤维细胞和炎细胞浸润

2. 肉芽组织的功能 肉芽组织在组织损伤修复过程中有以下重要作用：①抗感染保护创面；②填补创口及其他组织缺损；③机化或包裹坏死、血栓、炎性渗出物及其他异物。

3. 肉芽组织的结局 肉芽组织在组织损伤后 2～3 天内即可开始出现，随着时间的推移，其内水分逐渐吸收，炎性细胞减少并逐渐消失，毛细血管闭塞、数目减少，按正常功能的需要仅有少数毛细血管管壁增厚，转变成小动脉和小静脉，成纤维细胞产生越来越多的胶原纤维，同时成纤维细胞数目逐渐减少，胞核变细长而深染，成熟为纤维细胞。肉芽组织成熟为纤维结缔组织并转变为瘢痕组织。

（二）瘢痕组织

瘢痕组织（scar tissue）是肉芽组织经改建成熟形成的纤维结缔组织。肉眼观，局部呈收缩状态，颜色苍白或灰白色半透明，质硬韧，缺乏弹性。镜下观，瘢痕组织由大量平行或交错分布的胶

重点：瘢痕组织的概念及其对机体的影响。

原纤维束组成。纤维束往往呈均质性红染即玻璃样变性,纤维细胞稀少,核细长而深染,小血管稀少(图 2-18)。瘢痕组织对机体的影响可概括为两个方面。

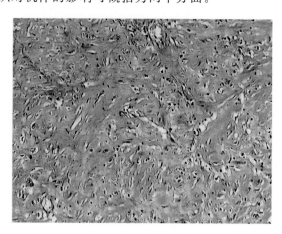

图 2-18 瘢痕组织
血管和纤维细胞减少,可见较多胶原纤维束

1. 有利的一面 ①它能把损伤的创口或其他缺损长期地填补并连接起来,可使组织器官保持完整性;②由于瘢痕组织含大量胶原纤维,比肉芽组织的抗拉力要强得多,可使组织器官保持其坚固性。

2. 不利的一面 ①瘢痕收缩:发生于关节附近和重要器官的瘢痕,常常引起关节挛缩或活动受限,如胃溃疡瘢痕收缩可引起幽门梗阻。②瘢痕性粘连:在各器官之间或器官与体腔壁之间发生纤维性粘连,常不同程度地影响其功能。器官内广泛损伤导致广泛纤维化和玻璃样变性,可发生器官硬化。③瘢痕组织增生过度,又称肥大性瘢痕,如突出于皮肤表面并向周围不规则地扩延,形成瘢痕疙瘩,其发生机制不清,一般认为与体质有关。

三、创伤愈合

创伤愈合(wound healing)是指机体遭受外力作用,皮肤等组织出现离断或缺损后的愈复过程,包括各种组织的再生、肉芽组织增生和瘢痕形成等各种修复过程的协同作用。

(一)皮肤创伤愈合

1. 创伤愈合的基本过程 轻度的创伤仅限于皮肤表皮层,可通过再生愈合;重者则有皮肤和皮下组织断裂,甚至可有肌肉、肌腱、神经的断裂及骨折,并出现伤口。现以皮肤手术切口为例来叙述创伤愈合的基本过程。

(1)伤口的早期变化 伤口局部有不同程度的组织坏死和出血,数小时内便出现炎症反应,故局部红肿。伤口中的血液和渗出的纤维蛋白原很快凝固形成凝块,有的凝块表面干燥形成痂皮,凝块及痂皮起着保护伤口的作用。

(2)伤口收缩 2~3 天后伤口边缘的全层皮肤及皮下组织向伤口中心移动,伤口迅速缩小,直至 2 周左右停止。伤口收缩的意义在于缩小创面。伤口收缩是伤口边缘新生的肌成纤维细胞的牵拉作用引起的。

(3)肉芽组织增生和瘢痕形成 大约从第 3 天开始从伤口底部及边缘长出肉芽组织,逐渐填平伤口。肉芽组织中没有神经,故无感觉。第 5~6 天起成纤维细胞产生胶原纤维,以后逐渐过渡为瘢痕组织,大约在伤后 1 个月瘢痕完全形成。由于局部张力的作用,瘢痕中的胶原纤维最终与皮肤表面平行。瘢痕可使创缘比较牢固地结合。

(4)表皮及其他组织再生 创伤发生 24 h 内,伤口边缘的表皮基底细胞便可从凝块下面向伤口中心增生,形成单层上皮,覆盖于肉芽组织的表面。当这些细胞彼此相遇时,则停止前进,并增生、分化成为鳞状上皮。健康的肉芽组织对表皮再生十分重要,因为它可提供上皮再生所需的营养及生长因子。皮肤附属器(毛囊、汗腺及皮脂腺)如遭完全破坏,则由瘢痕修复。肌腱断裂后,初期也是瘢痕修复,但随着功能锻炼而不断改建,胶原纤维可按原来肌腱纤维方向排列,达到完全再生。

2. 创伤愈合的类型 根据组织损伤程度及有无感染,皮肤伤口愈合可分为以下三种类型。

(1)一期愈合 见于组织缺损少、创缘整齐、无感染、经黏合或缝合后创面对合严密的伤口,例如无感染的手术切口。一期愈合的时间短,形成瘢痕少。

重点:一期愈合和二期愈合的创口特点及愈合特点。

(2)二期愈合 见于组织缺损较大、创缘不整、哆开、无法整齐对合,或伴有感染的伤口,往往需要清创后才能愈合。这种伤口只有在感染被控制,坏死组织被清除以后,再生才能开始;伤口内肉芽组织形成量多。因此,二期愈合的时间较长,形成的瘢痕较大。

(3)痂下愈合 伤口表面的血液、渗出物及坏死组织干燥后形成硬痂,在痂下进行上述愈合的过程。待上皮再生完成后,痂皮即脱落。痂皮由于干燥不利于细菌生长,故对伤口有一定的保护作用。但如果痂下渗出物较多或已有细菌感染时,痂皮反而影响渗出物的排出,使感染加重,不利于愈合。

(二)骨折愈合

骨折愈合过程可分为以下几个阶段。

1. 血肿形成期 骨组织和骨髓都有丰富的血管,在骨折的两端及其周围伴有大量出血,形成血肿。数小时后血肿发生凝固。与此同时常出现轻度的炎症反应。

重点:骨折愈合的四期。

2. 纤维性骨痂形成期 骨折后的 2～3 天,血肿开始机化。充填骨折断端的肉芽组织,继而发生纤维化形成纤维性骨痂,或称为暂时性骨痂,肉眼观及 X 线检查,骨折局部呈梭形肿胀。

3. 骨性骨痂形成期 纤维性骨痂中的成纤维细胞逐渐分化为骨母细胞和软骨母细胞,并形成类骨组织和软骨组织。继之钙盐沉积。类骨组织转变为编织骨。软骨组织也经软骨化骨过程演变为骨组织,至此形成骨性骨痂。

4. 骨痂改建或再塑 编织骨由于结构不够致密,骨小梁排列紊乱,故仍达不到正常功能需要。为了在结构和功能上符合人体生理要求,编织骨进一步改建为成熟的板层骨,皮质骨和髓腔的正常关系也重新恢复。改建是在破骨细胞的骨质吸收及骨母细胞新骨形成的协调作用下完成的。

(三)影响创伤愈合的因素

1. 全身因素

(1)年龄因素 儿童和青少年的组织再生能力较强,创伤愈合快;老年人则相反,组织再生力差,愈合慢,这与老年人血管硬化、血液供应减少有很大的关系。

重点:影响创伤愈合的因素。

(2)营养因素 严重的蛋白质缺乏,尤其是含硫氨基酸(如甲硫氨酸、胱氨酸)缺乏时,组织的再生能力降低,肉芽组织及胶原形成不良,伤口不易愈合。维生素 C 对愈合非常重要,维生素 C 缺乏时前胶原分子难以形成,从而影响胶原纤维的形成。在微量元素中锌对创伤愈合有重要作用,锌缺乏的患者,创伤愈合缓慢。

(3)药物 激素和缩血管类的药物能够抑制肉芽组织形成和胶原合成,延缓伤口的愈合,在创伤愈合过程中应避免大量使用这类药物。

2. 局部因素

(1)感染与异物 感染可严重影响再生修复方式与时间。伤口感染后,渗出物增多,创口内的压力增大,常使伤口裂开,或者导致感染扩散加重损伤。因此,对感染的伤口,应及早引流。当感染被控制后,修复才能进行。坏死组织及其他异物存在,也妨碍愈合并有利于感染。

(2)局部血液循环 良好的血液循环一方面保证组织再生所需的氧和营养,另一方面对坏死物质的吸收及控制局部感染也起重要作用。因此,局部血流供应良好时,则伤口愈合好。反之则不利于伤口愈合。

(3)神经支配 完整的神经支配对损伤的修复有一定的作用。例如麻风病引起的溃疡不易愈合,是因为神经受累导致神经性营养不良的缘故。自主神经的损伤,使局部血液循环发生紊乱,对再生的影响更为明显。

(4)电离辐射　电离辐射能破坏细胞、损伤血管、抑制组织再生,不利于创伤的愈合。

课后测试题

一、选择题

1.不属于细胞、组织的适应性变化的病变是(　　　)。

A.萎缩　　　　　　B.发育不全　　　　　C.肥大　　　　　　D.增生　　　　　　E.化生

2.四肢骨折石膏固定后引起的骨骼肌萎缩,主要属于(　　　)。

A.神经性萎缩　　　　　　　　　B.废用性萎缩　　　　　　　　　C.压迫性萎缩

D.营养不良性萎缩　　　　　　　E.生理性萎缩

3.细胞水肿和脂变常发生在(　　　)。

A.肺、脾、肾　　　B.心、脾、肺　　　C.心、肝、肠　　　D.肝、肾、脾　　　E.心、肝、肾

4.易发生干性坏疽的器官是(　　　)。

A.肺　　　　　　B.阑尾　　　　　　C.膀胱　　　　　　D.四肢　　　　　　E.子宫

5.下列哪种组织再生能力最强? (　　　)

A.腺体　　　　　B.骨骼肌　　　　C.神经细胞　　　　D.软骨　　　　　E.平滑肌

6.急性胃炎时,表浅胃黏膜坏死脱落可形成(　　　)。

A.糜烂　　　　　B.窦道　　　　　C.瘘管　　　　　　D.空洞　　　　　E.溃疡

7.发生液化性坏死基本条件应包括(　　　)。

A.含有较多的可凝固蛋白　　　　B.组织淤血较严重　　　　　　C.组织比较松软

D.产生蛋白酶较多　　　　　　　E.有腐败菌感染

8.完成瘢痕修复的物质基础是(　　　)。

A.上皮组织　　　　　　　　　　B.肉芽组织　　　　　　　　　　C.毛细血管网

D.纤维蛋白网架　　　　　　　　E.炎性渗出物

9.一期愈合应具备的条件是(　　　)。

A.组织缺损少、创缘整齐、无感染　　　　　　　　B.组织缺损少、创缘不整齐、有感染

C.组织缺损少、创缘不整齐、有感染　　　　　　　D.创缘整齐、无感染、组织缺损大

E.创缘整齐、组织缺损大、有感染

10.影响创伤愈合的局部因素中下列哪项除外? (　　　)

A.感染与异物　　B.局部血液循环　C.神经支配　　　D.电离辐射　　　E.营养状况

二、思考题

1.简述坏死的基本病理变化,分为哪些类型? 并举例。

2.简述肉芽组织的形态特点(包括肉眼与镜下)及其功能。

3.简述各型坏疽的特点。

(吴红芳)

第三章　局部血液循环障碍

学习目标

1.掌握淤血、出血、血栓形成、栓塞、梗死的概念,慢性肺淤血、慢性肝淤血的病变特点,血栓形成的条件,血栓的类型、结局及其对机体的影响,栓子的运行途径,栓塞的类型及对机体的影响,梗死的类型及病理变化。

2.熟悉出血的类型及后果。

3.了解出血的病理变化,血栓形成的过程。

正常血液循环的主要功能是向各组织、器官输送氧和各种营养物质,同时又不断地运走组织中的二氧化碳和各种代谢产物,以维持机体内环境稳定和各组织、器官的代谢及机能活动的正常运行。一旦血液循环发生障碍,并超过神经体液调节范围时,就会影响相应组织器官的机能代谢和形态结构,出现萎缩、变性、坏死等病理改变,严重者甚至导致机体死亡。

血液循环障碍可分为全身性和局部性两种类型。全身血液循环障碍是指整个心血管系统的功能失调,主要见于心力衰竭;局部血液循环障碍是指某个器官或局部组织的血液循环异常,常见于充血、出血、血栓形成、栓塞、梗死等。全身血液循环障碍和局部血液循环障碍既相互联系又相互影响,本章主要叙述局部血液循环障碍。

第一节　充　　血

一、动脉性充血

因动脉血量流入过多,引起局部组织或器官的血管内血液含量增多的状态,称为动脉性充血,简称充血(hyperemia)。充血是一个主动的过程,发生快,易于消退(图3-1)。

重点:掌握淤血的概念、原因及后果。

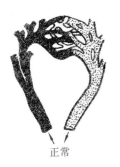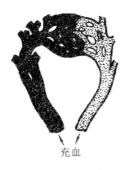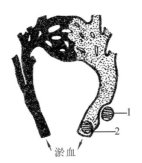

正常　　　　　　充血　　　　　　淤血

图 3-1　充血和淤血示意图

深色为动脉,浅色为静脉,箭头为血流方向

1.动脉受压;2.管腔阻塞

(一)原因及类型

凡能引起细小动脉扩张的原因,均可引起局部组织或器官充血。细小动脉扩张是由于神经、体液因素作用于血管,导致血管舒张神经兴奋性增高或血管收缩神经兴奋性降低的结果。常见的类型如下。

1.生理性充血 为了适应组织、器官的生理需要或代谢增强而发生的充血称为生理性充血,如妊娠子宫充血、进食后胃肠道黏膜充血、剧烈运动骨骼肌充血等。

2.病理性充血 常见以下三种情况。①炎症性充血:较为常见的病理性充血,尤其是在炎症的早期,由于致炎因子的刺激,产生神经反射及组胺等血管活性物质的作用,引起局部细动脉、毛细血管扩张,血流加速,局部充血。②减压后充血:在组织、器官长期受到外力压迫的情况下,局部动脉血管收缩,神经兴奋性降低,一旦压力突然被解除,受压组织、器官内的细小动脉可迅速地发生反射性扩张而引起充血。如一次性快速抽出大量胸、腹腔积液,使胸、腹腔内的压力突然降低,细小动脉扩张而导致局部充血,严重时可引起机体有效循环血量骤减,导致血压下降、脑供血不足等严重后果。③侧支性充血:由于局部组织缺血、缺氧、代谢不全,中间产物堆积,刺激血管运动神经,致使缺血组织周围的动脉吻合支扩张充血。这种充血常具有代偿意义,能不同程度地改善局部组织的血液供应。临床上,对心肌梗死、脑梗死等患者应用血管扩张剂就是为了这个目的。

(二)病理变化

肉眼观,充血的组织、器官轻度肿胀,重量略有增加,颜色鲜红(动脉血中氧合血红蛋白丰富),局部血流加快,代谢增强,产热增加,温度升高。镜下观,充血组织、器官内的小动脉和毛细血管扩张,充满血液。

(三)后果

充血是主动过程,是短暂的动脉血管反应,去除原因,可立即恢复正常。多数情况下,充血对机体是有利的。因充血时局部血液循环加快,动脉血流入增多,带来了大量的氧和营养物质,促进物质代谢,增强组织、器官的功能。因此,临床上采取热敷、按摩等护理措施,以促进局部动脉扩张、改善血液循环,可达到预防和治疗的作用。但是,少数情况下,充血也可以引起不利的影响,如在高血压、动脉硬化、脑血管畸形等疾病的基础上,如因情绪激动等引起脑动脉充血,可以导致脑血管破裂、出血,甚至引起严重后果。

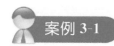 **案例 3-1**

患者,男,82 岁,冠心病、高血压病史 20 余年,近 2 年合并慢性心力衰竭,2 天前,患者咳嗽、咳痰、气促、发热,急诊入院。查体:体温 38.5 ℃,脉搏 120 次/分,呼吸 30 次/分,血压 180/95 mmHg,口唇发绀,颈静脉怒张,心界扩大。经过抗感染、吸氧、给予血管扩张剂及对症治疗,病情稳定。入院第 4 天夜里,患者突然出现咳嗽、咯粉红色泡沫样痰,听诊双肺布满湿啰音,心率 130 次/分,患者烦躁、恐惧。问题:

1.该患者突发何部位的何种病变?并说出诊断的依据。

2.运用病理学知识解释突发咳嗽、咯粉红色泡沫样痰及肺部湿啰音等表现。

二、静脉性充血

因静脉血液回流受阻,使血液淤积在小静脉和毛细血管内,引起局部组织或器官内静脉血含量增多,称静脉性充血,简称淤血(congestion)。淤血一般是病理性的,是被动的过程,发生缓慢,持续时间较长。静脉性充血远比动脉性充血多见,并具有重要的病理和临床意义。

(一)原因

1.静脉管腔阻塞 常见于静脉内血栓形成、栓塞以及静脉炎引起的静脉管壁增厚,进而导致管腔狭窄等。

2.静脉受压 因静脉血管壁较薄、弹性小以及静脉压力较低,轻微的压迫就足以阻碍静脉血液回流,引起淤血。如:肿瘤、炎症包块压迫局部静脉及绷带包扎过紧等均可引起淤血;肠扭转、肠套叠或嵌顿性疝等压迫肠系膜静脉而引起局部肠淤血。

3.静脉血液坠积 静脉内血液因受重力的作用,躯体下垂部位的静脉血液回流困难,使下垂部位的静脉发生淤血,如久病卧床患者的肺贴近床面的一侧容易发生淤血。

4.心力衰竭 心力衰竭时心脏射血量减少,心腔内血液滞留,压力升高,静脉血回流受阻而造成淤血。由二尖瓣狭窄、二尖瓣关闭不全、原发性高血压等引起左心衰竭时,可导致肺淤血;由肺源性心脏病等引起右心衰竭时,可导致体循环淤血。

生理状态下也可以发生淤血,如妊娠子宫压迫髂静脉引起下肢及盆腔淤血,长久站立引起的下肢淤血等,此种淤血还可出现淤血性水肿,但随着生理状态的改变(如分娩、改变身体姿势等)可以消失。

(二)病理变化

肉眼观,淤血的组织、器官体积肿大,重量增加,被膜紧张,边缘钝圆,质地变韧,切面常有大量血性液体流出。由于淤积的血液中氧合血红蛋白减少,脱氧血红蛋白增多,局部呈紫红色,如发生在皮肤、黏膜则呈紫蓝色,称为发绀(cyanosis)。发绀是机体缺氧的重要体征。发生于体表部位的淤血,因血流缓慢,代谢降低,该处的体表温度下降。

镜下观,淤血的组织、器官内小静脉、细静脉及毛细血管扩张,管腔内充满血液;有时还伴有组织水肿及淤血性出血。持续性淤血,组织细胞可因缺氧而发生萎缩、变性、坏死。

(三)后果

淤血对机体的影响取决于淤血发生的速度、程度、持续时间及侧支循环建立的状况等因素。轻度、短时间的淤血,后果轻微,仅引起局部器官的功能降低、代谢减慢,且引起淤血的原因去除后,其功能、代谢可逐渐恢复正常。但长期淤血可引起以下病变。①淤血性水肿:因淤血导致静脉压升高,使毛细血管内流体静压升高,组织间液回流减少,以及由于组织慢性缺氧还可使毛细血管壁通透性增加,血管内液体漏出,潴留于组织间隙形成组织水肿或潴留于浆膜腔形成积液。②淤血性出血:因淤血导致组织严重缺氧,使毛细血管壁通透性明显增高时,除液体漏出外,红细胞也可漏出到血管外,形成淤血性出血(漏出性出血),在皮肤、黏膜形成淤点或淤斑。③组织损伤:长期淤血可导致组织缺氧,组织内氧化不全的代谢产物堆积,可使实质细胞发生萎缩、变性、甚至坏死。④淤血性硬化(器官硬化):长期慢性淤血,实质细胞萎缩消失,间质纤维组织增生、网状纤维相互融合变成胶原纤维,可使淤血的组织、器官质地逐渐变硬,称器官硬化,如长期慢性肝淤血引起的淤血性肝硬化。⑤侧支循环形成:侧支循环的建立对缓解局部淤血起到了代偿作用,如肝硬化门静脉高压时,门静脉与腔静脉之间建立侧支循环,可降低门静脉的压力。但当侧支循环失代偿时,则会发生食管下段静脉丛曲张破裂、直肠静脉丛曲张破裂等严重后果。

(四)重要器官淤血

重要器官淤血以肺淤血和肝淤血多见且具有重要意义。

1.慢性肺淤血 常见于慢性左心衰竭,尤其是慢性风湿性心瓣膜病引起的左心衰竭。肉眼观,肺体积增大,重量增加,呈紫红色,质地较实,切面有淡红色泡沫状液体流出。镜下观,肺细小静脉及肺泡壁毛细血管高度扩张、充满血液,肺泡腔内有水肿液,严重时可见红细胞,形成肺水肿及淤血性出血;当肺泡腔内的红细胞被巨噬细胞吞噬后,红细胞崩解释放出棕黄色、颗粒状的含铁血黄素,这种胞质内含有含铁血黄素的巨噬细胞称为心力衰竭细胞(heart failure cell),简称心衰细胞(图3-2)。心力衰竭细胞可见于肺泡腔和肺间质,也可见于患者的痰液内。临床上,患者可有心悸、气促、乏力等缺氧症状,并引起缺氧性肺动脉高压。严重患者会出现呼吸困难,不能平卧,甚至端坐呼吸,发绀,咳粉红色泡沫痰,听诊双肺布满湿啰音。

长期慢性肺淤血,还可导致肺泡壁上的纤维组织增生及网状纤维胶原化,使肺质地变硬,伴有含铁血黄素的沉积,肺的颜色呈深褐色,称之为肺褐色硬化(brown induration)。

2.慢性肝淤血 常见于慢性右心衰竭,尤其是慢性肺源性心脏病引起的右心衰竭。肉眼观,

重点:掌握慢性肺淤血和慢性肝淤血的病变特点。

NOTE

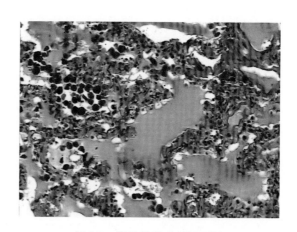

图 3-2　慢性肺淤血（镜下观）
肺泡壁毛细血管扩张淤血，肺泡腔内有水肿液、红细胞和心力衰竭细胞

肝脏体积增大，重量增加，包膜紧张，切面呈红黄相间、状似槟榔切面的花纹状外观，故称槟榔肝（nutmeg liver）（图 3-3）。镜下观，肝小叶中央静脉及其附近的肝窦高度扩张淤血而呈红色，肝小叶中央静脉周围的肝细胞发生萎缩甚至消失，肝小叶周边的肝细胞因慢性缺氧出现脂肪变性而呈淡黄色（图 3-4）。

长期慢性肝淤血，肝组织缺氧，还可导致肝内纤维组织增生及网状纤维胶原化，使肝质地变硬，称为淤血性肝硬化（congestive liver sclerosis），又称心源性肝硬化。临床上，肝淤血的患者除肝脏肿大外，由于肝细胞的萎缩、变性和坏死，还可出现肝功能障碍。

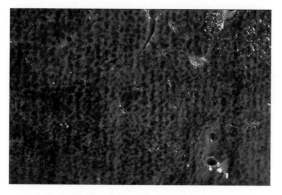

图 3-3　慢性肝淤血（大体观）
肝切面可见红黄相间的花纹，似槟榔切面的花纹状外观

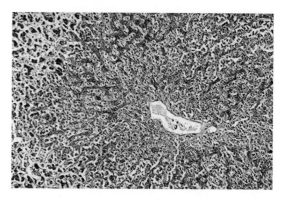

图 3-4　慢性肝淤血（镜下观）
中央静脉及其附近的肝窦扩张淤血，周边肝细胞脂肪变性

第二节　出　血

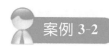　**案例 3-2**

赵某，男，38 岁，乘长途汽车坐在后排座位，未系安全带。因司机疲劳驾驶，撞向路边防护栏，将赵某从车后窗甩出车外。当时意识清醒，体表几处擦伤，腹痛明显。由路过车辆送往医院的途中，赵某突然出现烦躁不安，面色苍白，出冷汗，四肢发凉，意识模糊等症状。1 h 后到达医院时，赵某呼吸微弱，心率 138 次/分，血压测不到，腹部有移动性浊音。未及时输血，呼吸、心跳停止，抢救无效、死亡。问题：

1.赵某突然死亡的原因是什么？

2.请用病理学知识解释其临床表现。

血液(主要为红细胞)自心、血管腔流出的过程,称为出血(hemorrhage)。血液进入组织间隙或体腔者,称为内出血;血液流出体外者,称为外出血。

一、原因及类型

出血有生理性出血和病理性出血。前者如正常月经的子宫内膜出血,后者多由创伤、血管病变及出血性疾病等引起。按血液流出的机制,出血分为破裂性出血和漏出性出血。

重点:掌握出血的原因及分类。

1. 破裂性出血　心或血管壁破裂,血液通过心、血管的破裂口直接流出所引起的出血,可以发生在心、动脉、静脉和毛细血管的任何部位,一般出血量较大,常见原因如下。

(1)机械性创伤:造成出血最常见的原因,如挤压伤、切割伤、刺伤或弹伤等可使动脉、静脉甚至心脏破裂出血。

(2)心脏或血管壁本身的病变:如心肌梗死后的室壁瘤、主动脉瘤、动脉粥样硬化、动-静脉发育畸形等可造成破裂出血。

(3)血管壁被周围病变侵蚀:如恶性肿瘤对血管壁的侵蚀、炎症对血管壁的损伤、胃和十二指肠溃疡对溃疡底部血管壁的破坏均可造成血管破裂出血。

(4)静脉破裂:常见于肝硬化晚期食管静脉曲张的破裂。

(5)毛细血管破裂:多见于软组织损伤。

2. 漏出性出血　毛细血管和毛细血管后微静脉壁通透性增加,血液(主要是红细胞)通过扩大的内皮细胞间隙和损伤的血管基底膜漏出血管外所引起的出血,称为漏出性出血,此种出血一般出血量较小,常见于以下原因。

(1)淤血或缺氧:淤血或缺氧时,毛细血管内皮细胞变性和酸性代谢产物堆积对基底膜的损伤,以及淤血时毛细血管内流体静压升高均可导致漏出性出血。

(2)感染或中毒:败血症、汉坦病毒或钩端螺旋体感染,以及蛇毒、有机磷等毒物,均可损伤毛细血管壁,使其通透性增加。

(3)过敏:机体对某些药物或食物等产生过敏反应也可损伤毛细血管壁,使其通透性增加。

(4)维生素 C 缺乏:严重维生素 C 缺乏时,毛细血管内皮细胞接合处的基质和血管外的胶原基质形成不足,导致血管脆性和通透性增加。

(5)血液凝固性改变:血小板破坏过多或血小板生成障碍,如血小板减少性紫癜、再生障碍性贫血、急性白血病;血液中凝血酶原、某些凝血因子缺乏或消耗过多,如血友病缺乏凝血因子Ⅷ、弥散性血管内凝血(DIC)的低凝期。

二、病理变化

1. 内出血　可发生在人体内任何部位。发生在皮下、黏膜、浆膜的出血灶可看到很小的散在的出血点,称为淤点;淤点融合成直径超过 1 cm 的出血灶,称为淤斑;淤点和淤斑数量很多,称为紫癜。皮肤、黏膜出血灶的颜色随着红细胞崩解后释放出血红蛋白的降解过程而改变,依次为紫红色、蓝绿色、橙黄色,之后可恢复正常。实质脏器的组织内(肾、脑)少量出血可形成小出血灶。血液蓄积于体腔内称体腔积血,如心包腔积血、腹腔积血、颅腔积血等,在积血的体腔内可见到数量不等的血液和凝血块;血液蓄积在组织间隙内可见到数量不等的红细胞,当局部组织内有较大量的出血时,可形成血肿,如皮下血肿、硬脑膜下血肿等。

2. 外出血　血液到达体表均可称外出血。如外伤出血时可见伤口处血液外流或有凝血块;鼻黏膜出血流出体外称鼻出血(鼻衄),少量出血混在分泌物中为涕血;呼吸道出血(如支气管扩张症或肺结核空洞出血)经口排出体外称咯血,少量血液混于痰中为痰中带血;上消化道出血经口排出体外称为呕血,出血量较少时呕咖啡样物;上、下消化道出血随粪便排出体外称便血,上消化道出血可呈柏油样便,也称黑便,少量出血混于粪便中通过化验方可获知,称为粪便潜血;泌尿道出血随尿排出体外,称为血尿,浓则呈红色、淡则呈洗肉水样出血为肉眼血尿,每高倍视野见 1个红细胞为镜下血尿。

三、后果

出血对机体的影响取决于出血的类型、部位、出血量和出血速度。局部组织或器官的出血,可导致相应的功能障碍,如脑内囊出血引起对侧肢体偏瘫,视网膜出血可引起视力减退或失明。慢性反复性出血可引起缺铁性贫血。破裂性出血若出血过程迅速,在短时间内丧失循环血量20%～25%时,可发生失血性休克。发生在重要器官的出血,即使出血量不多,亦可引起严重的后果,如:心脏破裂引起心包内积血;心脏压塞可致急性心力衰竭;心传导系统出血可引起心传导阻滞;脑出血,尤其是脑干出血,因重要的神经中枢受压或因脑疝形成可致死亡。一次性大量出血或长期慢性少量出血可引起贫血。

除心脏和较大血管破裂出血外,一般的出血多可自行停止。其发生机制是受损处血管发生反射性痉挛以及局部血管内血栓形成使血管闭塞,阻止血液外流。流入体腔和组织间液的血液可逐渐被分解吸收,亦可被增生的肉芽组织所机化或包裹。

知识链接

无偿献血

无偿献血是指为拯救他人生命,志愿将自身的血液无私奉献给社会公益事业,而献血者不向采血单位和献血者单位领取任何报酬的行为。无偿献血是终身的荣誉,无偿献血者会得到社会的尊重和爱戴。无偿献血是无私奉献、救死扶伤的崇高行为。近半个世纪以来,世界卫生组织和国际红十字会一直向世界各国呼吁"医疗用血采用无偿献血"的原则。我国鼓励无偿献血的年龄是18～55周岁。

第三节 血栓形成

在活体的心、血管腔内,血液发生凝固或血液中的某些有形成分析出凝集形成固体质块的过程,称为血栓形成(thrombosis),所形成的固体质块称为血栓(thrombus)。血栓不同于血凝块,它是血液在流动状态下形成的。

正常情况下,血液在循环系统内不发生凝固或凝集,这是因为血液的凝血功能与抗凝血功能保持动态平衡的结果。如果在某些促凝血因素的作用下,打破了这种动态平衡,血液即可在心、血管内凝固或凝集,发生血栓形成。

一、血栓形成的条件和机制

重点:掌握血栓形成的条件和机制。

血栓形成是血液在心、血管内流动状态下,受一定条件的作用(血小板被活化、凝血因子被激活等),血小板发生黏附、凝集或血液发生凝固的基本过程。其形成条件主要有以下几点。

1.心、血管内膜损伤 心血管内膜损伤导致内皮细胞变性、坏死及脱落,暴露出内皮下胶原纤维,由于损伤的内皮细胞改变了细胞表面的膜电荷,使得血小板易于黏附在其表面,同时受损内皮细胞释放出的ADP与血小板膜上的ADP受体结合,促进血小板黏附。黏附的血小板又可释放出内源性ADP,促使更多的血小板黏附及凝集,并使血小板发生释放反应,释放出多种促凝物质,促进凝血过程。另一方面:内皮下胶原纤维暴露,使凝血因子Ⅻ活化,启动内源性凝血系统;损伤的内皮释放组织因子,可启动外源性凝血系统,从而在损伤的局部发生血液凝固,形成血栓。

心血管内膜损伤导致血栓形成,多见于心血管内膜的炎症、动脉粥样硬化、心肌梗死以及静脉同部位多次注射或手术中血管损伤等。缺氧、休克、败血症和细菌内毒素等导致的广泛性内膜损伤引起弥散性血管内凝血,在全身微循环内可形成微血栓。为了防止血栓形成,临床上应避免在同一部位反复静脉注射,手术中应尽量避免损伤血管。

2.血流缓慢及涡流形成 在正常流速和正常流向的情况下,血液中的有形成分(即红细胞、白细胞、血小板)构成血流的中轴,称为轴流。血小板位于轴流的外层,包绕轴流的是血液中的血浆,称为边流,边流将血液的有形成分与血管壁分隔开来,这样就阻止了血小板和内膜的接触。当血流缓慢或者有涡流形成时,轴流与边流的正常关系被破坏,轴流增宽甚至被破坏,血小板得以进入边流,增加了与血管内膜接触的机会。同时,血流缓慢引起内膜缺氧,导致内皮细胞变性、坏死脱落,暴露出内皮下胶原纤维,启动机体的凝血过程。此外,血流缓慢时,已激活的凝血因子不易被及时冲走,使得局部凝血因子的浓度升高,也有利于血栓的形成。

临床上,静脉内血栓比动脉内血栓多4倍,下肢静脉内血栓又比上肢静脉血栓多3倍,常发生于久病卧床的患者和静脉曲张的静脉内,即与静脉内血流缓慢、下肢静脉内还有静脉瓣易产生涡流有关。而心脏和动脉内血流速度快,不易形成血栓,但在血流速度减慢或出现漩涡时,也会有血栓形成,如二尖瓣狭窄时左心房内血流缓慢并出现涡流、动脉瘤内的血流呈涡流状,均易并发血栓形成。临床上,对于长期卧床的患者尤其是手术后的患者,应帮助并鼓励其尽早离床活动,促进血液循环,预防下肢静脉血栓形成。

3.血液凝固性增强 主要是指凝血因子、血小板的数量增多和血小板黏性增加,或纤溶系统活性降低时,血液凝固性相对增高,易于全身形成多发性血栓。如严重创伤、大面积烧伤、手术后或产后,由于严重失血或血液浓缩,血液中纤维蛋白原、凝血酶原和其他凝血因子(Ⅴ、Ⅶ、Ⅷ)增多,血小板的数量增多或黏性增加,因此易于形成血栓;血小板的数量增多或黏性增加也可见于高脂血症、吸烟、冠状动脉粥样硬化等;某些恶性肿瘤(如肺癌、胃癌、乳腺癌、前列腺癌等)晚期或胎盘早剥患者,由于大量组织因子被释放入血也容易形成血栓。

需要强调的是,在血栓形成过程中,上述三个条件往往同时存在、共同作用,但常以其中某一条件为主。一般认为:心、血管内膜损伤是血栓形成中最重要和最常见的原因,也是动脉内血栓形成的主要条件;血流缓慢及涡流形成则是静脉血栓形成的主要条件;血液凝固性增强则为共同条件。例如,手术后下肢深静脉内血栓形成,除因卧床使血流速度缓慢外,手术创伤和出血致血液凝固性增强也是促进血栓形成非常重要的条件。

二、血栓形成的过程及类型

1.血栓形成过程 血栓形成过程首先是由血小板黏附于心脏、血管内膜损伤后裸露的胶原,黏附后的血小板被激活释放出内源性 ADP 和血栓素 A_2,两者共同作用于血流中的血小板,使血小板继续黏集。与此同时,内膜损伤启动内、外源性凝血系统,产生大量纤维蛋白多聚体,后者再和受损内膜基质中的纤维连接蛋白共同使黏集的血小板堆牢固地黏附于受损内膜表面,血小板不再离散,形成镜下均匀一致、无结构的血小板血栓(图3-5)。这是血栓形成的第一步,是血栓的起始点。血小板血栓形成后,其下游血流缓慢并形成涡流,促使新的血小板堆形成,如此反复,形成珊瑚状血小板小梁,梁间大量纤维蛋白交织成网,红细胞被网挂住阻塞网眼,使管腔阻塞,最后局部血流中断,血液凝固。

2.血栓类型 血栓可分为以下几种类型。

(1)白色血栓:可发生于心腔、心瓣膜、动脉及静脉内膜。心腔、心瓣膜、动脉内的白色血栓由于血流速度较快通常不继续延长,但静脉内的白色血栓常成为静脉延续性血栓的头部。肉眼观,白色血栓呈灰白色小结节状或疣状,表面粗糙有波纹,质硬,与管壁黏着紧密,不易脱落。如急性风湿性心内膜炎时二尖瓣闭锁缘上形成的赘生物。镜下观,主要由血小板和少量的纤维蛋白构成,其表面有许多中性粒细胞黏附。

(2)混合血栓:静脉延续性血栓的体部。肉眼观,混合血栓呈灰白色和红褐色相间的层状结构,干燥,表面粗糙,与血管壁粘连比较紧密。镜下观,混合血栓主要由分支状的血小板小梁和小梁之间的纤维蛋白网及网罗的红细胞组成,小梁周围有大量中性粒细胞附着。混合血栓还可见

重点:掌握血栓的类型及特点。

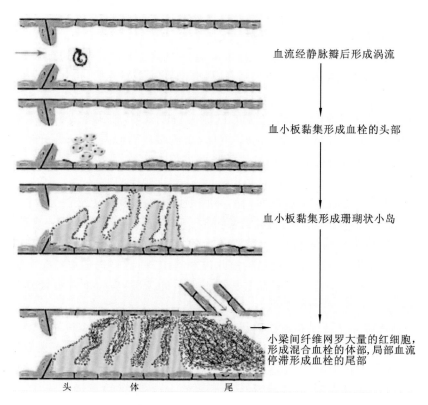

血流经静脉瓣后形成涡流

血小板黏集形成血栓的头部

血小板黏集形成珊瑚状小岛

小梁间纤维网罗大量的红细胞,形成混合血栓的体部,局部血流停滞形成血栓的尾部

头　体　尾

图3-5　血栓形成过程示意图

于二尖瓣狭窄时左心房内的球形血栓和动脉瘤、室壁瘤内的附壁血栓。

(3)红色血栓:静脉延续性血栓的尾部。肉眼观,暗红色,新鲜的湿润柔软,有一定的弹性;陈旧的干燥,易碎,失去弹性,易于折断脱落进入血流成为血栓栓子,引起血栓栓塞。镜下观,由纤维蛋白构成的网眼中充满血细胞。

以上三种类型的血栓,其形成过程是连续的,典型的全过程见于静脉血栓形成。

(4)透明血栓:发生于微循环内的血栓,由于体积小,只能通过显微镜才能观察到,主要由纤维蛋白构成,故又称为微血栓,或称为纤维蛋白性血栓。呈淡粉染、半透明状,故称透明血栓。常见于弥散性血管内凝血。

除上述血栓类型外,根据血栓是否阻塞管腔,还可将血栓分为阻塞性血栓、附壁血栓和赘生物。凡能引起管腔完全阻塞的血栓称为阻塞性血栓,多发生于静脉和中、小动脉;发生于心腔或者大动脉内的血栓紧紧地附着在心房(室)壁或动脉管壁上,未完全阻塞管腔,称为附壁血栓;感染性和风湿性心内膜炎时在心瓣膜上形成的血栓称为赘生物。

知识链接

静脉血栓与死后血凝块的不同

静脉血栓干燥易碎,与血管壁粘连;色泽混杂,灰红色,有灰白色条纹;血管胀大饱满。

死后血凝块湿润有弹性,与血管壁不粘连,暗红色,均匀一致,血凝块的上层呈浅黄色。

三、血栓的转归

1.溶解、吸收　血栓形成后,由于纤维蛋白溶酶系统以及血栓内白细胞崩解后释放出溶蛋白酶的作用,纤维蛋白发生溶解,血细胞被血流冲走,小的血栓可完全溶解吸收。

2.软化、脱落 较大的血栓,部分被溶解,质地变软,在血流冲击下,整个血栓或血栓的一部分脱落进入血流,成为血栓栓子,随血流运行至他处,引起该部位血管的阻塞,即血栓栓塞。

3.机化、再通 血栓形成后1～2天,自血栓附着处的血管壁上开始长出肉芽组织,伸入并逐渐替代血栓,此过程称为血栓机化。机化的血栓和血管壁紧密相连,不易脱落。较大的血栓完全机化需2～4周。经过一段时间后,机化的血栓发生收缩,使血栓内或血栓与血管壁之间出现裂隙,此后,血管内皮细胞长入并衬覆于裂隙表面而形成新的管腔,这些管腔相互吻合沟通,形成狭窄迂曲的血管腔,但血液得以重新流过,此过程称为再通(recanalization)(图3-6)。

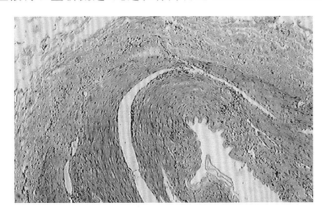

图3-6 血栓的机化与再通(镜下观)
血管腔内的血栓正在被肉芽组织替代而机化,机化的血栓出现再通

4.钙化 若血栓未被溶解、吸收,或机化时,钙盐会在血栓内沉积,称为钙化(营养不良性钙化)。血栓钙化后成为坚硬的质块,在静脉内形成静脉石,在动脉内形成动脉石。

 案例 3-3

患者,男,48岁,体胖,既往健康。3个月前闯红灯被汽车撞倒,右股骨干骨折,住院后经复位、石膏固定,行骨牵引,骨折愈合良好。今天拆除石膏后,自己下床去厕所,走至门口,突发呼吸困难,面部发绀,随即晕倒、抽搐,呼吸、心跳停止,抢救无效,死亡。问题:

1.患者为什么会突然死亡?

2.在工作过程中应如何预防和避免此类事件的发生?

四、血栓形成对机体的影响

1.有利方面 在一定条件下,血栓形成对机体具有有利的一面。

(1)止血防止出血:在血管损伤或破裂处形成血栓,具有止血和防止出血的作用。

(2)防止炎症扩散:感染性病灶周围血管的血栓形成,可防止病原体蔓延扩散。

2.不利方面 血栓形成对机体的主要危害是引起局部甚至全身性血液循环障碍。危害的严重程度视其阻塞管腔的程度、血管的大小、部位、发生的速度以及有无侧支循环建立等情况的不同而异。

(1)阻塞血管:①动脉血栓形成:附壁血栓引起局部组织、器官慢性缺血,发生细胞萎缩和变性。阻塞性血栓未建立有效的侧支循环时,引起组织、器官缺血性坏死(梗死),如冠状动脉或脑动脉粥样硬化继发血栓形成引起心肌梗死或脑梗死。②静脉血栓形成:若不能建立有效的侧支循环,则引起局部淤血、水肿、出血,甚至坏死。肢体浅表静脉血栓形成,如大隐静脉曲张血栓形成,由于有足够的深静脉侧支代偿,一般不引起严重后果。

(2)栓塞:血栓形成后可因下床活动,或在血栓软化、碎裂过程中,血栓整体或部分脱落,形成栓子,随血流运行至他处,引起相应口径血管阻塞,即血栓栓塞。下肢深部静脉形成的血栓、心脏附壁血栓、心瓣膜上的赘生物(风湿性心内膜炎除外)最容易脱落成为血栓栓子。如果栓子内含有细菌,可引起栓塞部位的败血性梗死或栓塞性脓肿。

(3)心瓣膜病:风湿性心内膜炎时心瓣膜上反复形成赘生物,反复机化后会引起瓣膜增厚、变硬、短缩、粘连,形成慢性心瓣膜病,如慢性风湿性心瓣膜病时的二尖瓣狭窄或关闭不全。感染性心内膜炎亦可因赘生物机化而导致心瓣膜变形,引起心瓣膜病。

(4)出血:DIC 时,微循环内广泛微血栓形成,消耗大量的凝血因子和血小板,以及继发性纤维蛋白溶解系统功能亢进,造成血液的低凝状态,引起患者全身广泛出血甚至死亡。

知识链接

如何防止血栓形成

1.参加体育活动 如打太极拳、体操、慢跑、游泳等。运动能促进血液循环,使血液稀薄,黏滞性下降。

2.增加高密度脂蛋白 高密度脂蛋白不仅不沉积在血管壁上,而且还能促进已沉积在血管壁上的极低密度脂蛋白溶解,使血流通畅。运动和饮食调节,可增加高密度脂蛋白。

3.药物预防 遵医嘱每次服用少量阿司匹林,可使血小板环氧化酶乙酰化,失去活性,防止血栓形成,复方丹参片有活血化瘀、使血液流畅的作用。

4.晚睡前喝杯开水 降低血液黏稠度,对预防血栓有好处。

第四节 栓 塞

循环血液中出现不溶于血液的异常物质,随血液运行阻塞血管管腔的现象,称为栓塞(embolism)。阻塞血管管腔的异常物质称为栓子(embolus),栓子的类型很多,可有固体、液体和气体之分,其中最常见的是血栓栓子,其他有脂肪栓子、空气栓子、羊水栓子、肿瘤细胞栓子、细菌栓子,寄生虫及其虫卵栓子等。

一、栓子的运行途径

重点:掌握栓子的运行途径。

栓子运行的途径一般与血流方向一致(图 3-7)。常见的栓子运行途径有以下几种。

1.来自右心和体循环静脉系统的栓子 栓子沿血流方向常在肺动脉主干或其分支造成栓塞。但某些体积小、具有一定弹性的栓子,如脂肪栓子、肿瘤细胞栓子、细菌栓子等,可以通过肺泡壁毛细血管进入左心及体循环动脉系统,进而引起全身细小动脉分支的栓塞。

2.来自左心和体循环动脉系统的栓子 栓子沿体循环运行,由较大动脉至较小动脉,最终栓塞于口径与其相当的动脉分支,常栓塞于脑、脾、肾、下肢和肠系膜等处。

3.来自门静脉系统的栓子 由肠系膜上、下静脉和胃左、右静脉等门静脉属支来源的栓子,经门静脉进入肝脏,引起肝内门静脉分支的栓塞。

4.交叉性栓塞 见于先天性房(室)间隔缺损或动-静脉瘘患者,如体循环静脉的栓子可经房间隔或室间隔缺损

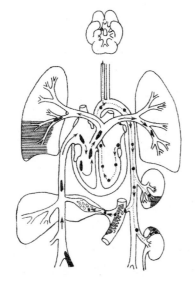

图 3-7 栓子运行途径与栓塞部位示意图

血管内的黑色小体表示栓子,箭头表示栓子运行方向,器官内的线条区表示梗死区

到达左心,随血流栓塞于体循环动脉分支。

5.逆行性栓塞 十分罕见,见于在胸、腹腔内压突然增高时(如持续性剧烈咳嗽),如下腔静脉内的栓子可逆血流方向运行,栓塞于肝静脉、肾静脉或髂静脉等分支处。

二、栓塞的类型和对机体的影响

由于栓子的种类不同,可引起不同类型的栓塞。栓塞对机体的影响,与栓子的种类、大小、栓塞的部位以及侧支循环建立的情况有关。常见栓塞有以下几种类型。

重点:掌握栓塞的类型及其对机体的影响。

(一)血栓栓塞

在血栓形成后,由于血栓的部分或全部脱落所引起的血管管腔阻塞,称为血栓栓塞(thromboembolism),是栓塞最常见类型,占所有栓塞的99%以上。它对机体的影响与血栓栓子的来源、大小、数目和栓塞的部位有关。

1.肺动脉血栓栓塞 引起肺动脉栓塞的血栓栓子95%来自于下肢深静脉,尤其是髂静脉、股静脉、腘静脉,其次来自于盆腔静脉、卵巢、前列腺周围静脉和子宫静脉等。肺动脉栓塞对机体的影响取决于栓子的大小、数目和机体的心肺功能状况。如果栓子较小,且阻塞肺动脉少数的小分支,一般不产生严重后果,因为肺具有双重血液循环,此时,相应肺组织可以由支气管动脉提供血液;但如果在栓塞前已有严重肺淤血,肺循环的压力增高,与支气管动脉之间的侧支循环难以有效建立,则可引起肺出血性梗死;来自于下肢深静脉的血栓栓子往往体积较大,常阻塞于肺动脉主干或大的分支(图3-8),或者虽然血栓栓子体积较小,但是数量较多,造成广泛肺动脉小分支栓塞,均可造成患者急性呼吸循环衰竭而猝死,称为肺血栓栓塞症。

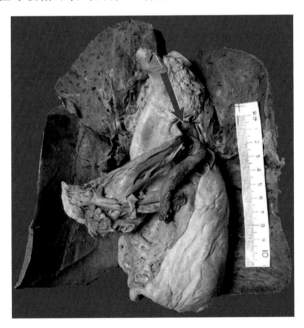

图 3-8 肺动脉血栓栓塞(肉眼观)
长条状的混合血栓堵塞在一侧肺的肺动脉主干

深静脉血栓形成和肺血栓栓塞症之间存在因果关系,目前已将二者作为统一的疾病,称为静脉血栓栓塞症,这是住院患者"意外"致死的主要原因之一,必须重视预防。外科大手术、创伤、烧伤、恶性肿瘤、长期卧床、内科危重症(ICU患者、慢性心力衰竭、心肌梗死、急性脑卒中等)以及口服避孕药、某些孕妇、长时间乘飞机等都是深静脉血栓形成的危险人群。

肺动脉血栓栓塞引起猝死的机制目前仍不完全清楚。一般认为与下列因素有关。①较大栓子阻塞肺动脉主干时,造成肺循环机械性阻塞,肺动脉压急剧升高,引起急性右心衰竭。②有些较小的栓子,虽然仅引起肺动脉较小分支的栓塞,血栓栓子中的血小板释放出大量5-羟色胺(5-HT)和血栓素 A_2,使肺动脉、支气管动脉及冠状动脉发生广泛性痉挛。因肺动脉痉挛使肺动压急剧升高,致右心负荷增加,冠状动脉痉挛引起心肌缺血、缺氧,心肌收缩力降低,最后加重急性右心衰竭,也可引起死亡。③肺动脉栓塞时,栓子刺激肺动脉管壁,引起迷走神经兴奋性增强而致冠状动脉、肺动脉、支气管动脉和支气管平滑肌痉挛,从而加重心肌缺血、缺氧,进一步加重右心衰竭及窒息,导致猝死。

2. 体循环动脉血栓栓塞 栓子80%来自左心,常见于感染性心内膜炎时心瓣膜上的赘生物、二尖瓣狭窄时左心房附壁血栓、心肌梗死区内膜的附壁血栓或来自大动脉如动脉粥样硬化溃疡面或动脉瘤内的附壁血栓。这些血栓脱落后形成的栓子随动脉血流运行至相应口径的动脉分支引起栓塞。栓塞的常见部位为脑、肾、脾、肠和下肢等。动脉栓塞的后果亦与栓子的大小、栓塞部位以及局部侧支循环建立的情况有关。仅栓塞动脉的小分支,又能及时建立有效的侧支循环,一般不会造成严重后果;若栓塞动脉的较大分支,且不能建立有效的侧支循环,局部可发生梗死。

 案例 3-4

患者,女,56岁,患风湿病40余年,10年前诊断为"风湿性心脏病,二尖瓣狭窄",4年前诊断为"心力衰竭"。近日呼吸困难加重,下肢凹陷性水肿明显。今晨起床后突然发生左侧肢体偏瘫和感觉障碍。查体:心脏浊音界扩大,心音强弱不等,心律不齐,心率140次/分,心尖区闻及舒张期隆隆样杂音,双侧背部闻及水泡音。颈静脉怒张,肝脏右锁骨中线肋下5 cm、质较硬。入夜后,端坐呼吸,出冷汗,咯粉红色泡沫状痰。问题:

1. 试分析患者的心、肺发生了何种病变?
2. 左侧偏瘫是如何发生的?请运用所学知识解释其临床表现。

(二)脂肪栓塞

循环血液中出现游离脂肪滴并阻塞血管管腔的现象,称脂肪栓塞(fat embolism)。常见于四肢长骨粉碎性骨折、严重脂肪组织挫伤和脂肪肝挤压伤。骨髓和脂肪等细胞破裂,形成游离的脂肪滴,脂肪滴从破裂的静脉入血,经右心进入肺动脉分支,引起肺小动脉和毛细血管栓塞(图3-9)。血脂过高或强烈精神刺激、过度紧张使呈悬乳状态血脂不能保持稳定而游离出来并互相融合成脂肪滴,亦可引起脂肪栓塞。

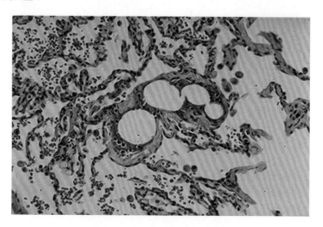

图 3-9 肺脂肪栓塞(镜下观)
肺泡壁毛细血管内可见脂肪空泡

脂肪栓塞常见于肺、脑等器官。脂肪滴随静脉入右心到肺,直径$>20~\mu m$的脂肪滴栓子引起肺动脉分支、小动脉或毛细血管的栓塞;直径$<20~\mu m$的脂肪滴栓子可通过肺泡壁毛细血管经肺静脉至左心达体循环的动脉分支,可引起全身多器官的栓塞,以脑动脉、冠状动脉栓塞最常见。

脂肪栓塞的后果,主要取决于进入血管中脂肪滴数量的多少。少量脂肪滴,可被巨噬细胞吞噬或被血液中的脂酶分解清除,对机体影响较小;但大量脂肪滴进入肺循环,导致肺部血管广泛栓塞,并引起反射性肺动脉和冠状动脉痉挛,可发生猝死。

（三）气体栓塞

大量气体迅速进入血流，或已溶解于血液中的气体迅速游离出来，形成气泡并阻塞心、血管腔的现象，称为气体栓塞（gas embolism）。

1. 空气栓塞 多因空气通过静脉破裂口进入血液循环所致。常见于手术意外或创伤致锁骨下静脉、颈静脉和胸腔内大静脉的损伤，在吸气时胸腔负压增高，这些大静脉呈负压状态，在大气压的作用下，空气通过破裂处迅速进入静脉血管，随血流到达右心引起空气栓塞；空气栓塞也可见于人工气胸、人工气腹、加压静脉输血、输液时；此外，在分娩、人工流产及胎盘早期剥离时，子宫强烈收缩，导致子宫腔内压力升高可将少量空气压入开放的子宫静脉内并随血流到达右心引起空气栓塞。

空气栓塞对人体的影响，主要取决于进入血液中空气量的多少和速度。如进入的空气量少，可被溶解在血液中而不致引起严重后果；若大量空气（每千克体重大于 2 mL）迅速进入血液循环，空气随血流到达右心后，由于心脏的搏动，空气和心腔内的血液被搅拌成大量的泡沫状液体，这些泡沫状液体具有可压缩性，随心脏的收缩、舒张而被压缩或膨胀，当这些泡沫状液体完全占据右心室时，可阻碍静脉血的回流并阻塞肺动脉出口，导致严重的血液循环障碍而猝死。如形成的泡沫状液体量少，也可随右心室的收缩进入肺动脉，栓塞到肺动脉的小分支和毛细血管，甚至可通过肺泡壁毛细血管回到左心，进入体循环，若栓塞到达冠状动脉、脑动脉，则可引起心、脑的血液循环障碍而发生缺血性坏死。尸检时，在死者的右心室内可见泡沫状液体，有时可在冠状动脉、脑动脉等内查见气体栓子。

2. 氮气栓塞 气体在血液中的溶解度随外界气压的增大而逐渐增加。若从高气压环境突然进入低气压环境，如潜水员从深水中迅速上升到水面常压环境时，原来溶解在血液中的气体如氧气、二氧化碳和氮气迅速游离，氧气和二氧化碳可很快再溶于体液内被吸收，而氮气在体液内溶解速度迟缓，在血液或组织内形成许多小气泡或互相融合成较大的气泡形成栓塞，故氮气栓塞又称减压病（decompression sickness）。如氮气栓塞于少数小血管，可引起相应的局部缺血和梗死；组织内的气泡，常引起局部症状，如肌腱、韧带或肌肉内的气泡可引起关节和肌肉疼痛；位于皮下的气泡互相融合形成皮下气肿；若短期内有大量气泡形成，阻塞多数血管，尤其是栓塞于冠状动脉时，可引起严重的血液循环障碍甚至猝死。

（四）羊水栓塞

羊水栓塞（amniotic fluid embolism）是围生期尤其是分娩过程中的一种罕见（1/50000 人）却十分严重的并发症，病死率极高。多见于羊膜破裂或胎盘早期剥离，尤其在分娩过程中又有胎头阻塞产道时，子宫的强烈收缩致宫腔内压力较高，可将羊水压入破裂的子宫壁静脉窦内，经子宫静脉进入母体血液循环，羊水中的有形成分如角化上皮、胎毛、胎脂、胎粪和黏液等栓塞于肺小动脉和毛细血管。少量羊水也可通过肺毛细血管进入体循环引起多数器官小血管栓塞。羊水栓塞的证据是光学显微镜下在母体的肺小动脉和毛细血管内发现羊水成分（图3-10）。本病发病急骤，产妇在分娩中或分娩后突然出现呼吸困难、发绀和休克，虽经抢救但绝大多数（80%以上）仍死亡。

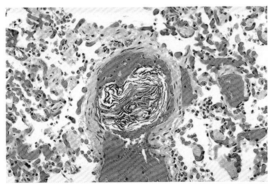

图 3-10 肺羊水栓塞（镜下观）
肺泡壁毛细血管内可见角化上皮

羊水栓塞造成死亡并非羊水成分所致的肺循环机械性阻塞,而是因为以下原因:①角化上皮、胎毛、胎脂、胎粪等异体蛋白可引起过敏性休克;②羊水具有凝血酶原激活物的作用,可引起DIC;③羊水栓塞于肺小动脉及羊水内所含的血管活性物质引起肺动脉痉挛,导致急性右心衰竭。

(五)其他栓塞

1. 细菌栓塞 大量细菌侵入血液循环,随血流运行可引起全身小动脉或毛细血管的细菌栓塞,或栓子内含有细菌,除引起栓塞外,细菌可在栓塞处生长繁殖引起新的感染病灶。细菌栓塞可引起炎症的扩散,含有细菌的栓子还可引起相应部位发生败血性梗死。

2. 肿瘤细胞栓塞 恶性肿瘤细胞可经毛细血管或靠近毛细血管的小静脉侵入血流,引起肺、肝或全身其他器官小血管栓塞。肿瘤细胞栓塞可造成肿瘤的转移。

3. 寄生虫及虫卵栓塞 寄生虫及虫卵进入血液循环中,亦有可能导致栓塞。如血吸虫及虫卵可栓塞于肝内门静脉分支。

第五节 梗 死

机体的局部组织或器官因动脉血流供应阻断而发生的缺血性坏死,称为梗死(infarct)。

一、梗死的原因及条件

(一)梗死形成的原因

1. 血栓形成 动脉血栓形成是引起梗死最常见的原因,如冠状动脉和脑动脉粥样硬化继发血栓形成,分别引起心肌梗死和脑梗死。

2. 动脉栓塞 主要是动脉血栓栓塞,可引起肺、脑、肾、脾、肠和下肢的梗死。

3. 动脉受压 动脉管腔受机械性或肿块压迫闭塞,导致局部组织缺血而发生梗死。如肠扭转、肠套叠和嵌顿性肠疝时肠系膜静脉和动脉先后受到压迫而引起肠梗死;卵巢囊肿蒂扭转时静脉和动脉先后受压引起的坏死。

4. 动脉痉挛 单纯动脉痉挛引起的梗死十分罕见,但在动脉已有病变导致血管高度狭窄的基础上,如冠状动脉、脑动脉粥样硬化,在情绪激动、过度劳累等诱因的强烈刺激下,可引起病变动脉持续痉挛而引起血流阻断发生心肌梗死或脑梗死。

(二)梗死形成的条件

1. 侧支循环情况 动脉阻塞是否发生梗死还取决于是否及时建立有效侧支循环。如肺、肝、肠,具有双重血液供应或有着丰富的吻合支,在一般情况下不易发生梗死;但在原有肺、肠淤血的基础上,发生肺、肠动脉栓塞则常分别导致肺、肠的梗死;肝梗死则非常罕见。如脑、肾、脾和下肢等器官动脉吻合支较少,一旦这些器官发生动脉阻塞,不易建立有效的侧支循环,容易导致梗死。

2. 血液和心血管的功能状态 血液携氧量减少,心输出量减少,组织或器官有效循环血量不足等,都会促成梗死的发生。如严重贫血、心力衰竭等。

3. 组织器官对缺氧的耐受性 机体不同部位的组织细胞对缺血缺氧的耐受性不同,脑细胞对缺氧的耐受性最低(3~5 min),其次是心肌细胞(15~30 min),一旦血流阻断容易发生梗死;纤维结缔组织和骨骼肌对缺氧的耐受性较强,一般不易发生梗死。

二、梗死的类型及病理改变

根据梗死灶内含血量多少以及有无合并细菌感染,可将梗死分为贫血性梗死、出血性梗死和败血性梗死三种类型。

(一)贫血性梗死

贫血性梗死(anemic infarct)常发生于组织结构致密、侧支循环不丰富的实质器官,如脾、肾、

重点:掌握贫血性梗死和出血性梗死的病变特点。

心、脑。当这些器官动脉分支的血流阻断后,局部组织因缺血缺氧发生梗死,梗死灶周边的血管扩张充血、血管壁通透性增高,红细胞漏出,形成围绕梗死灶的充血性出血带。因为组织致密及血管压力降低,故梗死区出血量较少,少量的红细胞很快崩解,血红蛋白被吸收,使梗死区呈灰白色贫血状态,又称白色梗死。

肉眼观,贫血性梗死的梗死灶呈灰白色或灰黄色,与正常组织分界清楚,分界处常有暗红色的充血出血带;梗死灶的形状取决于器官的血管分布,脾、肾等器官的动脉血管经脾、肾门进入,然后呈树枝状逐级分支,因此其梗死灶呈锥体形(切面呈扇形或楔形),尖端位于血管阻塞处,底部则为该器官的表面(图 3-11、图 3-12);心冠状动脉分支不规律,故心肌梗死灶呈不规则形或地图形。脑梗死灶不规则,质地松软,液化成囊腔(图 3-13)。

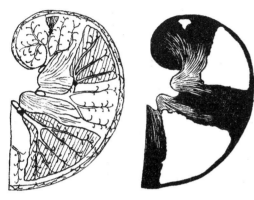

图 3-11 肾动脉分支栓塞及贫血性梗死示意图
血管内的黑色小体表示栓子;白色区域表示贫血性梗死区

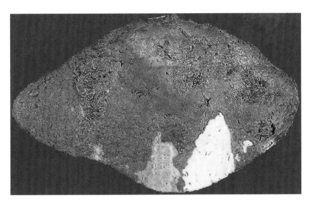

图 3-12 脾贫血性梗死(大体观)
脾梗死灶(多处)呈楔形、灰黄色,与周围正常组织有暗红色界线

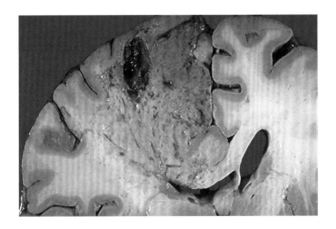

图 3-13 脑贫血性梗死(大体观)
脑梗死灶呈不规则形、质地松软,坏死组织液化后形成囊腔

镜下观,一般梗死发生 12~18 h 后出现凝固性坏死的改变,早期梗死灶的组织轮廓尚存,梗死灶周围有明显的炎症反应,可见炎细胞浸润及充血、出血带。随后梗死灶的组织轮廓消失,呈均匀、红染、颗粒状,充血、出血带消失。2~3 天后,梗死灶边缘的成纤维细胞和新生的毛细血管长入,逐渐机化形成凹陷性瘢痕。

脑梗死虽为贫血性梗死,但属于液化性坏死。由于脑组织含磷脂及水分较多,蛋白质少,故坏死的脑组织不易凝固,迅速液化形成囊腔。晚期,梗死灶周围有较多的星形细胞与胶质纤维增生,小的梗死灶可逐渐机化形成胶质瘢痕,而较大的梗死灶则由增生的星形细胞与胶质纤维构成囊壁,囊腔可长期存留。

(二)出血性梗死

出血性梗死(hemorrhagic infarct)常发生于组织结构疏松、有双重血液供应或血管吻合支丰富的器官,如肺和肠。这样的组织一般情况不会发生梗死,只有在严重淤血这个前提下,使微循环内压力明显增高,动脉阻塞后,侧支血流不能克服微循环增大的压力而代偿供血,才会发生梗死。故严重淤血是出血性梗死的先决条件。因梗死组织结构疏松,梗死前又有严重淤血,因此在梗死区内含血量较多,梗死灶呈暗红色,故称红色梗死。

肺出血性梗死是在肺严重淤血的情况下,肺动脉分支阻塞,支气管动脉不能克服增高的肺微循环阻力而建立有效侧支循环代偿供血,从而使相应肺组织发生的梗死。梗死灶常位于肺下叶,好发于肋膈缘,可多发性,病灶大小不等。肉眼观,肺梗死灶为锥体形,切面为楔形,其尖端朝向肺门或血管堵塞处,底部靠近胸膜面;梗死灶因弥漫性出血呈暗红色(图3-14)。镜下观,梗死灶肺泡壁结构不清,肺泡腔充满红细胞;随后,红细胞破坏崩解,从梗死灶周边开始发生机化,最后形成瘢痕。临床上可出现胸痛、咳嗽、咯血、发热及白细胞升高等症状。

肠出血性梗死多发生于肠扭转、肠套叠、嵌顿性肠疝等情况下,肠系膜静脉首先受压而发生高度淤血,继而肠系膜动脉也受压导致局部缺血而发生出血性梗死。肠梗死多发生于小肠,因为肠系膜动脉呈扇形、节段性分布,故肠梗死通常只累及某一段肠管。肉眼观,梗死的肠壁因弥漫性出血而呈紫红色(图3-15),由于淤血水肿及出血,肠壁增厚,质脆弱,易破裂;肠腔内充满浑浊的暗红色液体,浆膜面可有纤维蛋白性渗出物被覆。镜下观,肠壁各层组织坏死及弥漫性出血。临床上可有剧烈腹痛、呕吐、出现麻痹性肠梗阻、肠穿孔及弥漫性腹膜炎等而引起严重后果。

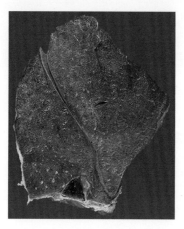

图3-14　肺出血性梗死(大体观)
肺组织下部见一楔形梗死灶,灶内肺组织出血坏死

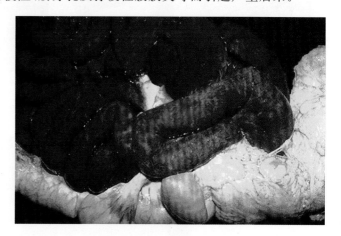

图3-15　肠出血性梗死(大体观)
梗死区呈暗红色(左下淡粉色的为正常肠管)

(三)败血性梗死

败血性梗死(septic infarct)由细菌栓子阻塞血管引起,形成的炎症反应较其他类型梗死更明显。如为化脓菌,常有多发性脓肿形成,由此可引起炎症的扩散。

三、梗死的结局及其对机体的影响

(一)梗死对机体的影响

梗死对机体的影响取决于梗死的器官、梗死灶的大小、部位以及有无细菌感染等因素。肾脏、脾脏的梗死对机体的影响较小,一般不会危及生命,可有局部症状,如肾梗死可有腰痛、肾区叩击痛,脾梗死会出现左季肋区刺痛;心、脑的梗死常病情危重,心肌梗死一般影响心脏功能,严重者可导致心力衰竭、心律失常和心源性休克,死亡率较高;脑梗死轻者仅有局部肌肉麻痹或者偏瘫,严重者可发生昏迷,甚至死亡;肺、肠及四肢的梗死如合并腐败菌感染则可发生湿性或干性坏疽。

(二)梗死的结局

梗死也是一种坏死,其结局与坏死相似,小的梗死灶可被肉芽组织完全取代机化最后形成纤维瘢痕;较大的梗死灶不能完全被机化,可由纤维组织增生形成包裹,病灶内部可发生钙化。脑梗死灶则可液化成囊腔,周围由增生的胶质瘢痕包裹。

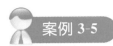 **案例3-5**

患者,男,35岁,外伤性脾破裂入院手术治疗。术后卧床休息,一般情况良好。术后第10天,右小腿腓肠肌部位有压痛及轻度肿胀。医生考虑为小腿静脉有血栓形成,嘱其安静卧床、暂缓活动。术后第12天,患者自行起床去厕所后,突感左侧胸痛并咯血数口,体温不高。次日胸痛更甚,听诊有胸膜摩擦音。X线检查发现左肺下叶有三角形阴影。半年前患者曾因心脏病发作住院,内科诊断为"风湿性心脏病,二尖瓣狭窄"。问题:

1.试分析右小腿静脉血栓形成的可能因素有哪些?

2.左肺可能发生了何种病变?与右小腿静脉血栓形成有无关联?

知识链接

脑梗死

脑梗死的危险因素有高血压、吸烟、腰臀比过大、饮食不当、缺乏体育锻炼、糖尿病、过量饮酒、过度的精神压力及抑郁、有基础心脏疾病和高脂血症等,多见于50～60岁以上的中老年人。

脑梗死的前驱症状无特殊性,部分患者可能有头昏、一时性肢体麻木、无力等短暂性脑缺血发作的表现。而这些症状往往由于持续时间较短和程度轻微而被患者及家属忽略。脑梗死发病起病急,多在休息或睡眠中发病,其临床症状在发病后数小时或1～2天达到高峰。神经系统的症状与闭塞血管供血区域的脑组织及邻近受累脑组织的功能有关,这有利于临床工作者较准确地对其病变位置定位诊断。

课后测试题

一、选择题

1.左心附壁血栓脱落后常引起(　　　)。

A.门静脉栓塞　　B.股静脉栓塞　　C.脑动脉栓塞　　D.肺动脉栓塞　　E.肺静脉栓塞

2.最常见的栓塞是(　　　)。

A.血栓栓塞　　B.空气栓塞　　C.羊水栓塞　　D.脂肪栓塞　　E.寄生虫栓塞

3.槟榔肝可发生于下列哪一种情况?(　　　)

A.肝脂肪变性　　B.肝硬化　　C.慢性肝炎　　D.慢性肝淤血　　E.肝细胞水肿

4.下肢深静脉血栓形成对机体造成的最严重影响是(　　　)。

A.猝死　　　　B.组织坏死　　C.诱发出血　　D.管腔狭窄　　E.下肢坏疽

5.心力衰竭细胞是指左心衰时(　　　)。

A.肺泡腔内见胞质内有含铁血黄素的巨噬细胞　　　　B.含脂褐素的心肌细胞

C.肺泡腔内吞噬粉尘的巨噬细胞　　　　　　　　　　D.吞噬脂质的吞噬细胞

E.有脂肪空泡的心肌细胞

6.关于梗死的说法错误的是(　　　)。

A.有双重血供的器官不易发生梗死　　　　　　B.血液循环状态对梗死的发生无影响

C.侧支循环的建立可防止梗死的发生　　　　　D.动脉痉挛促进梗死的发生

E.心肌梗死属于贫血性梗死

7.健康孕妇在分娩时突然出现呼吸困难、发绀、休克,应考虑(　　　)。

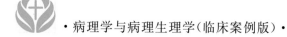
A. 血栓栓塞　　　B. 心力衰竭　　　C. 羊水栓塞　　　　D. 肺水肿　　　　E. 呼吸衰竭

8. 长骨骨折患者突然死亡的原因可能是(　　　)。

A. 血栓栓塞　　　B. 空气栓塞　　　C. 脂肪栓塞　　　　D. 细菌栓塞　　　　E. 骨片栓塞

9. 在血栓形成过程中起重要作用的是(　　　)。

A. 血小板　　　　B. 红细胞　　　　C. 中性粒细胞　　　D. 单核细胞　　　　E. 淋巴细胞

10. 延续性血栓的形成顺序为(　　　)。

A. 白色血栓、混合血栓、红色血栓　　　　　　　B. 混合血栓、红色血栓、白色血栓

C. 红色血栓、白色血栓、混合血栓　　　　　　　D. 混合血栓、白色血栓、红色血栓

E. 红色血栓、混合血栓、白色血栓

二、思考题

1. 根据血栓形成的条件,解释为何静脉血栓形成多于动脉血栓形成。

2. 根据栓子运行途径,分析肺癌、肝癌、胃癌发生血道转移的可能靶器官有哪些。

3. 从形成条件和病理特征方面比较出血性梗死和贫血性梗死有何区别。

(马　光)

第四章　水、电解质代谢紊乱

　学习目标

1. 掌握高渗性脱水、低渗性脱水、等渗性脱水的概念及特点；水肿、低钾血症、高钾血症的概念。

2. 熟悉高渗性、低渗性和等渗性脱水时机体功能和代谢变化；水肿发生的原因和机制。

3. 了解低钾血症、高钾血症对机体神经肌肉和心脏的影响。

机体内的水与溶解于其中的物质共同组成体液。正常成人体液总量约占体重的60%，其中细胞内液约占体重的40%，细胞外液约占体重的20%。细胞外液又分为血浆和组织间液，血浆约占体重的5%，组织间液约占体重的15%。由上皮细胞分泌的，并分布在一些密闭的腔隙中的液体称为跨细胞液，约占体重的1%，有时也称第三间隙液，如脑脊液、关节囊液，这部分体液分布异常，也可导致水、电解质代谢紊乱。

机体的新陈代谢等生命活动是在体液环境中进行的，水、电解质的动态平衡对维持正常功能和代谢起着十分重要的作用。许多疾病或外环境的急剧变化常导致水、电解质代谢紊乱，若得不到及时纠正，往往导致各器官、系统的功能和代谢障碍，甚至危及生命。

第一节　水、钠代谢紊乱

疾病过程中，水、钠代谢紊乱往往同时或相继发生，相互影响。水、钠代谢紊乱可引起体液容量和渗透压的变化，临床上可发生脱水、水中毒和水肿。

　案例 4-1

患者，男，43岁，呕吐、腹泻伴发热、口渴、尿少4天入院。查体：体温38.2 ℃，血压110/80 mmHg，汗少，皮肤黏膜干燥。化验：血清钠155 mmol/L，血浆渗透压320 mmol/L，尿比重>1.020，其余化验检查基本正常。入院后给予静脉滴注5%葡萄糖溶液2500 mL/d和抗生素治疗。3天后患者体温、尿量恢复正常，无口渴，但出现眼窝凹陷，皮肤弹性差，头晕、厌食。浅静脉塌陷，脉搏120次/分，血压90/50 mmHg，血清钠125 mmol/L，血浆渗透压270 mmol/L，尿比重<1.010，尿钠8 mmol/L。问题：

1. 患者入院时可能发生何种类型水、电解质代谢紊乱？

2. 入院治疗3天后，患者又可能发生何种类型水、电解质代谢紊乱？分析其原因。

3. 分析患者出现口渴、尿少和眼窝凹陷的病理生理机制。

一、脱水

脱水(dehydration)是指体液容量明显减少，并出现一系列相应的异常功能、代谢变化的病理过程。根据脱水时细胞外液渗透压的变化,将脱水分为高渗性脱水、低渗性脱水和等渗性脱水三种类型。

(一)高渗性脱水

高渗性脱水(hypertonic dehydration)又称低血容量性高钠血症。其特点:①失水多于失钠;②血清钠浓度大于 150 mmol/L,血浆渗透压大于 310 mmol/L;③细胞内、外液均减少,但是细胞内液减少更加明显。

1.原因和发病机制

(1)水摄入不足:①水源断绝,如沙漠迷路,航海失事等。②饮水困难,如咽喉和食管疾病伴不能饮水;脑外伤、昏迷或精神病患者丧失口渴感而缺乏必要护理等,使摄入水不足而引起机体缺水。

(2)水丢失过多:①经皮肤失水:高温作业或运动后大量出汗等,丢失大量低渗性液体造成失水大于失钠。②经呼吸道失水:各种原因引起的过度通气,如癔症、代谢性酸中毒等,通过呼吸道丢失大量水分。③经胃肠道失水:婴幼儿大量水样腹泻,排出大量低渗性水样便,严重呕吐时也可丢失低渗液,使失水大于失钠。④经肾失水:常见于渗透性利尿和尿崩症患者等。

2.机体的功能和代谢变化 高渗性脱水时,因失水多于失钠,使血清钠浓度和血浆渗透压升高,可刺激下丘脑口渴中枢兴奋,使细胞内液向细胞外液转移和抗利尿激素(ADH)、醛固酮的分泌增多,可引起机体的功能和代谢出现以下变化。

(1)口渴饮水:因失水大于失钠,血浆渗透压升高,通过渗透压感受器可反射性地刺激口渴中枢,产生口渴感,促进患者主动饮水。

(2)少尿、尿比重增高:血浆渗透压升高,刺激下丘脑渗透压感受器,使抗利尿激素(ADH)分泌增多,肾小管重吸收水增加,出现尿量减少,尿比重增高。

(3)细胞脱水:因失水大于失钠,细胞外液渗透压升高,吸引细胞内水分转移至细胞外,使减少的细胞外液得到一定的补充,而细胞内液容量则减少,造成细胞内脱水。脑细胞脱水可导致中枢神经系统功能紊乱,出现头晕、烦躁、肌肉抽搐、嗜睡、昏迷甚至死亡。严重时脑体积显著缩小,可出现脑内出血和蛛网膜下腔出血。

(4)外周循环变化:轻度高渗性脱水(失水量相当于体重的 2%~3%)时,机体通过代偿使细胞外液得到一定的补充,一般不出现外周循环衰竭;重度脱水(失水量大于体重的 6%)时,血容量明显下降,可引起血压降低甚至休克。

(5)脱水热:缺水严重时,机体因皮肤蒸发的水分减少,造成散热不足,体温调节紊乱而导致体温升高,临床上称为脱水热,婴幼儿较常见(图 4-1、图 4-2)。

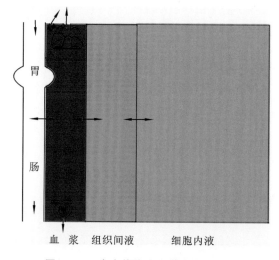

图 4-1 正常人体体液容量变化示意图

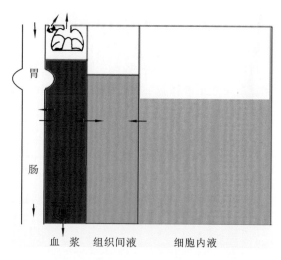

图 4-2 高渗性脱水体液容量变化示意图

（二）低渗性脱水

低渗性脱水（hypotonic dehydration）又称低容量性低钠血症。其特点：①失钠多于失水；②血清钠浓度低于 130 mmol/L，血浆渗透压低于 280 mmol/L；③细胞外液明显减少，细胞内液略增多。

1.原因和发病机制 多见于体液大量丢失时，补水充足而补电解质不足者。

（1）经肾丢失体液：①长期大量使用速尿（呋塞米）、噻嗪类、利尿酸等排钠性利尿剂，引起尿中大量丢失钠。②肾实质性疾病：失盐性肾炎、急性肾功能衰竭多尿期肾小管上皮细胞对醛固酮反应性降低。③肾小管性酸中毒：肾小管重吸收 Na$^+$ 减少，肾上腺皮质功能减退，醛固酮分泌减少等，均使肾小管对钠的重吸收减少，导致低渗性脱水。

（2）肾外性丢失体液：①消化液大量丢失：这是临床上引起低渗性脱水最常见的原因。大多是由于剧烈呕吐、腹泻、胃肠道引流等丢失大量消化液。②体液大量丢失：大面积烧伤、大量出汗、体腔内大量积液（胸腔积液和腹腔积液）等。若只补充水分而未补充钠，则可导致失钠大于失水，引起低渗性脱水。

2.机体的功能和代谢变化 低渗性脱水时失水多于失钠，使血清钠浓度和血浆渗透压降低，使细胞外液向细胞内液转移和抗利尿激素（ADH）释放减少（早期）、醛固酮的分泌增多，机体的功能和代谢可出现以下变化。

（1）外周循环障碍：由于细胞外液渗透压低，水分由渗透压相对较低的细胞外液进入渗透压相对较高的细胞内液，从而使细胞外液进一步减少，造成有效循环血容量显著降低，患者易发生循环衰竭，出现脉搏细速，静脉塌陷，动脉血压下降，甚至休克。

（2）组织脱水体征：在低渗性脱水时，组织间液明显减少导致患者出现皮肤黏膜干燥，皮肤弹性下降，眼窝和婴幼儿囟门凹陷等组织脱水体征。

（3）尿量变化：早期因细胞外液渗透压降低，ADH 分泌减少，导致肾小管对水的重吸收减少，患者尿量一般不减少；严重时，由于血浆容量明显减少，可刺激容量感受器，使 ADH 和醛固酮分泌增多，肾小管重吸收水分增多，而使尿量减少。

（4）尿钠变化：由于细胞外液渗透压降低，引起醛固酮分泌增多，使肾小管对钠的重吸收增加，结果尿钠减少甚至无钠。

（5）细胞水肿：水分由细胞外液向细胞内液转移，造成细胞水肿。严重时可导致脑细胞水肿，引起中枢神经系统功能障碍，患者可出现头痛、恶心、呕吐、惊厥、抽搐甚至昏迷等（图 4-3）。

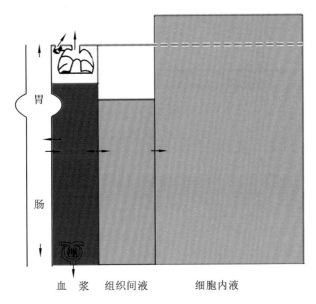

血浆　组织间液　细胞内液

图 4-3　低渗性脱水体液容量变化示意图

NOTE

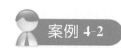

患儿,男,3岁,腹泻2天,每天5~7次,水样便;呕吐2~4次,呕吐物为所食牛奶,不能进食。伴有口渴、尿少、腹胀。查体:精神萎靡,体温37.2 ℃,血压86/50 mmHg,皮肤弹性减退,两眼凹陷,前囟下陷,心跳快而弱,肺无异常,肠鸣音减弱,腹壁反射消失,四肢发凉。化验:血清钾3.3 mmol/L,血清钠140 mmol/L。问题:

该患儿发生何种水、电解质代谢紊乱?依据是什么?

（三）等渗性脱水

重点:等渗性脱水的特点。

等渗性脱水(isotonic dehydration)的特点:①水、钠等比例丢失;②血清钠浓度为130~150 mmol/L,血浆渗透压为280~310 mmol/L;③以细胞外液减少为主,细胞内液略减少或不变。

1.原因和发病机制　短期内大量丢失等渗性体液均可导致等渗性脱水。

（1）消化液丢失:严重呕吐、腹泻、肠梗阻、各种瘘管引流等。

（2）大面积烧伤:烧伤时,在烧伤部位大量血浆渗出。

（3）反复大量抽放胸腔积液、腹腔积液等。

2.机体的功能代谢变化　等渗性脱水时主要是细胞外液减少,血浆容量和组织间液均减少,严重者可出现皮肤弹性下降、眼窝凹陷、血压下降、休克等低渗性脱水的表现,但血浆渗透压在正常范围内,细胞内液变化不大(图4-4)。因血容量减少,ADH和醛固酮分泌增多,肾小管对钠、水的重吸收增多,患者尿量减少、尿钠减少。如果细胞外液显著减少,也可发生动脉血压下降甚至休克。

等渗性脱水患者,如未及时补水,则因不感蒸发丢失水分,而转变为高渗性脱水;如只补水不补钠则可转变为低渗性脱水。

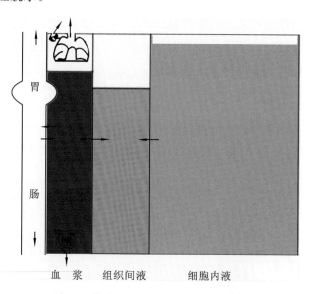

图4-4　等渗性脱水体液容量变化示意图

三种类型脱水的比较如表4-1所示。

表4-1　三种类型脱水的比较

项　目	高渗性脱水	低渗性脱水	等渗性脱水
原因	水摄入不足或丢失过多	体液丢失而单纯补充水分	水、钠按比例丢失而未补充
特点	失水>失钠	失水<失钠	水、钠成比例丢失
血清钠浓度/(mmol/L)	>150	<130	130~150
血浆渗透压/(mmol/L)	>310	<280	280~310

续表

项　目	高渗性脱水	低渗性脱水	等渗性脱水
细胞内、外液变化	细胞外液高渗,以细胞内液减少为主	细胞外液低渗,以细胞外液减少为主,细胞内液增多	细胞外液等渗,细胞外液减少
尿量	减少	严重时减少	严重时减少
口渴感	极明显	不明显	明显
血压	正常或稍低	很低,易休克	低
皮肤弹性	尚可	极差	稍差
神志	烦躁不安	嗜睡或昏迷	精神萎靡

（四）防治和护理原则

1. 积极治疗原发病 尽早去除病因,采取适当、合理的治疗措施。按照"定量、定性、定速""缺什么、补什么""缺多少、补多少"的原则进行补液。高渗性脱水应首先补充足够的水分,先糖后盐,静脉滴注 5％葡萄糖溶液,待缺水基本纠正后,适当补充生理盐水。低渗性脱水应首先纠正血容量,以补盐为主,先盐后糖,静脉滴注生理盐水。若患者已发生休克,则按休克的治疗原则进行抢救。等渗性脱水应补充偏低渗的盐水。

2. 护理原则 注意患者一般情况的变化(如精神状态、皮肤弹性等),严密观察并记录患者的脉搏、血压、体温、尿量的变化和出入液量,作为补充体液的依据。为患者制定科学、合理的进食营养表,饮食应含高热量、高蛋白质,让患者摄取足够的营养,同时减少纯水或钠的摄入,避免水分过度潴留。

二、水中毒

水中毒(water intoxication)是指在某些疾病或治疗措施不当的情况下,摄水过多,超过肾排水能力,以致水在体内潴留,细胞内、外液容量均增加,导致的稀释性低钠血症,血清钠低于 130 mmol/L,血浆渗透压低于 280 mmol/L。因此,水中毒又称为高容量性低钠血症。

1. 原因和发病机制 急性肾功能衰竭少尿期或抗利尿激素分泌过多(急性应激反应、使用吗啡止痛剂、某些恶性肿瘤等)时,肾排水明显减少,此时若静脉输液过多、过快或饮水过多等就易发生水中毒。

2. 机体的功能和代谢变化 由于水摄入过多而肾排水减少,细胞外液因水过多而被稀释,血清钠浓度降低,血浆渗透压下降。水分向渗透压相对较高的细胞内转移,引起细胞水肿,结果细胞内、外液容量均增多和渗透压均降低。

临床上急性水中毒常引起脑水肿,是对机体最严重的危害。患者可出现头痛、呕吐、视乳头水肿等颅内高压症状,严重时出现精神错乱、嗜睡、烦躁等,甚至因颅内压增高发生脑疝导致死亡。

3. 防治和护理原则 积极治疗原发病,去除原因,严格控制进水量,对重症水中毒患者,应立即静脉滴注甘露醇等渗透性利尿剂或呋塞米等强利尿剂,促进体内水分排出,减轻脑水肿。护理时,严密观测并准确记录患者水的出、入量,使入量小于出量。

> **重点:**水中毒的概念、急性水中毒对机体的危害。

案例 4-3

患儿,男,10 岁,全身水肿 7 天。发病前曾发生反复上呼吸道感染,咽痛,咳嗽,发热最高达 39 ℃。水肿开始出现于眼睑、面部,后波及全身,尿少。既往体健,无肝病、高血压病史。查体:面部凹陷性水肿,血压 130/100 mmHg,余未见异常。实验室检查:血浆蛋白质 60 g/L,血细胞比容 35％,水肿液蛋白质含量 4.5 g/L,尿检可见管型及大量红细胞,尿蛋白(＋＋＋)。问题:

1. 患儿发生何种类型水、电解质代谢紊乱?

2. 分析其发生机制。

NOTE

第二节 水 肿

水肿(edema)是指过多的体液在组织间隙或体腔中积聚的一种常见病理过程。临床上常把过多的体液积聚在体腔内,称积水或积液,如胸腔积液(又称胸水)、腹腔积液(又称腹水)等。

水肿不是一种独立的疾病,而是许多疾病常见的一种病理过程。水肿是多种原因共同引起的,它有多种分类方法:①按水肿发生的原因,分为心性水肿、肾性水肿、肝性水肿、炎性水肿、淋巴性水肿、营养不良性水肿等;至今原因不明的水肿称之为原发性水肿或特发性水肿。②按水肿发生的部位,分为皮下水肿、肺水肿、脑水肿、喉头水肿、视乳头水肿等。③按水肿波及的范围,分为局部性水肿和全身性水肿。

一、原因和发病机制

重点:水肿发生的原因和基本机制,常见类型水肿的机制及临床特点。

正常人体体液的容量和分布相对恒定,这主要依赖血管内外和体内外液体交换的平衡。如果这两大平衡失调,就可能导致组织液生成增多和(或)水钠潴留而发生水肿。

1.血管内外液体交换失衡导致组织间液生成增多 血管内外液体交换的动力是有效滤过压。有效滤过压=(毛细血管流体静压+组织液胶体渗透压)-(血浆胶体渗透压+组织液静水压),其中毛细血管流体静压(又称毛细血管血压)和组织液胶体渗透压促进血管内液体向外滤出形成组织液,血浆胶体渗透压和组织液静水压则促使组织液回吸收流入毛细血管。

血液在流过毛细血管时,毛细血管流体静压是在逐渐变化,有效滤过压也随之逐渐变化。在毛细血管动脉端有效滤过压约为10 mmHg,组织液以生成为主;在毛细血管静脉端,有效滤过压为-8 mmHg,组织液以回流为主。正常情况下,在动脉端生成的组织液,大部分在静脉端回流,剩余少部分组织液通过毛细淋巴管回流,故组织液生成的量与组织液回流量之间保持动态平衡(图4-5)。淋巴回流代偿能力较强,而且能回收组织液中的蛋白质和大分子物质。上述与组织液生成和回流有关的因素发生异常变化时,可导致血管内、外液体交换失衡,使组织液生成大于回流,从而导致水肿。

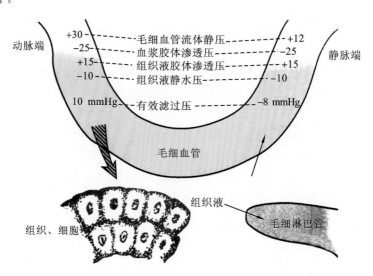

图4-5 正常人体组织液生成与回流示意图

(1)毛细血管流体静压增高:毛细血管流体静压升高可导致有效滤过压增高,使组织液生成增多。当组织液增多超过了淋巴回流的代偿能力时,就可导致水肿的发生。全身或局部的静脉压增高是引起毛细血管有效滤过压增高的主要原因。常见于右心充血性心力衰竭导致的静脉淤血、局部静脉受压或阻塞(如肿瘤、瘢痕压迫)等。

(2)血浆胶体渗透压降低:血浆胶体渗透压是限制液体滤出和促进组织间液回流的主要因

素。血浆胶体渗透压主要取决于血浆白蛋白的含量。常见原因:①蛋白质合成减少:见于肝硬化和严重营养不良等。②蛋白质丢失过多:见于肾病综合征时大量血浆蛋白从尿中排出。③蛋白质消耗过多:见于慢性消耗性疾病,如长期发热、恶性肿瘤等。

(3)微血管壁通透性增高:毛细血管壁的通透性对水肿的形成具有重要影响。当毛细血管壁的通透性增高时,血浆蛋白从微血管壁滤出至组织间隙,可导致血管内胶体渗透压下降、组织液胶体渗透压增高,有效滤过压增大,组织液生成增多。可见于感染、烧伤、过敏、缺氧、冻伤和蚊虫叮咬等。

(4)淋巴回流受阻:当淋巴干道受压或阻塞时,含蛋白质的淋巴液在组织间隙中积聚形成淋巴性水肿。如淋巴管受肿瘤压迫、肿瘤切除术后淋巴结清扫或丝虫病导致淋巴管阻塞引起慢性水肿。

2.体内外液体交换失衡导致水钠潴留 正常人水、钠的摄入量和排出量保持动态平衡,这种动态平衡的维持主要依赖于肾脏的调节。肾在调节水钠平衡中起重要作用,通过肾小球的滤过和肾小管的重吸收完成。肾小球滤过和肾小管重吸收功能保持动态平衡,称为球-管平衡。肾小球滤过的水、钠,99%~99.5%被肾小管重吸收,仅 0.5%~1%形成终末尿排出。各种原因引起的球-管失衡,肾小球滤过率降低和(或)肾小管对水、钠的重吸收增加,可导致水、钠过多潴留于体内,引起水肿。

(1)肾小球滤过率下降:①广泛的肾小球病变:如急性肾小球肾炎时,由于毛细血管内皮细胞肿胀,毛细血管腔内血栓形成,炎性渗出物及增生的细胞(包括系膜细胞和内皮细胞)压迫毛细血管,使毛细血管管腔狭窄甚至闭塞,肾血流量减少,肾小球滤过率明显降低;慢性肾小球肾炎、慢性肾功能衰竭时,大量肾单位被破坏,使肾小球滤过面积明显减少,也使肾小球滤过率明显降低。②有效循环血量减少:充血性心力衰竭、肾病综合征和肝硬化腹腔积液等均可导致有效循环血量减少,使肾血流量减少,同时由于动脉血压相应降低,通过颈动脉窦和主动脉弓的压力感受器,反射性地引起交感-肾上腺髓质系统兴奋,致使肾血管收缩,进一步减少肾血流量;肾血流量减少对入球小动脉压力感受器的刺激减弱,引起肾素-血管紧张素系统激活,使肾血管进一步收缩,导致肾小球滤过率降低。

(2)近曲小管重吸收水、钠增加:①肾小球滤过分数(FF)增高:滤过分数是指肾小球滤过率与肾血浆流量的比值。有效循环血量减少时,由于出球小动脉比入球小动脉收缩更显著,使肾小球滤过压升高,滤过率相对增加,导致肾小球滤过分数增高。近曲小管周围毛细血管的流体静压降低而血浆胶体渗透压增高,因而促使近曲小管重吸收水、钠增加。②心房钠尿肽(ANP)分泌减少:心房钠尿肽能抑制近曲小管重吸收钠,具有促进水、钠排出的作用。若有效循环血量减少时,心房的牵张感受器兴奋性降低,引起 ANP 分泌减少,近曲小管重吸收水、钠增加,加重水钠潴留。

(3)肾血流重新分布:当有效循环血流量减少时,交感神经兴奋以及肾素-血管紧张素系统激活,导致肾皮质肾单位血流减少、近髓肾单位血流增加,在此生成的原尿流经髓质内层髓袢时,水、钠重吸收明显增加。

(4)远曲小管、集合管重吸收水、钠增多:当有效循环血量不足时,一方面肾血流量减少,激活肾素-血管紧张素-醛固酮系统,使醛固酮分泌增加;另一方面通过容量感受器引起抗利尿激素(ADH)分泌增多;再如有严重肝脏疾病(肝硬化等)还可使二者灭活减少。醛固酮和 ADH 分泌增多使远曲小管和集合管重吸收水、钠增多。

以上是水肿发生机制中的基本因素。在各种不同类型的水肿发生发展中,通常是多种因素先后或同时发挥作用,同一因素在不同的水肿发生机制中所起的作用也不尽相同。因此,在临床实践中,应针对不同患者进行具体分析,选择适宜的治疗措施。

二、常见水肿的类型

1.心性水肿 心性水肿是指右心衰竭引起的全身性水肿。

(1)发生机制:毛细血管流体静压增高和水钠潴留是引起心性水肿的主要原因。①毛细血管流体静压增高：右心衰竭导致体循环静脉回流受阻、全身静脉淤血，使静脉压和毛细血管血压升高，有效滤过压升高，组织间液生成增多。②水钠潴留：右心衰竭时心排出量减少，肾血流量减少，导致肾小球滤过率下降；同时引起醛固酮、ADH分泌增多，使肾小管重吸收水、钠增加，导致水钠潴留。③血浆胶体渗透压下降：肝淤血，肝功能障碍和消化道淤血，蛋白质消化吸收障碍，导致血浆蛋白合成障碍，血浆白蛋白浓度降低，使血浆胶体渗透压下降。④淋巴回流受阻：右心衰竭时，体静脉压升高，可导致淋巴回流受阻。

（2）临床病理联系：心性水肿的典型表现是皮下水肿，早期出现于身体低垂部位，直立或坐位时，以脚、踝内侧和胫前较明显；长期卧床的患者以骶部最明显。严重者波及全身，甚至出现胸腔积液、腹腔积液等。皮下水肿时，由于皮下组织间隙液体过多积聚，出现皮肤肿胀发亮，压之有凹陷或压痕，称为凹陷性水肿或显性水肿。如组织间液有一定程度的积聚，但不出现凹陷或压痕，则称为隐性水肿，表现为患者体重增加。

2. 肝性水肿　这是指肝脏疾病引起的体液异常积聚。

（1）发病机制：①肝静脉回流受阻：肝硬化引起肝静脉回流受阻，肝窦内压力增高。大量液体从血管内滤出到肝组织间隙，使肝淋巴生成增多，当超过淋巴回流的代偿能力时，液体可从肝脏表面或肝门部进入腹腔形成腹腔积液。②门静脉高压：肝硬化引起门静脉高压时，肠系膜静脉回流受阻，肠系膜毛细血管流体静压增高，液体由血管滤出明显增多，肠淋巴生成增多，超过淋巴回流代偿能力时，导致肠壁水肿并使液体从肠壁漏入腹腔，形成腹腔积液。③血浆白蛋白合成减少：肝硬化时肝合成血浆蛋白障碍；门静脉高压导致消化道淤血，蛋白质的消化吸收能力障碍，都使血浆白蛋白合成减少，血浆胶体渗透压下降，促进腹腔积液形成。④水钠潴留：肝功能障碍时，对醛固酮和ADH灭活能力下降，肾小管重吸收水、钠增加，导致水钠潴留，加重水肿的形成。

（2）临床病理联系：肝性水肿主要表现为腹腔积液。

3. 肾性水肿　这是指肾脏原发疾病引起的水肿。常见于急性肾小球肾炎、肾病综合征。

（1）发生机制：①急性肾小球肾炎：由于肾小球毛细血管内皮细胞肿胀、增生，使肾小球滤过面积减少，肾小球滤过率明显降低，而肾小管重吸收未相应减少，导致水钠潴留；血浆蛋白减少、血浆胶体渗透压下降也参与水肿的形成。②肾病综合征：大量蛋白尿导致血浆蛋白丢失过多，血浆胶体渗透压明显下降，导致组织液生成过多引发水肿；有效循环血量减少使肾小球的滤过率下降也参与水肿的形成。

（2）临床病理联系：肾性水肿时，往往首先出现晨起眼睑或面部水肿，严重时可扩展到其他部位。

4. 肺水肿　这是指过多的液体积聚在肺组织间隙或溢入肺泡腔内。

（1）发生机制：①左心衰竭时，肺静脉回流受阻，引起肺静脉淤血，肺毛细血管流体静压升高，严重时可发生肺水肿。②严重感染、休克肺或毒气吸入，引起肺毛细血管壁通透性增加，血浆蛋白滤出增多，使血浆胶体渗透压降低而组织液胶体渗透压升高，液体溢入肺间质和肺泡，引起间质性肺水肿和肺泡性肺水肿。③肾病、肝硬化等以及人体快速输注大量晶体溶液后，血浆蛋白被稀释，使血浆胶体渗透压下降，可诱发或导致肺水肿。

（2）临床病理联系：急性肺水肿常见于左心衰竭，症状较明显，临床上突发严重呼吸困难，表现为端坐呼吸、缺氧、发绀、咳嗽、咳粉红色或白色泡沫样痰等；慢性肺水肿多见于风湿性心瓣膜病二尖瓣狭窄、高血压性心脏病和冠心病等，患者症状不明显，易发生肺部感染。

5. 脑水肿　这是指脑组织中的液体含量增多而引起的脑容积增大。

（1）发生机制：①血管源性脑水肿：这是脑水肿中最常见的一种类型。发生机制是脑毛细血管壁通透性增高，主要特点为大量液体积聚于脑白质的细胞间隙。多见于脑出血、脑肿瘤、脑外伤和脑栓塞等。②细胞中毒性脑水肿：发生机制是脑细胞膜钠钾泵功能障碍引起脑细胞内液体过多，其特点为水肿液主要分布于细胞内。多见于急性脑缺氧、脑膜炎、水中毒等。③间质性脑水肿：发生机制是由于脑脊液生成和回流的通路受阻，使其在脑室积聚，引起脑积水。见于脑肿瘤压迫或炎症性疾病。

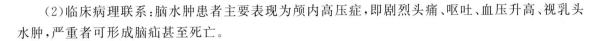

(2)临床病理联系:脑水肿患者主要表现为颅内高压症,即剧烈头痛、呕吐、血压升高、视乳头水肿,严重者可形成脑疝甚至死亡。

三、水肿对机体的影响

1. 有利方面 ①水肿的发生使大量液体转移到组织间隙,可防止循环系统压力急剧上升,从而避免血管破裂和急性心力衰竭,故有调节心"安全阀"之称。②炎症时,水肿液具有稀释毒素、运送抗体和补体等功能。

2. 有害方面 水肿对器官组织功能的影响主要取决于水肿发生的部位、程度、发生速度和水肿持续时间等。体表和四肢的水肿,可引起局部组织受压和血液循环障碍,致使细胞发生营养障碍,组织抵抗力下降,易发生感染及伤口不易愈合等;重要生命器官或部位水肿,可引起严重后果甚至危及生命,如:喉头水肿可引起窒息;肺水肿可导致急性呼吸困难;脑水肿引发颅内压增高甚至脑疝等。

第三节 钾代谢紊乱

正常成人体内的含钾量为每千克体重 50～55 mmol,其中 98% 存在于细胞内,2% 在细胞外,血清钾浓度为 3.5～5.5 mmol/L。钾的生理功能是维持细胞新陈代谢,保持细胞静息电位,调节细胞内外的渗透压及调控酸碱平衡等。生理状态下,钾的摄入和排出处于动态平衡,以保持血清钾浓度在正常范围内。人体的钾主要来自食物,天然食物含钾比较丰富。成人每天随饮食摄入 50～200 mmol。摄入钾的 90% 经肾随尿排出。肾脏排钾的特点为多吃多排、少吃少排,不吃也排。如果钾摄入过少或停止摄入,很快会发生低钾血症。钾代谢紊乱通常根据血清钾浓度,分为低钾血症和高钾血症。

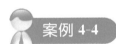

患者,女,35 岁,患糖尿病 1 年,因食欲减退伴频繁呕吐 3 天,今日出现神志不清急诊入院。体格检查:浅昏迷,呼吸深大,血压 80/60 mmHg,四肢软弱无力,腱反射减弱。实验室检查:尿蛋白(+),尿糖(+++),酮体(+)。入院后注射胰岛素 72 U,并静脉输入生理盐水和乳酸钠。患者神志逐渐清醒,但有烦躁不安,出现心律不齐,急查心电图:T 波低平,频发室性早搏。血清钾 2.0 mmol/L,血清钠 141 mmol/L。问题:

1. 患者可能发生了何种类型的水、电解质代谢紊乱?
2. 分析其发生的原因。

一、低钾血症

低钾血症(hypokalemia)是指血清钾浓度低于 3.5 mmol/L。有体内钾总量减少(又称缺钾)和不减少(主要是细胞外钾内移)两种情况。

重点:低钾血症的概念、常见原因及其对机体的主要影响。

(一)原因和发生机制

1. 钾摄入不足 见于长期不能进食或不愿进食者,如消化道梗阻、昏迷、过度节食减肥者等,在静脉补液中又未同时补钾或补钾不够,可发生低钾血症。

2. 钾丢失过多 这是低钾血症和缺钾最常见的原因。

(1)经消化道丢失钾:这是小儿低钾血症最常见的原因。多见于严重呕吐、腹泻、胃肠减压及肠瘘等。发生机制:①消化液的含钾量高于血清钾,故消化液丧失必然丢失大量钾;②消化液大量丢失伴血容量减少时,可引起醛固酮分泌增加,促使肾排钾增多。

(2)经肾丢失钾:成人低钾血症的常见原因。常见于以下情况。①长期大量应用排钾利尿剂,如噻嗪类、利尿酸、速尿等,其机制包括:远端尿流速增快,促进钾分泌;利尿后血容量减少引起的继发性醛固酮分泌增多,使肾保钠排钾作用增强而失钾。②原发性和继发性醛固酮增多症,其机制为排钾作用增强导致钾丢失过多。③某些肾脏疾病,如急性肾功能衰竭多尿期、肾小管性酸中毒、失钾性肾病等,使肾排钾增多。④渗透性利尿,如糖尿病患者常伴有尿排钾增多。

(3)经皮肤丢失钾:汗液含钾约为 9 mmol/L,一般情况下出汗不易引起低钾血症。但在高温剧烈运动时,可因大量出汗丢失较多的钾,若没有及时补充可引起低钾血症。

3. 跨细胞分布异常 细胞外液的钾较多地转入细胞内时,可引起低钾血症,但机体的总钾量并不减少。主要见于以下情况。①碱中毒时可促使 K^+ 进入细胞内。其发生机制是,碱中毒时 H^+ 从细胞内移至细胞外,细胞外 K^+ 进入细胞内,以维持体液的离子平衡。②过量胰岛素使用:一方面可直接激活细胞膜上 Na^+-K^+-ATP 酶的活性,促使钾由细胞外转入细胞内;另一方面可促进细胞糖原合成,使细胞外钾随同葡萄糖转入细胞内。③β肾上腺素受体激动剂。④某些毒物中毒:如钡中毒、粗制棉子油中毒(主要毒素为棉酚),机制为钾通道阻滞,使细胞内 K^+ 外流受阻。⑤低钾性周期性麻痹:一种遗传性少见病,发作时细胞外液钾进入细胞内,血浆钾急剧减少,出现骨骼肌瘫痪。

(二)机体的功能和代谢的变化

低钾血症对机体的影响主要取决于血清钾降低的速度、程度和持续时间。血清钾浓度越低,发生的速度越快,对机体影响越大。

1. 对神经肌肉兴奋性的影响 急性低钾血症常见的症状是神经肌肉兴奋性降低导致的肌肉无力或肌麻痹。当血清钾浓度小于 3.0 mmol/L 时,可出现全身软弱无力;小于 2.5 mmol/L 时,可出现肌肉松弛无力,常以下肢肌肉最明显,严重者可出现麻痹性肠梗阻(表现为腹胀、肠鸣音减弱甚至消失)和呼吸肌麻痹,这是低钾血症的主要死亡原因。

低钾血症时,细胞内、外 K^+ 浓度差增大,静息状态时细胞内 K^+ 外流增加,导致神经肌肉细胞静息电位负值增大,静息电位与阈电位之间的距离加大,神经肌肉细胞处于超极化阻滞状态,除极化障碍,兴奋性降低,引起肌无力甚至弛缓性麻痹(图 4-6)。慢性低钾血症时,由于细胞内 K^+ 外移调节,静息电位可正常,神经肌肉细胞的兴奋性变化不大,临床症状不明显。

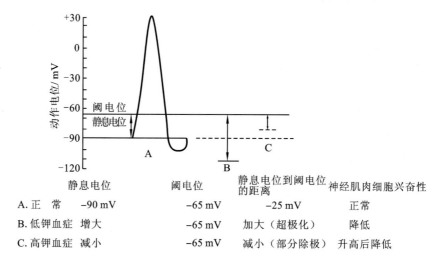

	静息电位	阈电位	静息电位到阈电位的距离	神经肌肉细胞兴奋性
A. 正常	−90 mV	−65 mV	−25 mV	正常
B. 低钾血症	增大	−65 mV	加大(超极化)	降低
C. 高钾血症	减小	−65 mV	减小(部分除极)	升高后降低

图 4-6 血清钾浓度对神经肌肉细胞兴奋性的影响

2. 对心脏的影响 低钾血症可引起各种心律失常。其发病机制主要是血钾降低可引起心肌电生理异常改变,导致心肌兴奋性、自律性、收缩性增高而传导性降低,患者主要表现为窦性心动过速、早搏、异位心律等。心电图表现为 QRS 波群增宽,T 波低平,U 波明显,S-T 段下降,Q-T 间期延长等(图 4-7)。

3. 对肾脏的影响 长期或严重低钾血症可导致肾脏对尿的浓缩功能减弱,患者可出现多尿、低比重尿甚至发生肾性尿崩症,其发生机制可能与肾远曲小管上皮细胞受损,对抗利尿激素反应

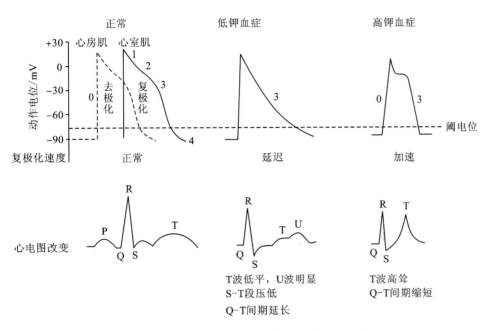

图 4-7 血钾浓度对心肌细胞膜电位及心电图的影响

性降低有关。

4.对酸碱平衡的影响 低钾血症常伴有代谢性碱中毒。其发生的机制是细胞内 K^+ 向细胞外移出而细胞外 H^+ 移入细胞内,使细胞外 H^+ 浓度下降,血液呈碱性;同时肾小管 K^+-Na^+ 交换减少,而 H^+-Na^+ 交换增多,故尿排 H^+ 增加,重吸收 HCO_3^- 增加,此时血液呈碱性而尿液呈酸性,称反常性酸性尿(图 4-8)。

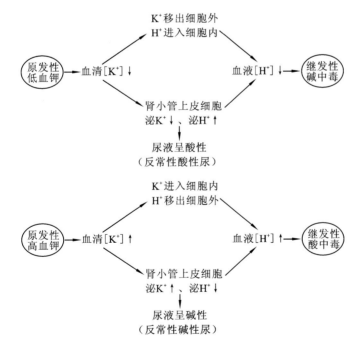

图 4-8 钾代谢紊乱与酸碱平衡紊乱之间的关系

↑表示增高;↓表示降低

(三)防治和护理原则

(1)去除病因,积极治疗原发病。

(2)补钾:轻度低钾血症,应尽量口服补钾;不能口服者或病情严重时可选择静脉滴注补钾,切忌静脉推注,以免发生心跳骤停。静脉补钾时需注意以下几点。①见尿补钾:每天尿量在 500

mL 以上时,才能静脉补钾。②低浓度补钾:钾浓度不得超过 40 mmol/L。③低速补钾:每小时输入量以 10～20 mmol 为宜。④限量补钾:每天滴入总量不宜超过 120 mmol。

（3）密切观察患者心率、心律、尿量,定时测定血钾浓度。

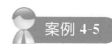

患者,男性,80 岁,胸痛、全身发麻 3 天,出现神志逐渐不清,故急诊入院。患者有高血压、冠心病、慢性肾功能衰竭病史,每天坚持按时服药。查体:神志不清,四肢软弱无力,血压 90/50 mmHg,检查过程中,患者突发呼吸、心跳骤停,经心肺复苏抢救后转入内科治疗。实验室检查:血清钾 6.8 mmol/L,血清钠 143 mmol/L。问题:

1. 患者可能发生了何种水、电解质代谢紊乱?

2. 分析患者突然发生呼吸、心跳骤停的原因。

二、高钾血症

高钾血症（hyperkalemia）是指血清钾浓度高于 5.5 mmol/L。

（一）原因和发生机制

1. 钾摄入过多 在肾功能正常时,经胃肠道摄入钾过多一般不会引起高钾血症。在经静脉输入钾盐过多过快或输入大量库存过久的血液时,尤其是在尿量减少的情况下,则可引起高钾血症。

2. 钾排出减少 主要是肾脏排钾减少,这是高钾血症最主要的原因。多见于:①肾功能衰竭:急性肾功能衰竭少尿期、慢性肾功能衰竭晚期等,因肾小球滤过率减少或肾小管排钾功能障碍导致高钾血症。②醛固酮分泌减少:见于肾上腺皮质功能减退,即 Addison 病,和某些肾小管疾病（如间质性肾炎、狼疮性肾炎、移植肾等）,对醛固酮的反应低下。两者均表现为肾远端小管、集合管排钾障碍,致使血钾升高。③长期应用保钾利尿剂:安体舒通和氨苯蝶啶等具有对抗醛固酮的保钠排钾作用,故长期大量应用可引起高钾血症。

3. 细胞内钾过多转运到细胞外 主要见于以下几点。①酸中毒:酸中毒时易伴发高钾血症,其机制是酸中毒时细胞外液 H^+ 浓度升高,H^+ 进入细胞内,而细胞内 K^+ 转运到细胞外以维持电荷平衡,引起高钾血症。此外,肾小管上皮细胞内 H^+ 增多而 K^+ 减少,致使 H^+-Na^+ 交换加强,而 K^+-Na^+ 交换减弱,尿钾排出减少。②组织分解:如血管内溶血、挤压综合征时,细胞内 K^+ 大量释放而引起高钾血症。③缺氧:缺氧时细胞 ATP 生成减少,细胞膜上 Na^+-K^+ 泵运转障碍,使 Na^+ 在细胞内潴留,而细胞外 K^+ 不易进入细胞内。④高钾性周期性麻痹:一种常染色体显性遗传性疾病,发作时细胞内钾外移而引起血钾升高。

（二）机体的功能和代谢的变化

1. 对神经肌肉的影响 轻度急性高钾血症时,神经肌肉细胞兴奋性增高,患者可出现手足感觉异常、肌肉轻度震颤等症状。但比较严重的急性高钾血症,神经肌肉细胞的兴奋性则显著降低,患者可出现四肢肌肉软弱无力、弛缓性麻痹（图 4-6）。

2. 对心脏的影响 高钾血症对机体最严重的危害是对心脏的毒性作用,常可发生心室颤动和心跳骤停。血钾浓度轻度升高时表现为心肌兴奋性增高,血钾浓度迅速显著升高时表现为心肌兴奋性降低,自律性降低,传导性下降,收缩性减弱。

心电图的变化:P 波压低、增宽或消失,P-R 间期延长,R 波降低,QRS 波群增宽。T 波狭窄高耸,Q-T 间期轻度缩短（图 4-7）。

3. 对酸碱平衡的影响 高钾血症时常伴有代谢性酸中毒。其发生机制是细胞外 K^+ 移入细胞内,而细胞内 H^+ 外流至细胞外,使细胞外 H^+ 浓度升高,血液呈酸性;同时肾小管上皮细胞内 K^+-Na^+ 交换增强而 H^+-Na^+ 交换减弱,尿排 K^+ 增加,排 H^+ 减少,此时血液虽呈酸性,而尿却为

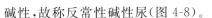

碱性,故称反常性碱性尿(图4-8)。

（三）防治和护理原则

（1）积极治疗原发病,去除引起高钾血症的原因。

（2）停用一切含钾的药物或溶液,应用葡萄糖和胰岛素静脉输入促进糖原合成,或输入碳酸氢钠提高血液 pH 值,促使钾向细胞内转移,降低血钾浓度。严重时,可采用透析疗法和其他方法（口服或灌肠阳离子交换树脂）,增加肾脏和肠道的排钾量。

（3）密切监测患者生命体征、心电图和血清钾的浓度等。

低钾血症和高钾血症的主要区别见表4-2。

表 4-2　低钾血症和高钾血症的比较

项　目	低 钾 血 症	高 钾 血 症
原因	钾摄入不足;钾丢失过多;钾从细胞外移入细胞内	肾排钾减少;钾摄入过多;钾从细胞内释放到细胞外
血钾浓度	<3.5 mmol/L	>5.5 mmol/L
对机体的影响	神经肌肉兴奋性↓,表现为肌肉松弛无力、弛缓性麻痹;心肌兴奋性↑、自律性↑、收缩性↑、传导性↓,表现为心律失常甚至心室颤动	轻度时神经肌肉兴奋性↑,表现为手足感觉异常、肌肉轻度震颤;重度时引起肌肉无力、弛缓性麻痹;心肌兴奋性先↑后↓、自律性↓、收缩性↓、传导性↓,表现为心室颤动、心脏停搏
对酸碱平衡的影响	碱中毒 反常性酸性尿	酸中毒 反常性碱性尿

注:↑表示增强;↓表示减弱或降低。

课后测试题

一、选择题

1.高渗性脱水的特点是（　　）。

A.失水>失钠,细胞外液渗透压>310 mmol/L,血清钠>145 mmol/L

B.失水>失钠,细胞外液渗透压>280 mmol/L,血清钠>135 mmol/L

C.失钠>失水,细胞外液渗透压<310 mmol/L,血清钠<135 mmol/L

D.失钠>失水,细胞外液渗透压<280 mmol/L,血清钠<145 mmol/L

E.失钠<失水,细胞外液渗透压=280 mmol/L,血清钠=135 mmol/L

2.下列哪一类水及电解质代谢紊乱早期易发生休克?（　　）

A.低渗性脱水　　B.高渗性脱水　　C.水中毒　　　　D.低钾血症　　　　E.高钾血症

3.低渗性脱水时体液丢失的特点是（　　）。

A.细胞内、外液均减少,但以细胞内液减少为主

B.细胞内液并未丢失,主要是细胞外液明显减少

C.细胞内液无丢失,仅仅丢失血浆

D.细胞内液无丢失,仅仅丢失组织间液

E.细胞内、外液均明显减少

4.低渗性脱水的婴儿发生皮肤弹性降低、眼窝凹陷、前囟下陷主要是由于（　　）。

A.血容量减少　　　　　　　　B.细胞内液减少　　　　　　　　C.淋巴减少

D.组织间液减少　　　　　E.细胞外液减少

5.正常血清钾浓度的范围是（　　）。

A. 3～5 mmol/L　　　　　B. 3.5～5.5 mmol/L　　　　　C. 5～7 mmol/L

D. 7～9 mmol/L　　　　　E. 小于 3.5 mmol/L

6.急性轻度低钾血症对心肌组织的影响是(　　)。

A.心肌兴奋性增高、传导性增高、自律性增高、收缩性增高

B.心肌兴奋性增高、传导性降低、自律性增高、收缩性增高

C.心肌兴奋性降低、传导性降低、自律性降低、收缩性降低

D.心肌兴奋性增高、传导性增高、自律性降低、收缩性降低

E.心肌兴奋性降低、传导性降低、自律性增高、收缩性增高

7.严重高钾血症患者的死亡原因是(　　)。

A.心搏骤停　　B.呼吸衰竭　　C.肾功能衰竭　　D.酸中毒　　E.碱中毒

8.低钾血症患者可出现(　　)。

A.反常性碱性尿　　　　　　B.正常性酸性尿　　　　　　C.正常性碱性尿

D.反常性酸性尿　　　　　　E.中性尿

9.下述哪项关于水肿的叙述不正确?(　　)

A.过多的液体在组织间隙或体腔中积聚称为水肿

B.细胞内液体过多称为积水

C.水肿不是独立的疾病

D.水肿是许多疾病时一种常见的病理过程

E.体腔内过多液体积聚称为积水

10.下列哪项因素不会导致血管内外液体交换失衡?(　　)

A.毛细血管血压升高　　　　　　　　　B.血浆胶体渗透压下降

C.毛细血管壁通透性增加　　　　　　　D.肾小球滤过率增加

E.淋巴回流受阻

11.造成血浆胶体渗透压降低的主要原因是(　　)。

A.血浆白蛋白减少　　　　　　B.血浆球蛋白减少　　　　　　C.血液浓缩

D.血浆球蛋白减少　　　　　　E.血 Na^+ 含量降低

12.水肿时造成全身水钠潴留的基本机制是(　　)。

A.毛细血管血压升高　　　　　　　　　B.血浆胶体渗透压下降

C.球-管失衡　　　　　　　　　　　　D.肾小球滤过增加

E.静脉回流受阻

二、思考题

1.哪种类型脱水易发生休克?为什么?

2.简述水肿发生的原因和机制。

(席　民)

第五章 酸碱平衡紊乱

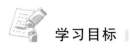 学习目标

1. 掌握衡量酸碱平衡常用的指标及其意义;代谢性酸中毒、呼吸性酸中毒、代谢性碱中毒、呼吸性碱中毒的概念;混合型酸碱平衡紊乱的概念。

2. 熟悉酸碱平衡的调节机制;代谢性和呼吸性酸中毒病因和机体的功能代谢变化;代谢性和呼吸性碱中毒病因及机体的功能代谢变化。

3. 了解混合型酸碱平衡紊乱的类型及病因;酸碱平衡紊乱与临床护理的联系。

第一节 酸碱平衡调节

人体生理状态下的功能代谢必须在体液适宜的酸碱环境中进行。正常人体体液具有恒定的酸碱度,血浆的酸碱度为弱碱性,用动脉血 pH 值表示为 7.35～7.45,平均值为 7.40。人体在生命活动过程中经常摄入酸、碱性物质,同时体内也不断生成大量的酸性和少量碱性代谢产物,而体液酸碱度却相对稳定,这种在生理状态下,通过体内各种缓冲系统的缓冲、肺和肾等的调节维持体液酸碱度相对稳定的过程,称为酸碱平衡(acid-base balance)。病理情况下,许多原因可引起酸碱超负荷、不足或机体对酸碱平衡的调节障碍,导致机体体液酸碱度稳定性被破坏,超出正常范围,称为酸碱平衡紊乱(acid-base disturbance)或酸碱失衡(acid-base imbalance)。

酸碱平衡紊乱在临床上十分常见,是许多疾病或病理过程的继发性变化,对患者的危害极大。随着自动化血气分析仪的广泛使用,酸碱平衡紊乱的诊疗已受到临床工作者的普遍重视,因此,学习和掌握酸碱平衡紊乱的基本理论对临床护理工作有非常重要的意义。

知识链接

血气分析仪

血气分析仪是指利用电极在较短时间内对动脉血的酸碱度(pH 值)、二氧化碳分压($PaCO_2$)和氧分压(PaO_2)等相关指标进行测定的仪器。由于其检测参数的特殊性,血气分析仪要求在标本采集的最短时间得以测定,从而保证所获取数据的准确性,帮助医生对患者进行快速诊断并及时治疗。目前它已成为 ICU 和 CCU 以及手术室和急诊等部门必不可少的设备。同时,全自动血气分析仪已经从传统的单一判断酸碱平衡的分析发展到符合现代临床医学要求的全面危重症参数监测系统,可以对患者进行心肺功能、肝肾功能、酸碱平衡、氧合状态以及代谢功能等进行综合诊断。

一、体内酸碱的概念及来源

在化学反应中,凡能释放出 H^+ 的化学物质均称为酸,如 HCl、H_2SO_4、H_2CO_3、CH_3COOH

重点:酸碱的概念及来源。

（乳酸）和 NH_4^+ 等；反之，凡能接受 H^+ 的化学物质称为碱，如 OH^-、SO_4^{2-}、HCO_3^-、CH_3COO^- 和 NH_3 等。

1. 酸的来源 体内酸性物质按其特性分为挥发性酸和固定酸。碳酸（H_2CO_3）能释出 H^+ 也可解离成 CO_2 气体由肺呼出，称为挥发性酸。肺对 H_2CO_3（CO_2）排出量的调节，称为酸碱平衡的呼吸性调节。体内分解代谢过程中产生的丙酮酸、乳酸、乙酰乙酸、β-羟丁酸、硫酸、磷酸、尿酸等酸性产物却不能变成气体由肺呼出，只能通过肾随尿排出，这类酸称为固定酸，又称非挥发性酸。肾对固定酸的调节，称为酸碱平衡的肾性调节。

2. 碱的来源 体内的碱性物质主要来源于食物，特别是蔬菜和水果。这些植物性食物中含有丰富的有机酸，在体内代谢后可形成有机酸盐，如柠檬酸盐、苹果酸盐和草酸盐等，可与 H^+ 反应，分别转化为柠檬酸、苹果酸和草酸，Na^+ 或 K^+ 则可与 HCO_3^- 结合生成碱性盐。体内物质代谢过程中也可产生少量碱性物质，如氨基酸脱氨基后生成 NH_3，它在肝经鸟氨酸循环转变为尿素，对体液的酸碱度影响较小。

总之，体内的酸性物质主要来源于组织细胞的物质代谢过程，而碱性物质主要来源于食物，正常人在普通膳食条件下，体内酸性物质的产量远远多于碱性物质。而正常机体新陈代谢所需的环境却是一个弱碱性环境，由此可见机体对酸碱平衡调节的重要性。

二、机体对酸碱平衡的调节

（一）血液的缓冲作用

血液的缓冲系统由弱酸及其相应的弱酸盐组成，具有缓冲酸或碱的能力。主要有碳酸氢盐缓冲系统（HCO_3^-/H_2CO_3）和非碳酸氢盐缓冲系统（包括磷酸盐缓冲系统、血浆蛋白缓冲系统、血红蛋白和氧合血红蛋白缓冲系统）两类。碳酸氢盐缓冲系统具有以下特点：①可以缓冲所有固定酸，但不能缓冲挥发性酸（对挥发性酸的缓冲主要靠非碳酸氢盐缓冲系统）；②量多（占血液缓冲量的1/2以上）且缓冲能力强；③为开放体系，易于调节。所以在血液的缓冲作用中此缓冲系统最为重要。血液的缓冲作用反应迅速，但作用不持久。

（二）肺在酸碱平衡中的调节作用

肺主要通过改变 CO_2 的排出量，调节血浆 H_2CO_3 浓度，从而维持血浆 $[HCO_3^-]$/$[H_2CO_3]$ 的值接近于 20/1。

当 $PaCO_2$ 升高或血浆 pH 值降低时，可兴奋呼吸中枢，使呼吸加深加快，CO_2 排出增多，体内 H_2CO_3 含量减少；反之，当 $PaCO_2$ 降低或血浆 pH 值增高时，抑制呼吸中枢，CO_2 排出减少，体内 H_2CO_3 含量增多。这种调节作用发挥较快，数分钟内即可见明显效果，但仅对 CO_2 有调节作用，同时可导致继发性 $[H_2CO_3]$ 改变。

知识链接

呼吸中枢和外周化学感受器

呼吸中枢化学感受器对动脉血 $PaCO_2$ 的变化非常敏感，$PaCO_2$ 升高可增加脑脊液 H^+ 的含量，兴奋呼吸中枢，使呼吸的频率和幅度增加，肺泡通气量增加，CO_2 排出增多。但当 $PaCO_2$ 超过 10.7 kPa（80 mmHg）时，呼吸中枢反而受抑制（称为二氧化碳麻醉）。

主动脉体和颈动脉体等外周化学感受器，能感受缺氧、pH 值变化和 CO_2 变化的刺激。当 PaO_2 降低、pH 值降低、$PaCO_2$ 升高时均可通过外周化学感受器反射性地兴奋呼吸中枢，增加肺通气量，CO_2 排出增多。

（三）肾在酸碱平衡中的调节作用

肾主要通过排酸保碱来调节血浆 HCO_3^- 浓度，从而维持血浆 $[HCO_3^-]$/$[H_2CO_3]$ 的值接近于

20/1。这种调节作用发挥较慢,常在数小时之后起作用,3～5天才达高峰,但效能高、作用持久。

1. 肾近曲小管对 HCO_3^- 的重吸收 近曲小管上皮细胞内的 CO_2 和 H_2O 在碳酸酐酶的催化下生成 H_2CO_3,H_2CO_3 又解离成 HCO_3^- 和 H^+,H^+ 通过近曲小管上皮细胞膜上的 Na^+-H^+ 交换被分泌入管腔,同时把管腔中的 Na^+ 交换进细胞,进入细胞的 Na^+ 与 HCO_3^- 一起回流入血,即起到排酸保碱的作用。酸中毒时碳酸酐酶活性增高,肾排酸保碱的作用加强;碱中毒时碳酸酐酶活性受抑制,肾排酸保碱的作用减弱。

2. 肾远曲小管对 HCO_3^- 的重吸收 远曲小管和集合管的闰细胞(又称泌氢细胞)内 CO_2 和 H_2O 在碳酸酐酶的催化下生成 H_2CO_3,H_2CO_3 又解离成 HCO_3^- 和 H^+,H^+ 通过管腔膜侧 H^+-ATP 酶被分泌入管腔,而 Na^+ 通过钠通道进入细胞,同时在基膜侧以 Cl^--HCO_3^- 交换的方式重吸收 HCO_3^-,使尿液酸化。

3. NH_4^+ 的排出 近曲小管上皮细胞是产 NH_3 排 NH_4^+ 的主要场所。细胞内谷氨酰胺在谷氨酰胺酶的水解作用下产生 NH_3,NH_3 是脂溶性分子,能自由弥散入管腔,与管腔内 H^+ 结合生成 NH_4^+,NH_4^+ 是水溶性的,不易通过细胞膜返回细胞内,结果以氯化铵的形式随尿排出体外。酸中毒时,谷氨酰胺酶活性增高,肾产 NH_3 排 NH_4^+ 增多。碱中毒时变化正好与之相反。

(四)组织细胞对酸碱平衡的调节作用

组织细胞的调节作用主要通过细胞内外离子交换(如 H^+-K^+、H^+-Na^+、Na^+-K^+、Cl^--HCO_3^- 等)和细胞内缓冲完成的。酸中毒时,细胞外液过多的 H^+ 通过 H^+-K^+ 交换进入细胞内,被细胞内缓冲碱缓冲,而 K^+ 从细胞内溢出,导致高钾血症;碱中毒时,H^+ 由细胞内移出,K^+ 从细胞外移入,结果导致血钾降低。

通过上述几方面的调节因素共同调节体内的酸碱平衡,但在作用时间和强度上是有差别的。血液缓冲系统反应最为迅速,但其作用效果有限;细胞内液的缓冲能力虽强,但3～4 h后才发挥作用;肺的调节作用效能较大,也很迅速,在数分钟内开始发挥作用,30 min 左右达到高峰,但只能调节 CO_2;肾的调节作用发挥较慢,一般在数小时后开始作用,3～5天才达高峰,但其作用强大而持久,能有效地排出体内的固定酸、保留 HCO_3^-(表 5-1)。

表 5-1 血液、组织细胞、肺和肾的调节作用比较

调　节	作　用　时　间	作　用　特　点
血液	缓冲反应迅速	不持久,对碱缓冲能力较弱
组织细胞	缓冲能力强,3～4 h后发挥作用	常导致血钾的异常
肺	调节作用效能大,30 min 达最高峰	仅对 CO_2 有调节作用
肾	调节作用缓慢,数小时起作用,持续时间长,调节固定酸,3～5天内发挥最大效能	维持 $NaHCO_3$ 浓度,作用强大而持久

第二节 反映酸碱平衡的常用指标及其意义

(一)动脉血 pH 值

pH 值是[H^+]的负对数,因血浆[H^+]取决于提供 H^+ 的酸量和缓冲 H^+ 的碱量,故动脉血 pH 值主要取决于血浆中[HCO_3^-]与[H_2CO_3]的比值,正常为 20:1。正常人动脉血 pH 值为 7.35～7.45,平均 7.40。pH 值低于 7.35 为失代偿性酸中毒,pH 值高于 7.45 为失代偿性碱中毒。pH 值是判断失代偿性酸碱平衡紊乱的首要检测指标,但不能区分是代谢性还是呼吸性的酸碱平衡紊乱,要明确是呼吸性还是代谢性因素所致,还需检测血浆[HCO_3^-]和[H_2CO_3]。当动脉血 pH 值在正常范围时,有以下三种可能:①酸碱平衡状态;②代偿性酸或碱中毒,此时体内[HCO_3^-]和[H_2CO_3]的绝对值已经改变,但通过机体的代偿调节作用,其比例仍维持在 20:1,故

重点和难点:反映酸碱平衡常用指标及其意义。

pH 值正常;③混合型酸碱平衡紊乱,同时发生程度相近的酸、碱中毒,因 pH 值的变化相反可被相互抵消。

(二)动脉血二氧化碳分压(PaCO₂)

动脉血二氧化碳分压($PaCO_2$)是指血浆中以物理状态溶解的 CO_2 分子所产生的张力。正常值为 $33\sim46$ mmHg,平均为 40 mmHg。$PaCO_2$ 的高低直接反映肺通气量。当 $PaCO_2 < 33$ mmHg 时,表明肺通气过度,CO_2 呼出过多,见于呼吸性碱中毒或代偿后的代谢性酸中毒;当 $PaCO_2 > 46$ mmHg 时,表明肺通气不足,体内有 CO_2 潴留,见于呼吸性酸中毒或代偿后的代谢性碱中毒。因此,$PaCO_2$ 是反映呼吸性酸碱平衡紊乱的重要指标。

(三)标准碳酸氢盐和实际碳酸氢盐

标准碳酸氢盐(standard bicarbonate,SB)是指全血标本在标准条件(温度 38 ℃,血红蛋白氧饱和度为 100%,$PaCO_2$ 40 mmHg)下所测得的血浆 HCO_3^- 的浓度。正常值为 $22\sim27$ mmol/L,平均为 24 mmol/L。由于测定 SB 时排除了呼吸因素的影响,所以 SB 是反映代谢性酸碱平衡紊乱的重要指标。代谢性酸中毒时 SB 降低,代谢性碱中毒时 SB 升高。但在呼吸性酸中毒或碱中毒时,由于肾脏的代偿 SB 也可发生继发性增高或降低。

实际碳酸氢盐(actual bicarbonate,AB)是指隔绝空气的血液标本,在机体实际 $PaCO_2$、体温和血氧饱和度的条件下测得的血浆 HCO_3^- 浓度。AB 受呼吸和代谢两方面因素的影响,因此 AB 与 SB 的差值反映了呼吸因素对酸碱平衡的影响。正常人 AB=SB。当 AB>SB 时,表明体内有 CO_2 潴留;反之,AB<SB,说明 CO_2 排出过多。

(四)缓冲碱

缓冲碱(buffer base,BB)是指血液中所有具有缓冲作用的阴离子(如 HCO_3^-、Hb^-、HbO_2^-、Pr^- 等)的总和。正常值为(50 ± 5)mmol/L,平均值为 48 mmol/L。BB 是反映代谢性酸碱平衡紊乱的指标。代谢性酸中毒时 BB 减少,而代谢性碱中毒时 BB 升高。

(五)碱剩余

碱剩余(base excess,BE)是指在标准条件下,用酸或碱滴定血标本至 pH 7.40 时所需的酸或碱的量。正常值为(0 ± 3)mmol/L。代谢性碱中毒时,BE 正值增加;代谢性酸中毒时,BE 负值增加。在呼吸性酸或碱中毒时,由于肾的代偿作用,BE 也可继发性地升高或降低。

(六)阴离子间隙

阴离子间隙(anion gap,AG)是指血浆中未测定的阴离子(UA)与未测定的阳离子(UC)的差值,即 AG=UA−UC。正常值为(12 ± 2)mmol/L。由于细胞外液阴阳离子总量相等,故 AG 可用血浆中已测定的 Na^+、Cl^- 和 HCO_3^- 的浓度算出,即 AG=$[Na^+]-([HCO_3^-]+[Cl^-])$=140 mmol/L−(24+104)mmol/L=12 mmol/L,波动范围是(12 ± 2)mmol/L。

AG 是反映血浆中固定酸含量的指标。目前认为,当血浆中固定酸增多(如乳酸酸中毒、酮体过多、水杨酸中毒等)且 AG>16 mmol/L 时,为 AG 增高型代谢性酸中毒。因而根据 AG 变化可区分代谢性酸中毒的类型和诊断混合型酸碱平衡紊乱。AG 增高还可见于与代谢性酸中毒无关的情况,如脱水、使用大量含钠盐的药物和骨髓瘤患者释放出本周蛋白过多等情况。AG 降低在诊断酸碱平衡紊乱方面意义不大,仅见于 UA 减少或 UC 增多,如低蛋白血症等。

重点:四种类型单纯型酸碱平衡紊乱的概念。

难点:四种类型单纯型酸碱平衡紊乱的原因、代偿调节、血气变化特点。

第三节　单纯型酸碱平衡紊乱

酸碱平衡紊乱有两种基本类型,即酸中毒和碱中毒。根据发生原因又可分为代谢性酸中毒、碱中毒和呼吸性酸中毒、碱中毒。在临床上遇到的酸碱平衡紊乱有时只有代谢性酸中毒、碱中毒和呼吸性酸中毒、碱中毒中的一种,称为单纯型酸碱平衡紊乱。

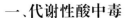

一、代谢性酸中毒

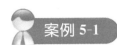

患者,男,被诊断为慢性肾功能衰竭、尿毒症。血液检查的部分结果为,pH 7.23,$PaCO_2$ 24 mmHg,BB 36.1 mmol/L,BE−13.9 mmol/L,SB 13.6 mmol/L,AB 9.7 mmol/L。问题:

1. 该患者发生了何种形式的酸碱平衡紊乱? 处于什么代偿阶段? 为什么?

2. 原发和继发的指标是什么? 这些变化如何发生?

3. 这种酸碱平衡紊乱主要有哪些功能变化和代谢变化? 这些变化是怎么发生的?

代谢性酸中毒(metabolic acidosis)的特征是血浆[HCO_3^-]原发性降低,$PaCO_2$继发性下降。根据 AG 的变化,将代谢性酸中毒分为 AG 增高型代谢性酸中毒和 AG 正常型代谢性酸中毒两种类型。

重点:代谢性酸中毒的概念。

(一)原因和机制

1. AG 增高型代谢性酸中毒 含氯以外的任何固定酸在血浆中浓度增大引起的酸中毒。

(1)乳酸酸中毒:见于休克、严重贫血、肺部疾病、心跳和呼吸骤停、心力衰竭等引起的缺氧,缺氧使细胞内糖酵解增强,乳酸生成增多,发生乳酸酸中毒。此外,严重的肝病使乳酸利用障碍也可引起血浆乳酸过高。

难点:代谢性酸中毒的原因和机制。

知识链接

持续静脉-静脉血液滤过(CVVH)治疗严重乳酸酸中毒

国内外有文献报道:在常规治疗乳酸酸中毒的基础上应用 CVVH,观察血乳酸、血液 pH 值的变化。结果患者血乳酸下降、血液 pH 值逐渐恢复正常,CVVH 组优于常规组。表明 CVVH 治疗能显著改善严重乳酸酸中毒患者的内环境、维持酸碱平衡。其作用机制如下:

(1)CVVH 能够改善微循环,使组织缺氧状态得到纠正,乳酸生成减少,并能够增强肝脏清除乳酸的能力。

(2)能直接清除体内过多的乳酸,减轻酸中毒,从而起到维持内环境稳定的作用。

(2)酮症酸中毒:见于糖尿病、严重肝病、饥饿和酒精中毒等情况。由于大量脂肪被迅速分解,结果导致酮体生成增加(酮体中的乙酰乙酸和 β-羟丁酸都是强酸性物质),当超过了外周组织的氧化能力和肾排出能力时,即可发生酮症酸中毒。

(3)肾排酸减少:见于严重肾功能衰竭患者,由于肾小球滤过率降低,体内固定酸不能随尿排出,在体内蓄积。

(4)水杨酸中毒:大量摄入水杨酸制剂(如阿司匹林)可引起酸中毒。

上述各原因均可引起体内固定酸过多。这些固定酸的 H^+ 被 HCO_3^- 缓冲,使血浆[HCO_3^-]降低;其酸根(如乳酸根,β-羟丁酸根、乙酰乙酸根、SO_4^{2-}、$H_2PO_4^-$、水杨酸根等)浓度升高,这部分酸根均属于未测定的阴离子,所以 AG 值增大,而血 Cl^- 值正常,故又称正常血氯性代谢性酸中毒。

2. AG 正常型代谢性酸中毒 又称高血氯性代谢性酸中毒,是指各种原因引起的[HCO_3^-]降低并伴有[Cl^-]代偿性升高,而 AG 无明显变化的一类代谢性酸中毒。

(1)消化道丢失 HCO_3^- 过多:肠液、胰液和胆汁中的[HCO_3^-]均高于血浆,因此严重腹泻、小肠和胆道瘘管、肠吸引术等均可引起 HCO_3^- 大量丢失和血[Cl^-]代偿性升高。

(2)尿液丢失 HCO_3^- 过多:见于肾小管性酸中毒及大量使用碳酸酐酶抑制剂(乙酰唑胺等),

可使肾小管对 HCO_3^- 重吸收减少或泌 H^+ 障碍,引起 HCO_3^- 从尿液中过多丢失。

(3)含氯的酸性药物摄入过多:过多服用含氯的药物如氯化铵、盐酸精氨酸或盐酸赖氨酸等,这些物质在体内易解离出 HCl。使血浆 HCO_3^- 被 H^+ 消耗、减少,血 Cl^- 含量增加。

(二)机体的代偿调节

1. 血液的缓冲作用 代谢性酸中毒时,血液固定酸增加,过多的 H^+ 立即与血浆 HCO_3^- 及其他缓冲碱结合,使缓冲碱不断消耗。

2. 肺的代偿调节作用 血液 H^+ 浓度增加,刺激外周化学感受器,反射性地引起呼吸中枢兴奋,呼吸加深加快。呼吸的代偿反应非常迅速,通常数分钟后即可见深大呼吸,这是代谢性酸中毒的主要临床表现。深快呼吸的代偿意义是 CO_2 排出增多,血液 H_2CO_3 浓度继发性降低,使 $[HCO_3^-]/[H_2CO_3]$ 的值接近正常,以维持血液 pH 值。

3. 肾的代偿调节作用 在代谢性酸中毒时,肾小管上皮细胞中的碳酸酐酶和谷氨酰胺酶活性增强,肾排 H^+、泌 NH_4^+、重吸收 HCO_3^- 增多,尿液 pH 值降低。但肾的代偿作用较慢,一般在酸中毒后数小时开始,3~5 天发挥最大效能。若肾功能障碍引起代谢性酸中毒,肾的代偿作用将丧失。

4. 细胞内外离子交换 H^+ 浓度升高 2~4 h 后,约有 1/2 的 H^+ 通过 H^+-K^+ 交换方式进入细胞内被细胞内缓冲系统缓冲,K^+ 从细胞内溢出,导致高钾血症。

严重慢性代谢性酸中毒,经过上述各种代偿调节后,血浆 H^+ 浓度仍然很高,则骨骼中的磷酸钙和碳酸钙可释放入血,缓冲过量的 H^+,即骨骼的缓冲作用,同时也可导致各种骨病。

(三)血气指标变化

pH 值下降(代偿阶段时 pH 值正常),AB、SB、BB 值均降低,AB<SB,BE 负值增加,$PaCO_2$ 继发性下降。

(四)对机体的影响

难点:代谢性酸中毒对机体功能代谢的影响。

代谢性酸中毒主要引起心血管和中枢神经系统的功能障碍。

1. 心血管系统功能障碍 代谢性酸中毒引起心血管系统功能障碍主要表现在三个方面。

(1)心律失常:代谢性酸中毒时可出现心脏传导阻滞、心室颤动及心脏停搏等严重心律失常。其机制与酸中毒导致血钾升高密切相关。

(2)心肌收缩力减弱:轻度酸中毒时可刺激肾上腺髓质释放肾上腺素,对心脏有正性肌力作用。但是酸中毒严重时,可阻断这一作用,并使心肌收缩力减弱,心输出量减少。尤其在 pH<7.20 时更为明显。酸中毒引起心肌收缩力减弱的机制可能是①H^+ 可竞争性地抑制 Ca^{2+} 与肌钙蛋白结合;②影响 Ca^{2+} 内流;③影响心肌细胞肌浆网释放 Ca^{2+}。

(3)血管系统对儿茶酚胺的反应性降低:酸中毒可降低血管系统对儿茶酚胺的反应性,尤其是毛细血管前括约肌最为明显,使血管容量扩大,回心血量减少,血压下降,严重者发生休克。

2. 中枢神经系统功能紊乱 代谢性酸中毒时,中枢神经系统功能障碍主要表现为抑制,出现乏力、倦怠,严重者可出现嗜睡、昏迷。其发生机制如下:①酸中毒时生物氧化酶类受到抑制导致ATP 生成减少,脑组织供能不足;②酸中毒时谷氨酸脱羧酶活性增强,使抑制性神经递质 γ-氨基丁酸生成增多,加重中枢神经系统的抑制效应。

(五)防治原则

密切观察病情,防治原发病。注意纠正水、电解质紊乱。严重酸中毒患者需补充碱性药物,首选的碱性药物是碳酸氢钠溶液。

知识链接

代谢性酸中毒并发症的观察及护理

(1)代谢性酸中毒患者呼吸深快,易致口腔黏膜受损,故需做好口腔护理。

（2）纠正代谢性酸中毒时,应加强对患者生命体征、动脉血气分析和电解质指标动态变化趋势监测,及时发现相应的并发症:应用碳酸氢钠过量可致代谢性碱中毒,表现为呼吸浅慢、手足抽搐;代谢性酸中毒未及时纠正可致高钾血症,表现为神志淡漠、感觉异常、乏力、四肢软瘫等,严重者可出现心搏骤停。

（3）发现上述并发症,及时通知医生,并配合治疗。

二、呼吸性酸中毒

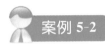

案例 5-2

某患者在手术麻醉时因呼吸抑制而出现:pH 7.20,$PaCO_2$ 80 mmHg,BB 46 mmol/L,BE +2.5 mmol/L,SB 24 mmol/L,AB 28.5 mmol/L。问题:

1.该患者发生了何种形式的酸碱平衡紊乱?

2.处于什么代偿阶段?为什么?

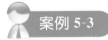

案例 5-3

某慢性肺阻塞性肺气肿患者,血 pH 7.36,$PaCO_2$ 72 mmHg,BB 59 mmol/L,BE +8 mmol/L,SB 31 mmol/L,AB 39.5 mmol/L。问题:

1.该患者发生了何种形式的酸碱平衡紊乱?处于什么代偿阶段?为什么?

2.原发和继发的指标是什么?这些变化如何发生?

呼吸性酸中毒(respiratory acidosis)的特征是血浆[H_2CO_3]原发性增高,[HCO_3^-]继发性增高。根据其病程急缓可分为急性呼吸性酸中毒和慢性呼吸性酸中毒(慢性呼吸性酸中毒一般是指 $PaCO_2$ 持续升高 24 h 以上)。

（一）原因和机制

引起呼吸性酸中毒的原因是 CO_2 排出障碍或吸入过多。

1.CO_2 排出障碍 见于各种原因如呼吸中枢抑制、呼吸肌麻痹、慢性阻塞性肺疾病及胸廓病变等引起的通气功能障碍,CO_2 排出受阻。另外呼吸机使用不当,使 CO_2 排出减少。

2.CO_2 吸入过多 见于通风不良的环境如坑道作业、人群密聚等。因空气中 CO_2 浓度过高,导致机体吸入过多,引起呼吸性酸中毒,但比较少见。

（二）机体的代偿调节

呼吸性酸中毒主要由肺通气功能障碍或 CO_2 吸入过多引起。因此,肺往往不能发挥代偿调节作用。血浆中 H_2CO_3 浓度增高也不能靠碳酸氢盐缓冲系统缓冲。

1.细胞内、外离子交换和细胞内缓冲是急性呼吸性酸中毒的主要代偿方式

（1）血浆 HCO_3^- 的生成:急性呼吸性酸中毒时,CO_2 潴留使血浆 H_2CO_3 浓度升高,H_2CO_3 解离为 H^+ 和 HCO_3^-。H^+ 与细胞内 K^+ 交换进入细胞内被蛋白质缓冲,而 K^+ 出胞以维持电中性,结果血钾增高,HCO_3^- 留在细胞外液起一定代偿作用。

（2）红细胞内 HCO_3^- 的生成:血浆中急剧增加的 CO_2 弥散入红细胞,在碳酸酐酶的催化下生成 H_2CO_3,然后解离为 H^+ 和 HCO_3^-。H^+ 被血红蛋白缓冲系统缓冲,HCO_3^- 则与血浆中的 Cl^- 交换,结果血浆 HCO_3^- 浓度增加,血 Cl^- 浓度降低。但是这种离子交换和缓冲十分有限,因为 $PaCO_2$ 每升高 10 mmHg,血浆 HCO_3^- 浓度仅增加 0.7～1.0 mmol/L,难以维持[HCO_3^-]/[H_2CO_3]的正常值,故急性呼吸性酸中毒往往呈失代偿状态。

2.肾脏代偿是慢性呼吸性酸中毒的主要代偿方式 其代偿机制表现为肾小管上皮细胞泌

H^+、NH_4^+ 和重吸收 HCO_3^- 增加,H^+ 随尿排出增多,血浆 HCO_3^- 浓度增高,使[HCO_3^-]/[H_2CO_3]的值接近 20:1。

（三）血气指标变化

pH 值降低(代偿阶段时 pH 值正常),$PaCO_2$升高,继发性 AB、SB、BB 值均升高,AB>SB,BE 正值加大。

（四）对机体的影响

1. 心血管系统 呼吸性酸中毒对机体的影响基本上与代谢性酸中毒相似,也可引起心律失常、心肌收缩力减弱、外周血管扩张、血钾升高等。

2. 中枢神经系统 高碳酸血症对中枢神经系统的影响取决于 CO_2 潴留的程度、速度、酸中毒的严重性以及伴发的低氧血症的程度。急性呼吸性酸中毒时中枢神经系统功能紊乱往往比代谢性酸中毒更为明显。这是因为发生了"CO_2 麻醉",患者可出现头痛、头晕、烦躁不安、言语不清、扑翼样震颤、嗜睡、昏迷、呼吸抑制等。发生机制：①急性呼吸性酸中毒时,血液中积聚的脂溶性 CO_2 可迅速通过血脑屏障,使脑内 H_2CO_3 含量明显升高,而水溶性 HCO_3^- 通过血脑屏障极为缓慢,脑脊液内 HCO_3^- 含量代偿性升高需要较长时间。因此,脑脊液 pH 值降低较血液 pH 值降低更为明显。②CO_2 潴留使脑血管明显扩张,脑血流量增加,引起颅内压和脑脊液压增加,而且 CO_2 潴留往往伴有明显的缺氧,故患者中枢神经系统功能紊乱的表现更为突出。

（五）防治原则

1. 治疗原发病是防治呼吸性酸中毒的基本原则 去除呼吸道梗阻使之通畅或解除痉挛,使用呼吸中枢兴奋药或人工呼吸机,对于慢性阻塞性肺疾病患者采用控制感染、强心、解痉和祛痰等方法。

2. 改善肺泡通气是治疗呼吸性酸中毒的关键 改善通气功能,使 $PaCO_2$ 迅速回降对呼吸性酸中毒的治疗极为重要。

3. 慎用碱性药物 呼吸性酸中毒患者一般不主张使用碳酸氢钠,因为 HCO_3^- 与 H^+ 结合后生成的 H_2CO_3,在通气功能障碍时,CO_2 不能及时排出,可使血浆 $PaCO_2$ 进一步升高诱发 CO_2 麻醉。慢性呼吸性酸中毒患者,血浆中 HCO_3^- 浓度可代偿性升高,如补碱过量,则并发代谢性碱中毒。对 pH 值降低较为明显的呼吸性酸中毒患者可选择三羟甲基氨基甲烷,该碱性药可缓冲固定酸,也可缓冲挥发酸。

三、代谢性碱中毒

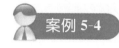

某患者既往有十二指肠球部溃疡病史,近一个月来经常呕吐,钡餐检查结果发现幽门梗阻,血液检测部分结果为,pH 7.52,$PaCO_2$ 50 mmHg,BB 63 mmol/L,BE +13 mmol/L,SB 36 mmol/L。问题：

1. 该患者发生了何种形式的酸碱平衡紊乱?处于什么代偿阶段?为什么?

2. 原发和继发的指标是什么?这些变化如何发生?

3. 这种酸碱平衡紊乱主要有哪些功能代谢变化?这些变化是怎么发生的?

代谢性碱中毒(metabolic alkalosis)的特征是血浆[HCO_3^-]原发性增高,[H_2CO_3]继发性升高。按照代谢性碱中毒的发病机制和生理盐水治疗的效果,可分为盐水反应性代谢性碱中毒和盐水抵抗性代谢性碱中毒。

（一）原因和机制

1. 盐水反应性代谢性碱中毒

(1)消化液失 H^+ 过多：常见于剧烈呕吐及胃液持续吸引,导致酸性胃液(HCl)大量丢失,发生低氯性碱中毒。

(2)肾失 H^+ 过多：常见于长期大量使用髓襻利尿剂(如速尿)和噻嗪类利尿剂(如利尿酸)，这类利尿剂主要抑制髓襻升支对 Cl^-、Na^+ 和 H_2O 的重吸收，使远曲小管内[Na^+]增高，Na^+-H^+ 交换加强，H^+ 排出增多，引起低氯性碱中毒。低氯性碱中毒用生理盐水治疗常常可以得到纠正。

2. 盐水抵抗性代谢性碱中毒

(1)盐皮质激素过多：见于大量使用盐皮质激素或原发性盐皮质激素分泌过多者。醛固酮能增加肾远曲小管和集合管对 Na^+ 的重吸收，促进 K^+ 和 H^+ 的排出，引起代谢性碱中毒和低钾血症。

(2)缺钾：低钾血症时，细胞内 K^+ 与细胞外 H^+ 交换转移，结果发生代谢性碱中毒。此时，肾小管上皮细胞内 H^+ 增多，导致 Na^+-H^+ 交换增强，肾排 H^+ 增多，尿液呈酸性。

(3)HCO_3^- 摄入过量：见于肾功能受损患者大量口服或静脉输入 $NaHCO_3$，或大量输入库血，因为库血常用柠檬酸盐抗凝，柠檬酸盐经代谢可产生 HCO_3^-。

以上原因引起的代谢性碱中毒，单独用生理盐水治疗是不能纠正的。

(二)机体的代偿调节

1. 血液的缓冲作用 当细胞外液[H^+]降低，[OH^-]升高时，OH^- 可被缓冲系统中的弱酸(H_2CO_3、$H_2PO_4^-$、HHb、$HHbO_2$ 等)缓冲，缓冲的结果是生成等量的 HCO_3^- 和 Buf^-，由于大部分缓冲系统碱性成分远多于酸性成分(如[HCO_3^-]/[H_2CO_3]为 20∶1)，故 pH 值很难维持正常。可见，血液对增多的碱性物质的缓冲非常有限。

2. 肺的代偿调节 呼吸代偿可在 24 h 达最大效应。由于 pH 值升高，呼吸中枢兴奋性降低，呼吸变浅变慢，肺通气量减少，血浆 $PaCO_2$ 上升，以维持[HCO_3^-]/[H_2CO_3]的值接近 20∶1。但是这种代偿很有限，很少能达到完全代偿。因为当 $PaCO_2 > 60$ mmHg 或肺通气量减少引起 $PaO_2 < 60$ mmHg 时，可反射性地引起呼吸中枢兴奋。

3. 肾的代偿调节作用 碱中毒时，肾小管上皮细胞内的碳酸酐酶和谷氨酰胺酶的活性降低，使肾泌 H^+、排 NH_4^+ 和 HCO_3^- 的重吸收均减少，血液 HCO_3^- 浓度降低，尿液呈碱性。但是，由缺钾或肾排 H^+ 增多引起的碱中毒，尿液呈现酸性。肾排酸保碱功能的减弱是代谢性碱中毒的重要代偿作用。

4. 细胞内外离子交换 碱中毒时细胞外液 H^+ 浓度降低，细胞内 H^+ 与细胞外 K^+ 交换转移补充，造成细胞外液低钾，发生低钾血症。

(三)血气指标变化

pH 值升高(代偿阶段时 pH 值正常)，SB、AB、BB 均升高，BE 正值增加，$PaCO_2$ 可继发性升高。

(四)对机体的影响

轻度代谢性碱中毒患者大多无明显症状。严重代谢性碱中毒可出现如下变化。

1. 中枢神经系统功能变化 严重碱中毒患者可出现烦躁不安、精神错乱、谵妄、昏迷等中枢神经系统功能紊乱的症状。其发生机制如下：①pH 值升高，谷氨酸脱羧酶活性降低，γ-氨基丁酸转氨酶活性增高，使 γ-氨基丁酸分解加强而生成减少，故对中枢神经系统的抑制减弱，出现兴奋症状；②血液 pH 值升高使血红蛋白氧解离曲线左移，氧合血红蛋白释放氧减少，导致脑组织供氧不足。

2. 对神经肌肉的影响 严重的急性碱中毒患者，神经肌肉的应激性增高，可出现面部肌肉的抽动、手足搐搦和惊厥等症状。这与血液 pH 值升高引起血浆游离钙(Ca^{2+})浓度降低有关。但伴有低钾血症时，这些症状可被低钾血症引起的症状掩盖，表现为肌无力或麻痹等。

(五)防治原则

积极治疗原发病。对轻度代谢性碱中毒患者，只需输入生理盐水或葡萄糖盐水即可纠正；失

NOTE

氯、失钾引起的代谢性碱中毒,则还需补充氯化钾。对盐皮质激素过多的患者应尽量少用髓袢利尿剂和噻嗪类利尿剂,可给予碳酸酐酶抑制剂(如乙酰唑胺等)治疗;严重的代谢性碱中毒患者可酌量给予弱酸性药物或酸性药物治疗。

四、呼吸性碱中毒

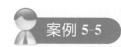案例 5-5

某患者癔症发作时实验室检查结果如下:血 pH 7.55,PaCO$_2$ 20 mmHg,BB 46.5 mmol/L,BE－2 mmol/L,SB 22 mmol/L,AB 17 mmol/L。问题:

1. 该患者发生了何种形式的酸碱平衡紊乱?
2. 处于什么代偿阶段? 为什么?

呼吸性碱中毒(respiratory alkalosis)的特征是血浆[H$_2$CO$_3$]原发性降低,[HCO$_3^-$]继发性降低。

(一)原因和机制

各种原因引起肺通气过度,CO$_2$排出过多是呼吸性碱中毒的基本发生机制。

1. 低氧血症 如肺炎、肺水肿、初入高原及在通风不良的环境下工作,因氧的弥散障碍或吸入气体的氧分压低,使 PaO$_2$ 降低,反射性地引起通气过度,CO$_2$ 排出过多。

2. 呼吸中枢受到直接刺激 精神性通气过度(如癔症发作)、颅脑损伤、脑炎、脑血管障碍、脑肿瘤、剧烈疼痛等均可刺激呼吸中枢引起通气过度。另外,某些药物如水杨酸、氨等也可兴奋呼吸中枢引起通气过度。

3. 人工呼吸机使用不当 因通气量过大而引起呼吸性碱中毒。

(二)机体的代偿

呼吸性碱中毒时肺的代偿作用极弱或不存在。机体主要通过以下途径代偿。

1. 细胞内外离子的交换和细胞内缓冲 这是急性呼吸性碱中毒的主要代偿方式。急性呼吸性碱中毒大约在 10 min 内,H$^+$ 从细胞内移出并与细胞外 HCO$_3^-$ 结合生成 H$_2$CO$_3$,细胞外的 K$^+$ 进入细胞内,引起血钾降低。此外,部分血浆 HCO$_3^-$ 进入红细胞与红细胞内 Cl$^-$ 交换,进入红细胞内的 HCO$_3^-$ 与 H$^+$ 结合,并进一步生成 CO$_2$,CO$_2$ 自红细胞弥散入血,形成 H$_2$CO$_3$,使血浆[H$_2$CO$_3$]又有所回升。但是,这种缓冲作用是有限的。血浆 PaCO$_2$ 每下降 10 mmHg,血浆[HCO$_3^-$]降低 2 mmol/L,所以难以维持[HCO$_3^-$]/[H$_2$CO$_3$]的正常值。

2. 肾脏代偿 肾脏代偿调节是一个缓慢的过程,一般需 3～5 天才能达到最大效应,故它是慢性呼吸性碱中毒的主要代偿方式。慢性呼吸性碱中毒时,肾小管上皮细胞代偿性排泌 H$^+$ 和 NH$_4^+$ 减少,HCO$_3^-$ 重吸收减少而随尿排出增加,血浆[HCO$_3^-$]降低。

(三)血气指标变化

pH 值升高(代偿阶段时 pH 值正常),AB、SB 值均降低,AB<SB,BB 降低,BE 负值增大。

(四)对机体的影响

呼吸性碱中毒对中枢神经系统和神经肌肉的影响与代谢性碱中毒相似,但更易出现窒息感、气促、眩晕、四肢和口周感觉异常、手足搐搦等症状。其中抽搐与低 Ca^{2+} 有关。神经系统功能障碍除与碱中毒对脑功能的损伤有关外,还与 PaCO$_2$ 降低引起脑血管收缩和脑血流量减少有关。

(五)防治原则

积极治疗原发病,去除引起通气过度的原因。急性呼吸性碱中毒患者可吸入含 5%CO$_2$ 的混合气体或用纸袋罩于患者口鼻使其再吸入呼出的气体以维持血浆[H$_2$CO$_3$]。对精神性通气过度患者可用镇静剂。对手足抽搐患者,可给予葡萄糖酸钙溶液静脉缓慢注射。

第四节 混合型酸碱平衡紊乱

混合型酸碱平衡紊乱(mixed acid-base disturbance)是指患者体内同时发生两种或两种以上单纯型酸碱平衡紊乱。临床上混合型酸碱平衡紊乱的主要类型有双重性酸碱平衡紊乱和三重性酸碱平衡紊乱。

双重性酸碱平衡紊乱是指患者同时发生两种单纯型酸碱平衡紊乱。一般分为两类,即酸碱一致型和酸碱混合型。酸碱一致型是指患者体内同时存在两种酸中毒或两种碱中毒。酸碱混合型是指患者体内同时存在一种酸中毒和一种碱中毒。

三重性酸碱平衡紊乱是指患者同时发生三种单纯型酸碱平衡紊乱。因同一患者不可能同时发生呼吸性酸中毒和呼吸性碱中毒,故三重性酸碱平衡紊乱只有两类:①呼吸性酸中毒合并代谢性酸中毒和代谢性碱中毒;②呼吸性碱中毒合并代谢性酸中毒和代谢性碱中毒。

知识链接

混合型酸碱平衡紊乱的分类

酸碱一致型(相加性):呼吸性酸中毒 ＋ 代谢性酸中毒

呼吸性碱中毒 ＋ 代谢性碱中毒

酸碱混合型(相消性):呼吸性酸中毒 ＋ 代谢性碱中毒

呼吸性碱中毒 ＋ 代谢性酸中毒

代谢性酸中毒 ＋ 代谢性碱中毒

临床上常见的三重性酸碱失衡有以下两种类型:

呼吸性酸中毒＋AG增高型代谢性酸中毒＋代谢性碱中毒

呼吸性碱中毒＋AG增高型代谢性酸中毒＋代谢性碱中毒

总之,混合型酸碱平衡紊乱比较复杂,必须在充分了解原发病情的基础上,结合实验室检查进行综合分析后才能得出正确结论。目前临床上分析和判断酸碱平衡紊乱主要依据血气分析指标进行诊断。临床护理工作者一般应根据以下规律进行血气报告的分析。

(1)根据 pH 值的变化判断是酸中毒还是碱中毒。

(2)根据病史和血气变化特点判断是原发性改变还是继发性改变。如果是呼吸系统的病变引起的酸碱平衡紊乱,一般动脉血二氧化碳分压的变化是原发性改变;由于肾脏疾病或休克而导致的酸碱平衡紊乱,一般碳酸氢盐的变化是原发性改变。

(3)根据原发性改变判断酸碱平衡紊乱是呼吸性的还是代谢性的。如果是原发性碳酸氢盐浓度升高,则为代谢性碱中毒,反之,则为代谢性酸中毒;如果原发性动脉血二氧化碳分压升高,则是呼吸性酸中毒,反之,则为呼吸性碱中毒。

(4)根据预测代偿公式(表 5-2)的计算结果,确定是单纯型还是混合型酸碱平衡紊乱。

表 5-2 常用单纯型酸碱平衡紊乱的预测代偿公式

酸碱平衡紊乱	原发性改变	继发性改变	预测代偿公式	代偿时限	代 偿 极 限
代谢性酸中毒	$[HCO_3^-]\downarrow\downarrow$	$PaCO_2\downarrow$	$\triangle PaCO_2\downarrow=1.2\triangle[HCO_3^-]\pm2$	12～22 h	10 mmHg
代谢性碱中毒	$[HCO_3^-]\uparrow\uparrow$	$PaCO_2\uparrow$	$\triangle PaCO_2\uparrow=0.7\triangle[HCO_3^-]\pm5$	12～24 h	55 mmHg
急性呼吸性酸中毒	$PaCO_2\uparrow\uparrow$	$[HCO_3^-]\uparrow$	$\triangle[HCO_3^-]=0.1\triangle PaCO_2\pm1.5$	几分钟	30 mmol/L
慢性呼吸性酸中毒	$PaCO_2\uparrow\uparrow$	$[HCO_3^-]\uparrow$	$\triangle[HCO_3^-]\uparrow=0.35\triangle PaCO_2\pm3$	3～5 天	42～45 mmol/L

续表

酸碱平衡紊乱	原发性改变	继发性改变	预测代偿公式	代偿时限	代偿极限
急性呼吸性碱中毒	$PaCO_2 \downarrow \downarrow$	$[HCO_3^-] \downarrow$	$\triangle[HCO_3^-]=0.2\triangle PaCO_2 \pm 2.5$	几分钟	18 mmol/L
慢性呼吸性碱中毒	$PaCO_2 \downarrow \downarrow$	$[HCO_3^-] \downarrow$	$\triangle[HCO_3^-]=0.5\triangle PaCO_2 \pm 2.5$	3~5 天	12~15 mmol/L

注:有"△"者为变化值,无"△"者为绝对值;代偿极限为单纯型酸碱平衡紊乱代偿所能达到的最小值或最大值;代偿时限为体内达到最大代偿反应所需的时间。

通过正确分析和判断酸碱平衡紊乱类型及进展情况,从而分清缓急、主次、轻重,给予恰当而及时的措施,并可主动依据病情及时调整护理方案。

课后测试题

一、选择题

1. 血液 pH 值的高低取决于血浆中(　　　)。

A. [NaHCO₃]　　　　　　　　　　B. $PaCO_2$　　　　　　　　　　C. [HCO₃⁻]

D. [HCO₃⁻]/[H₂CO₃]的值　　　　　E. BE

2. 直接反映血浆[HCO₃⁻]的指标是(　　　)。

A. pH 值　　　　B. AB　　　　C. $PaCO_2$　　　　D. BB　　　　E. BE

3. 血浆[H₂CO₃]继发性增高可见于(　　　)。

A. 代谢性酸中毒　　　　　　　　B. 代谢性碱中毒　　　　　　　　C. 慢性呼吸性酸中毒

D. 慢性呼吸性碱中毒　　　　　　E. 呼吸性碱中毒合并代谢性碱中毒

4. 下述哪项原因不易引起代谢性酸中毒?(　　　)

A. 糖尿病　　　　　　　　B. 休克　　　　　　　　C. 呼吸和心跳骤停

D. 呕吐　　　　　　　　　E. 腹泻

5. 代谢性酸中毒时细胞外液[H⁺]升高,它最常与细胞内哪种离子进行交换?(　　　)

A. Na⁺　　　　B. K⁺　　　　C. Cl⁻　　　　D. HCO₃⁻　　　　E. Ca²⁺

6. 单纯型代谢性酸中毒时不可能出现哪种变化?(　　　)

A. pH 值降低　　B. $PaCO_2$ 降低　　C. SB 降低　　D. BB 降低　　E. BE 负值减小

7. 可以引起 AG 增高型代谢性酸中毒的原因是(　　　)。

A. 服用含氯性药物过多　　　　　　　　B. 酮症酸中毒

C. 应用碳酸酐酶抑制剂　　　　　　　　D. 腹泻

E. 远端肾小管性酸中毒

8. 下述哪项原因不易引起呼吸性酸中毒?(　　　)

A. 呼吸性中枢抑制　　　　　B. 气道阻塞　　　　　　C. 肺泡通气量减少

D. 肺泡气体弥散障碍　　　　E. 吸入气中 CO_2 浓度过高

9. 碱中毒时出现手足搐搦的主要原因是(　　　)。

A. 血钠降低　　B. 血钾降低　　C. 血镁降低　　D. 血低钙降　　E. 血磷降低

10. NaHCO₃、SB、$PaCO_2$、H₂CO₃、pH 值是检测酸碱平衡紊乱的主要指标。在代偿性代谢性酸中毒时,最不可能出现的一项指标是(　　　)。

A. NaHCO₃含量减少　　　　　　B. SB 降低　　　　　　C. $PaCO_2$代偿性降低

D. H₂CO₃含量减少　　　　　　　E. 血浆 pH 值降低

二、思考题

1. 频繁呕吐易引起何种酸碱平衡紊乱?为什么?

2. 为何急性呼吸性酸中毒的中枢神经系统功能紊乱比代谢性酸中毒明显?

(宋维芳)

第六章 炎 症

 学习目标

1.掌握炎症、炎症介质、变质、渗出、增生、脓肿、蜂窝织炎、假膜性炎、肉芽肿性炎、炎性息肉的概念;炎症的基本病理变化、渗出液与漏出液的区别、炎症的病理类型及各类型的病变特征。

2.熟悉炎症局部临床表现、全身反应及炎症介质的类型与作用。

3.了解炎症的临床分类及其结局。

案例 6-1

患者,男,57 岁,农民。10 余天前颈部长一疖,未治疗,5 天前因挑水受压破溃,有黏稠的淡黄色液体流出。当日即感畏寒、发热、头痛、乏力等而就诊,医生给予抗生素治疗,仍高热不退,并出现咳嗽,2 天前开始咳脓痰,痰量逐渐增多。查体:体温 39.8 ℃,心率 108 次/分,右肺上叶叩诊呈浊音,听诊闻及湿啰音。化验:白细胞 $21.2×10^9$/L,中性粒细胞 82%。X 线检查可见右肺上叶有一 3 cm×5 cm 阴影,中间有透亮区并见液气平面。问题:

该患者所患何病,依据是什么? 病情是如何发生、发展的? 解释其临床表现。

第一节 概 述

一、炎症的概念

炎症(inflammation)是指具有血管系统的活体组织对各种损伤因子的刺激所发生的一种以防御反应为主的基本病理过程。其中局部的血管反应是炎症过程的主要特征和防御反应的中心环节。炎症不仅使损伤的局部表现为红、肿、热、痛和机能障碍,同时也伴有一系列全身反应。正是这种特征性的血管反应导致血管内的液体及白细胞到炎症灶局部组织积聚,并发生一系列病理变化。

炎症是人类疾病中最常见的病理过程,可发生于机体的任何部位和任何组织。人类的大多数疾病都与炎症有关,如各种传染病、过敏性疾病、自身免疫性疾病等都属于炎症性疾病。炎症反应参与了创伤修复、缺血-再灌注损伤和多脏器功能障碍等病理过程。炎症反应的最终目的是局限、消除致病因子,吸收和清除坏死的细胞,修复组织缺损,恢复器官功能,故炎症是一种防御性反应。但在一定条件下,炎症对机体也可引起不同程度的危害。因此,了解炎症的两面性,对于正确认识炎症的本质和特征具有重要的意义。

重点:炎症、炎症介质的概念,炎症常见原因,炎症介质的作用。

二、炎症的原因

任何引起组织损伤的因素都可能成为炎症的原因,即致炎因子(inflammatory agent)。根据致炎因子本身的性质可归纳为以下几类。

1. 物理性因子　高温、低温、机械性因子、放射性物质及紫外线等。

2. 化学性因子　外源性化学物质如强酸、强碱及松节油、芥子气等。内源性毒性物质如坏死组织的分解产物及在某些病理条件下堆积于体内的代谢产物如尿素等。

3. 生物性因子　病原微生物和寄生虫等为炎症最常见的原因,尤其是细菌和病毒。细菌和病毒不仅能产生毒素或在细胞内繁殖导致组织损伤,而且也可通过其抗原性诱发免疫反应导致炎症。由生物病原体引起的炎症又称感染(infection)。

4. 免疫反应　免疫反应所造成的组织损伤常见于各种类型的超敏反应:Ⅰ型变态反应如过敏性鼻炎、荨麻疹,Ⅱ型变态反应如抗基底膜性肾小球肾炎,Ⅲ型变态反应如免疫复合物沉积所致的肾小球肾炎,Ⅳ型变态反应如结核、伤寒等;此外,还有许多自身免疫性疾病如淋巴细胞性甲状腺炎、溃疡性结肠炎等。

损伤因子作用于机体是否引起炎症,以及炎症反应的性质与强弱不仅与损伤因子有关,还与机体对致炎因子的敏感性有关。因此,炎症反应的发生和发展应综合考虑致炎因子和机体两方面。

三、炎症介质

炎症介质(inflammatory mediators)是指参与并诱导炎症发生的具有生物活性的化学物质。炎症介质可分为细胞源性和血浆源性两大类。细胞源性炎症介质包括:①血管活性胺,如组胺和5-羟色胺(5-HT);②花生四烯酸的代谢产物,如前列腺素(PG)和白细胞三烯(LT);③白细胞产物,如氧自由基和溶酶体酶;④细胞因子,如白细胞介素(IL)、肿瘤坏死因子(TNF)、干扰素(IFN);⑤一氧化氮(NO)。血浆源性炎症介质包括:①凝血系统被激活产生的纤维蛋白多肽;②纤溶系统被激活产生的纤维蛋白降解产物(FDP);③激肽系统被激活产生的缓激肽;④补体系统被激活产生的补体(尤其是C3a和C5a)。

这些炎症介质具有使血管扩张、血管壁通透性增加的作用,有些炎症介质还可引起机体发热、疼痛和组织损伤等(表6-1)。

表6-1　主要炎症介质的种类和作用

作　　用	炎症介质的种类
血管扩张	组胺、5-羟色胺、缓激肽、前列腺素、一氧化氮
血管壁通透性增加	组胺、缓激肽、补体C3a和C5a、白细胞三烯
趋化作用	白细胞三烯、补体C5a、细菌产物、白细胞介素-8、肿瘤坏死因子
发热	前列腺素、白细胞介素-1、白细胞介素-6、肿瘤坏死因子
疼痛	缓激肽、前列腺素
组织损伤	溶酶体酶、氧自由基、NO

第二节　炎症的基本病理变化

炎症的基本病理变化包括局部组织损伤、血管反应和组织增生。通常概括为局部组织的变质、渗出和增生。在炎症过程中,这些病理变化是可同时存在的。

一、变质

重点:变质的概念。

炎症局部组织所发生的变性和坏死称为变质(alteration)。可发生在实质细胞,如细胞水肿、脂肪变性、细胞凝固性坏死和液化性坏死等;也可见于间质细胞,如黏液变性和纤维素样坏死等。必须指出,组织和细胞的变性和坏死在其他病理过程(如缺氧)中也能见到,并非炎症所特有。

致炎因子的直接损伤及炎症过程中所发生的局部血液循环障碍和炎症反应产物如氧自由基

等的共同作用造成局部组织的变性和坏死,因此变质的程度取决于致炎因子和炎症反应两个方面。

二、渗出

炎症局部组织血管内的液体和细胞成分通过血管壁进入组织间、体腔、黏膜表面和体表的过程称为渗出(exudation)。所渗出的液体和细胞总称为渗出物。渗出性病变是炎症的重要标志,渗出的成分在局部具有重要的防御作用。急性炎症反应的特征是血管变化和渗出性改变,包含三个相互关联的过程:①血流变化(炎性充血);②血管壁通透性增加(炎性渗出);③白细胞游出和聚集(炎性浸润)。这三个以血管现象为基础的过程组成了机体对各种损伤因子的第一道防线,使炎症局限化。

急性炎症是机体对致炎因子的刺激所发生的立即和早期反应。急性炎症的主要特点是以血管反应为中心的渗出性变化,导致血管内的白细胞和抗体等透过血管壁进入炎症反应部位,消灭病原体,稀释并中和毒素,为炎症修复创造良好的条件。急性炎症的渗出主要包括以下基本过程。

(一)血管反应和血流动力学改变

血管反应首先表现为炎性充血,是指微循环中血管舒缩、血流速度及血流量的变化。血流动力学的变化一般按下列顺序发生。

1. 细动脉短暂痉挛　损伤因子作用于机体后,机体通过神经反射或产生各种炎症介质,作用于局部血管首先产生细动脉短暂痉挛。

2. 血管扩张和血流加速　动脉端毛细血管括约肌舒张,毛细血管床开放,血流加快,血量增加,导致局部动脉性充血。此时炎症区组织代谢增强,温度升高,呈鲜红色。

3. 血流速度减慢　10～15 min后,静脉端毛细血管和小静脉也随之发生扩张,血流逐渐减慢,导致静脉性充血。随着充血的发展,小静脉和毛细血管壁的通透性增加,致血浆渗出、血液浓缩、血管内红细胞聚集,血液黏稠度增加、血流阻力增高,血液回流受阻甚至发生淤滞。细动脉端入血量增多而静脉端回流减少,局部组织的毛细血管和小静脉内流,使流体静压上升,同时因血流缓慢,血细胞轴流变宽,其边缘的白细胞得以向管壁靠近,为白细胞的黏附创造了有利条件。

(二)血管壁通透性增加

血管壁通透性升高是导致炎症局部液体和蛋白质渗出的最重要原因。正常的液体交换和血管壁通透性的维持主要依赖于结构完整、功能正常的血管内皮细胞,炎症时血管壁通透性升高主要与血管壁内皮细胞的如下改变有关。

1. 小静脉内皮细胞收缩　这是血管壁通透性增加最常见的机制。组胺、缓激肽等许多化学介质均可诱发此反应。当这些介质与内皮细胞受体结合时,内皮细胞立即收缩,导致内皮细胞间隙增大。这一过程持续时间很短(15～30 min)且可逆,故称速发短暂反应。此反应仅累及小静脉,毛细血管和小动脉一般不受累,其原因可能与内皮细胞表面不同的介质受体密度有关。

2. 细胞骨架的重组　细胞骨架的结构重组导致内皮细胞收缩,其发生主要与细胞因子类化学介质(如白细胞介素-1、肿瘤坏死因子、γ-干扰素)以及内皮细胞缺氧等因素有关。相对而言,这一反应发生的时间较晚(4～6 h),但可持续较长时间(24 h以上),故称迟发持续反应。此反应仅累及毛细血管和小静脉。

3. 穿胞作用增强　穿胞作用是通过内皮细胞胞质内存在的囊泡性细胞器相互连接形成的穿胞通道而实现的。某些因子,如血管内皮细胞生长因子,可以增加这种细胞器的数量和体积,从而引起血管壁通透性增加。另外,组胺和大多数化学介质也可通过此途径增加血管壁通透性。

4. 内皮细胞的直接损伤　如严重的烧伤、化脓菌感染等严重刺激可直接造成内皮细胞损伤,引起内皮细胞坏死和脱落,导致血管壁通透性迅速增加,并在高水平上持续几个小时,直至受损血管内形成血栓或受损血管被修复。小动脉、毛细血管和小静脉等各级微循环血管均可受累。

内皮细胞的脱落可引起血小板黏附和血栓形成。

（三）液体渗出

炎症早期,上述炎性充血使微循环内的流体静压上升,液体及小分子物质随压力升高而经毛细血管渗出。随着炎症发展,血管内皮细胞的活化、收缩,管壁通透性明显升高,血管内富含蛋白质的液体乃至细胞成分得以溢出进入周围组织内。炎性渗出液在组织间隙积聚称为炎性水肿。另外,由于血液循环障碍、血管壁内外流体静压失衡可造成液体漏出。无论渗出还是漏出都可造成组织水肿和体腔积液,通过穿刺抽出体腔积液进行检测有助于判断其性质(表6-2)。

表6-2　渗出液与漏出液的比较

区 别 项 目	渗 出 液	漏 出 液
原因	炎症	非炎症
蛋白质的量	>25 g/L	<25 g/L
比重	>1.018	<1.018
有核细胞数	>0.50×10⁹/L	<0.10×10⁹/L
Rivalta 试验	阳性	阴性
凝固性	能自凝	不自凝

炎性渗出是急性炎症的重要特征,对机体具有积极意义。渗出液能稀释毒素,带来氧及营养物,带走炎症区内的有害物质;渗出液中的抗体和补体有利于防御、消灭病原微生物;渗出的纤维蛋白原转变成纤维蛋白,交织成网,能限制病原菌扩散,使病灶局限,并有利于吞噬细胞发挥吞噬作用。但过多的渗出液可影响器官功能和压迫邻近的组织和器官,造成不良后果,如肺泡腔内渗出液可影响换气功能,心包积液可压迫心脏等;渗出液中大量纤维蛋白不能完全被吸收时,发生机化粘连,影响器官功能,如心包粘连可影响心脏的舒缩功能。

（四）白细胞渗出

白细胞通过血管壁游出到血管外的过程称为白细胞渗出(leucocyte extravasation)。渗出的白细胞称为炎细胞,炎症反应最重要的功能是将白细胞输送到炎症局部。白细胞吞噬、消灭病原体,降解坏死组织和异己抗原;同时,也会通过释放化学介质、自由基和酶,介导组织损伤。因此,白细胞的渗出构成炎症反应的主要防御环节,是炎症反应最重要的特征。白细胞的渗出及其在局部的防御作用是极为复杂的连续过程,主要包括白细胞游出、白细胞在损伤部位聚集(图6-1)和白细胞在局部的作用。

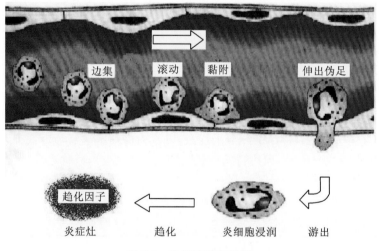

图6-1　白细胞游出过程

1.白细胞边集和附壁　随着血管扩张、血管壁通透性增加和血流缓慢,白细胞进入边流,靠近血管壁,并沿内皮滚动。最后白细胞黏附于血管内皮细胞上。

2. 白细胞黏附　目前已明确白细胞黏附和游出主要是由于其表面的黏附分子和内皮细胞受体结合引起的，化学介质和某些细胞因子可以调节这类黏附分子的表达和功能状况。

3. 游出和趋化作用　白细胞通过血管壁进入周围组织的过程称为游出（emigration）。黏附于内皮细胞表面的白细胞沿内皮表面缓慢移动，在内皮细胞连接处伸出伪足，整个白细胞逐渐以阿米巴样运动方式从内皮细胞缝隙游出，到达内皮细胞和基底膜之间，最终穿过基底膜到血管外。血管壁受严重损伤时红细胞也可漏出。

趋化作用（chemotaxis）是指白细胞向着炎症区域化学刺激物所在的部位做定向移动，而这些化学刺激物称为趋化因子（chemotactic agents）。趋化因子的作用是有特异性的，即不同的趋化因子只对某一种或几种炎细胞有趋化作用。

此外，不同细胞对趋化因子的反应能力也不同，粒细胞和单核细胞对趋化因子的反应较强，而淋巴细胞对趋化因子的反应则较弱。

4. 白细胞在炎症局部的作用

（1）吞噬作用　在炎症防御反应中极其重要的一环是依赖于游出的白细胞在炎症灶局部发挥吞噬作用和免疫作用，有效地杀伤病原微生物。其吞噬过程，包括识别和黏附、吞入及降解三个阶段（图 6-2）。①识别和黏附：在无血清存在的条件下，吞噬细胞很难识别并吞噬细菌。因为血清中存在着调理素（opsonin），即一类能增强吞噬细胞吞噬活性的血清蛋白质，主要是 IgG 和 C3b。吞噬细胞及其表面的 Fc 受体和 C3b 受体，它们能识别被抗体或补体包被的细菌，经抗体或补体与相应受体结合，细菌就被黏附在吞噬细胞的表面。②吞入：细菌黏附于吞噬细胞表面之后，Fc 受体和 C3b 受体即被激活，启动吞噬过程，吞噬细胞伸出伪足，随伪足延伸和互相吻合，形成由吞噬细胞膜包围吞噬物的泡状小体，谓之吞噬体。吞噬体逐渐脱离细胞膜进入细胞内部，并与初级溶酶体融合，形成吞噬溶酶体，溶酶体酶倾注其中，细菌在吞噬溶酶体内被杀伤、降解。白细胞颗粒中那些不依赖氧的物质也能杀伤病原体，包括杀菌通透性增加蛋白、溶菌酶、乳铁蛋白和一组新发现的富含精氨酸的阳离子蛋白质，后者能溶解细菌细胞壁，被称作杀菌素（phagocytin）或防御素（defensins）。吞噬作用完成后，吞噬溶酶体内的 pH 值降至 4～5，其内的酸性水解酶就可发挥降解细菌的作用。③杀伤和降解：进入吞噬溶酶体的细菌主要是被具有活性的氧化代谢产物杀伤的。通过吞噬细胞的上述杀伤作用，大多数病原微生物被杀伤。但有些细菌（如结核杆菌），在白细胞内处于静止状态，仍具有生命力和繁殖力，一旦机体抵抗力下降，这些病原体又能繁殖，并可随吞噬细胞的游走而在体内播散。

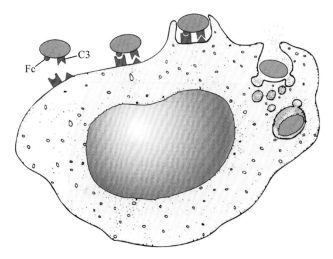

图 6-2　吞噬过程示意图

（2）免疫作用　参与免疫过程的细胞主要有巨噬细胞和淋巴细胞。淋巴细胞多见于慢性炎症或病毒感染引起的炎症。巨噬细胞吞噬处理抗原并将抗原信息递呈给 T 或 B 淋巴细胞，当 T 淋巴细胞受到抗原刺激时，可转变为致敏淋巴细胞。当再次与相应抗原接触时，致敏的淋巴细胞

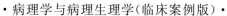
可释放多种淋巴因子,发挥细胞免疫作用。如淋巴毒素能直接杀伤带有特异性抗原的靶细胞;趋化因子如白介素-8(IL-8)能吸引巨噬细胞和中性粒细胞;游走抑制因子可抑制巨噬细胞或中性粒细胞移动分散,使其聚集于炎症区域内;巨噬细胞激活因子可增强巨噬细胞的吞噬和杀菌能力。B淋巴细胞在抗原刺激下,可以增殖转化为浆细胞,浆细胞能产生抗体,引起体液免疫反应。自然杀伤细胞(NK细胞)占外周血循环中淋巴细胞的10%～15%,NK细胞无需先致敏即可溶解病毒感染的细胞,在病毒感染性疾病中发挥重要作用。

(3)组织损伤作用　白细胞在化学趋化、激活和吞噬过程中,在脱颗粒时可向细胞外释放其产物,这些产物包括溶酶体酶、氧源性的活性代谢产物和花生四烯酸代谢产物(前列腺素和白细胞三烯)等,这些产物本身有强烈的介导内皮细胞和组织损伤的作用。

三、增生

在致炎因子、组织崩解产物或某些理化因子的刺激下,炎症局部可发生巨噬细胞、内皮细胞和成纤维细胞的增生(proliferation)。在某些情况下,炎症病灶周围的上皮细胞或实质细胞也发生增生。实质细胞和间质细胞的增生与相应的生长因子作用有关。炎性增生具有限制炎症扩散和修复作用。

任何原因引起的炎症都有变质、渗出和增生这三种基本病理变化,这是炎症的共性,但在每一种具体的炎症性疾病中,又可因致炎因子的质和量的不同,机体的反应性和抵抗力的差异,炎症的表现有所不同。一般来说,急性炎症或炎症的早期,往往渗出性和变质性病变较显著,而慢性炎症或炎症的后期,则增生性病变较突出。

第三节　炎症的类型

一、炎症的临床类型

1.超急性炎症　起病急骤,呈暴发经过,炎症反应非常强烈,整个病程仅数小时至几天,短期内引起组织和器官的严重损害,可导致机体死亡。

2.急性炎症　起病急,且症状明显,病程多在1个月内。炎症的病变常以变质、渗出为主。

3.慢性炎症　可由急性炎症转化而来,或因致炎因子长期刺激而呈慢性过程。临床症状多不明显,病程在半年以上甚至持续数年。炎症局部的病变常以增生为主,渗出性病变轻微。

4.亚急性炎症　其病程介于急性炎症与慢性炎症之间。

二、炎症的病理类型

任何炎症在一定程度上都存在变质、渗出和增生这三种基本病变。但由于炎症病因不同,引起组织器官结构和功能的改变特点各异,炎症时机体的免疫状态和病程长短也不尽相同。根据炎症时局部组织变质、渗出和增生三种病变哪一种占优势,将炎症分为变质性炎、渗出性炎和增生性炎三大类型。但这种分类是相对的,即使同一种致炎因素作用于同一机体,由于组织受损伤程度、致炎因子作用部位等的不同和机体免疫机能状态的变化,炎症的病变也不尽相同,且炎症的类型也可发生转化。

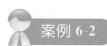 案例 6-2

患者,男,35岁,突发黄疸和昏迷,四天后治疗无效死亡。尸检为急性重症肝炎。问题:

1.急性重症肝炎的病变性质是什么?肝脏有何改变?

2.其临床表现与病理变化有无联系?

重点:变质性炎的特点及常发生的器官。

（一）变质性炎

变质性炎(alterative inflammation)是以组织细胞的变性、坏死为主要病变的炎症。各种炎症均有不同程度的变质性变化,但在变质性炎时,变质性改变特别突出,而渗出和增生性反应相对较轻。

变质性炎常见于肝、肾、心、脑等实质性器官,常见于某些重症感染、中毒及变态反应等,由于器官的实质细胞变性、坏死明显,常引起相应器官的功能障碍。例如:急性重症肝炎时,肝细胞广泛坏死,出现严重的肝功能障碍;流行性乙型脑炎时,神经细胞变性、坏死及脑软化灶形成,造成严重的中枢神经系统功能障碍;白喉外毒素引起的中毒性心肌炎,心肌细胞变性坏死,导致严重的心功能障碍。

（二）渗出性炎

渗出性炎(exudative inflammation)是以渗出为主要病变的炎症,以炎症病灶内有大量渗出物形成为主要特征。根据渗出物的主要成分和病变特点,一般将渗出性炎分为浆液性炎、纤维素性炎、化脓性炎、出血性炎等类型。

1.浆液性炎 浆液性炎(serous inflammation)是以浆液渗出为主的炎症。渗出物中主要为含大量白蛋白的血清,其中混有少量细胞和纤维素。浆液性炎(图 6-3)好发于浆膜、皮肤、黏膜、滑膜和疏松结缔组织等处。皮肤的浆液性炎如皮肤Ⅱ度烫伤时在表皮内形成水疱;黏膜的浆液性炎如感冒初期的流涕;浆膜的浆液性炎如渗出性结核性胸膜炎引起胸膜腔积液;发生在滑膜的浆液性炎如风湿性关节炎引起关节腔积液。

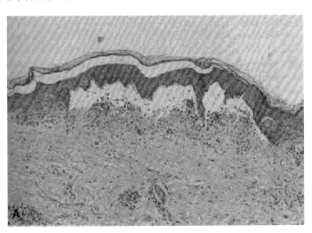

图 6-3 浆液性炎

浆液性炎一般较轻,病因消除后易于消退。但有时因浆液渗出过多可导致较严重的后果。如喉炎时严重的炎性水肿,可致呼吸困难;心包腔大量炎性积液时,可压迫心、肺而影响其功能。

2.纤维素性炎 纤维素性炎(fibrinous inflammation)是以渗出物中含有大量纤维素为特征的渗出性炎症。纤维素的大量渗出,提示毛细血管和小静脉损伤较重,管壁通透性明显增加,大量纤维蛋白原渗出到血管外,在坏死组织释出的组织因子作用下,转化为纤维素。纤维素性炎多由某些细菌毒素(如白喉杆菌、痢疾杆菌和肺炎双球菌的毒素)或多种内源性、外源性毒素(如尿毒症时的尿素和升汞中毒)引起。常发生于黏膜(咽、喉、气管、肠)、浆膜(胸膜、腹膜和心包膜)和肺。发生于黏膜者(如白喉、细菌性痢疾),渗出的纤维素、白细胞和坏死的黏膜组织及病原菌等在黏膜表面可形成一层灰白色膜状物,称为假膜,故又称假膜性炎(pseudomembranous inflammation)。由于局部组织结构特点不同,有的黏膜与其下组织结合疏松,所形成的假膜与深部组织结合较松而易于脱落,如气管白喉(图 6-4)的假膜脱落后可阻塞支气管而引起窒息,可造成严重后果。

当纤维素性炎发生于浆膜和肺时,少量纤维素渗出,可溶解吸收;大量纤维素渗出则容易发生机化,甚至浆膜腔闭塞,引起器官功能障碍,如纤维素性心包炎,由于心脏的搏动,心包的脏壁两层相互摩擦,使渗出在心包腔内的纤维素在心外膜表面呈绒毛状,故称"绒毛心"。若中性粒细

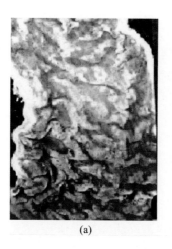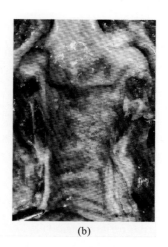

(a)   (b)

图 6-4 白喉

胞渗出较少,释出的蛋白水解酶相对不足,不能将纤维素完全溶解吸收时,可通过肉芽组织的长入而发生机化,最后导致纤维化。发生于胸膜者造成胸膜增厚与粘连,甚至使胸膜腔闭塞。发生于肺者,如大叶性肺炎的灰色肝样变期,肺泡腔内有大量纤维素渗出,使肺实变。

3.化脓性炎 化脓性炎(purulent inflammation)是以中性粒细胞大量渗出并伴有不同程度的组织坏死和脓液形成为特征。多由葡萄球菌、链球菌、脑膜炎双球菌、大肠杆菌等化脓菌感染引起。亦可因某些化学物质和机体坏死组织所致。炎症区内大量中性粒细胞破坏崩解后释放的溶酶体酶将坏死组织溶解液化的过程称为化脓,所形成的液状物称脓液,其内主要含大量渗出的中性粒细胞和脓细胞,还含有细菌、被溶解的坏死组织碎片和少量浆液。因渗出物中的纤维素已被中性粒细胞释放的蛋白水解酶所溶解,故脓液一般不凝固。根据化脓性炎症发生的原因和部位的不同,可有不同的形态表现。它可分为如下几种类型。

(1)脓肿 器官或组织内的局限性化脓性炎称脓肿(abscess)(图 6-5),其主要特征为组织发生坏死、溶解,形成充满脓液的腔,即脓腔。脓肿主要由金黄色葡萄球菌感染所致。该菌产生的血浆凝固酶可使渗出的纤维蛋白原转变为纤维素,因而病变较局限。近年来研究发现,金黄色葡萄球菌具有粘连蛋白受体,因而可通过血管壁并引起转移性脓肿。脓肿早期,在病原菌侵袭的局部组织发生坏死和大量的中性粒细胞浸润,随后发生化脓,并形成脓腔。经历一段时间后,脓肿周围可出现肉芽组织增生,包围脓肿形成脓肿壁,脓肿壁具有限制炎症扩散的作用。小的脓肿,如病原菌被消灭,脓液可逐渐吸收、消散,由肉芽组织修复愈合,大的脓肿由于脓液很多,吸收困难,需切开排脓或穿刺抽脓,而后由肉芽组织代替。

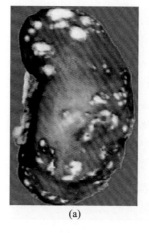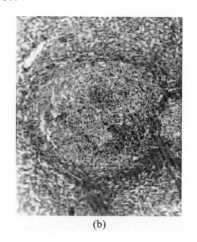

(a)   (b)

图 6-5 脓肿

疖(furuncle)是毛囊、皮脂腺及其附近组织所发生的脓肿。疖中心部分液化、变软后,脓肿就可自行穿破。痈(carbuncle)是多个疖的融合,在皮下脂肪筋膜组织中形成多个相互沟通的脓肿,一般只有及时切开引流排脓后,局部方能修复愈合。皮肤或黏膜的化脓性炎,由于局部皮肤或黏膜坏死、崩解脱落,可形成局部缺损,称溃疡(ulcer)。深部脓肿如向体表或自然管道穿破,可形成窦道或瘘管。窦道(sinus)是指只有一个开口的病理性盲管;而瘘管(fistula)是指连接了体外与有腔器官之间或两个有腔器官之间的有两个及以上开口的病理性管道(图6-6)。例如:肛门周围组织的脓肿,可向皮肤穿破,形成脓性窦道;也可既向皮肤穿破,又向肛管穿破,形成脓性瘘管。脓性窦道或脓性瘘管的管壁由肉芽组织构成,可长期不愈合,并从管中不断排出脓性渗出物。

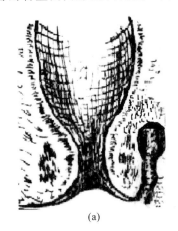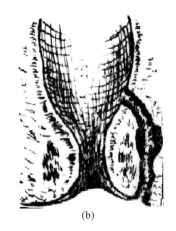

(a)　　　　　　　　　　(b)

图6-6　窦道与瘘管

案例 6-3

患者,男,42岁,慢性阑尾炎突发右下腹部疼痛,行阑尾切除术。病理检查:阑尾肿胀,浆膜面充血,可见黄白色渗出物。阑尾腔内充满脓液。问题:

该阑尾发生了什么性质的炎症?镜下病理变化是什么?

(2)蜂窝织炎　发生于疏松结缔组织的弥漫性化脓性炎称为蜂窝织炎(phlegmonous inflammation)。常见于皮下组织、肌肉和阑尾。溶血性链球菌为其主要致病菌,因该菌能产生透明质酸酶,分解结缔组织中的透明质酸,使之崩解;链球菌又能产生链激酶,溶解纤维素,使细菌容易在组织内蔓延扩散(图6-7)。炎区组织高度水肿和中性粒细胞弥漫性浸润,与周围组织无明显分界。但局部组织一般不发生明显的坏死和溶解,故单纯蜂窝织炎痊愈后多不留痕迹。

(3)表面化脓和积脓　表面化脓是指发生于黏膜或浆膜表面的化脓性炎。其特点是脓液主要向黏膜或浆膜表面渗出,深部组织炎症不明显,如化脓性尿道炎、化脓性脑膜炎(图6-8)等。积脓是指发生在黏膜或浆膜腔内的化脓性炎,脓液不能排出则称为积脓。

重点:渗出性炎的常见类型及各型病变特点、常发生的组织部位及器官。

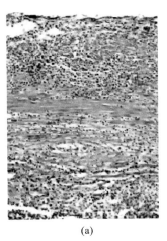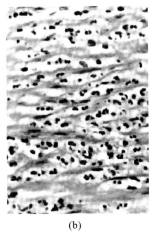

(a)　　　　　　(b)

图6-7　蜂窝织炎

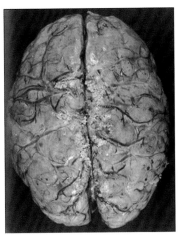

图6-8　化脓性脑膜炎

NOTE

4.出血性炎 出血性炎症病灶的血管损伤严重,渗出物中含有大量红细胞。常见于流行性出血热、钩端螺旋体病和鼠疫等急性传染病。

(三)增生性炎

重点:增生性炎的特点、类型及肉芽肿性炎、炎性息肉、炎性假瘤的概念。

以成纤维细胞、血管内皮细胞和组织细胞增生为主的炎症称为增生性炎(hyperplastic inflammation)。主要见于慢性炎症,但也有少数急性炎症是以细胞增生性改变为主,如:链球菌感染后的急性肾小球肾炎,病变以肾小球的血管内皮细胞和系膜细胞增生为主;伤寒病时,病变以单核巨噬细胞增生为主。慢性炎症的病程较长,数月至数年以上,局部病变多以增生性改变为主,变质和渗出较轻;炎细胞浸润多以淋巴细胞、巨噬细胞和浆细胞为主。根据形态学特点,可分为非特异性慢性炎和肉芽肿性炎两大类。

1.非特异性慢性炎 病变主要表现为成纤维细胞、血管内皮细胞和组织细胞增生,伴有淋巴细胞、浆细胞和巨噬细胞等慢性炎细胞浸润,同时局部的被覆上皮、腺上皮和实质细胞也可增生。慢性炎症还可伴有肉芽组织的形成,这类炎症常见于有较大的组织缺损,此时肉芽组织在慢性脓肿、瘘管和慢性黏膜溃疡的吸收和分解上起着重要作用。

2.肉芽肿性炎 炎症局部以巨噬细胞及其衍生的细胞增生形成境界清楚的结节状病灶,称为肉芽肿性炎(granulomatous inflammation)。这是一种特殊类型的增生性炎。肉芽肿中巨噬细胞来源于血液的单核细胞和局部增生的组织细胞。巨噬细胞可转化为特殊形态的上皮样细胞和多核巨细胞等。根据致炎因子的不同,肉芽肿性炎一般分为感染性肉芽肿和异物性肉芽肿两类。

(1)感染性肉芽肿(infective granuloma):由生物病原体如结核杆菌、伤寒杆菌、麻风杆菌、梅毒螺旋体、霉菌和寄生虫等引起,能形成具有特殊结构的细胞结节。例如:结核性肉芽肿(结核结节)主要由上皮样细胞和一个或几个朗汉斯(Langhans)巨细胞组成;伤寒肉芽肿(伤寒小结)主要由伤寒细胞组成。

(2)异物性肉芽肿(foreign body granuloma):由外科缝线、粉尘、滑石粉、木刺等异物引起。病变以异物为中心,围以数量不等的巨噬细胞、异物巨细胞、成纤维细胞和淋巴细胞等,形成结节状病灶。

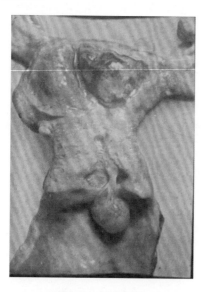

图 6-9　炎性息肉

附:炎性息肉(inflammatory polyp) 在致炎因子长期作用下,局部黏膜上皮和腺体及肉芽组织增生而形成的突出于黏膜表面的肉样肿物,称为炎性息肉。常见于鼻黏膜、肠黏膜和宫颈。炎性息肉大小不等,从数毫米至数厘米,基底部常有蒂,镜下可见黏膜上皮、腺体和肉芽组织明显增生,并有数量不等的淋巴细胞和浆细胞浸润(图6-9)。

炎性假瘤(inflammatory pseudotumor) 炎性增生时形成的境界清楚的瘤样肿块,常发生于眼眶和肺。组织学上炎性假瘤由肉芽组织、炎细胞、增生的实质细胞及纤维组织构成。X线检查时,其外形与肿瘤结节相似,因而被称为炎性假瘤,应注意与真性肿瘤鉴别。特别是肺的炎性假瘤在组织结构上较为复杂,有肉芽组织增生、肺泡上皮增生(但无异型性)、肺泡内出血、含铁血黄素沉积、巨噬细胞反应等,并可有吞噬脂质的泡沫细胞和多核巨细胞。此外,还有淋巴细胞和浆细胞浸润。

案例 6-4

患者,女,61岁,因手部外伤后感染,局部出现红(最初为鲜红,以后变为暗红)、肿、热、痛、功能障碍。问题:

患者手部出现这些表现的病理学基础是什么?

第四节　炎症的局部表现和全身反应

一、炎症的局部表现

以体表炎症时最为显著,常表现为红、肿、热、痛和功能障碍,其机制如下。

1.红　由于炎症病灶内充血所致,炎症初期由于动脉性充血,局部氧合血红蛋白增多,故呈鲜红色。随着炎症的发展,血流缓慢、淤血和停滞,局部组织含还原血红蛋白增多,故呈暗红色。

2.肿　主要是由于渗出物,特别是炎性水肿所致。慢性炎症时,组织和细胞的增生也可引起局部肿胀。

3.热　由于动脉性充血及代谢增强所致。白细胞产生的白细胞介素-1(IL-1)、肿瘤坏死因子(TNF)及前列腺素 E(PGE)等均可引起发热。

4.痛　引起炎症局部疼痛的因素与多种因素有关。局部炎症病灶内钾离子、氢离子的积聚,尤其是炎症介质诸如前列腺素、5-羟色胺、缓激肽等的刺激是引起疼痛的主要原因;炎症病灶内渗出物造成组织肿胀,张力增高,压迫神经末梢也可引起疼痛;此外,炎症器官肿大,使富含感觉神经末梢的被膜张力增加,神经末梢受牵拉而引起疼痛。

5.功能障碍　原因很多,如炎症病灶内实质细胞变性、坏死、代谢功能异常,炎性渗出物造成的机械性阻塞、压迫等,都可能引起炎症器官的功能障碍。疼痛也可影响肢体的活动功能。

重点:炎症的局部表现及全身反应。

二、炎症的全身反应

炎症病变主要在局部,但局部病变与整体又互为影响。在较严重炎症性疾病,特别是病原微生物在体内蔓延扩散时,常出现明显的全身性反应。

1.发热　病原微生物感染常引起发热。引起发热的化学物质称致热原,可分为外源性和内源性两类。外源性致热原有 G⁻杆菌释放的内毒素以及病毒、立克次体和疟原虫等产生的致热原。内源性致热原是中性粒细胞、单核巨噬细胞和嗜酸性粒细胞所释放的产物,白细胞释放的细胞因子 IL-1、IL-6、TNF-α 和干扰素等均可引起发热。外源性致热原不直接作用于体温调节中枢,而是通过激活白细胞释放内源性致热原作用于下丘脑体温调节中枢,而引起发热。

一定程度的体温升高,能使机体代谢增强,促进抗体的形成,增强吞噬细胞的吞噬功能和肝脏的屏障解毒功能,从而提高机体的防御功能。但发热超过了一定程度或长期发热,可影响机体的代谢过程,引起多系统特别是中枢神经系统的功能紊乱。如果炎症病变十分严重,体温反而不升高,说明机体反应性差,抵抗力低下,是预后不良的征兆。

2.白细胞增多　在急性炎症,尤其是细菌感染所致急性炎症时,末梢血白细胞计数可明显升高。这主要是由于 IL-1 和 TNF 等刺激骨髓中白细胞储存库释放加速所致。白细胞数的增多也是机体防御机能的一种表现。在严重感染时,外周血液中常出现幼稚的中性粒细胞比例增加的现象,即临床上所称的"核左移"。这反映了患者对感染的抵抗力较强和感染程度较重。持续较久的感染还可以通过集落刺激因子(CSF)的产生而促进骨髓造血前体细胞的增殖。对某些炎症性疾病,如伤寒、病毒性疾病(流感、病毒性肝炎和传染性非典型肺炎)、立克次体感染及某些自身免疫性疾病(如 SLE)等,血中白细胞往往不增加,反而减少。支气管哮喘和寄生虫感染时,血中嗜酸性粒细胞计数增高。

3.单核巨噬细胞系统细胞增生　机体防御反应的一种表现。在炎症尤其是病原微生物引起的炎症过程中,单核巨噬细胞系统的细胞常有不同程度的增生。常表现为局部淋巴结、肝、脾大。骨髓、肝、脾、淋巴结中的巨噬细胞增生,吞噬消化能力增强。淋巴组织中的 B、T 淋巴细胞也发生增生,同时释放淋巴因子和分泌抗体的功能增强。

4.实质器官的病变　炎症较严重时,由于病原微生物及其毒素的作用,以及局部血液循环障碍、发热等因素的影响,心、肝、肾等器官的实质细胞可发生不同程度的变性、坏死和器官功能障碍。

第五节 炎症的结局

炎症过程中,既有损伤又有抗损伤。致炎因子引起的损伤与机体抗损伤反应决定着炎症的发生、发展和结局。如损伤过程占优势,则炎症加重,并向全身扩散;如抗损伤反应占优势,则炎症逐渐趋向痊愈。若损伤因子持续存在,或机体的抵抗力较弱,则炎症转变为慢性。炎症的结局,可有以下三种情况。

(一)痊愈

多数情况下,由于机体抵抗力较强,或经过适当治疗,病原微生物被消灭,炎症区坏死组织和渗出物被溶解、吸收,通过周围健康细胞的再生修复,最后完全恢复组织原来的结构和功能,称为完全痊愈。如炎症病灶内坏死范围较广,或渗出的纤维素较多,不容易完全溶解、吸收,则由肉芽组织修复,留下瘢痕,不能完全恢复原有的结构和功能,称为不完全痊愈。如果瘢痕组织形成过多或发生在某些重要器官,可引起明显功能障碍。

(二)迁延不愈或转为慢性

如果机体抵抗力低下或治疗不彻底,致炎因子在短期内不能清除,在机体内持续存在或反复作用,且不断损伤组织,造成炎症过程迁延不愈,使急性炎症转化为慢性炎症,病情可时轻时重。如慢性病毒性肝炎、慢性胆囊炎等。

(三)蔓延播散

在患者抵抗力低下,或病原微生物毒力强、数量多的情况下,病原微生物可不断繁殖并直接沿组织间隙向周围组织、器官蔓延,或向全身播散。

1.局部蔓延 炎症局部的病原微生物可经组织间隙或自然管道向周围组织和器官蔓延,或向全身扩散。如肺结核病,当机体抵抗力低下时,结核杆菌可沿组织间隙蔓延,使病灶扩大;亦可沿支气管播散,在肺的其他部位形成新的结核病灶。

2.淋巴道播散 病原微生物经组织间隙侵入淋巴管,引起淋巴管炎,进而随淋巴进入局部淋巴结,引起局部淋巴结炎。如上肢感染引起腋窝淋巴结炎,下肢感染引起腹股沟淋巴结炎。淋巴道的这些变化有时可限制感染的扩散,但感染严重时,病原体可通过淋巴入血,引起血道播散。

3.血道播散 炎症病灶内的病原微生物侵入血液循环或其毒素被吸收入血,可引起菌血症、毒血症、败血症和脓毒败血症等。

(1)菌血症:炎症病灶的细菌经血管或淋巴管侵入血流,从血流中可查到细菌,但无全身中毒症状,称为菌血症。一些炎症性疾病的早期都有菌血症,如大叶性肺炎等。此时行血培养或淤点涂片,可找到细菌。在菌血症阶段,肝、脾、淋巴结的吞噬细胞可组成一道防线,以清除病原体。

(2)毒血症:细菌的毒素或毒性产物被吸收入血,引起全身中毒症状,称为毒血症。临床上出现高热、寒战等中毒症状,常同时伴有心、肝、肾等实质细胞的变性或坏死,但血培养阴性,即找不到细菌。严重者可出现中毒性休克。

(3)败血症:侵入血液中的细菌大量生长繁殖,并产生毒素,引起全身中毒症状和病理变化,称为败血症。患者除有严重毒血症临床表现外,还常出现皮肤、黏膜的多发性出血斑点、脾大及全身淋巴结肿大等。此时血培养,常可找到细菌。

(4)脓毒败血症:由化脓菌引起的败血症进一步发展,细菌随血流到达全身,在肺、肾、肝、脑等处发生多发性脓肿,称为脓毒血症或脓毒败血症。这些脓肿通常较小,较均匀散布在器官中。镜下观,脓肿的中央及尚存的毛细血管或小血管中常见到细菌菌落(栓子),说明脓肿是由栓塞于器官毛细血管的化脓菌所引起的,故称为栓塞性脓肿或转移性脓肿。

课后测试题

一、选择题

1. 化脓性炎症以下列哪项为特征？（　　　）

A. 血清渗出　　　　　　　　　B. 血浆蛋白渗出　　　　　　　C. 纤维蛋白渗出

D. 中性粒细胞渗出　　　　　　E. 血清、血浆蛋白及纤维蛋白渗出

2. 急性炎症组织以哪种细胞浸润为主？（　　　）

A. 浆细胞　　　　　　　　　　B. 淋巴细胞　　　　　　　　　C. 嗜酸性粒细胞

D. 中性粒细胞　　　　　　　　E. 巨噬细胞

3. 蜂窝织炎发生在（　　　）。

A. 肺　　　　　B. 心　　　　　C. 皮下组织　　　　D. 肝　　　　　E. 脑

4. 炎症的基本病变是（　　　）。

A. 细胞的变性、坏死　　　　　B. 炎性充血、水肿　　　　　　C. 变质、渗出、增生

D. 红、肿、热、痛、功能障碍　　E. 周围血液中白细胞增多和体温升高

5. 炎症的局部临床表现有（　　　）。

A. 头晕、呕吐　　　　　　　　B. 腹胀　　　　　　　　　　　C. 肿块

D. 咳嗽、咳痰　　　　　　　　E. 红、肿、热、痛、功能障碍

6. 炎症时液体渗出到间隙称（　　　）。

A. 炎性水肿　　B. 漏出液　　　C. 炎性积液　　　D. 淤血性水肿　　E. 组织液

7. 绒毛心是（　　　）。

A. 卡他性炎症　　　　　　　　B. 化脓性炎症　　　　　　　　C. 浆液性炎症

D. 纤维素性炎症　　　　　　　E. 假膜性炎症

8. 白细胞向着化学刺激物做定向移动的现象称为（　　　）。

A. 白细胞趋化作用　　　　　　B. 白细胞浸润　　　　　　　　C. 白细胞游出

D. 白细胞识别作用　　　　　　E. 白细胞吞噬作用

9. 深部脓肿向体表或体腔穿破，形成一个一端为盲端的排脓管道称为（　　　）。

A. 溃疡　　　　B. 空洞　　　　C. 瘘管　　　　D. 窦道　　　　E. 脓腔

10. 寄生虫病灶中最常见的炎症细胞是（　　　）。

A. 中性粒细胞　　　　　　　　B. 嗜酸性粒细胞　　　　　　　C. 浆细胞

D. 淋巴细胞　　　　　　　　　E. 单核细胞

二、思考题

1. 脓肿形成的过程。

2. 脓肿与蜂窝织炎的区别。

3. 渗出液和漏出液的区别。

（张　斌）

第七章　肿　　瘤

学习目标

1. 掌握肿瘤的概念、组织结构、异型性,肿瘤的生长、扩散和转移;良、恶性肿瘤的区别;肿瘤的命名原则;癌与肉瘤的区别;癌前病变、非典型增生、原位癌的概念。

2. 熟悉肿瘤的形态特点,常见肿瘤的好发部位、形态特点及生物学特性。

3. 了解肿瘤的分级和分期,常见肿瘤类型;肿瘤的病因及发病机制。

肿瘤(tumor,neoplasm)是一类常见病、多发病。根据其生物学特性和对机体危害的大小,将其分为恶性肿瘤和良性肿瘤两大类,其中恶性肿瘤作为全球较大的公共卫生问题之一,是 21 世纪人类的第一杀手。在我国肿瘤的发病率和死亡率呈升高趋势,据统计,每年新增癌症病例 300 多万例,死亡病例 270 多万例,其中常见的有肺癌、肝癌、胃癌、直结肠癌、食管癌、乳腺癌、子宫颈癌、鼻咽癌、白血病、淋巴瘤等。

第一节　肿瘤的概念

重点:肿瘤的概念、肿瘤性增生与非肿瘤性增生的区别。

肿瘤是机体在各种致瘤因素作用下,局部组织细胞在基因水平上失去对其生长的正常调控,导致克隆性异常增生而形成的新生物,通常表现为局部肿块。

肿瘤细胞由正常细胞转化而来,肿瘤细胞与正常细胞比较具有以下两大生物学特征:一是肿瘤细胞不同程度地丧失了分化成熟的能力,具有异常的形态、功能和代谢;二是失控性增生,即使致瘤因素去除,肿瘤细胞仍可继续生长。肿瘤细胞的这些生物学特征是由于肿瘤细胞的遗传物质发生了异常改变而形成的,而这种异常改变的遗传物质可以传给其子代细胞。生理状态下的增生及炎症、损伤修复时的增生,增生的组织细胞是分化成熟的,具有正常的形态、功能和代谢,是一种非肿瘤性增生,病因一旦消除,增生就不再继续,与肿瘤性增生有着本质的区别。

第二节　肿瘤的基本特征

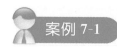
案例 7-1

患者,女,46 岁。右乳外上象限无痛性肿块 6 个多月,大小为 1.5 cm×2.0 cm,触之质地略硬,边界不清,活动度差,无发红、水肿、破溃等。近期生长速度加快,且肿块局部皮肤发红,有疼痛感。肿块表面皮肤呈橘皮样外观,乳头稍内陷,右腋窝可扪及拇指大小、质硬淋巴结一个,无痛。问题:

1. 患者所患何病,依据是什么?

2. 右腋窝淋巴结可能是什么病变?

3. 解释肿块表面皮肤呈橘皮样外观和乳头内陷的原因。

一、肿瘤的大体形态

肿瘤的形态多种多样,可通过观察肿瘤的大体形态来初步判断肿瘤性质和组织来源。

1. 形状 肿瘤的形状多种多样,有息肉状、乳头状、菜花状、结节状、分叶状、囊状、浸润性包块状、弥漫性肥厚状、溃疡状等(图7-1)。一般肿瘤形状与其发生部位、生长方式及肿瘤的性质有关。

重点:肿瘤大体形态和组织结构;肿瘤异型性与肿瘤恶性程度的关系;肿瘤的生长方式、扩散方式和转移途径。

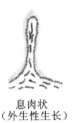
息肉状
(外生性生长)

乳头状
(外生性生长)

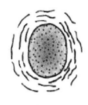
结节状
(膨胀性生长)

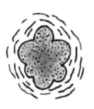
分叶状
(膨胀性生长)

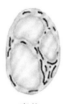
囊状
(膨胀性生长)

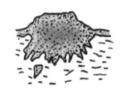
弥漫性肥厚状
(外生伴浸润性生长)

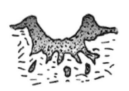
溃疡状
(浸润性生长)

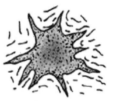
浸润性包块状
(浸润性生长)

图 7-1 肿瘤的外形和生长方式模式图

2. 数目 肿瘤一般为单发,偶有多发,如多发性子宫平滑肌瘤。

3. 大小 肿瘤的大小不一:小者,如原位癌,仅在显微镜下才能发现;大者,如肩背部巨大脂肪瘤、腹后壁巨大畸胎瘤等,可达几千克或数十千克。肿瘤的大小与其性质、生长时间、发生部位有一定关系。

4. 颜色 肿瘤的颜色一般近似于其来源组织的颜色。如上皮组织的肿瘤多呈灰白色,间叶组织的肉瘤多呈灰红色,但也与肿瘤所含成分有关,如血管瘤呈暗红色,脂肪瘤呈淡黄色,黑色素瘤则呈黑色或灰褐色。

5. 硬度 肿瘤一般比其起源组织稍硬。但也与组织来源、肿瘤实质与间质的比例及有无继发性改变等有关,如骨瘤坚硬,脂肪瘤则质软。

二、肿瘤的组织结构

肿瘤组织结构由肿瘤的实质和间质两部分构成。

1. 实质 即肿瘤细胞,是肿瘤的主要成分,具有特异性,它决定着肿瘤的性质及其组织来源。一般肿瘤含有一种肿瘤细胞成分,但少数肿瘤可有两种或两种以上肿瘤细胞成分,如乳腺纤维腺瘤有纤维组织和腺上皮组织两种肿瘤细胞,畸胎瘤含有两到三个胚层来源的多种实质成分。肿瘤细胞的形态特点是判断肿瘤的组织来源和性质的主要依据。

2. 间质 主要由纤维结缔组织和血管、淋巴管构成,对肿瘤实质起着支持和营养的作用,一般生长快的肿瘤间质含血管丰富,反之则较少。此外,肿瘤间质内还常可见有数量不等的淋巴细胞、浆细胞、巨噬细胞等,这与机体抗肿瘤的免疫反应有关。

三、肿瘤的异型性

肿瘤组织无论在细胞形态和组织结构上,都与其起源的正常组织有不同程度的差异,这种差异称为肿瘤的异型性(atypia)。肿瘤的异型性反映了肿瘤组织的分化成熟程度。肿瘤的分化程度是指肿瘤在形态和功能上与其起源组织的相似程度。肿瘤的异型性是区分肿瘤良、恶性及判断肿瘤恶性程度的主要形态学依据。肿瘤的异型性越小,说明肿瘤组织分化程度越高,恶性程度越低或为良性肿瘤;相反,异型性越大,说明瘤组织分化程度越低,恶性程度越高。若肿瘤细胞处于一种缺乏分化状态,则为高度恶性,通常称为间变。

（一）肿瘤组织结构的异型性

肿瘤组织结构的异型性主要是指肿瘤组织在空间排列结构上与其起源的正常组织的差异。良性肿瘤组织结构异型性较小,与其起源组织相似,肿瘤细胞排列不太规则,在一定程度上丧失了起源组织的有序结构与层次。如腺瘤的腺体数目增多,大小、形态不太一致等。恶性肿瘤组织结构的异型性明显,肿瘤细胞的成分和排列明显紊乱,如腺癌的癌细胞明显增多,排列紊乱,细胞层次增多,与正常的组织结构相差甚远,有时甚至无法判断其组织来源。

（二）肿瘤细胞的异型性

良性肿瘤分化程度高,异型性小,与其起源的正常细胞相似,如脂肪瘤的肿瘤细胞与脂肪细胞相似。恶性肿瘤细胞分化低,异型性大,其主要表现如下。

1.肿瘤细胞的多形性 恶性肿瘤细胞一般比其起源的正常细胞大,且大小不一、形态各异,可出现瘤巨细胞、多核瘤巨细胞(图 7-2)。少数分化很差或未分化的肿瘤,肿瘤细胞通常比其起源正常细胞小,圆形,且大小较一致,如小细胞肺癌。

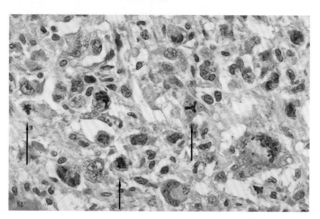

图 7-2　恶性肿瘤细胞呈明显的异型性

2.肿瘤细胞核的多形性 肿瘤细胞核明显增大,且大小、形态不一,核、浆比例增大(正常为1：4～6),且可出现巨核、双核、多核或畸形核;核染色加深,染色质颗粒粗大;核染色质堆积于核膜下致核膜增厚;核仁肥大,数目也常增多(可达 2～5 个);核分裂象多见,可出现两极不对称性、三极、多极及顿挫性等病理性核分裂象,这对诊断恶性肿瘤具有重要意义(图 7-3)。

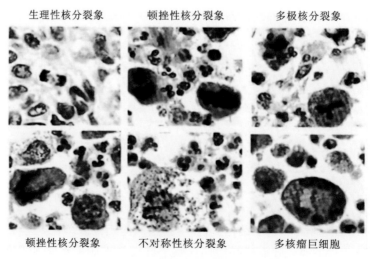

生理性核分裂象　　顿挫性核分裂象　　多极核分裂象

顿挫性核分裂象　　不对称性核分裂象　　多核瘤巨细胞

图 7-3　病理性核分裂示意图

3.肿瘤细胞质的改变 由于肿瘤细胞的代谢加速,胞质内游离的核蛋白及 RNA 增多,而略呈嗜碱性。有些肿瘤细胞因产生异常分泌物或代谢物(如黏液、糖原、脂质、角蛋白、激素或色素等)而使肿瘤细胞的胞质呈现不同的特点,有利于判断肿瘤的组织来源。

四、肿瘤的生长与扩散

(一)肿瘤的生长

肿瘤的生长以肿瘤细胞的分裂增殖大于凋亡为基础。良、恶性肿瘤在生长速度和生长方式上有很大的差异,这对判断肿瘤的良、恶性有一定意义。

1.肿瘤的生长速度 与肿瘤细胞的分化成熟程度有关。一般来说,分化好、异型性小的良性肿瘤生长缓慢;分化差、异型性大的恶性肿瘤生长较快,常在短时间内瘤体明显增大,当血液及营养供应相对不足时,易发生坏死、出血等继发性改变。如果良性肿瘤在短时间内生长速度突然加快,要考虑到恶变或继发性改变。

知识链接

影响肿瘤生长速度的因素

肿瘤细胞的倍增时间(一个细胞分裂为两个子代细胞所需的时间)与起源正常细胞的倍增时间没有明显差别,影响肿瘤生长速度的因素如下。

(1)肿瘤的生长分数:肿瘤细胞群体中处于增殖阶段(S 期和 G_2 期)的细胞所占的比例。生长分数越高则肿瘤生长速度越快。抗肿瘤化学药物多是通过干扰肿瘤细胞的分裂增殖而发挥抑制肿瘤生长作用的。因此,恶性肿瘤对化疗药物是否敏感,主要取决于生长分数的高低。

(2)肿瘤细胞的增殖与死亡之比:肿瘤在生长过程中,由于血液供应不足、机体抗肿瘤免疫等因素的影响,有一些肿瘤细胞会死亡(坏死或凋亡)。大多数恶性肿瘤细胞增殖数目大于细胞死亡数目,因此,肿瘤在不断生长。临床上促进肿瘤细胞的死亡(如介入治疗或放化疗等)或抑制肿瘤细胞增殖,成为治疗肿瘤的两个重要方向。

(3)肿瘤血管生成:肿瘤的血管生成为肿瘤的生长提供营养,为肿瘤的转移创造条件。血管越丰富的肿瘤生长越快。抑制肿瘤血管生成或堵塞肿瘤的血管就成为治疗肿瘤的新方法。

2.肿瘤的生长方式

(1)膨胀性生长:绝大多数发生于深部组织的良性肿瘤的生长方式。由于肿瘤细胞分化好,生长缓慢,不向周围正常组织浸润,随着肿瘤体积的不断增大,排挤周围正常组织,致使肿瘤呈结节状、分叶状,与周围组织界限清楚,常有完整包膜(图 7-4)。触诊时瘤体可活动,手术易于切除,术后不易复发。

(2)浸润性生长:大多数恶性肿瘤的生长方式。肿瘤细胞分化差,生长快,像树根长入泥土一样侵入和破坏周围组织,并可侵入周围组织间隙、血管、淋巴管内,与周围组织界限不清,多无包膜(图 7-5),触诊时瘤体固定、不活动。手术不易切干净,术后易复发。

(3)外生性生长:发生在体表、体腔面或自然管道腔面的肿瘤呈外生性生长。常向表面或管腔内生长呈息肉状、乳头状或菜花状的肿物。良性和恶性肿瘤均可呈外生性生长,但恶性肿瘤在向表面生长的同时,基底部常伴有浸润性生长(图 7-6),由于其生长快、血供不足,易发生坏死、脱落而形成高低不平、边缘隆起的癌性溃疡。

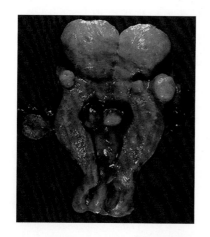

图 7-4　多发性子宫平滑肌瘤(膨胀性生长)

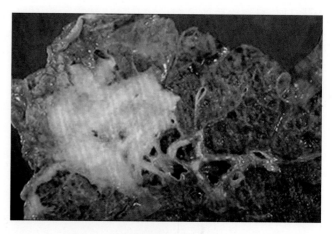

图 7-5　恶性肿瘤的浸润性生长(肺癌)

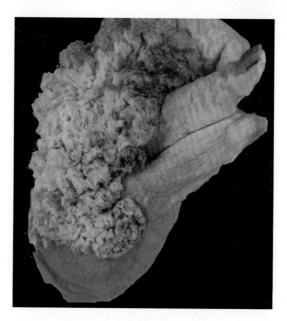

图 7-6　恶性肿瘤的外生性生长

(二)肿瘤的扩散

恶性肿瘤不仅在原位浸润性生长、蔓延,而且还可通过淋巴管、血管或体腔等途径扩散到身体其他部位继续生长,这是恶性肿瘤最重要的生物学特征。肿瘤的扩散有直接蔓延和转移两种方式。

1. 直接蔓延　随着肿瘤的逐渐长大,恶性肿瘤细胞沿着组织间隙、淋巴管、血管和神经束衣浸润生长,破坏邻近正常器官或组织的结构,形成连续不间断的瘤体,称为直接蔓延。如子宫颈癌晚期可蔓延到膀胱、直肠、宫旁组织和骨盆壁等。

2. 转移　恶性肿瘤细胞从原发部位侵入淋巴管、血管或体腔,被带到其他处并继续生长,形成与原发瘤同样类型的肿瘤,这个过程称为转移(metastasis),所形成的肿瘤称为转移瘤或继发瘤。常见的转移途径有以下三种。

(1)淋巴道转移:癌主要的转移途径。癌细胞首先侵入淋巴管,随淋巴回流被带到局部淋巴结(如乳腺癌转移到同侧腋窝淋巴结,肺癌转移到肺门淋巴结等);癌细胞到达淋巴结先聚集在其包膜下的边缘窦,而后继续生长繁殖累及整个淋巴结,使淋巴结肿大、变硬。癌细胞累及淋巴结的被膜后或多个淋巴结受累时,可使相邻淋巴结相互融合成团块。局部淋巴结转移后,可依次转移到远处各组淋巴结(图 7-7),最终经胸导管进入血流,发生血道的转移。

(2)血道转移:是肉瘤主要的转移途径。肿瘤细胞侵入血管并随血液循环到达远隔器官继续生长,形成转移瘤。由于静脉壁较薄、内压较低,因此肿瘤细胞多经静脉侵入,其运行途径与血流方向一致。侵入体循环静脉的肿瘤细胞,一般经右心在肺内形成转移瘤;侵入肺静脉的肿瘤细胞,经左心可引起全身广泛转移。转移瘤常为多发,结节状,边缘整齐,多位于器官表面(图7-8)。血道转移以肺最多见,其次是肝。

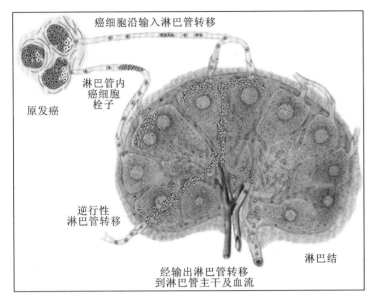

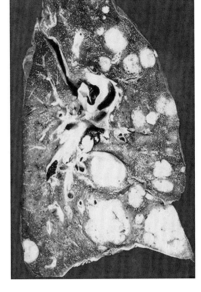

图 7-7　癌的淋巴道转移示意图　　　　　　图 7-8　肺内的血道转移瘤

(3)种植性转移:发生于体腔内器官的恶性肿瘤,其肿瘤细胞蔓延到器官浆膜面时,肿瘤细胞可脱落并像播种一样撒落在体腔浆膜面或其他器官表面继续生长,形成多个转移瘤,称为种植性转移。如胃黏液性腺癌发生腹膜、大网膜、肠管浆膜面或双侧卵巢表面的种植性转移,其中在卵巢上又称 Krukenberg 瘤。肿瘤转移到浆膜后可引起浆膜腔发生血性或浆液性积液,对积液进行脱落细胞学检查有助于肿瘤的诊断;肿瘤细胞浸润也可引起浆膜腔器官粘连。手术时,也偶有因手术操作不慎,导致肿瘤细胞发生医源性种植性转移。

五、肿瘤的复发

肿瘤的复发一般是指恶性肿瘤经手术、化疗或放疗等正规治疗后,获得一段消退期或缓解期后,又重新出现同样类型的肿瘤。复发可在原发部位,也可在其他部位。恶性肿瘤具有浸润性生长的特征,因此易复发。如肝癌术后的复发;淋巴瘤化疗、放疗后的复发。

六、肿瘤的分级与分期

肿瘤的分级与分期一般用于恶性肿瘤,对临床医生制定治疗方案、判断预后有重要的参考价值。一般肿瘤的分级与分期越高,预后越差。

1.肿瘤的分级　恶性肿瘤根据分化程度、异型性等可分为Ⅲ级,即高分化为Ⅰ级,属低度恶性;中等分化为Ⅱ级,属中度恶性;低分化或未分化为Ⅲ级,属高度恶性。恶性肿瘤分级对判断预后和提供临床治疗有重要意义。

2.肿瘤的分期　根据原发瘤的大小、浸润的深度和范围、邻近器官的受累情况、局部或远处淋巴结转移的情况以及有无血道转移等对恶性肿瘤进行分期。目前常用国际抗癌协会制定的TNM 分期法,T 指原发瘤的大小或浸润的深度,用 $T_1 \sim T_4$ 表示,原位癌用 T_0 代表;N 指局部淋巴结转移情况,N_0 表示无淋巴结转移,$N_1 \sim N_3$ 表示淋巴结转移的程度和范围;M 指血道转移,用 M_1、M_2 表示,M_0 表示无血道转移。

第三节　肿瘤对机体的影响

肿瘤因性质不同,对机体的影响也不同。

一、良性肿瘤

重点:良、恶性肿瘤对机体的影响。

对机体的影响较小,主要表现为对局部的压迫和阻塞作用,出血、感染等继发性改变较少。但有些内分泌腺的良性肿瘤因可产生某种激素而影响全身,如胰岛细胞瘤因肿瘤细胞产生胰岛素而引起阵发性低血糖、垂体前叶的嗜酸性细胞瘤可分泌生长激素而引起巨人症或肢端肥大症等。

二、恶性肿瘤

恶性肿瘤除了对局部有压迫和阻塞,继发出血、坏死外,还会对机体造成以下影响:恶性肿瘤可侵袭并破坏正常组织结构,影响器官的功能,如肝癌破坏肝组织,引起肝功能障碍;恶性肿瘤细胞侵破血管可引起出血;肿瘤代谢产物、坏死分解产物被机体吸收或合并感染时,可引起发热;肿瘤浸润、压迫周围神经可引起顽固性疼痛;恶性肿瘤还可发生转移,造成更多组织器官的破坏,因而对机体的影响严重;恶性肿瘤患者晚期可出现恶病质,表现为进行性的消瘦、乏力、贫血和全身衰竭等症状;有一些非内分泌腺的肿瘤(肺癌、胃癌、肝癌等),能产生和分泌激素或激素类似物,如促肾上腺皮质激素、甲状旁腺激素、胰岛素、生长激素、降钙素等,可引起内分泌功能紊乱的临床症状,称为异位内分泌综合征。

第四节　良性肿瘤与恶性肿瘤的区别

重点:正确区分良、恶性肿瘤,但也要理解良、恶性肿瘤并不是绝对的。

良性肿瘤和恶性肿瘤在生物学特点和对机体的影响方面有明显的差别,临床上的治疗措施及效果也完全不同。良性肿瘤一般对机体危害较小,易于治疗,且疗效较好;恶性肿瘤对机体危害较大,不易治疗,且疗效不理想。如果将恶性肿瘤误诊为良性肿瘤,会造成治疗的延误或不彻底而发生转移或复发;反之,如果将良性肿瘤误诊为恶性肿瘤,会导致过度治疗,给患者造成不必要的痛苦和伤害。因此,正确区分良性肿瘤和恶性肿瘤(表 7-1),对于肿瘤的诊断、治疗及预后判断都具有重要的现实意义。

表 7-1　良性肿瘤与恶性肿瘤的区别

	良 性 肿 瘤	恶 性 肿 瘤
分化程度	分化好,异型性小,与起源正常组织形态相似,核分裂无或稀少,不见病理性核分裂象	分化差,异型性大,与起源正常组织的形态差别大,核分裂多见并可见病理性核分裂象
生长速度	缓慢	较快
生长方式	膨胀性或外生性生长	浸润性或外生性生长(基底伴浸润性生长)
继发性改变	很少发生坏死、出血	常发生出血、坏死、溃疡形成等
转移	不转移	常有转移
复发	不复发或很少复发	易复发
对机体影响	较小,主要为局部压迫或阻塞作用。如发生在重要器官也可引起严重后果	较大,除压迫、阻塞外,还可破坏原发处和转移处的组织结构,引起坏死、出血、合并感染,甚至造成恶病质、死亡

良、恶性肿瘤的区别不是绝对的,要综合分析才能作出正确的判断。如血管瘤为良性肿瘤,但无包膜,而皮肤基底细胞癌虽为恶性肿瘤,却很少发生转移;有的良性肿瘤如不及时治疗,可转变为恶性肿瘤;极个别恶性肿瘤,有时可因机体免疫力增强等原因而停止生长甚至完全自然消退,如黑色素瘤。良、恶性肿瘤有时也无绝对界限,组织形态和生物学行为介于二者之间的肿瘤称交界性肿瘤,如卵巢交界性囊腺瘤、膀胱乳头状瘤等,这类肿瘤具有潜在的恶性表现,应采取相应的治疗措施,以免恶变或复发。

第五节 肿瘤的命名与分类

人体几乎所有组织都可发生肿瘤,其肿瘤的组织学类型复杂多样。因此,对肿瘤进行科学的命名和分类,对于肿瘤的临床诊疗和研究十分重要。

一、肿瘤的命名原则

肿瘤的命名原则一般要体现肿瘤的组织来源、性质和发生部位。

重点:肿瘤的一般命名原则;癌与肉瘤的区别。

(一)良性肿瘤的命名

在肿瘤生长部位、来源组织之后加"瘤"字,即"部位＋组织来源＋瘤",如起源于胸壁纤维组织的良性肿瘤称为胸壁纤维瘤,起源于甲状腺腺上皮的良性肿瘤称为甲状腺腺瘤等。有时还结合肿瘤的形态特点命名,如皮肤乳头状瘤、卵巢浆液性囊腺瘤。

(二)恶性肿瘤的命名

恶性肿瘤通常根据组织来源不同分为癌和肉瘤两大类。两者的区别见表7-2。

1.癌 来源于上皮组织的恶性肿瘤称为癌(carcinoma)。命名原则是,部位＋来源组织＋癌,如来源于手掌鳞状上皮的恶性肿瘤称为手掌鳞状细胞癌,来源于胃黏膜腺上皮的恶性肿瘤称为胃腺癌。

2.肉瘤 来源于间叶组织(包括纤维结缔组织、脂肪、脉管、肌肉、淋巴组织、骨、软骨及滑膜组织等)的恶性肿瘤统称为肉瘤(sarcoma)。命名原则是,部位＋来源组织＋肉瘤,如来源于胃壁平滑肌组织的恶性肿瘤称为胃壁平滑肌肉瘤。

有的肿瘤既有癌的成分又有肉瘤的成分,则称为癌肉瘤(carcinosarcoma)。癌与肉瘤的区别见表7-2。

表7-2 癌与肉瘤的区别

	癌	肉 瘤
组织来源	上皮组织	间叶组织
发病率及好发年龄	较常见,约为肉瘤的9倍,多见于40岁以上中、老年人	较少见,大多见于青少年
大体特点	质较硬、色灰白、较干燥	质软、色灰红、湿润、鱼肉状
组织学特点	癌细胞呈巢状、腺管状或条索状,实质与间质分界清楚,纤维组织没有增生	肉瘤细胞多弥漫分布,实质与间质分界不清,间质内血管丰富,纤维组织少
网状纤维	癌巢周有,但癌细胞间多无网状纤维	肉瘤细胞间有网状纤维,并包绕肉瘤细胞
免疫组化	上皮细胞性标记物,如角蛋白(keratin)、上皮细胞膜抗原(EMA)等阳性	上皮细胞性标记物阴性,但间充质标记物,如波形蛋白(vimentin)、结蛋白(desmin)阳性
转移	多经淋巴道转移	多经血道转移

(三)肿瘤的特殊命名

有少数肿瘤不按上述原则命名,如来源于幼稚组织及神经组织的肿瘤称为母细胞瘤,多数为恶性,如视网膜母细胞瘤、神经母细胞瘤和肾母细胞瘤,少数为良性,如骨母细胞瘤、软骨母细胞瘤等;有些恶性肿瘤成分复杂,则直接在肿瘤名称前加"恶性"二字,如恶性畸胎瘤、恶性淋巴瘤、恶性黑色素瘤;有的恶性肿瘤以"人"名或"病"名命名,如白血病、尤文(Ewing)肉瘤、霍奇金(Hodgkin)淋巴瘤;还有的恶性肿瘤采用习惯名称,如精原细胞瘤、蕈样霉菌病等。

二、肿瘤的分类

一般根据肿瘤的组织来源,可将肿瘤分为五类,每类又按肿瘤的分化程度分为良性和恶性肿瘤(表 7-3)。

表 7-3　肿瘤的分类

组织来源	良性肿瘤	恶性肿瘤
上皮组织		
鳞状上皮	鳞状细胞乳头状瘤	鳞状细胞癌
基底细胞	—	基底细胞癌
移行上皮	移行细胞乳头状瘤	移行细胞癌
腺上皮	腺瘤	腺癌
间叶组织上皮组织		
纤维组织	纤维瘤	纤维肉瘤
脂肪组织	脂肪瘤	脂肪肉瘤
平滑肌组织	平滑肌瘤	平滑肌肉瘤
横纹肌组织	横纹肌瘤	横纹肌肉瘤
血管	血管瘤	血管肉瘤
淋巴管	淋巴管瘤	淋巴管肉瘤
骨组织	骨瘤	骨肉瘤
软骨组织	软骨瘤	软骨肉瘤
滑膜组织	滑膜瘤	滑膜肉瘤
间皮组织	间皮瘤	恶性间皮瘤
淋巴造血组织上皮组织		
淋巴组织	—	淋巴瘤
造血组织	—	白血病
神经组织上皮组织		
神经鞘细胞	神经鞘瘤	恶性神经鞘瘤
胶质细胞	胶质瘤	恶性胶质瘤
原始神经细胞	—	髓母细胞瘤
脑膜	脑膜瘤	恶性脑膜瘤
神经细胞	节细胞神经瘤	—
其他上皮组织		
黑色素细胞	—	黑色素瘤
胎盘滋养叶细胞	葡萄胎	恶性葡萄胎
		绒毛膜上皮癌
生殖细胞	—	精原细胞瘤
		无性细胞瘤
三个胚层组织	畸胎瘤	胚胎癌
		恶性畸胎瘤

第六节 癌前病变、原位癌及早期浸润癌

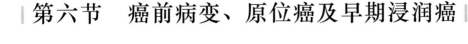

案例 7-2

患者,男,58 岁,农民。上腹饱胀不适、纳差乏力 2 个多月入院。3 年前发现有乙型肝炎(简称乙肝)病史。患者 2 个月前感到上腹饱胀不适,食欲减退,时有恶心,自服"胃药"多次未见好转,且乏力明显,体重较前有明显减轻,近 10 天来牙龈时有出血。3 年前发现乙肝"大三阳"(HBsAg 阳性、HBeAg 阳性、抗 HBc 阳性),肝功能异常,A/G 下降。

查体:腹水征阳性,肝肋下 7 cm,质硬,表面结节状,边缘不规则,脾肋下 3 cm,质中等,双下肢凹陷性水肿。

实验室检查。血常规:白细胞 $12.8×10^{12}$/L;红细胞 $3.08×10^{12}$/L;血小板 $35×10^9$/L。肝肾功能:总蛋白 56.9 g/L;白蛋白 24.0 g/L;球蛋白 32.9 g/L;A/G 0.7;总胆红素 93.9 μmol/L,直接胆红素 46.70 μmol/L。HBsAg 阳性;HBeAg 阳性;抗 HBc 阳性。甲胎蛋白 AFP>1000 μg/L(正常 20 μg/L)。腹水病理:离心沉淀涂片未见癌细胞。B 超:肝右叶内见 10 cm×12 cm 强回声光团。治疗过程中因高热、感染、呕血、黑便、少尿、昏迷而死亡。问题:

1. 上述病例中患者患有哪些疾病并说出其诊断依据。

2. 分析上述各疾病间的关系,并说出患者死因。

一、癌前病变

癌前病变(precancerous lesions)是指某些具有癌变潜在可能性的良性病变,如长期存在即有可能演变为癌。正确认识和积极治疗癌前病变,在肿瘤的预防中具有重要的意义。临床上常见的癌前病变如下。

重点:癌前病变、原位癌、早期浸润癌的概念;常见的癌前病变有哪些。

1. 黏膜白斑 常发生于口腔、食管、外阴、宫颈等处黏膜,呈白色斑块,且局部黏膜上皮增生增厚,如长期不治愈,有可能发展为鳞状细胞癌。

2. 慢性子宫颈糜烂 妇科常见病。宫颈的慢性炎症使宫颈鳞状上皮破坏,被宫颈管内膜的单层柱状上皮所取代,使该处病变呈粉红色或鲜红色,像黏膜发生了缺损,故称子宫颈糜烂;随后局部由储备细胞的增生并化生为鳞状上皮而愈复。如此病变长期反复进行,少数病例在此基础上可演变为鳞状细胞癌。

3. 纤维囊性乳腺病 多见于 40 岁左右的女性,由于内分泌功能紊乱引起乳腺导管上皮和小叶腺泡上皮增生伴导管囊性扩张,如伴有导管内乳头状增生或小叶异型性增生易发生癌变。

4. 结肠多发性息肉病 多有家族史,属于常染色体显性遗传性疾病,发病年龄早,成年后100%癌变。

5. 慢性萎缩性胃炎及胃溃疡 慢性萎缩性胃炎时胃黏膜腺体可发生肠黏膜上皮化生,伴有肠化的萎缩性胃炎与胃癌的发生有一定关系,久治不愈可癌变;慢性胃溃疡边缘的黏膜因长期受刺激而不断增生,也有可能转变为癌。

6. 慢性皮肤溃疡 经久不愈的皮肤溃疡和瘘管,由于长期慢性炎症的刺激,鳞状上皮增生,可发生癌变。

7. 肝硬化 由慢性病毒性肝炎所引起的肝硬化,特别是坏死后性肝硬化,部分可进展为肝癌。

8. 慢性溃疡性结肠炎 溃疡边缘黏膜上皮反复增生可发展为结肠癌。

9. 其他 男性的隐睾、交界痣、结肠的慢性血吸虫病、日光性角化病、外耳道、阴茎、膀胱的乳头状瘤等。

癌前病变的组织学改变常为非典型增生(atypical hyperplasia)。非典型增生是指增生的上皮细胞有一定程度异型性,但还不足以诊断为癌,镜下表现为细胞大小不一,形态多样,核大深染,核浆比例增大,核分裂象增多,多属正常分裂象。细胞排列紊乱,极向消失。根据异型细胞累及范围,非典型增生可分为轻度(Ⅰ级)、中度(Ⅱ级)和重度(Ⅲ级)三级。如鳞状上皮的非典型性增生可分为:异常增生的细胞占据表皮下 1/3 的为轻度(Ⅰ级);异常增生的细胞占据表皮下 2/3 的为中度(Ⅱ级);异常增生的细胞占据表皮下 2/3 以上,但尚未累及全层的为重度(Ⅲ级)(图 7-9)。轻、中度非典型增生当病因去除后可恢复正常,而重度非典型增生则很难逆转,常转变为癌。

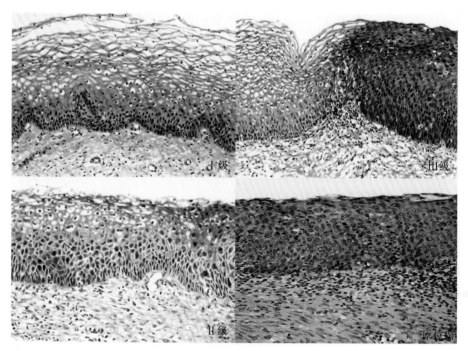

图 7-9 非典型增生(Ⅰ、Ⅱ、Ⅲ级)与原位癌

二、原位癌

原位癌(carcinoma in situ)是指癌变的细胞已累及上皮的全层,但尚未突破基底膜向下浸润生长,即局限在黏膜的上皮层内或皮肤的表皮层内的非浸润癌,如宫颈的原位癌(图 7-9)、乳腺小叶原位癌等。原位癌是一种早期癌,及时发现、正确诊断、积极治疗可防止它发展为浸润癌,从而提高癌的治愈率。

三、早期浸润癌

早期浸润癌是指癌细胞突破基底膜向下浸润生长,但浸润的范围较浅,其浸润深度不超过5 mm,且无局部淋巴结转移。如能及时作出诊断、正确治疗,预后较好,其生存率与原位癌基本接近。

第七节 常见肿瘤举例

一、上皮组织肿瘤

(一)良性上皮组织肿瘤

1.乳头状瘤(papilloma) 起源于被覆上皮,多见于皮肤、咽喉、阴茎、外耳道和膀胱等处。瘤体呈外生性生长,形成许多指样或乳头状突起,根部形成一细蒂与正常组织相连。镜下观,每个乳头轴心由具有血管的分支状结缔组织间质构成,其表面覆盖的上皮因肿瘤发生部位不同而各异,可为鳞状上皮、柱状上皮或移行上皮(图7-10)。应注意,在外耳道、阴茎、膀胱和结肠的乳头状瘤易发生癌变。

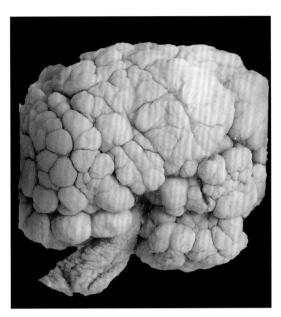

图 7-10　皮肤乳头状瘤

2. 腺瘤(adenoma)　起源于腺上皮,多见于甲状腺、乳腺、卵巢、涎腺和胃肠等处的腺体。腺瘤多呈结节状,有完整包膜,与周围组织界限清楚;黏膜表面的腺瘤多呈息肉状。不同部位的腺瘤组成成分或形态特点有所不同:发生于卵巢的腺瘤多为囊腺瘤(图7-11);发生于乳腺的多为纤维腺瘤;涎腺多为多形性腺瘤;胃肠道黏膜的腺瘤多为息肉状腺瘤(图7-12)。镜下观,腺瘤的腺体与其起源腺体不仅在结构上相似,而且也具有一定的分泌功能;不同之处仅在于腺体大小不一、形态不规则、排列较密集,无导管结构。

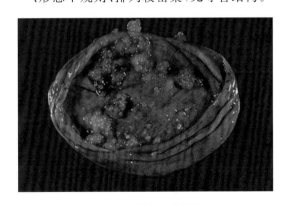

图 7-11　卵巢浆液性囊腺瘤

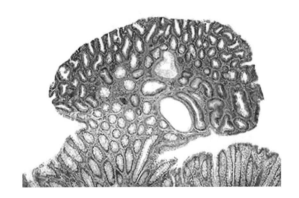

图 7-12　结肠息肉状腺瘤模式图

(二)恶性上皮组织肿瘤

1. 鳞状细胞癌(squamous cell carcinoma)　简称鳞癌,常发生于身体有鳞状上皮被覆的部位,如皮肤、鼻咽、口腔、食管、外阴、宫颈、阴茎等处;但也可发生于有鳞状上皮化生的部位,如子宫内膜、支气管、胆囊等处。肉眼观,肿瘤常呈菜花状或溃疡状,切面灰白色、较干燥,质较硬;镜下观,癌组织突破基底膜侵至深层组织,形成不规则的条索状、片块状癌巢,癌巢间为增生的结缔组织。分化程度高的鳞癌,癌巢外层的癌细胞类似基底细胞,其内的癌细胞似棘细胞,可见细胞间桥,中央常呈现层状或同心圆状排列的角化珠或癌珠;分化程度低的鳞癌,癌细胞有明显异型性,病理性核分裂象多见,细胞间桥和角化珠少见(图7-13)。

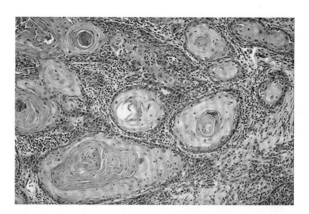

图 7-13　高分化鳞状细胞癌

典型的癌细胞巢,癌巢中央有同心圆状的角化珠

2. 基底细胞癌(basal cell carcinoma)　起源于皮肤及其附件的基底细胞。多见于老年人面部,如眼睑、鼻翼、颊部等处。肉眼观,常为边缘不规则的溃疡状。镜下见,癌巢主要由基底细胞样癌细胞构成,其边缘的癌细胞成高柱状,栅栏状排列。本癌呈浸润性生长,但生长缓慢,很少发生转移,对放射线较敏感,预后较好。

3. 移行细胞癌(transitional cell carcinoma)　起源于膀胱和肾盂等处的移行上皮细胞。常呈乳头状,可破溃形成溃疡或广泛浸润。镜下见分化好的癌细胞异型性小,似移行上皮,分化差者异型性明显。

4. 腺癌(adenocarcinoma)　起源于腺上皮的恶性肿瘤。多发生于乳腺、胃肠道、肝、胆囊、子宫体、甲状腺及卵巢等处。肉眼观,由于生长部位不同,肿瘤可呈息肉状、溃疡状或结节状。镜下观,根据其分化程度和组织形态,分为如下几种类型。

(1)管状腺癌:分化程度高,以癌细胞形成大小不等、形态不规则的管样结构为特征(图7-14)。发生于结肠、胆囊、甲状腺等处的腺癌形成较多乳头状结构时,又称为乳头状腺癌。发生于卵巢,可呈囊状,又称囊腺癌。

(2)实性癌:分化程度低,癌细胞异型性大,形成实性癌巢,几乎无腺管样结构。如癌巢小而少,间质纤维结缔组织占优势,质地硬者,称为硬癌;反之,以大片癌巢占优势,间质少者,质地软如脑髓,称为髓样癌或软癌;当癌巢与间质两者相当时,则称为单纯癌。

(3)黏液癌:常见于胃肠道,此型腺癌能分泌大量黏液,堆积在腺腔内,后因腺腔扩张破裂而释入间质,形成黏液湖,成片的癌细胞脱落后漂浮其中。肉眼观癌细胞成半透明胶冻状,故称为胶样癌。如癌细胞呈弥散性侵袭,产生的黏液储存于细胞内,使细胞呈球形,核受压被挤到细胞一侧,细胞形如戒指,则称为印戒细胞癌(图 7-15)。

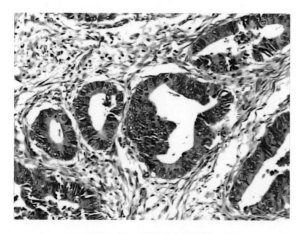

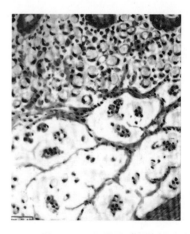

图 7-14　高分化肠腺癌　　　　　　　　　　**图 7-15　印戒细胞癌**

癌细胞分化良好,癌巢大多呈腺样结构

二、间叶组织肿瘤

（一）良性间叶组织肿瘤

1. 纤维瘤（fibroma） 多见于四肢、躯干的皮下纤维组织，呈结节状，分界清楚，有完整包膜，切面灰白色，呈编织状、质韧。镜下观，肿瘤细胞由分化良好的纤维细胞组成，呈编织状排列，肿瘤细胞间有丰富的胶原纤维，间质为血管和少量疏松结缔组织（图 7-16）。

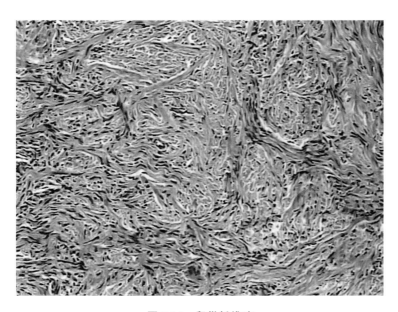

图 7-16 卵巢纤维瘤

肿瘤有完整的包膜，纵横交错呈编织样；肿瘤细胞与正常纤维细胞相似

2. 脂肪瘤（lipoma） 多见于躯干与四肢近端皮下组织，外观多呈分叶状或结节状，有薄而完整的包膜，质软，切面淡黄色。镜下观，肿瘤细胞由分化成熟的脂肪细胞构成，间质有少量纤维组织和血管，与正常脂肪组织几乎无差别。手术易切除，术后不易复发，极少恶变。

3. 脉管瘤 由血管和淋巴管发生的，包括血管瘤（hemangioma）及淋巴管瘤（lymphangioma），其中以血管瘤多见，两者均多见于婴儿及儿童。血管瘤常见于面部、颈部、唇、舌、口腔，呈紫红或暗红色，可平坦或隆起，呈浸润性生长，边界不规则。血管瘤又可分为毛细血管瘤（由多数密集的毛细血管构成）、海绵状血管瘤（由扩张的血窦构成）和混合型血管瘤（二者兼有）。淋巴管瘤常见于唇、舌、颈部及腋下等处，由增生的淋巴管构成，内含淋巴。若淋巴管扩张呈囊性并互相融合，称为囊状水瘤。

4. 平滑肌瘤（leiomyosarcoma） 多发生于子宫，胃肠道次之。可单发或多发，呈球形或结节状，大小不等，边界清楚，切面灰白色、编织状。镜下肿瘤细胞由形态较一致的梭形平滑肌细胞构成，肿瘤细胞排列呈束状、编织状，核分裂象少见。术后不易复发，预后好。

（二）恶性间叶组织肿瘤

1. 纤维肉瘤（fibrosarcoma） 发生于四肢与躯干的深部软组织。纤维肉瘤多呈结节状或不规则形，早期肿瘤与周围组织界限尚清，但无完整包膜，切面灰红色、质软，晚期向周围组织浸润性生长。分化好者肿瘤细胞多呈梭形，异型性小，似纤维瘤，生长慢，转移和复发较少见；分化差者肿瘤细胞异型性明显，生长快，易发生转移及复发（图 7-17）。

2. 脂肪肉瘤（liposarcoma） 好发于中老年人的大腿和腹膜后的深部脂肪组织，极少发生于皮下脂肪组织。肉眼观，肿瘤呈结节状或分叶状。分化好的呈淡黄色，似脂肪组织；分化差的可呈黏液样或鱼肉状。镜下观，肿瘤由不同异型程度的脂肪细胞和脂肪母细胞构成。

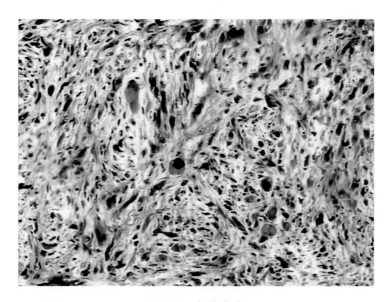

图 7-17　纤维肉瘤

肿瘤细胞分化差,异型性明显,可见病理性核分裂象

案例 7-3

　　患者,女,17 岁。左大腿间歇性隐痛 1 年,持续性疼痛伴局部肿胀 9 个月。半年前不慎跌倒,左下肢不能活动。查体:左大腿膝关节上方纺锤形肿胀。X 线检查:诊断为左股骨下段骨质溶解,病理性骨折。经牵引治疗无效,行截肢术。病理检查可见左股骨下段骨皮质和骨髓腔大部分破坏,代之为灰红色、鱼肉样组织,镜检肿瘤细胞呈圆形、梭形、多边形。核大深染,核分裂象多见。细胞弥漫分布,血管丰富,可见片状或小梁状骨样组织。患者截肢后愈合出院并予随访。出院后 4 个月出现胸痛、咳嗽、咯血。实验室检查:血清碱性磷酸酶升高。截肢局部无异常。问题:

　　1. 患者左大腿膝关节上方肿块属什么性质病变? 请根据病理特点作出诊断。

　　2. 局部疼痛和病理性骨折是怎样发生的? 截肢术后 4 个月,出现胸痛、咳嗽、咯血又如何解释?

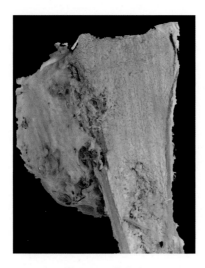

图 7-18　骨肉瘤

　　3. 平滑肌肉瘤(leiomyosarcoma)　　以中老年人多见,好发于子宫和胃肠道,也可见于腹膜后、肠系膜、大网膜和皮肤等处。肉眼观,肿瘤呈不规则结节状,可有假包膜,常发生坏死、出血、囊性变等继发性改变。镜下观,分化较好者肿瘤细胞呈梭形,异型性不明显,排列紊乱,核分裂象多见。其中核分裂象的多少对判断肿瘤恶性程度有重要的意义。

　　4. 骨肉瘤(osteosarcoma)　　多见于青少年,好发于四肢长骨的干骺端,尤其是股骨下端、胫骨上端和肱骨上端。肿瘤常自干骺端开始形成梭形肿块,向周围组织浸润,破坏骨组织(图 7-18)。瘤组织呈灰白色,质软硬不一。肿瘤上下两端的骨皮质和掀起的骨外膜之间形成三角形隆起,为肿瘤性新生骨,X 线上称为 Codman 三角。此外,由于骨膜掀起,在骨外膜和骨皮质之间可形成与骨表面垂直的放射状反应性新生骨小梁,在 X 线上表现为日光放射状阴影。上述两种特征对诊断骨肉瘤具有重要意义。镜下观,肿瘤细胞多边形,异型性明显,可直接形成肿瘤性新生骨。骨肉瘤呈高度恶性,发展迅速,经血道转移至肺及全身。

三、其他组织来源的肿瘤

1. 黑色素瘤(melanoma) 又称恶性黑色素瘤,是一种起源于黑色素细胞的高度恶性肿瘤。常由交界痣恶变而来,也可一开始即为恶性。几乎均发生于成年人。好发于头颈部、足底部、外阴和肛门周围的皮肤。肿瘤呈灰黑色,常有溃烂。镜下观,肿瘤细胞呈巢状、条索状或腺泡状排列。肿瘤细胞大小不等,呈多边形或梭形,核大,常有粗大的嗜酸性核仁,胞质中多有黑色素颗粒。如胞质内无黑色素颗粒,则称无黑色素性黑色素瘤,借助于组织化学和免疫组织化学染色作出判断。黑色素瘤恶性度很高,预后极差,易发生淋巴道和血道转移。

2. 畸胎瘤(teratoma) 来源于性腺或胚胎剩件中全能细胞的肿瘤,往往含有两个以上胚层的多种组织成分,排列结构错乱。畸胎瘤最常发生于卵巢和睾丸,也可发生于纵隔、骶尾部和腹膜后等处。畸胎瘤可分为良性和恶性两种。良性畸胎瘤好发于卵巢,多为囊性,又称囊性畸胎瘤,多为单房,囊壁呈颗粒状,壁上常有突起的头结,囊内可见分化成熟皮肤及附件、骨、软骨等组织,预后好;恶性畸胎瘤好发于睾丸,多呈实性,主要由分化不成熟的胚胎样组织构成,易发生转移,预后差。

3. 恶性淋巴瘤(lymphoma) 原发于淋巴结和淋巴结外淋巴组织的恶性肿瘤。多见于青壮年,常发生于颈部、纵隔、腹膜后等淋巴组织。根据其肿瘤细胞特点及组织结构可分为霍奇金淋巴瘤和非霍奇金淋巴瘤。霍奇金淋巴瘤又称霍奇金病(Hodgkin's diseas),肿瘤细胞形态多样化,不规则,其中双核对称性排列的 R-S 细胞形如镜形,又称镜影细胞,是诊断霍奇金病的重要形态学标志;非霍奇金淋巴瘤由增生的淋巴细胞样和淋巴母细胞样的肿瘤细胞所代替,核分裂象常见。

第八节 肿瘤的病因和发病机制

一、肿瘤的病因

肿瘤的病因极为复杂,包括外界致瘤因素和影响肿瘤发生、发展的内在因素,并且往往是多种因素综合作用所致。

(一)外界致瘤因素

1. 化学性致癌因素 这是最主要的致癌因素。目前已确认的化学致癌物质有 1000 余种,可分为直接致癌物质和间接致癌物质两类。直接致癌物质较少,如环磷酰胺、氮芥、亚硝基脲等,可在与机体直接接触部位引起癌肿;间接致癌物质多见,它需在体内经代谢活化后才能产生致癌作用。以下介绍几类间接致癌物质。

(1)多环芳烃类化合物:如 3,4-苯并芘、1,2,5,6-双苯并蒽等,它存在于工厂排出的煤烟和烟草点燃后的烟雾中,此外,也存在于烧烤的鱼、肉等食物中,长期接触可引起肺癌、胃癌等。

(2)芳香胺类与氨基偶氮染料:如乙萘胺、联苯胺、品红、4-氨基联苯等化工原料;氨基偶氮染料如以前曾在食物中使用的奶油黄、猩红等。肝癌、膀胱癌的发生与长期接触此类物质有关。

(3)亚硝胺类化合物:这类致癌物质具有强烈的致癌作用。亚硝酸盐、硝酸盐和二级胺是合成亚硝胺的前体物质,普遍存在于水和食物中,在变质的蔬菜和食物中含量更高。在胃内,亚硝酸盐和食物中的二级胺合成亚硝胺,可引起食管癌、胃癌和肝癌等。

(4)真菌毒素:如黄曲霉菌毒素,以霉变的花生、玉米及谷类中含量最高,与肝癌、食管癌的发生有关。

(5)其他化学致癌物:砷可引起皮肤癌;镍、铬与鼻咽癌、肺癌发生有关;苯可引起白血病;镉与前列腺癌和肾癌的发生有关。

2. 物理性致癌因素　电离辐射,包括 X 射线、γ 射线、亚原子微粒的辐射等,可引起皮肤癌、白血病、甲状腺癌、肺癌、骨肉瘤等;紫外线长期过度照射可引起皮肤癌;热辐射可引起"炕癌";皮肤慢性炎症刺激(如慢性溃疡)可导致癌变。

3. 生物性因素　有些肿瘤以病毒起源或与病毒相关。如人乳头瘤病毒(HPV)与子宫颈癌、肛门生殖器区域鳞癌相关;EB 病毒(EBV)与鼻咽癌、Burkitt 淋巴瘤相关;乙型肝炎病毒(HBV)与肝癌相关;幽门螺杆菌(HP)与胃癌、胃的低度恶性 B 细胞淋巴瘤的发生有关;日本血吸虫病与结肠癌的发生相关,华支睾吸虫病与胆管细胞性肝癌的发生有关,埃及血吸虫病与膀胱癌的发生有关。

(二)影响肿瘤发生、发展的内在因素

1. 遗传因素　大量流行病学和临床资料显示,5%～10%的人体肿瘤的发生与遗传因素有关。但对大多数肿瘤发生的易感性和倾向性而言,与直接遗传有关的只是少数不常见的肿瘤。

(1)常染色体显性遗传的肿瘤:如视网膜母细胞瘤、肾母细胞瘤、神经母细胞瘤等。

(2)常染色体隐性遗传的肿瘤:如着色性干皮病易发生皮肤癌;先天性毛细血管扩张性红斑及生长发育障碍易发生白血病和淋巴组织肿瘤。

(3)遗传易感性肿瘤:如乳腺癌、食管癌、胃癌、大肠癌、肝癌、鼻咽癌、白血病、子宫内膜癌、前列腺癌、黑色素瘤等。

2. 内分泌因素　内分泌功能失调与某些肿瘤的发生、发展有关,如雌激素水平过高与乳腺癌、子宫内膜癌关系密切。

3. 免疫因素　机体的抗肿瘤免疫反应主要是细胞免疫,但免疫功能较强时,可杀灭肿瘤细胞,从而抑制肿瘤的生长与扩散;当免疫功能低下或缺陷时,肿瘤发生率会明显提高,如先天免疫缺陷者易患各类恶性肿瘤。

另外,肿瘤的发生还与种族、地理位置、年龄、性别以及心理社会等因素有关。

二、肿瘤的发病机制

肿瘤的发病机制是一个极其复杂的过程。近年来,随着分子生物学研究的发展,对肿瘤发病机制的认识也有了很大的进展。目前认为肿瘤是一种基因病、分子病。

(一)癌基因与抑癌基因

目前认为,癌基因是指恶性肿瘤细胞中能促使细胞发生恶性转化并自主生长的基因,在正常细胞中常以失活状态存在,又称原癌基因。抑癌基因与原癌基因作用相反,能抑制细胞生长。正常情况下,人体细胞内既存在原癌基因又存在抑癌基因,二者相互平衡,相互制约,调节着细胞的分裂、增殖、分化和凋亡。当机体在各种致瘤因素与遗传因素联合作用下引起细胞非致死性的DNA 损伤时,受损 DNA 可激活原癌基因和(或)使抑癌基因失活,导致细胞的增殖和分化调控失常,导致细胞发生失控增生和分化障碍,导致细胞逐渐出现不可逆性恶性转化,形成恶性肿瘤。

(二)凋亡调节基因与 DNA 修复基因

肿瘤的生长与肿瘤的增殖和细胞死亡的比例有关。调节细胞凋亡的基因在肿瘤的发生中起着重要的作用,机体内有许多基因,有的起到促进凋亡作用(如 p53、bax)、有的具有抑制细胞凋亡的作用(如 bcl-2、bcl-xl)。有人认为肿瘤的发生可能与凋亡不足有关,如在许多滤泡型恶性淋巴瘤中,有 bcl-2 基因的过度表达。

正常细胞内 DNA 的轻度损伤,可通过 DNA 修复机制得以恢复。这对维持基因组的稳定性很重要。当 DNA 修复基因异常,使受损的 DNA 不能修复而异常表达时,可增加癌的发生概率。如着色性干皮病患者,是遗传性 DNA 修复基因异常者,患者机体不能修复紫外线导致的 DNA 损伤,患皮肤癌的概率极高。

总之,目前对肿瘤发生机制的认识基本为:各种致瘤因素引起基因损伤或突变,使原癌基因激活和(或)抑癌基因失活,可能还累及凋亡调节基因和(或)DNA 修复基因,致使细胞呈多克隆性增生,在促进因子的作用下,基因进一步损伤,发展为单克隆性增生,通过演进和异质化,形成具有不同生物学特征的亚克隆,获得无限制生长的能力,并可发生侵袭和转移。

知识链接

肿瘤的三级预防

肿瘤,尤其是恶性肿瘤,严重危害人类的健康,而肿瘤的病因及发生机制尚未阐明,肿瘤早期的诊断和治疗又十分有限,故预防肿瘤是关键。为了提高人们对肿瘤的认识,提出了三级预防观念:一级预防又称病因预防,包括消除或减少各种致瘤因素,提高机体防癌能力,降低癌的发生率;二级预防又称"三早预防",包括早发现、早诊断和早治疗,具体预防措施是筛检癌前病变或早期病例,提高诊断率和治愈率,降低病死率;三级预防又称康复预防,包括减轻患者的痛苦、防止伤残和促进功能恢复,提高患者生存质量,延长其寿命。

课后测试题

一、选择题

1.以下哪项属于肿瘤的生物学特征?(　　)

A.表现为肿块　　　　B.肿瘤细胞丧失分化成熟能力　　　C.生长与机体相协调

D.生长缓慢　　　　E.对机体有利

2.肿瘤实质指的是(　　)。

A.肿瘤细胞　　B.血管　　　C.神经组织　　　D.结缔组织　　　E.少量淋巴细胞

3.肿瘤的生长速度主要取决于(　　)。

A.机体营养因素　　　　B.肿瘤细胞的性质　　　C.肿瘤细胞多少

D.肿瘤间质多少　　　　E.间质淋巴细胞

4.肿瘤组织一般呈何种颜色?(　　)

A.灰白色或灰红色　　　B.红色　　　　C.黑色

D.淡黄色　　　　E.暗红色

5.肿瘤组织分化程度越低,则(　　)。

A.恶性程度越低　　　B.恶性程度越高　　　C.转移越晚

D.预后较好　　　　E.生长时间越长

6.肿瘤的性质取决于(　　)。

A.肿瘤的间质　　　　B.肿瘤实质　　　C.肿瘤的转移

D.肿瘤细胞的代谢特点　　E.实质与间质比例

7.判断肿瘤组织来源、分类、命名和组织学诊断的依据是(　　)。

A.纤维结缔组织　　　B.血管　　　C.肿瘤实质细胞

D.淋巴管　　　　E.肿瘤的间质

8.良、恶性肿瘤的根本区别在于(　　)。

A.肿瘤生长方式　　　B.肿瘤的生长速度　　　C.肿瘤细胞的异型性

D.肿瘤是否转移　　　E.肿瘤的组织结构

9.诊断恶性肿瘤发生淋巴结转移的确切依据是(　　)。

A.淋巴结肿大　　　　　　B.淋巴结质地变硬

C.淋巴结内见到癌细胞　　　　D.淋巴结见到炎细胞

E.多个淋巴结融合

10.胃癌侵入穿破浆膜面、大网膜等处,形成转移瘤,它的转移方式是( )。

A.血道转移　　B.淋巴道转移　　C.种植转移　　D.直接蔓延　　E.自然管道扩散

11.子宫颈癌向前蔓延至膀胱,其扩散方式是( )。

A.血道转移　　B.淋巴道转移　　C.种植转移　　D.直接蔓延　　E.自然管道扩散

12.来源于纤维组织的恶性肿瘤称为( )。

A.纤维瘤　　B.纤维肉瘤　　C.纤维癌　　D.恶性纤维瘤　　E.纤维组织细胞瘤

13.癌前病变是指( )。

A.良性肿瘤恶变　　　　　　　　　　B.类似肿瘤的瘤样病变

C.有癌变可能性的良性病变　　　　　　D.早期浸润性癌

E.非典型增生到原位癌

14.原位癌的主要特征是( )。

A.发生于黏膜或表皮　　　　　　　　B.癌变可波及上皮全层,但基底膜完整

C.上皮层内出现异型细胞　　　　　　D.是一种早期癌

E.上皮有非典型增生

15.以下哪种属于癌前病变?( )

A.十二指肠溃疡　　　　　B.慢性萎缩性胃炎　　　　　C.乳腺纤维腺瘤

D.肠结核　　　　　　　　E.结肠炎

16.目前诊断肿瘤最可靠、最准确的方法是( )。

A.X线检查　　　　　　　B.CT检查　　　　　　　C.活体组织检查

D.细胞学检查　　　　　　E.免疫组织化学检查

二、问答题

1.肿瘤性增生与炎性增生的本质区别是什么?

2.良、恶性肿瘤的区别?

3.癌与肉瘤的区别?

4.肿瘤的异型性表现在哪些方面?

(崔茂香)

第八章 发 热

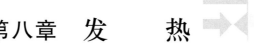

学习目标

1. 掌握发热、发热激活物、内致热原的概念；发热的病因和机制。
2. 熟悉发热各期的热代谢特点，发热时机体的主要功能代谢变化。
3. 了解发热的生物学意义及处理原则。

人和哺乳类动物的体温都具有相对恒定性。正常成人体温维持在 37.0 ℃左右，一昼夜人体体温波动一般不超过 1 ℃。

发热（fever）是指在致热原的作用下，使体温调节中枢的调定点上移而引起的调节性体温升高（超过正常值 0.5 ℃）。必须指出，体温升高不一定是发热。比如剧烈运动后，妇女月经前期等都有体温升高现象。这是生理性的体温升高；如皮肤广泛鱼鳞癣、先天汗腺缺乏或中暑的患者，因散热功能障碍，夏天体温升高可超过正常值 0.5 ℃，但患者体温中枢调定点也不上移，是一种被动性体温升高，可超过调定点水平；再如甲亢、高代谢等因产热增多引起的体温升高，也不是发热，而是过热。

过热（hyperthermia）是指体温调节机制失调或调节障碍，使得机体不能将体温控制在与调定点相适应的水平而引起的非调节性的体温升高。这种体温升高多见于过度产热、散热障碍、体温调节中枢功能障碍等。过热与发热的区别见表8-1。

表 8-1 过热和发热的比较

项 目	过 热	发 热
病因	无致热原	有致热原
发热机制	调定点无变化，散热障碍	调定点上移
防治原则	物理降温	针对致热原

发热不是独立的疾病，而是多种疾病共有的病理过程。发热是许多疾病发生的重要信号。大多数发热性疾病体温升高与体内病变存在一定的依赖关系。临床上观察患者体温升降的速度、幅度、高温持续时间，绘制成体温曲线。在一定时间内的体温曲线的形态称为热型。它对分析病情、评价疗效及预后有重要的参考价值。临床上常见的典型热型如下。

1. 稽留热　体温持续在 39～40 ℃，一天内波动不超过 1 ℃。常见于伤寒、大叶性肺炎。

2. 弛张热　体温高达 39 ℃以上，但一天以内波动很大，达到 2 ℃。常见于风湿热、败血症、脓毒血症、肝脓肿等。

3. 间歇热　发热与无热交替出现，有隔日发热，隔 2 日发热。主要见于疟疾（间日疟、三日疟），也可见于肾盂肾炎。

4. 波状热　体温逐渐升高达 39 ℃以上，数天后又逐渐下降，如此反复多次。主要见于布鲁菌病。

5. 回归热　体温突然升高至 39 ℃以上，持续数天后又突然下降至正常水平；高热期与无热期各持续若干天，即规律性相互交替；主要见于霍杰金淋巴瘤。

6. 不规则热　主要见于结核、风湿热、瘤性发热。

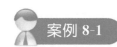
案例 8-1

患者,男,13 岁。于 1 天前游泳后出现发热,伴头痛、全身肌肉酸痛、食欲减退、轻咳无痰、无抽搐、腹痛等不适。门诊以"发热待查"收治入院。查体:体温 39.5 ℃,脉搏 110 次/分,呼吸 27 次/分,血压 120/70 mmHg,神志清楚,精神差,急性热病容,全身未见皮疹及出血点,咽充血,双侧扁桃体肿大,可见少许脓栓,双侧颈部淋巴结肿大。心、肺检查未见异常。腹软,肋下未及肝脾,病理反射未引出。尿少色黄。血常规示白细胞 14.7×10^9/L,中性粒细胞 81.6%,淋巴细胞 11.7%。入院后给予抗感染及输液治疗。在输液过程中出现畏寒、寒战、烦躁不安。体温一度升至 41 ℃,心率 128 次/分,立即停止输液,肌内注射异丙嗪 1 支,并给予酒精擦浴,头部置冰袋。次日,体温渐降,患者精神萎靡,出汗较多,继续输液及抗生素治疗。3 天后,体温降至 37 ℃,除乏力外,无自觉不适。住院 6 天痊愈出院。问题:

1. 患者入院时的发热是怎么引起的? 本病可能的诊断是什么?
2. 请解释输液过程中出现的畏寒、寒战和体温升高?
3. 给患者用酒精擦浴、头部置冰袋的意义是什么?

第一节 发热的病因与机制

发热的原因很多,发生机制比较复杂,许多细节尚未查明,但基本的环节已比较清楚。即发热激活物作用于产致热原细胞,使其产生和释放内生致热原(endogenous pyrogen,EP),EP 作用于下丘脑体温调节中枢,在中枢发热介质的介导下,使体温调定点上移,引起机体产热增加和散热减少,从而体温升高。

一、发热激活物

重点:常见的发热激活物。

凡能激活体内产生内生致热原细胞产生和释放内生致热原,进而引起体温升高的物质称为发热激活物(pyrogenic activator)。它包括外致热原和某些体内产物。

(一)外致热原

1. 革兰氏阴性菌 如大肠杆菌、伤寒杆菌、志贺氏菌等,引起发热的主要原因是其菌壁含有脂多糖(lipopolysaccharide,LPS),又称内毒素(endotoxin,ET)。LPS 由 O-特异侧链、核心多糖和脂质 A 三部分组成,其中的脂质 A 是其致热性和毒性的主要成分。内毒素有极强的致热性,在自然界中分布极广,有较强的耐热性(160 ℃干热 2 h 方能破坏),一般灭菌方法不能消除。临床上输液、输血过程中引起的发热,大多是由于污染了 ET 所致。

2. 革兰氏阳性菌 如肺炎球菌、金黄色葡萄球菌、溶血性链球菌等,也是常见的发热原因。革兰氏阳性菌的致热方式主要有三种。①全菌体被细胞吞噬。②外毒素:如葡萄球菌释放的肠毒素、白喉杆菌释放的白喉毒素等。③肽聚糖:革兰氏阳性菌细胞壁的骨架,在激活炎症反应上有与革兰氏阴性菌细胞壁的 LPS 相似的性质,亦具有致热性,肽聚糖在体外能激活白细胞产生并释放 EP。

3. 病毒 主要包括流感病毒、麻疹病毒、柯萨奇病毒、SARS 病毒等。有研究发现,给动物静脉注射上述病毒,可引起发热,同时血中出现 EP。将白细胞与病毒在体外一起培养也可产生 EP。人类的致病病毒多数为包膜病毒(enveloped virus),包膜中的脂蛋白可能是病毒的主要致热性物质。另外,实验证明包膜中的血凝素也具有致热性。

4. 其他微生物 主要包括立克次体、衣原体、钩端螺旋体等。这些微生物胞壁中亦含有脂多糖,其致热性可能与此有关。另外,微生物在体内繁殖引起相应的抗原表达或细胞自身抗原的变异,启动免疫反应,也是它们引起发热的可能机制之一。

（二）体内产物

1. 抗原-抗体复合物　实验证明,抗原-抗体复合物对产 EP 细胞有激活作用。许多自身免疫性疾病有顽固的发热现象,如系统性红斑狼疮、类风湿等。

2. 致炎物和渗出物(非感染性致炎刺激物)　有些致炎物如硅酸盐、尿酸结晶等,在体内不但可引起炎症反应,还可激活产内生致热原的细胞,引起无菌性发热;体内某些类固醇代谢产物对人体也有致热性。

二、内生致热原

在发热激活物的作用下,体内某些细胞产生和释放的能引起体温升高的物质,称内生致热原(endogenous pyrogen,EP)。目前所知的产生 EP 的细胞有单核细胞、巨噬细胞、内皮细胞、淋巴细胞、神经胶质细胞、肾小球膜细胞以及肿瘤细胞等。

最早,人们是在白细胞中发现的内生致热原,它是一类蛋白质,可引起发热。因此,学者们一直认为内生致热原就是白细胞致热原(leucocytic pyrogen,LP)。但近来研究发现 LP 主要是指白细胞介素-1(IL-1),除此之外,还有肿瘤坏死因子(TNF)、干扰素、IL-6、巨噬细胞炎症蛋白-1 等,其中最重要的是 IL-1。

1. 白细胞介素-1(IL-1)　主要由单核细胞、巨噬细胞、肝星状细胞、内皮细胞、肿瘤细胞等产生的多肽类物质。动物实验证明:给动物静脉注射 IL-1 可引起发热反应;IL-1 不耐热,70 ℃作用 30 min 可失活。

2. 肿瘤坏死因子(tumor necrosis factor,TNF)　由巨噬细胞、淋巴细胞分泌的一种小分子蛋白质,可经 ET 诱导产生。有 TNFα、TNFβ 两种亚型,均能抑制肿瘤生长。近年发现肿瘤坏死因子也有致热性:小剂量引起单峰热,是直接作用于体温调节中枢所致;大剂量引起双峰热,可能是通过 IL-1 的作用。TNF 在体内、体外都能诱导 IL-1 的产生。此外,TNF 还有增强吞噬细胞的杀菌能力、破骨、厌食等其他生物活性。

3. 干扰素(interferon,IFN)　干扰素是细胞受病毒感染的反应产物,抗病毒、抗肿瘤生长的作用。另外,发现注入 IFN 的患者也可引起发热,其热型是单峰热,可能是它直接作用于体温中枢所致。它有多种亚型,与发热有关的是 IFNα、IFNγ。

4. 白细胞介素-6　这是近几年才发现的一种 EP,是由单核细胞、成纤维细胞和内皮细胞等分泌的一种细胞因子。ET、IL-1、TNF 等均可诱导其产生。其基因定位于 7 号染色体。动物实验发现,在发热期间,脑脊液中 IL-6 的活性明显增高。有人给 IL-6 基因敲除的动物注射 LPS,不引起发热;而再给予 IL-6 后,就出现发热,因此认为,其他内生致热原可能是通过 IL-6 才引起发热的。

此外,还有巨噬细胞炎症蛋白-1(MIP-1)、IL-8、内皮素等细胞因子均为 EP,可致发热。

三、发热时体温升高的机制

（一）体温调节中枢

脊髓、脑干、下丘脑、大脑边缘皮层等多个中枢神经系统部位参与体温的调节。目前认为,体温调节中枢主要有两类:一类为正调节中枢;另一类为负调节中枢。正调节中枢被认为是基本的体温调节中枢,位于视前区下丘脑前部(preoptic anterior hypothalamus,POAH),该区含有温度敏感神经元,损伤该区可导致体温调节障碍。POAH 主要参与体温的正向调节。中杏仁核(medial amygdaloid nucleus,MAN),腹中隔区(ventral septal area,VSA)和弓状核主要参与发热时的体温负向调节。因此称为负调节中枢。研究表明,POAH 与 VSA 之间有密切的功能联系。当致热信号传入中枢后,启动体温正、负调节机制,一方面使体温上升,另一方面通过负性调节限制体温过度升高。正负调节综合作用的结果决定调定点上移的水平及发热的幅度和时程。

重点:常见产内生致热原的细胞及内生致热原的种类。

重点:体温调节中枢的部位及内生致热原进入中枢的途径。

NOTE

（二）EP信号进入体温调节中枢的途径

血液循环中的EP都是一些大分子蛋白质,不易透过血脑屏障,那么它是怎样进入体温中枢的呢？目前有三种看法。

1.通过下丘脑终板血管器(OVLT) 下丘脑终板血管器位于第三脑室壁的视上隐窝处,紧邻POAH,这里的毛细血管是有孔毛细血管,EP可通过毛细血管而作用于血管外周间隙中的巨噬细胞,由巨噬细胞释放的中枢介质作用于OVLT区的神经元,继而使POAH中枢神经元兴奋;或者是巨噬细胞释放的介质弥散通过室壁管膜血脑屏障的紧密连接而作用于POAH的神经元,使调定点上移。目前认为通过OVLT可能是EP作用于体温调节中枢的主要通路。

2.EP直接进入 虽然EP不易透过血脑屏障,但血脑屏障存在对蛋白质分子的饱和转运机制,使IL-1、IL-6、TNF等转运入脑。在正常情况下,该机制转运EP的量极微,不足以引起发热;但在病理情况下,如慢性感染、颅脑炎症、损伤等,血脑屏障通透性增高,可使大量的EP进入中枢。

3.通过迷走神经 最新研究发现,迷走神经的传入纤维,可由外周的致热信号传入中枢神经系统(CNS)。如给大鼠腹腔注入LPS后,可在脑内检测到IL-1生成增多,而在膈下切断迷走神经传入纤维,再腹腔注入LPS,则未见IL-1的增多,也不引起发热。这就说明迷走神经的传入纤维可向体温调节中枢传递发热信号。

（三）发热中枢的调节介质及作用

大量的研究表明,EP无论以何种方式进入CNS,都不能直接引起调定点上移,而是通过中枢发热介质的释放,来改变调定点的位置,再通过机体调温反应引起发热。中枢发热介质可分为两大类:正调节介质和负调节介质。现分述如下。

1.正调节介质

(1)前列腺素E_2(PGE_2)与EP的比例很可能通过激活OVLT区的巨噬细胞,使其释放PGE_2,PGE_2作用于紧邻的温度敏感神经元,而体温调定点上移。有实验证实PGE_2是最重要的中枢发热介质,如脑室内注射PGE_2,可引起发热;EP引起的发热同时,脑脊液中PGE_2升高;抑制PGE_2合成的药物如阿司匹林、布洛芬等对许多EP引起的发热有解热作用。

(2)促肾上腺皮质素释放激素(corticotropin releasing hormone,CRH):CRH由室旁核小细胞神经元分泌。实验表明:向脑内注入CRH,可引起体温升高;IL-1、IL-6均可刺激下丘脑释放CRH;IL-1、IL-6引起的发热,可被CRH受体拮抗剂或单克隆抗体阻断。

(3)环磷酸腺苷(cAMP):实验表明:将外源性cAMP注入动物脑室内,可迅速引起发热;给家兔静脉注射ET或EP引起发热时,可见脑脊液中cAMP明显增高;注射cAMP的降解酶(磷酸二酯酶)的抑制物(如茶碱)或激活物(如尼克松),通过升高或降低脑内cAMP浓度,可增强或降弱EP等物质引起的发热。

(4)Na^+/Ca^{2+}的值 实验发现:将NaCl溶液注入动物脑室内可引起发热;若注入适量的$CaCl_2$溶液可使体温下降,同时发现脑脊液中cAMP下降;将降钙剂(EGTA)注入脑内,可引起发热,同时也发现脑脊液中cAMP升高;如果在注降钙剂前先注入$CaCl_2$溶液,则不引起发热,且cAMP下降。因此,现在许多学者认为EP等物质引起的发热可能遵循:EP→下丘脑Na^+/Ca^{2+}升高→cAMP升高→调定点上移。

(5)一氧化氮(NO) 近年来研究发现,NO作为一种新型的介质与发热有关,其机制可能为:①通过作用于POAH、OVLT等部位,介导发热时的体温上升;②通过刺激棕色脂肪组织的代谢活动导致产热增加;③抑制发热时负调节介质的合成与释放。

2.负调节介质 目前较肯定的负调节介质有以下三种。

(1)精氨酸加压素(AVP) AVP又称抗利尿激素(ADH),由下丘脑神经元合成。实验说明它有抑制发热的作用,如给动物脑内注射AVP可解热;应用AVP拮抗剂或受体阻断剂能阻断AVP的解热作用或加强致热原的发热效应。

（2）α-黑素细胞刺激素（α-MSH） 它是促肾上腺皮质激素（ACTH）的分解产物，有极强的解热作用，解热效果比扑热息痛大 2500 倍。

（3）脂皮质蛋白-1（lipocortin-1） 一种钙依赖性磷脂结合蛋白，主要分布于脑、肺等器官。研究发现，糖皮质激素发挥解热作用依赖于脑内脂皮质蛋白-1 的释放。向大鼠中枢内注射重组的脂皮质蛋白-1，可明显抑制 IL-1、IL-6、IL-8、CRH 诱导的发热反应。说明脂皮质蛋白-1 可能是一种发热时体温负性调节介质。

上述介绍的正调节介质可通过使调定点上移而引起体温升高，则负调节介质起到负反馈调节的作用，从而使机体体温不会无限制地上升，到一定程度，就不会再上升了，即发热时，体温升高很少超过 41 ℃，通常达不到 42 ℃，这种发热时体温上升的高度被限制在一定范围内的现象称为热限（febrile ceiling）。热限是机体重要的自我保护机制，对于防止体温无限上升而危及生命具有极其重要的意义。

（四）发热时相及其热代谢特点

发热可分为三个时相：体温上升期，高温持续期，体温下降期。

1. 体温上升期（寒战期） 发热的起始阶段由于体温调定点上移，中心体温低于调定点水平，使原体温成了"冷刺激"，体温中枢发出升温指令，通过骨骼肌不随意周期性收缩，患者表现出寒战，但产热增多；同时交感神经传出冲动引起皮肤竖毛肌收缩而出现鸡皮疙瘩；皮肤血管收缩，血流量减少而出现皮肤苍白，散热减少。这个时期的热代谢特点是，产热增多，散热减少，产热大于散热，体温上升。

2. 高温持续期（高热稽留期） 此期由于中心体温已达到调定点新水平，体温持续升高，代谢率增高，产热增多，同时皮温升高，皮肤血管扩张，血流增多，散热也增多，故患者皮肤潮红、有酷热感，水分蒸发增多，皮肤、口唇干燥。此期热代谢特点：体温在调定点上移后的高水平上，达到产热与散热的平衡。

3. 体温下降期（出汗期） 随着发热激活物被控制或消失，EP 及增多的中枢发热介质也逐渐被清除，体温调定点回降到正常水平，中心体温高于调定点水平。此时，体温中枢发出降温指令，汗腺分泌增加，引起大量出汗，体液丧失可引起脱水，严重时可引起循环衰竭。此期热代谢特点：散热增加，产热减少，散热大于产热。

重点：发热的时相及各时相的热代谢特点。

第二节 发热的功能与代谢的变化

一、物质代谢变化

发热时，体温升高分解代谢加强，体温每上升 1 ℃，基础代谢率上升 13%。

1. 蛋白质代谢 蛋白质分解增强，可出现负氮平衡，降低机体抵抗力和组织修复能力。

2. 糖代谢 糖分解代谢加速和耗氧明显增多，糖原储备减少，摄氧相对不足，无氧糖酵解增强，乳酸增多，可使肌肉酸痛或代谢性酸中毒。

3. 脂肪代谢 由于糖代谢增强，糖原储备减少，再加上发热时患者食欲减退，进食糖等营养物质减少，而导致脂肪分解显著加强，酮体生成增多。

4. 水、电解质及维生素代谢 在体温的上升期和高温持续期，由于肾血流减少，尿量明显减少，可致水、钠等电解质在体内潴留；高温持续期及体温下降期大量出汗可致脱水。由于糖、蛋白质及脂肪的分解代谢增强，各种维生素也被消耗，如不及时补充，会出现维生素缺乏，尤其是 B 族维生素和维生素 C。

重点：发热时机体的代谢及各器官功能的变化。

二、器官功能变化

1. 中枢神经系统变化 发热对中枢神经系统的影响显著，尤其是高热时患者常出现头痛、烦躁、谵妄和幻觉。持续高热,可使大脑皮质由兴奋转为抑制状态,表现为表情淡漠、嗜睡,甚至昏迷。6月~4岁的小儿发热可引起热惊厥,表现为局部搐搦。多与婴幼儿中枢神经系统发育未成熟有关。

2.心血管功能改变 发热时,体温每上升1℃,心率平均增加18次/分。这是血温升高直接刺激窦房结及交感-肾上腺髓质系统活动增强所致。心率加快在一定范围内可增加心输出量,同时心肌耗氧量也明显增加。心率过快心输出量减少,冠脉灌流不足,心肌缺血缺氧,心肌收缩力减弱,心输出量进一步减少,对原有心功能低下的患者,易诱发心力衰竭。此外,体温上升期,由于心率加快和外周血管收缩,可使血压升高;高热的持续期和体温下降期,由于外周血管扩张,血压可下降。

3.呼吸功能的变化 发热时,体温升高,物质代谢增强,CO_2生成增多和酸中毒(H^+增多)刺激呼吸中枢,可使呼吸加深、加快,有利于散热,但呼吸过快,CO_2排出过多,可引起呼吸性碱中毒。长时间、持续的体温升高可使呼吸中枢受到抑制,出现浅、慢呼吸。

4.消化功能的变化 发热时由于交感神经兴奋,消化液分泌减少和胃肠蠕动减弱,患者表现为食欲不振,消化不良、恶心呕吐、腹胀等。

5.泌尿系统功能的变化 发热时,尿量减少,尿色变深,尿比重升高,可能与抗利尿激素分泌增加有关。持续高热可使肾小管上皮细胞受损,出现蛋白尿、管型尿。

第三节 发热的生物学意义与防治原则

一、发热的生物学意义

重点:发热的生物学意义及防治原则。

发热对机体既有有利的一面,也有不利的一面。

1.有利 ①一定程度的发热,可使一些免疫细胞的功能增强,可激活单核巨噬细胞系统的吞噬功能,增强抗感染能力。②EP等物质具有抑制或杀伤肿瘤细胞的作用。③发热时,由于代谢的变化,可产生急性期蛋白,可增强机体抵抗力。

2.不利 过高(超过40.5℃)、过长的发热,对机体会产生不良影响,如引起脱水,谵妄,心肺负担加重,负氮平衡、胎儿发育障碍等,严重者可致器官功能障碍。

二、发热的防治原则

1.治疗原发病 及时去除发热激活物对机体的作用,如对病原体感染的患者应用抗生素。

2.一般性发热的处理 不应急于解热,主要是补充易消化、营养丰富、含维生素高的食物和充足的水。对一些原因不明的发热,不能急于降低体温,以免掩盖病情、延误诊断和抑制机体的免疫功能。

3.下列情况应及时解热 ①体温在40℃以上,症状明显;②恶性肿瘤患者发热;③心肌梗死或心肌劳损发热;④在妊娠早期,有致畸胎危险,妊娠中、晚期,循环血量增多,加重心脏负荷,易诱发心力衰竭。

4.合理护理 对高热或持久发热的患者:要注意观察水盐代谢,补充水分,防止脱水;要保证充足易消化食物,包括维生素;要监护心血管功能,防止休克的发生;要进行口腔护理,防止口腔溃疡。

5.合理选择解热措施

(1)针对发热病因解热:传染病的根本治疗方法是消除传染原和传染灶。

(2)针对发热机制的中心环节治疗:选择适宜的解热药物,如水杨酸类、类固醇激素类药物,通过干扰或阻止EP合成和释放,阻碍或对抗EP对体温调节中枢的作用,阻断中枢发热介质的合成。也可通过抑制免疫反应和炎症反应,减少发热激活物的形成或抑制EP的合成和释放,使上升的调定点下降而退热。

（3）清热解毒中草药有一定的解热效应。

（4）物理降温　高热或持久发热的患者，可采用戴冰帽、枕冰袋、乙醇擦浴等方式降温。

课后测试题

一、选择题

1.下列有关发热概念的叙述，哪一项是正确的？（　　　）

A.体温超过正常值0.6 ℃

B.产热过程超过散热过程

C.发热是临床上常见的疾病

D.由体温调节中枢调定点上移引起的体温升高

E.由体温调节中枢调节功能障碍引起的体温升高

2.人体最重要的散热途径是（　　　）。

A.肺　　　　　B.皮肤　　　　　C.尿　　　　　D.粪　　　　　E.肌肉

3.内毒素是（　　　）。

A.革兰氏阳性菌的菌壁成分，其活性成分是脂多糖

B.革兰氏阴性菌的菌壁成分，其活性成分是脂多糖

C.革兰氏阳性菌的菌壁成分，其活性成分是核心多糖

D.革兰氏阴性菌的菌壁成分，其活性成分是核心多糖

E.革兰氏阴性菌的菌壁成分，其活性成分是小分子蛋白质

4.体温调节中枢的高级部分是（　　　）。

A.视前区-前下丘脑　　　　　B.延脑　　　　　C.桥脑

D.中脑　　　　　E.脊髓

5.炎热环境中皮肤散热的主要形式是（　　　）。

A.发汗　　　　　B.对流　　　　　C.血流　　　　　D.传导　　　　　E.辐射

6.引起发热的最常见病因是（　　　）。

A.淋巴因子　　　B.恶性肿瘤　　　C.变态反应　　　D.细菌感染　　　E.病毒感染

7.输液反应出现的发热，其产生原因多数是（　　　）。

A.变态反应　　　　　B.药物的毒性反应　　　　　C.外毒素污染

D.内毒素污染　　　　　E.霉菌污染

8.下述哪种物质属内生致热原？（　　　）

A.革兰氏阳性细菌产生的外毒素

B.革兰氏阴性菌产生的内毒素

C.体内的抗原抗体复合物

D.体内肾上腺皮质激素代谢产物本胆烷醇酮

E.单核细胞等被激活后释放的致热原

9.近年来证明白细胞致热原（LP）与下述哪种物质相一致？（　　　）

A.肿瘤坏死因子　　　　　B.组胺　　　　　C.淋巴因子

D.IL-1　　　　　E.IL-2

10.发热的发生机制中，共同的中介环节主要是通过下列哪种物质致热？（　　　）

A.外致热原　　　B.内生致热原　　　C.前列腺素　　　D.5-羟色胺　　　E.环磷酸腺苷

二、思考题

1.体温升高是否就是发热？为什么？

2.发热与过热有何异同？

（张　斌）

第九章 休 克

学习目标

1. 掌握休克的概念,休克的分期,休克各期微循环变化特点及其发生机制,休克对机体的影响及临床表现。

2. 熟悉休克病因及分类,休克的细胞代谢改变及器官功能障碍。

3. 了解休克防治与护理的病理生理基础。

重点:休克的定义。

机体生命活动过程中,心脏在不停地收缩和舒张推动血液循环流动。血液循环的主要功能是进行物质运输,运送营养物质、代谢产物、O_2、CO_2等。微循环是微动脉与微静脉之间的血液循环,是机体与外界环境进行物质和气体交换的场所。因而,血液循环或者说微循环对于维持细胞的新陈代谢以及内环境稳态至关重要。机体在严重失血、失液、感染、创伤等强烈致病因素作用下,有效循环血量急剧减少,组织微循环血液灌流量严重不足,引起组织细胞、重要生命器官的功能代谢障碍及结构损伤,出现面色苍白、四肢湿冷、心率加快、脉搏细速、尿量减少、血压降低、意识障碍等一系列临床表现的病理过程称为休克(shock)。

第一节 概 述

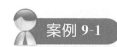

案例 9-1

患者,男,44 岁,下午 6 时左右骑车被汽车撞伤,头晕、无力,半小时后被汽车司机送到医院。查体:T 35 ℃,P 118 次/分,R 24 次/分,BP 80/58 mmHg,CVP 1 cmH₂O,痛苦面容、面色苍白、表情淡漠、四肢湿冷。腹胀、全腹轻度压痛、反跳痛和肌紧张,左上腹明显,移动性浊音阳性,肠鸣音减弱。辅助检查:腹腔穿刺抽出不凝固的血液。问题:

1. 患者患了什么疾病?

2. 简述患者患病的发展过程及阳性症状发生的病理生理学基础。

3. 经半小时抢救,患者腹痛加重,但生命体征好转:T 36.5 ℃,P 102 次/分,R 20 次/分,BP 90/60 mmHg,CVP 4 cmH₂O,全腹压痛、反跳痛和肌紧张明显,移动性浊音阳性,肠鸣音消失。拟转手术治疗,试述理由?

目前为止,医学界对休克的认识有 200 多年的历史,期间经历了四个主要阶段。

1. 症状描述阶段 1731 年法国医生 Le Dran 首次使用法语 secousseuc 一词描述休克,译成英语"shock"。"shock"原意为震荡或打击,用于描述一种创伤引起的危重临床状态,音译为休克。1895 年,Warren 和 Crile 从临床角度对休克的症状进行了经典描述:面色苍白或发绀、额头冷汗、四肢湿冷、脉搏细速、脉压减小、神态淡漠、血压下降。这些生动具体描述至今对休克的诊断仍有重要意义。

2. 急性循环衰竭阶段 第一、第二次世界大战期间,大量伤病员死于休克。当时,医学界对休克的机制进行了系统研究,认为休克是急性外周循环衰竭,血压下降所致,即交感衰竭。所以,主张用肾上腺素类药物进行抢救。治疗后,部分患者血压回升获救了,但大部分患者病情反而进一步恶化。

3.微循环学说阶段 20世纪60年代Lillehei等通过动物实验发现休克过程中交感-肾上腺髓质系统是强烈兴奋的,微循环血液灌流不足。微循环学说认为休克的关键在于血流而不是血压的下降。据此,对休克的治疗发生了根本性转变,从大量使用升压药转变为首要补充血容量以及合理使用血管活性药物改善微循环,这一措施极大地提高了休克的救治率。

4.细胞分子水平研究阶段 20世纪80年代以来,对休克发病机制的研究热点转向了细胞、亚细胞、分子水平。发现休克还与细胞、分子的变化相关,例如细胞损伤、炎症因子都参与了休克的发生发展,然而确切机制还有待进一步研究。

第二节 休克的病因和分类

一、休克的病因

1.失血、失液 创伤失血、血管破裂出血、产后大出血,剧烈呕吐、大汗淋漓、糖尿病多尿等均可导致细胞外液的丢失,组织间液与血液锐减,有效循环血量减少引起休克。

2.烧伤 烧伤创面血浆丢失、疼痛,继发感染均可引起休克。

3.创伤 创伤时疼痛、失血、组织坏死可引起休克。

4.感染 严重感染,如由细菌、病毒等病原微生物导致的感染可引起休克。

5.过敏 过敏反应,如Ⅰ型过敏反应可引起休克。

6.心脏和大血管病变 急性大面积心肌梗死、严重心律失常等所致急性心力衰竭及慢性心力衰竭均可导致心输出量下降而引起休克。

7.强烈的神经刺激 剧烈疼痛、脊髓高位损伤、麻醉可抑制交感神经缩血管功能,使血管容量增加,有效循环血量不足引起休克。

二、休克的分类

(一)按病因分类

失血性休克、创伤性休克、感染性休克、过敏性休克、心源性休克、神经源性休克等。

(二)按始动环节分类

休克发生时,有效循环血量降低。影响有效循环血量主要可通过三个环节:循环血量、心泵功能和血管容量。因而,根据引起休克的始动环节不同可分为如下几种。

1.低血容量性休克 失血、失液、创伤、烧伤等导致循环血量不足,有效循环血量绝对下降引起的休克。

2.心源性休克 心脏大血管病变可导致心脏射血减少或充盈不足出现心输出量下降,有效循环血量降低引起的休克。

3.血管源性休克 由于血管扩张,血管床容积明显增加,血液淤滞在容量血管中,有效循环血量相对不足引起的休克。

知识链接

有效循环血量

有效循环血量是指单位时间内通过心血管系统进行循环的血量,但不包括储存于肝脏、脾脏和淋巴血窦或停滞于毛细血管中的血量。人(60 kg成年男性)的血容量约5 L,当人体失血超过20%时,即可出现休克,超过50%,即可致死。人的血管容量20 L,毛细血管网呈交替开放关闭状态,安静状态只有20%处于开放状态。若30%以上的毛细血管同时开放,其效果等同于失血。

(三)按血流动力学特点分类

1.低动力型休克、低排高阻型休克 低心输出量高外周阻力所致休克,此型患者外周血管收缩,皮肤温度降低,也称冷休克。

2.高动力型休克、高排低阻型休克 高心输出量低外周阻力所致休克,此型患者外周血管扩张,皮肤温度增高,回心血量增加,也称暖休克。

第三节　休克的发展过程及发生机制

多种病因可通过不同始动环节引起有效循环血量降低,组织器官微循环灌流量减少,功能代谢障碍。微循环血管包括微动脉、后微动脉、毛细血管前括约肌、真毛细血管、直捷通路、动静脉短路和微静脉。其中,微动脉、后微动脉、毛细血管前括约肌称为阻力血管,其收缩舒张可控制微循环血液的灌入量以及外周阻力的大小,所以可以调节全身血压和血液的分布。真毛细血管称为交换血管,该处可进行血管内、外物质交换。微静脉称为容量血管,其收缩舒张可控制微循环血液的流出量,参与回心血量的调节(图9-1)。我们形象地称阻力血管是控制微循环血液灌入的前闸门血管或前阻力血管,而称容量血管是控制微循环血液流出的后闸门血管或后阻力血管。血流流经微循环时通常经前闸门血管进入毛细血管网后汇入后闸门血管流出而完成物质交换,该血流称为营养性血流;也可经直捷通路迅速回到静脉而较少进行物质交换;在病理情况下还可从微动脉经动静脉短路由微静脉流出不进行物质交换,该血流称为非营养性血流。微循环血管主要受神经体液调节,全身性体液因子如儿茶酚胺(CA)、血管紧张素Ⅱ、血管加压素、血栓素 A_2(TXA$_2$)等可使微血管收缩,而局部血管活性物质如组胺、激肽、腺苷、一氧化碳(NO)、前列环素(PGI$_2$)可舒张血管。生理情况下,血液循环中体液因子浓度变化较小,微循环血流主要受局部代谢产物反馈调节,这些代谢产物组胺、腺苷等可舒张血管,当堆积时利于血管舒张冲走或稀释代谢产物,被冲走后血管恢复收缩又可导致其堆积,这种物质反馈调节保证了毛细血管处于交替开放和关闭状态,调节微循环的灌流量。在多数休克过程中,微循环呈现规律性的变化,根据此变化特点将休克发展过程分为三个时期。

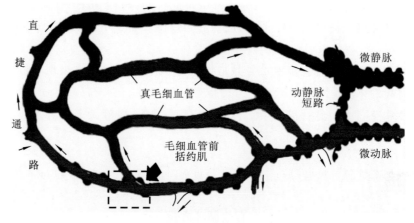

图9-1　正常微循环

一、微循环缺血缺氧期(代偿期、初期)

在休克初始,循环血量降低,血压下降,引起微循环血液灌流量减少及交感-肾上腺髓质系统强烈兴奋,释放大量儿茶酚胺类物质。

重点:掌握休克缺血缺氧期的微循环特点及其机制,代偿意义及临床表现。

(一)微循环变化特点

休克早期,微循环血流量减少,交感-肾上腺髓质系统兴奋,儿茶酚胺类物质(肾上腺素、去甲肾上腺素和多巴胺)作用于皮肤、腹腔内脏、肾脏微循环血管上 α 受体可致毛细血管前、后闸门血管收缩,尤以前闸门血管收缩明显,前阻力明显增加,作用于 β 受体可致动静脉短路开放,非营养性血流增加。因而皮肤、腹腔内脏、肾脏整个微循环毛细血管网关闭,营养性血流减少,血流速度减慢,组织灌流呈现:少灌少流,灌少于流的缺血缺氧状态(图 9-2)。

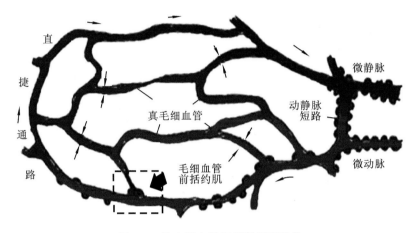

图 9-2　休克缺血缺氧期微循环变化

(二)微循环变化的机制

微循环血流变化主要受交感-肾上腺髓质系统调节,此时交感-肾上腺髓质系统强烈兴奋,释放大量儿茶酚胺类物质。此外,其他缩血管体液因子在其中也起到一定作用。休克时,内毒素、疼痛、血压下降可刺激交感神经兴奋。儿茶酚胺、血管紧张素 Ⅱ、血管加压素、血栓素 A₂、内皮素、白三烯类物质在休克早期,其浓度均明显增高,特别是儿茶酚胺,它在休克时,其浓度与正常的相比,甚至会高几百倍。这些物质作用于微循环血管,导致休克早期微循环缺血缺氧。

(三)微循环变化的代偿意义

此期皮肤、腹腔内脏、肾脏微循环缺血缺氧,影响局部代谢,但对整个机体却有非常重要的代偿意义。

1. 回心血量增加　休克初期,后闸门血管收缩、肝脾储血库收缩,容量血管容积减少,回心血量增加,由于增加的血液来自于自身,所以称为"自身输血",这是休克时机体的"第一道防线"。微循环缺血,毛细血管流体静压降低,促使血管外液体流入血管内,也就是组织液回流入血管增加,称为"自身输液",这是休克时机体的"第二道防线"。这两道防线对于增加循环血量,维持血压有重要意义。

2. 心排出量增加　由于回心血量增加,交感神经兴奋,使心率加快,心肌收缩力增强,在一定范围内提升了心输出量。

3. 外周阻力增加　前闸门血管收缩,特别是小动脉收缩,外周阻力上升,使舒张压明显上升,血压回升。

4. 保证心脑血液供应　皮肤、腹腔内脏、肾脏微循环血管痉挛,而心脏、脑的微循环血管由于 α 受体分布较少没有明显收缩。血流在各个器官发生了重新分配,从而保证了重要器官即心、脑的血液供应。

休克早期,病因作用下有效循环血量减少,经机体微循环变化进行代偿后回心血量、心输出量均有所增加,加之外周阻力上升,血压有所回升。在血压推动下,回升的循环血流进入皮肤、腹腔内脏微循环减少,转而进入心脏和脑的微循环。综上所述,休克早期微循环血流变化对整个机体来说,维持了血压,保证了重要脏器(心、脑)的血液供应。

(四)临床表现

患者呈现面色苍白、全身出冷汗、神志清楚,但烦躁不安、四肢湿冷、脉搏细速、尿量减少、脉压减小。由于皮肤血管收缩,面色苍白;加之,末梢血液循环差,四肢温度低。肾脏血管收缩,尿量减少。汗腺可受交感神经纤维支配,交感神经兴奋时,可表现为掌心、足底、前额等处出汗。有效循环血量不足,末梢血液减少,脉搏微弱;交感兴奋可引起心率加快,脉搏快速,合称脉搏细速。儿茶酚胺类物质在血液中浓度明显升高,可引起大脑皮质兴奋,表现为烦躁不安。血压在休克早期可因机体代偿基本维持正常,但脉压由于舒张压升高致其明显降低。

二、微循环淤血缺氧期(失代偿期、进展期)

重点:休克淤血缺氧期的微循环特点及其机制,对机体的影响及临床表现。

随着休克进展,交感-肾上腺髓质系统依然强烈兴奋,但微循环血管反应性下降,镜下微循环由缺血逐渐转为淤血。

(一)微循环变化特点

组织器官微循环前、后闸门血管均舒张,尤以前闸门血管舒张明显;血液灌入微循环增加,流出速度很慢,血液泥化淤滞明显,微循环后阻力明显增高。因而整个微循环毛细血管网开放,血液淤滞,血流速度极慢,组织灌流呈现多灌少流,灌大于流的淤血缺氧状态(图9-3)。

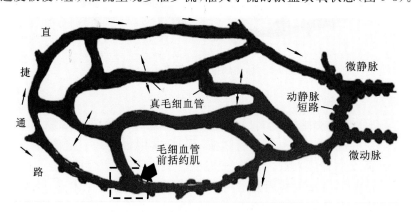

图 9-3 休克淤血缺氧期微循环变化

(二)微循环变化的机制

1. 血管反应性下降 微循环长时间缺血,许多代谢废物没有被及时冲走,二氧化碳堆积可导致酸中毒;组胺、腺苷等扩血管物质堆积可引起血管舒张;微循环缺氧时无氧酵解产物乳酸堆积也可导致酸中毒。酸中毒时,微循环血管对缩血管物质儿茶酚胺等的反应性下降,此时尽管交感-肾上腺髓质系统强烈兴奋,儿茶酚胺类物质浓度很高,但舒血管物质以及血管反应性下降等因素可导致血管持续舒张。

2. 血液流变学改变 血液中白细胞在休克病因、炎症因子等因素刺激下,表达大量细胞黏附分子,发生滚动、贴壁、黏附于血管内皮细胞上,使血液流出阻力上升;在组胺、激肽等因素刺激下,毛细血管壁通透性升高,液体外渗,血液浓缩,黏滞度上升,红细胞和血小板聚集,血液泥化淤滞严重,使血液流出阻力进一步上升。血管舒张,微循环血液灌入增加,而微循环后阻力明显升高使微循环血液流出受阻,因而休克进展期微循环淤血缺氧。

(三)微循环变化对机体的影响

休克进展期即失代偿期,由于毛细血管网大量开放,血液涌入,循环血量减少;后闸门血管舒张,自身输血停止,回心血量减少;毛细血管后阻力升高,血液淤滞,毛细血管网流体静压升高,自身输血停止,回心血量减少;毛细血管通透性升高以及毛细血管网内流体静压升高使血浆外渗,均可导致有效循环血量减少,并且血液淤滞导致血浆外渗,血液浓缩,进一步导致血液泥化、淤滞严重,形成恶性循环。有效循环血量减少以及血管扩张,外周阻力下降使血压也持续降低;血流进入心、脑逐渐减少,低于心、脑血管对自身血流量调节范围时,心、脑血液供应开始明显下降。

综上所述,休克进展期微循环血流变化对整个机体来说,由原先的代偿转变为失代偿,血压进行性下降,不能保证重要脏器(心、脑)的血液供应,此期休克患者临床症状明显,应争分夺秒进行抢救。

(四)临床表现

患者呈现皮肤发绀或花斑,神志淡漠或昏迷,脉搏细速或极微弱,静脉萎陷,血压下降,心音低顿,少尿或无尿。由于皮肤微循环淤血缺氧,出现发绀或者苍白发绀交替的花斑状;肾脏微循环淤血缺氧,出现少尿或无尿;有效循环血量减少,末梢循环差,脉搏微弱或摸不到;微循环后阻力明显上升,静脉萎陷;心脏血供下降,心音低顿;脑血供下降,脑功能障碍。

三、微循环衰竭期(难治期)

休克发展到晚期,微循环无反应性,组织细胞功能代谢障碍甚至死亡,全身器官功能障碍甚至衰竭,即使输血补液、用血管活性药物等抗休克治疗,休克症状也不可逆转,直至死亡。也有人认为该期是休克患者的临终前表现。

(一)微循环变化特点

微循环血管麻痹性扩张,毛细血管网内可有微血栓形成,血流停止,给予输液治疗也不能使微循环出现血液灌流,称为无复流现象。因而整个微循环毛细血管网大量开放,血液淤滞,血流停止,组织灌流呈现:不灌不流,血流停止,缺氧更明显(图9-4)。

重点:休克三个阶段的临床表现,及其病因和发病机制之间的联系。

难点:休克早期到中期机体演变过程的病理生理基础。

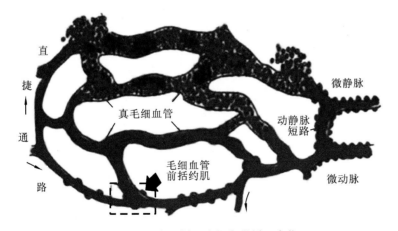

图 9-4 休克微循环衰竭期微循环变化

(二)微循环变化机制

微循环长时间组织缺氧、代谢产物堆积以及血管内皮细胞损伤等,均可导致微循环衰竭,血管无任何反应性;此期由于血液高凝、凝血系统激活等易发生弥散性血管内凝血(DIC),可加速休克进程。

(三)微循环变化的严重后果

全身组织器官低血液灌注,大量溶酶体酶、细胞因子、活性氧、大量炎症介质等产生并释放,造成多器官功能障碍甚至衰竭而致死。

(四)临床表现

本期患者病情危重,濒临死亡,呈现顽固性低血压,使用升压药物无效;并发DIC,出现出血、贫血、皮下淤斑等典型临床表现;重要器官功能障碍,出现呼吸困难,意识模糊或昏迷,脉搏细弱或消失,静脉塌陷,中心静脉压下降,心音低弱,少尿或无尿。

以上是从微循环学说水平阐述休克的发生发展过程(图9-5),该学说在休克治疗方面发挥了巨大的作用。但也有一些不能解释的现象。①休克时细胞改变在微循环紊乱之前发生。②休克时微循环血流恢复,但有时细胞器官功能并未改善。③细胞功能改善可促进微循环功能的恢复。④使用促细胞恢复的药物取得了抗休克的疗效。

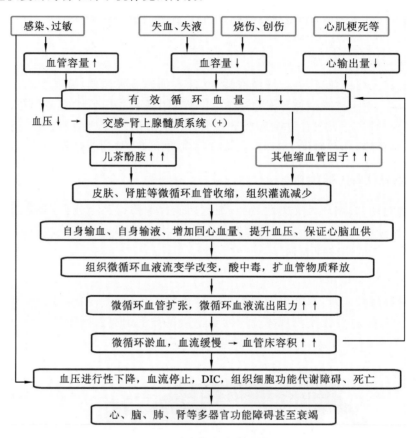

图 9-5　休克的发生发展过程

↑表示增高;↑↑表示显著增高;↓表示降低;↓↓表示显著降低

第四节　休克时机体的代谢及器官功能变化

一、物质代谢的改变

休克时氧耗减少、糖酵解增强,糖原、脂肪和蛋白质的分解代谢增强、合成代谢减弱,伴有酸碱平衡紊乱及电解质代谢紊乱。

二、细胞损伤的改变

休克时细胞水平上会发生一些变化,如细胞膜、细胞器的改变,某些细胞活化,细胞因子产生,如炎症因子可致细胞发生损伤。细胞损伤是各器官功能障碍的共同基础,未来细胞分子机制将补充完善微循环学说水平的休克机制。

三、器官功能改变

休克时由于微循环功能障碍、物质代谢障碍、细胞改变、细胞因子等的作用,机体胃肠、肝、肾、肺、心、脑等器官可相继或同时发生功能障碍,出现多器官功能障碍综合征,甚至器官衰竭。

1. 肾功能障碍 肾脏是休克时最易受累的器官,休克引发肾功能衰竭称为休克肾。在休克早期就伴发了肾微循环血管痉挛,机体发生功能性急性肾衰竭,肾小管上皮细胞未变性、坏死,临床表现为少尿、氮质血症、高钾血症和代谢性酸中毒,及时治疗肾功能可恢复。休克进展期会导致肾小管上皮细胞变性、坏死,发生器质性肾功能衰竭,表现为少尿或无尿,尿质明显改变,可见各种管型,内环境严重紊乱,此时即使休克取得一定疗效,肾功能也难以在短时间内完全恢复。

2. 肺功能障碍 肺功能改变出现也较早,在休克早期,由于缺血缺氧以及休克病因可刺激呼吸中枢,使呼吸加深加快,过度通气,引起呼吸性碱中毒。后期,可因严重缺氧及细胞因子等致呼吸膜严重受损,出现肺水肿、肺淤血、出血、肺不张、肺泡透明膜形成、微血栓形成等病理变化,称为急性呼吸窘迫综合征,即休克肺。临床表现为严重的低氧血症和呼吸困难。

3. 肝功能障碍 休克时腹腔内脏微循环血流改变出现较早。肝脏缺血缺氧以及淤血缺氧可致肝功能障碍,解毒、代谢等功能障碍,出现相应表现。

4. 消化道功能障碍 消化道缺血、淤血、缺氧、酸中毒等可致黏膜屏障功能下降,内毒素入血增加,又不能被肝及时解毒,导致肠源性内毒素血症发生。黏膜可糜烂发生溃疡。

5. 心功能障碍 休克早期,由于机体代偿,血压得到维持,血流重新分布,可保证心脏血液供应。休克进展期,血压进行性下降,冠脉血流量不能保证,出现心功能障碍,可表现为心音低顿甚至心力衰竭。其机制如下:①血压下降,冠脉血流量不足;②心率加快,舒张期缩短,冠脉充盈不足;③代谢性酸中毒、高钾血症、内毒素可抑制心肌收缩、损伤心肌细胞,导致心律失常;④并发DIC,可使心肌局灶性坏死和出血。

6. 脑功能障碍 休克早期,也可保证脑的血液供应。休克进展期,可出现脑血流量超出自身调节的范围,出现下降,脑血供不能保证。脑组织需氧量很高,对缺氧比较敏感。脑血供不能保证时,会发生脑细胞肿胀、变性、坏死,颅内高压,甚至脑疝形成。患者可表现为神志淡漠、昏迷,甚至因脑疝压迫重要生命中枢而死亡。

7. 多器官功能障碍 在严重疾病时,短时间发生两个或两个以上器官功能障碍,并且两者之间不存在病理关联,称为多器官功能障碍综合征。原始病因并不直接作用于器官,就可使远隔器官受损甚至衰竭。可能的机制与炎症介质和抗炎介质的平衡失调有关:轻度的原发部位炎症可导致多种炎症介质失控性释放,造成远隔部位的炎症反应,最后波及全身。

第五节 休克的防治原则

一、病因学防治

针对病因,给予止血、止吐、止痛、抗感染、抗过敏等。

二、发病学防治

1. 补充血容量 早期应尽早足量快速补充血容量,尽快提升有效循环血量,减轻交感-肾上腺髓质系统的兴奋性,减少儿茶酚胺的释放量,减轻微循环血管痉挛,恢复微循环血液灌流。休克进展期应需多少,补多少,将有效循环血量恢复到正常。在补液的同时应密切监测中心静脉压(CVP),防止补液过多。也可观察静脉充盈程度、尿量、血压、脉搏等,作为判定补液量是否足够的依据。

2. 合理使用血管活性药物,同时纠正酸中毒 必须在充分扩充血容量的基础上,才可以使用血管活性药物。例如,休克早期若过早舒张血管而血容量补充不足时会导致血压下降,心脑血供不能保证,病情加重。另外,使用血管活性药物的同时应纠正酸中毒。由于酸中毒可使血管对缩血管物质反应性下降,所以它会影响血管活性药物的治疗效果。同时,酸中毒也可加重微循环障碍、降低心肌收缩功能、促进DIC的形成,应及时补碱予以纠正。

3. **保护细胞及器官功能** 通过应用抑制某些炎症因子的合成或拮抗其损伤机体作用等方法,可针对性地抑制过度的炎症反应。采取补充细胞能量、稳定溶酶体膜、清除自由基等方法,防止细胞损伤。改善心功能、肾功能、防止 DIC、改善肺功能、防止多器官功能衰竭。

三、护理措施

1. 采取休克体位 保持呼吸道通畅,头和躯干抬高 20°～30°,下肢抬高 15°～20°,可增加回心血量。

2. 迅速足量补液 利于快速恢复有效循环血量,纠正微循环障碍。

3. 迅速建立静脉通路 为快速大量补液做准备,防止静脉塌陷使穿刺困难。

4. 监测病情变化 意识、表情、生命体征、尿量、外周循环状况。

5. 健康教育 应充分理解患者,给予及时心理疏导,告知正确的护理预防知识。

四、典型休克护理注意事项

1. 失血性休克 首先控制出血,迅速建立两条以上静脉通路,快速补液是纠正休克的重要保证。但当出血未控制时,补液只需使动脉血压达到 50～60 mmHg 即可,否则会稀释血液,不利于止血。

2. 创伤性休克 快速补充血容量,妥善固定及镇痛护理,早期使用抗生素、监测血糖等预防感染,需手术者应尽量在血压稳定后进行。

3. 感染性休克 快速补液,同时监测 CVP;于感染灶处采集标本进行药敏实验;进行氧疗,同时监测血氧饱和度,可减轻酸中毒,改善组织缺氧。

课后测试题

一、选择题

1. 休克初期哪种血管活性物质增多与微循环血管收缩无关?(   )

A. 儿茶酚胺　　　B. 血管紧张素Ⅱ　C. 血管加压素　　D. 血栓素 A_2　　　E. 前列腺素

2. 休克初期微循环变化特点,以下哪项是错误的?(   )

A. 微动脉收缩　　　　　　　　　　B. 微静脉收缩　　　　　　　　　　　　C. 毛细血管网开放

D. 动静脉吻合支开放　　　　　　　E. 后微动脉收缩

3. 休克初期微循环血管痉挛主要与哪个血管活性物质相关?(   )

A. 儿茶酚胺　　　　B. 血管紧张素Ⅱ　C. 血管加压素　　D. 血栓素 A_2　　　E. 前列腺素

4. 休克初期交感-肾上腺髓质系统处于(   )。

A. 强烈兴奋　　　　　　　　　　　B. 强烈抑制　　　　　　　　　　　　　C. 先抑制后兴奋

D. 先兴奋后抑制,最后衰竭　　　　E. 改变不明显

5. 休克初期组织血液灌流特点是(   )。

A. 多灌多流,灌大于流　　　　　　　　　　　　B. 少灌少流,灌少于流

C. 多灌少流,灌大于流　　　　　　　　　　　　D. 不灌不流,血流停止

E. 少灌少流,灌大于流

6. 休克初期血压变化为(   )。

A. 一定升高　　　　　　　　　　　B. 一定降低　　　　　　　　　　　　　C. 先降低后升高

D. 脉压减小　　　　　　　　　　　E. 脉压增大

7. 休克进展期(微循环淤血缺氧期)组织血液灌流特点是(   )。

A. 多灌多流,灌大于流　　　　　　　　　　　　B. 少灌少流,灌少于流

C. 多灌少流,灌大于流　　　　　　　　　　　　D. 不灌不流,血流停止

E. 少灌少流,灌大于流

8.休克进展期血压下降的主要机制是(　　)。

A.心功能不全

B.交感神经开始衰竭

C.儿茶酚胺类物质减少

D.血容量不足

E.微循环淤血,有效循环血量严重不足

9.休克早期的临床表现,错误的是(　　)。

A.面色苍白

B.四肢湿冷

C.脉搏细速

D.脉压增大

E.尿量减少

10.休克患者护理措施,错误的是(　　)。

A.头部降低 10°～15°

B.密切监测生命体征

C.输液时监测中心静脉压

D.腿部抬高 15°

E.监测尿量

二、思考题

1.从微循环血流变化、发病机制、对机体产生的影响、临床表现等方面比较休克缺血缺氧期和淤血缺氧期。

2.休克在微循环水平上应如何治疗?

(师　婷)

第十章　弥散性血管内凝血

 学习目标 |……

1. 掌握 DIC 的概念,DIC 的发病机制及影响 DIC 发生发展的因素。
2. 熟悉 DIC 病因及 DIC 时机体的功能代谢变化。
3. 了解 DIC 的防治及护理原则。

重点:掌握 DIC 的概念。

　　血液以流动状态在血管中循环,生理情况下少量出血可由血管的收缩、血小板止血以及机体凝血与抗凝血系统之间的动态平衡而止血。凝血是血液由液态转变为凝胶态的过程。当血管破损出血时,可启动凝血系统。凝血进行到一定程度时,抗凝系统和纤溶系统也被激活,灭活凝血因子、溶解纤维蛋白凝块,从而限制止血过程,保证血液流动性。当严重感染、产科意外等多种病因作用于机体,启动了凝血系统,同时激活抗凝和纤溶系统时,可发生凝血和抗凝血平衡紊乱,表现为微循环内广泛纤维蛋白沉积、血小板聚集,形成弥漫性微血栓,由于消耗了大量凝血因子和血小板以及继发性的纤溶亢进,引起微循环障碍、出血、溶血、贫血、休克、器官功能障碍等一系列严重临床症状,这种全身性的病理过程称为弥散性血管内凝血(DIC)。

 案例 10-1

　　患者,女,28 岁,因停经 38 周,阴道见红 2 h 于该日中午 12:00 入院。生命体征平稳。产科检查:宫高 33 cm,腹围 87 cm,右枕前位(ROT)已入盆,胎心 132 次/分。产妇于次日凌晨 1:00 开始腹痛,4:00 阵痛加剧进入产房代产,6:00 产妇出现阴道流血,胎心减慢到 50～70 次/分。怀疑胎盘早剥,胎儿宫内窘迫。经家属同意,7:20 入手术室行剖宫产术,术中发现,有子宫不完全破裂,腹腔积血 300 mL,血尿 100 mL,胎儿已死亡,产妇术中情况一直未好转。9:50 行子宫次全切,血压不稳定。上午 11:00 紧急抽血化验,凝血酶原时间>60 s,血小板 80000/μL,凝血酶时间>60 s,纤维蛋白原<100 mg/dL,3P 试验阳性。经紧急会诊、全力抢救、输全血 13 袋仍未好转。中午 12:00 呼吸停止,经心肺复苏 1 h 无效死亡。问题:

　　1. 患者发生了何种病理过程? 诊断依据是什么?
　　2. 简述患者出血不止的病理生理学基础是什么?
　　3. 在对待产妇的护理中应注意什么?

第一节　DIC 的原因和发病机制

一、DIC 的原因

　　临床上许多疾病可引起 DIC,常见病因:严重感染如败血症、内毒素血症、严重病毒感染等,可占 31%～43%;恶性肿瘤如胰腺癌、白血病等占 24%～34%;产科意外如羊水栓塞、胎盘早剥、宫内死胎等,占 4%～12%;严重创伤如大手术、大面积烧伤、严重车祸;休克;心血管疾病如急性心肌梗死;异型输血反应等。

上述病因可产生一些导致 DIC 的因素,如组织损伤释放组织因子、血管内皮细胞损伤、细菌内毒素、抗原-抗体复合物、蛋白水解酶、颗粒或胶体物质、病毒或其他病原微生物。

二、DIC 的发病机制

(一)组织因子释放入血,启动外源性凝血系统

败血症、内毒素、大手术创伤、烧伤、产科意外等导致组织损伤,组织因子释放入血,启动外源性凝血系统(图 10-1),正反馈放大,导致 DIC。

重点:DIC 的发病机制。

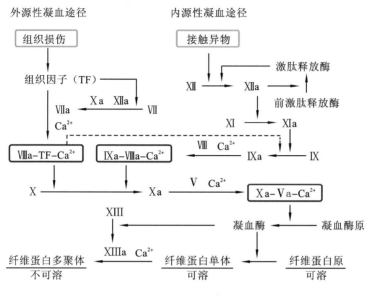

图 10-1 凝血过程

(二)血管内皮细胞广泛损伤

正常血管内皮细胞可起抗凝和促纤溶的作用,若其损伤可导致凝血和抗凝血调控失常。

(1)损伤的血管内皮细胞释放组织因子,启动外源性凝血系统。

(2)损伤后,血管内皮细胞的抗凝作用减弱,其表达的血栓调节蛋白、肝素样物质减少,影响血栓调节蛋白、蛋白 C 系统和抗凝血酶Ⅲ(AT-Ⅲ)的抗凝作用。

(3)血管内皮细胞受损,促纤溶作用减弱,产生的组织型、尿激酶型纤溶酶原激活物(PA)减少,纤溶酶原激活物抑制物-1(PAI-1)增多,降低纤溶活性。

(4)血管内皮细胞产生的前列腺素、一氧化氮及 ADP 酶等物质也减少,这些物质扩张血管、抑制血小板活化和聚集的作用减弱;血管内皮细胞损伤,基底膜胶原暴露,促进血小板黏附、活化和聚集;胶原暴露可激活Ⅻ因子,启动内源性凝血系统(图 10-1);胶原暴露可激活激肽和补体系统,促进凝血。

(三)血细胞大量破坏,血小板被激活

1. 红细胞大量破坏 一些病因如输异型血导致的溶血反应、疟疾等,可引起红细胞大量破坏,释放大量 ADP 等促凝物质,引起凝血;另外,红细胞破坏,其膜磷脂可浓缩并局限凝血过程的复合物,促进凝血。

2. 白细胞破坏 白血病患者化、放疗导致白细胞大量破坏,释放组织因子样物质,启动凝血。内毒素、肿瘤坏死因子可诱导单核细胞和中性粒细胞表达组织因子,从而启动凝血过程。

3. 血小板激活 少数情况下,如血栓性血小板减少性紫癜患者,由于血小板病理性聚集导致血栓形成。

(四)促凝物质直接入血

蛇毒中毒、急性坏死性胰腺炎时释放的大量胰蛋白酶,肿瘤细胞分泌的促凝物质,羊水中的

组织因子样物质等,它们直接入血可促进血液凝固,引起 DIC。

临床上,DIC 的病因可通过多种机制引起 DIC 的发生和发展。例如,感染时可损伤组织释放组织因子启动凝血,可损伤血管内皮细胞减弱抗凝和纤溶,可释放一些细胞因子促血小板聚集、白细胞激活,共同导致 DIC 的发生、发展。

知识链接

凝血过程

外源性凝血途径由于组织损伤释放组织因子启动凝血,形成 Ⅶa-TF-Ca^{2+} 复合物。该复合物可直接激活因子 Ⅹ,形成凝血酶原激活物复合物 Ⅹa-Va-Ca^{2+};或选择激活因子 Ⅸ,再激活因子 Ⅹ,形成凝血酶原激活物复合物 Ⅹa-Va-Ca^{2+}。

内源性凝血途径由于血管内皮细胞受损、胶原暴露或者接触其他异物,使凝血因子 Ⅻ 活化启动凝血。活化的因子 Ⅻ 进一步活化因子 Ⅺ,活化的因子 Ⅺ 进一步活化因子 Ⅸ,活化的因子 Ⅸ 进一步活化因子 Ⅹ,形成凝血酶原激活物复合物 Ⅹa-Va-Ca^{2+}。

凝血酶原激活物复合物形成后,外源性、内源性凝血途径会经历共同的通路:凝血酶激活,使血液中可溶的纤维蛋白原形成不溶的纤维蛋白多聚体,从而血液发生凝固。

凝血过程启动后,整个凝血过程呈现正反馈放大现象。一系列凝血因子相继酶解激活,每步酶促反应均有放大效应,逐级链接,一分子活化的凝血因子可以产生上亿分子的纤维蛋白。

第二节 影响 DIC 发生发展的因素

在 DIC 发生、发展过程中,一些因素可以通过影响凝血和抗凝血平衡来调节和改变机体的状态,可促进或延缓 DIC 的发生及其发展的轻重缓急。常见的影响因素如下。

一、单核巨噬细胞系统功能受损

产生于骨髓,广泛存在于血液、肝脏、肺、脾等组织中的单核巨噬细胞有强大的吞噬功能,可吞噬清除凝血过程中活化的凝血因子、纤维蛋白原、纤溶酶、纤维蛋白降解产物(FDP)、血细胞碎片、内毒素等,实验证实,它在抗凝方面有一定作用。临床上长期大量应用糖皮质激素、反复感染、严重肝脏疾病时,单核吞噬细胞功能降低或者由于吞噬大量坏死组织、细菌而致吞噬细胞功能封闭时,可促进 DIC 的发生。

二、肝脏疾病

以代谢功能为主的肝脏,还有合成分泌、解毒、凝血、免疫等功能。严重肝脏疾病时,会出现物质代谢紊乱,解毒功能下降导致血液中内毒素含量增多,合成分泌凝血因子、蛋白 C、蛋白 S、AT-Ⅲ、纤溶酶原等减少,吞噬灭活活化的凝血因子减少,坏死的肝细胞释放组织因子增多,均易导致 DIC 的发生。

三、血液高凝状态

在生理情况下,如孕产妇机体可出现血液高凝状态。在一些病理情况下,如某些血液遗传病、肾病综合征、恶性肿瘤、酸中毒等,由于凝血物质增多而抗凝物质减少,血小板容易聚集,血液呈高凝状态,易伴发 DIC。

四、微循环障碍

休克等原因作用下,微循环功能障碍,微循环血流缓慢,血浆外渗以及酸中毒、炎症等均易促发凝血。

五、纤溶系统功能受抑制

临床上纤溶抑制剂使用不当等,可影响机体凝血与抗凝血平衡,从而容易促进 DIC 的发生。

第三节 DIC 的分期和分型

一、DIC 的分期

典型 DIC 的病程发展按照其临床特点可分为三个时期(图 10-2)。

重点:DIC 的典型临床分期。

高凝状态 ⟶ 微血栓 ⟶ 低凝状态 ⟶ 多发性出血

	发生机制	主要表现	实验室检查
高凝期	凝血系统激活→凝血酶↑→微血栓(血小板活化)	血液处于高凝状态	凝血时间↓;血小板黏附性↑
消耗性低凝期	凝血因子和血小板因消耗而减少	血液处于低凝状态,有出血表现	血小板计数↓;凝血酶原时间↑;纤维蛋白原含量↓;出血时间↑;凝血时间↑
继发性纤溶亢进期	纤溶系统激活,产生大量纤溶酶;形成FDP	明显出血	FDP↑;凝血酶时间↑;3P试验(+)

图 10-2 DIC 临床分期

↑表示升高;↓表示降低

(一)高凝期

病因作用下,启动凝血,血液特点为高凝状态,广泛微血栓形成。

(二)消耗性低凝期

微血栓形成时消耗了大量凝血因子和血小板,同时纤溶系统也被激活(图 10-3),血液特点转为低凝状态,易伴出血。

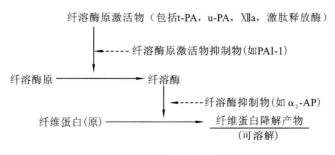

图 10-3 纤溶过程

(三)继发性纤溶亢进期

凝血过程中的凝血酶、Ⅻa 等也激活了纤溶系统,由于凝血系统作用减小,纤溶系统表现为亢进,此期出血明显。

二、DIC 的分型

(一)按 DIC 病程进展速度分型

> **知识链接**
>
> **凝血系列化验**
>
> 凝血酶时间(TT)是指在血浆中加入标准化的凝血酶后血液凝固的时间,正常范围 16~18 s,超过正常对照 3s 以上为异常。
>
> 凝血酶原时间(PT)是指在缺乏血小板的血浆中加入过量的组织因子后,凝血酶原转化为凝血酶,导致血浆凝固所需的时间,正常值为 12~14 s,超过正常对照 3 s 以上为异常。
>
> 出血时间(BT)是指人为刺破皮肤毛细血管后,从血液自然流出到自然停止所需的时间,一般小于 10 min。
>
> 血小板(100~300)×10^9/L。
>
> 3P 试验,即血浆鱼精蛋白副凝试验,凝血过程中纤维蛋白单体可与 FDP(主要为 X 片段)形成可溶性纤维蛋白单体复合物,鱼精蛋白具有使纤维蛋白单体从可溶性复合物游离出来的特性,使纤维蛋白单体再聚合成不溶性纤维蛋白多聚体,这种不需要加凝血酶使血浆发生的凝固,称为副凝固。该试验阳性反映纤溶亢进。

1.急性型 数小时或 1~2 天内发生,常见于严重感染、严重创伤、羊水栓塞、输异型血、急性器官移植后发生排斥反应。病情迅速恶化、无明显分期,常表现为休克和出血。

2.亚急性型 数天内逐渐发生,常见于宫内死胎、恶性肿瘤转移等。

3.慢性型 病程长,常见于恶性肿瘤、结缔组织病、慢性溶血性贫血等。由于机体代偿,临床表现常不明显,主要表现为某器官功能障碍,有时仅有实验室检查异常。

(二)按 DIC 时凝血物质的消耗与代偿情况分型

1.失代偿型 凝血因子和血小板的消耗大于生成。常见于急性 DIC,实验室检查可见凝血因子大量减少,临床表现为明显的出血和休克。

2.代偿型 凝血因子和血小板的消耗基本等于生成。常见于轻度 DIC,实验室检查无明显变化,临床表现不明显,易被漏诊而转变为失代偿型。

3.过度代偿型 凝血因子和血小板的消耗小于生成。常见于慢性 DIC 或恢复期 DIC,实验室检查可见纤维蛋白原等暂时性升高,临床症状不明显。

第四节　DIC 的临床表现

重点:DIC 的临床表现。

难点:DIC 发病机制与临床表现之间的联系。

DIC 病因、诱因作用于机体后,除了表现为原发病的症状和体征外,常见的典型临床表现包括出血、休克、器官功能障碍、贫血。

一、出血

DIC 患者可表现为伤口、注射部位皮肤渗血、大片淤斑,全身紫癜,皮下血肿,呕血、便血,咯血,阴道出血,甚至颅内出血,发生率为 84%~95%,常为最初症状。出血机制可能与凝血物质消耗、纤溶亢进、纤维蛋白降解产物、微血管损伤相关。

二、休克

DIC 患者可表现为心排出量不足、循环功能障碍甚至休克。在急性 DIC 患者常见，DIC 导致休克的机制可能是大量微血栓形成、出血、血管活性物质生成等所致的微循环功能障碍，促进了休克，同时 DIC 与休克互为因果，相互促进，使机体进入恶性循环。

三、器官功能障碍

DIC 患者可出现肾、肺、脑、心等单个或多个器官的功能障碍，呈现相应的临床表现。其机制与微循环血栓形成、出血导致组织细胞缺血、缺氧，功能、代谢障碍甚至变性坏死相关。

四、微血管病性溶血性贫血

DIC 时可伴发溶血性贫血，溶血的原因是由于 DIC 时红细胞形成了很多裂体细胞，它与正常红细胞相比，脆性增强，容易破裂，发生溶血。机制是 DIC 时，微血管内形成很多纤维蛋白细丝，交联在一起形成网状。血液流动过程中，红细胞通过纤维蛋白丝细网被钩挂其上，在血流不断冲击下，红细胞破裂或变形呈新月形、盔甲形、带刺状挤过网孔，这些变形红细胞即为裂体细胞。外周血涂片检测裂体细胞大于 2% 可辅助诊断 DIC。

第五节 DIC 的防治原则

一、防治原发病

原发疾病的防治是控制 DIC 的有效措施。如治疗产科意外，积极抗休克治疗等。

二、改善微循环

DIC 时广泛微血栓的形成严重影响了组织器官的微循环，改善微循环对于增加组织器官血液灌流意义重大。可采用血管活性药物或者扩充血容量等方法。

三、建立凝血、抗凝和纤溶间的动态平衡

可使用肝素、AT-Ⅲ等阻断凝血反应；在 DIC 继发性纤溶亢进期可抗纤溶。

四、护理原则

护理时应注意观察皮肤黏膜状态、尿量、尿质情况，意识有无障碍等，从而判断组织器官的微循环血液灌流状态，及时判断病情发展。

课后测试题

一、选择题

1.DIC 最主要的病理特征是（   ）。

A. 大量微血栓的形成 　　　　　　　B. 凝血功能紊乱 　　　　　　　C. 凝血物质大量消耗

D. 抗凝因子不足 　　　　　　　　　E. 纤溶系统亢进

2.产科意外容易诱发 DIC 主要是由于（   ）。

A. 血液处于高凝状态 　　　　　　　B. 凝血功能紊乱 　　　　　　　C. 凝血物质大量消耗

D. 血容量不足 　　　　　　　　　　E. 纤溶系统亢进

3.DIC 时凝血功能障碍表现为（   ）。

A.血液凝固性增高   B.血液先高凝后低凝   C.血液先低凝后高凝

D.抗凝因子不足   E.纤溶系统亢进

4.严重组织损伤引起 DIC 的主要机制是( )。

A.凝血因子Ⅰ被激活   B.血小板被激活   C.组织因子被激活

D.抗凝因子不足   E.纤溶系统激活

5.可以诱发 DIC 的因素是( )。

A.单核巨噬细胞系统功能障碍   B.肝功能严重障碍   C.血液高凝状态

D.微循环障碍   E.以上都是

6.DIC 晚期出现明显出血表现的主要机制是( )。

A.凝血系统激活   B.抗凝系统激活   C.凝血系统消耗

D.纤溶系统抑制   E.纤溶系统亢进

7.凝血因子和血小板的生成超过消耗的情况可见于( )。

A.过度代偿型 DIC   B.急性型 DIC   C.重度型 DIC

D.失代偿型 DIC   E.DIC 任何时期

8.DIC 产生的贫血属于( )。

A.溶血性贫血   B.失血性贫血   C.再生障碍性贫血

D.中毒性贫血   E.先天性贫血

9.微血管性溶血性贫血发生的主要机制是( )。

A.微血管内皮细胞受损   B.微血管内血流冲击

C.微血管内氧自由基增多   D.微血管内纤维蛋白细丝交织成网

E.微血管内大量微血栓形成

10.3P 试验主要是检测( )。

A.纤维蛋白原含量   B.纤维蛋白单体含量

C.纤维蛋白多聚体含量   D.纤维蛋白降解产物含量

E.凝血酶原含量

11.红细胞大量破坏引起 DIC 的机制主要是( )。

A.释放血红蛋白   B.释放 ADP   C.释放凝血因子

D.释放组织因子   E.溶酶体破裂

12.DIC 引起出血的直接原因是( )。

A.血管内皮细胞受损   B.细菌内毒素作用   C.凝血物质大量消耗

D.抗凝因子不足   E.纤溶系统亢进

二、思考题

1.为什么脓毒血症等严重感染会引起 DIC,阐述其机制。

2.为什么 DIC 会有溶血性贫血的临床表现,其病理生理学机制是什么?

3.试述休克与 DIC 的关系。

4.DIC 患者为什么有出血倾向?

(师 婷)

第十一章 缺氧

 学习目标 ......

> 1.掌握缺氧的概念,血氧指标的正常值及其意义,各型缺氧的概念、原因及血氧变化特点。
> 2.熟悉缺氧时机体的代偿调节及各系统主要功能、代谢的变化。
> 3.了解影响机体对缺氧耐受性的因素及氧疗和氧中毒的概念。

氧参与人体各种细胞的生物氧化过程,是正常生命活动所必需的物质,正常成年人在静息状态下每分钟的需氧量约为 250 mL,而人体内所储存的氧量仅 1.5 L,一旦呼吸、心跳停止,数分钟即可死亡。缺氧是极常见的病理过程,是导致患者死亡的重要原因之一。由于氧的供应不足、运输异常或组织细胞利用氧的能力障碍,引起机体组织器官的功能代谢、形态结构异常变化的病理过程,称为缺氧。

重点:缺氧的概念。

第一节 常用血氧指标及其意义

机体摄取、运输和利用氧是一个复杂的过程,临床上常通过检测血氧指标的变化来了解组织供氧、耗氧情况,常用的血氧指标如下。

重点:常用血氧指标的概念。

难点:氧解离曲线移动、P_{50}、Hb 与 O_2 的亲和力三者间的关系。

一、血氧分压

血氧分压(PO_2)是指以物理状态溶解于血液中的氧分子所产生的张力。正常动脉血氧分压(PaO_2)约为 100 mmHg,主要取决于吸入气体的氧分压和外呼吸功能状态。静脉血氧分压(PvO_2)约为 40 mmHg,主要取决于组织摄氧和利用氧的能力。

二、血氧容量

血氧容量(CO_{2max})是指在氧分压 150 mmHg、二氧化碳分压 40 mmHg、温度 38 ℃的条件下,100 mL 血液中的血红蛋白(Hb)被充分氧合时的最大携氧量。正常血氧容量约为 200 mL/L,它主要取决于血液中血红蛋白的质和量,反映血液携氧的能力。

三、血氧含量

血氧含量(CO_2)是指 100 mL 血液中的实际带氧量,包括血红蛋白实际结合的氧量和极少量溶解于血浆中的氧(正常约 3 mL/L)。正常时,动脉血氧含量(CaO_2)约为 190 mL/L,静脉血氧含量(CvO_2)约为 140 mL/L,它们均取决于氧分压和血红蛋白的质和量。

四、血氧饱和度

血氧饱和度(SO_2)是指血液中结合氧的血红蛋白占总血红蛋白的百分比,其计算公式:血氧饱和度＝(血氧含量－溶解氧量)/血氧容量×100%。动脉血氧饱和度(SaO_2)为 95%～97%,静脉血氧饱和度为 75%。

血氧饱和度主要取决于血氧分压，二者之间关系可用氧合血红蛋白解离曲线表示，血氧饱和度与血氧分压成正相关：当氧分压低于 60 mmHg 时，血氧饱和度会明显降低，氧含量会明显下降。P_{50} 是反映血红蛋白与氧的亲和力的指标，是指血红蛋白的氧饱和度为 50% 时的血氧分压，正常为 26～27 mmHg。当红细胞内的 2,3-二磷酸甘油酸(2,3-DPG)增多、酸中毒、二氧化碳增多及血温升高时，氧解离曲线右移，P_{50} 增大，使 Hb 与 O_2 的亲和力降低，血液能释放出更多的氧供组织利用，反之则左移，P_{50} 减小，使 Hb 与 O_2 的亲和力增强，这样有利于血液在肺中携带更多的氧，但释放给组织的氧减少。

五、动-静脉血氧含量差

动-静脉血氧含量差是指动脉血氧含量减去静脉血氧含量的差，即动-静脉血氧含量差＝动脉血氧含量－静脉血氧含量，正常值约为 50 mL/L，表明 1 L 血液流经组织细胞时约有 50 mL 的氧被利用。该值主要反映组织摄取和利用氧的能力。

第二节　缺氧的类型、原因及发生机制

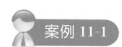

患者，男，30 岁，雪天在家关紧门窗使用煤炉取暖，未熄煤炉就睡了，早晨起床感觉四肢无力，勉强坐起后出现了剧烈头痛、头晕、恶心、呕吐，活动困难，勉强爬出门外求救。查体：T 36.1 ℃；P 96 次/分；R 20 次/分；BP 90/60 mmHg。表情淡漠，少言懒动，双侧瞳孔等大同圆，对光反射灵敏。口唇呈樱桃红色；颈软，无抵抗；心肺未见异常。肌力、肌张力正常，双侧巴氏征及克氏征阴性。问题：

1. 患者发生了哪一种类型的缺氧？发病原因及机制是什么？

2. 此类缺氧的血氧变化有什么特点？

氧的获取和利用过程可概括为外呼吸、气体的运输和内呼吸三个环节，任何一个环节异常均可导致机体缺氧。依据影响这些环节的原因和血氧变化的特点，可将缺氧分为低张性缺氧、血液性缺氧、循环性缺氧和组织性缺氧四种类型。

一、低张性缺氧

重点：低张性缺氧的概念和血氧变化特点。

难点：发绀与缺氧的关系。

低张性缺氧(hypotonic hypoxia)，是指因动脉血氧分压降低、血氧含量减少，组织供氧不足，又称乏氧性缺氧。

（一）原因及机制

1. 吸入气体氧分压过低　多发生于高原、高空，通气不良的矿井、坑道或吸入低氧的混合气体、麻醉气体等。由于吸入气体中氧分压过低，致肺泡内氧分压降低，肺泡与血液间氧气交换减少，PaO_2 降低，组织氧供应不足，也称大气性缺氧。

2. 外呼吸功能障碍　气道异物、喉头水肿、气胸、呼吸中枢抑制等导致阻塞性或限制性通气障碍和肺实变、肺叶切除、肺水肿、肺动脉栓塞等导致的换气功能障碍，可使动脉血氧分压和血氧含量降低而发生缺氧，又称为呼吸性缺氧。

3. 静脉血分流入动脉血　房间隔或室间隔缺损伴有肺动脉狭窄或肺动脉高压时，右心压力高于左心，发生右向左分流，使静脉血掺入动脉血，导致动脉血氧分压降低。

（二）血氧变化的特点

低张性缺氧时动脉血氧分压、血氧含量、血氧饱和度均降低，动-静脉血氧含量差减小或接近正常,血氧容量一般正常。一般认为,动脉血氧分压下降,可直接使血氧含量和血氧饱和度降低,但只有 PaO_2 降低到 60 mmHg 以下时,才会使动脉血氧含量和动脉血氧饱和度显著降低。血液中的氧弥散入细胞的速度取决于血液与细胞内氧分压差,当 PaO_2 和动脉血氧含量严重减少时使氧弥散速度减慢可引起细胞缺氧,此时组织细胞用氧减少,使动-静脉血氧含量差减小,但若为慢性缺氧,组织利用氧的能力可代偿性增强,故动-静脉血氧含量差可接近正常。急性低张性缺氧时因血红蛋白的质和量无变化,故血氧容量不变,但在慢性缺氧时红细胞数目可代偿性增多,使血氧容量增高。

正常情况下,毛细血管血液中脱氧血红蛋白浓度约为 26 g/L。低张性缺氧时,脱氧血红蛋白浓度增高,当毛细血管血液中脱氧血红蛋白浓度达到或超过 50 g/L 时,可使皮肤和黏膜呈现青紫色,称为发绀(cyanosis)。一般情况下,血红蛋白正常的人,发绀与缺氧同时存在,可依据发绀的程度大致估计缺氧的程度。但在血红蛋白过多或过少时,发绀与缺氧常不一致。如严重贫血患者,血红蛋白数量明显下降,即使严重缺氧,脱氧血红蛋白也不会达到 50 g/L,不会出现发绀。生活在高原区域的人血液中红细胞多于平原生活的人,当来到氧气充足的地方,血中脱氧血红蛋白超过 50 g/L,出现发绀,但没有缺氧症状。

二、血液性缺氧

重点:血液性缺氧的概念、原因和血氧变化特点。

血液性缺氧(hemic hypoxia)是指因血红蛋白的数量减少或性质异常,使血液携氧能力降低,导致血氧容量和血氧含量减少或血红蛋白结合的氧不易释放所致的组织缺氧。此时物理溶解的氧量不变,动脉血氧分压正常,又称等张性低氧血症。

(一)原因和机制

1. 贫血　各种原因引起的严重贫血,由于单位容积内的血红蛋白数量减少,携氧能力减弱,导致组织缺氧,又称贫血性缺氧。

2. 一氧化碳(CO)中毒　CO 与 Hb 结合生成碳氧血红蛋白(HbCO),使 Hb 丧失运氧能力。因 CO 与 Hb 的亲和力是 O_2 与 Hb 亲和力的 210 倍。故吸入气只要含 0.1% 的 CO,就可使血液约 50% 的 Hb 转变为 HbCO。此外,CO 还可抑制红细胞内糖酵解过程,使 2,3-二磷酸甘油酸生成减少,氧解离曲线左移,HbO_2 难以释放出 O_2。所以 CO 中毒既阻碍 O_2 与 Hb 的结合,又阻碍 O_2 的解离,造成组织严重缺氧。一氧化碳中毒时由于血中碳氧血红蛋白增多,碳氧血红蛋白颜色鲜红,患者皮肤、黏膜呈樱桃红色。

3. 高铁血红蛋白血症　正常高铁血红蛋白含量仅占血红蛋白总量的 1%~2%,Fe^{3+} 与羟基牢固结合使 Hb 丧失携氧能力。血红蛋白中的 Fe^{2+} 在硝基苯、亚硝酸盐等氧化剂的作用下,大量被氧化成 Fe^{3+},形成高铁血红蛋白而丧失携氧能力。当血红蛋白分子的四个 Fe^{2+} 有一个被氧化成 Fe^{3+} 时,剩余的 Fe^{2+} 与 O_2 的亲和力增大,结合的氧不易被释放,导致氧解离曲线左移,向细胞释放氧少。高铁血红蛋白血症常见于亚硝酸盐中毒,如食用大量含硝酸盐的腌菜,在肠道菌作用下转变为亚硝酸盐,吸收入血导致高铁血红蛋白血症。高铁血红蛋白血症引起严重缺氧时,皮肤、黏膜可出现棕褐色或类似发绀的颜色,称为肠源性发绀。

4. 血红蛋白与氧亲和力过强　常见于输入大量库存血或碱性液体。因库存血中的红细胞 2,3-DPG 含量低,碱性溶液使血浆 pH 值升高,均使氧解离曲线左移,Hb 与 O_2 亲和力强,难以解离释放 O_2,引起组织缺氧。

(二)血氧变化特点

血液性缺氧时,血氧容量降低、血氧含量降低或正常、动-静脉血氧含量差减小,动脉血氧分压和血氧饱和度正常。

因吸入气中氧分压及外呼吸功能正常,故动脉血氧分压及血氧饱和度正常,但血红蛋白的数量减少或因性质改变而丧失携氧能力,使血氧容量及血氧含量降低。血液由动脉端流向静脉端时,随着血氧含量减少,PaO_2 逐步降低,使氧向组织弥散速度减慢,引起细胞缺氧,此时组织细胞

·病理学与病理生理学(临床案例版)·

用氧减少,动-静脉血氧含量差减小。由血红蛋白与氧的亲和力过强引起的血液性缺氧较特殊,因结合的氧不易释放,氧无法进入细胞内被利用,使动-静脉血氧含量差减小,其他指标均正常,甚至部分还可高于正常。

三、循环性缺氧

重点:循环性缺氧的概念和血氧变化特点。

循环性缺氧(circulatory hypoxia)是指因组织器官血流量减少或血流速度减慢导致血液循环不能及时将氧合血红蛋白运输给组织而引起的缺氧,也称低血流量性缺氧或低动力性缺氧。

(一)原因和机制

1. 全身血液循环障碍 当休克、DIC、心力衰竭等因素引起的急性循环障碍使有效循环血量减少,全身组织供血不足和严重缺氧时,患者往往因严重缺氧引起重要器官功能衰竭而死亡。

2. 局部血液循环障碍 血管的栓塞、血栓形成等常导致局部组织发生缺血、淤血而缺氧,这种缺氧产生的后果依病变部位而定,轻者细胞发生变性坏死,重者可危及生命,如心肌梗死、脑梗死等。

(二)血氧变化特点

循环性缺氧时,动脉血氧分压、血氧容量、血氧含量、血氧饱和度均正常,动-静脉血氧含量差增大。

全身或局部血液循环障碍造成血流缓慢,单位时间内流过毛细血管的血量减少,弥散到组织、细胞的氧量也减少,引起缺氧。单位血液流经毛细血管的时间延长,组织细胞从淤积的血液中摄取氧相对增多,同时血液淤积,二氧化碳含量高使氧解离曲线右移,从血液中释放的氧增多,导致动-静脉血氧含量差增大。局部微循环内淤血时,血红蛋白结合的氧过多释放给组织,使还原血红蛋白增多可出现发绀。

四、组织性缺氧

重点:组织性缺氧的概念和血氧变化特点。

组织性缺氧(histogenous hypoxia)是指组织细胞利用氧的能力障碍导致的缺氧。

(一)原因和机制

1. 细胞中毒 任何影响氧化磷酸化的因素都可引起组织细胞利用氧的能力障碍,导致组织性缺氧。如氰化物(如 KCN、HCN 和 NaCN 等)可经皮肤、消化道、呼吸道进入机体,其 CN^- 迅速与氧化型细胞色素氧化酶的 Fe^{3+} 结合,形成氰化高铁细胞色素氧化酶,失去传递电子的能力,导致呼吸链中断,细胞用氧严重障碍而迅速致死。此外,砷化物、甲醛和硫化物等也能抑制呼吸链的酶类而影响氧化磷酸化过程。

2. 线粒体损伤 线粒体是细胞进行氧化磷酸化产生能量的主要场所,大量放射线照射、细菌毒素、机械损伤等均可从不同环节损害线粒体的结构或抑制其功能,导致组织细胞利用氧障碍。

3. 呼吸酶的缺乏 核黄素、泛酸、尼克酸及尼克酰胺等均是呼吸链中脱氢酶的辅酶组成成分,当这些维生素严重缺乏时,可明显抑制呼吸链,引起组织细胞利用氧障碍。

(二)血氧变化特点

组织性缺氧时,动脉血氧分压、血氧容量、血氧含量、血氧饱和度均正常,动-静脉血氧含量差减小。

由于细胞内呼吸障碍使组织不能充分利用氧,静脉血氧含量和静脉血氧分压较高,使得动-静脉氧血含量差减小。由于微循环血液内的氧合血红蛋白没有被组织细胞充分利用,其含量较高,可使患者皮肤、黏膜呈玫瑰红色。

应当指出,临床上所见到的缺氧类型常不是单一类型,而是多种缺氧类型的不同组合。如失血性休克因全身循环血量不足主要引起循环性缺氧,失血伴有血红蛋白减少可引起血液性缺氧,并发休克肺时可出现低张性缺氧,持续缺氧使线粒体受损时又可发生组织性缺氧。

· 130 ·

各种类型缺氧的血氧变化特点见表 11-1。

表 11-1　几种类型缺氧的血氧变化特点

缺 氧 类 型	动脉血氧分压	动脉血氧含量	动脉血氧容量	动脉血氧饱和度	动-静脉血氧含量差
低张性缺氧	降低	降低	正常	降低	降低或正常
血液性缺氧	正常	降低或正常	降低	正常	降低
循环性缺氧	正常	正常	正常	正常	升高
组织性缺氧	正常	正常	正常	正常	降低

第三节　缺氧时机体功能代谢变化

缺氧时机体的功能和代谢变化,包括机体对缺氧的代偿性反应和因缺氧引起的代谢与功能障碍。轻度或慢性缺氧主要引起机体代偿性反应,急性缺氧或缺氧过于严重,机体会失代偿,引起损伤性反应,表现为组织细胞的代谢和功能障碍,当影响到重要器官系统时,可危及生命。不同类型的缺氧对机体的影响既有相似之处,又各具特点。以低张性缺氧为例说明缺氧对机体的影响。

一、呼吸系统的变化

(一)代偿性变化

轻度缺氧或慢性缺氧时,当动脉血氧分压降至 60 mmHg 以下时,可使组织缺氧,引起机体的代偿反应。呼吸系统代偿反应表现为呼吸加深加快、呼吸功能增强,其发生机制与以下因素有关。

1.动脉血氧分压降低　PaO_2 降低可刺激颈动脉体和主动脉体的化学感受器,反射性地引起呼吸中枢兴奋,使呼吸运动增强,呼吸变深变快,增加每分钟肺泡通气量,使肺泡气 PaO_2 升高,利于氧弥散入血,使动脉血氧分压升高。

2.动脉血二氧化碳的变化　缺氧伴 $PaCO_2$ 增高时,可通过刺激外周和中枢化学感受器,引起呼吸加深加快,肺泡通气量增加,利于 CO_2 排出。但是过度通气又可降低 $PaCO_2$,减少 CO_2 对化学感受器的刺激,限制肺通气量的增加。

3.胸廓呼吸运动增强　胸廓呼吸运动增强可使胸腔内负压增大,促进静脉回流,增加心输出量和肺血流量,从而利于氧的摄取和运输。

(二)失代偿性变化

1.中枢性呼吸衰竭　严重缺氧,当 $PaO_2 < 30$ mmHg,缺氧对呼吸中枢的直接抑制作用超过 PaO_2 降低对外周化学感受器的兴奋作用时,可发生中枢性呼吸衰竭。表现为呼吸抑制,呼吸节律和频率不规则,肺通气量减少。

2.肺水肿　急性低张性缺氧可引起肺水肿。当快速进入 4000 m 以上的高原时,可在 1～4 天内发生急性肺水肿。表现为呼吸困难、咳嗽、肺部湿啰音、血性泡沫痰、皮肤黏膜发绀等。发病机制尚不清楚,可能机制如下。①缺氧致交感神经兴奋、外周血管收缩、回心血量增加,肺血流量增多。②缺氧致肺血管收缩,肺血流阻力增加,肺动脉高压。③缺氧时肺血管收缩强度不一,肺血流分布不均,在肺血管收缩较轻或不发生收缩的部位血流增加,流体静压增高,引起肺水肿。④缺氧可使肺内微血管内皮细胞受损,血管壁通透性增加等。

二、循环系统的变化

(一)代偿性变化

1.心输出量增加　心输出量增加可提高全身组织的供氧量,对急性缺氧有一定的代偿意义,其发生机制如下。①心率加快,缺氧时由于肺通气量增加,可反射性地引起肺膨胀,刺激肺牵张感受器反射性兴奋交感神经,使心率加快,心输出量增加。②心肌收缩力增强:缺氧可引起交感神经兴奋,作用于心脏 β-肾上腺素能受体,使心收缩力增强。③静脉回心血量增加:缺氧可使呼吸加深加快,胸腔内负压增大和心脏活动增强,可导致静脉回心血量增多,心输出量增加。

2.血流重新分布 缺氧时因交感神经兴奋,可引起皮肤和内脏的小血管收缩;另一方面组织缺氧产生的代谢产物(如腺苷、乳酸、PGI_2 等)使心脑血管扩张、血流量增加。这种血流分布的改变显然对于保证生命重要器官缺氧的供应是有利的。

3.肺血管收缩 缺氧时肺泡氧分压降低,局部肺小动脉收缩,使缺氧的肺泡血液量减少。这种肺血管的收缩反应有利于维持肺泡通气与血流比例适当,使流经这部分肺泡的血液仍能获得较充分的氧,从而维持较高的 PaO_2。缺氧引起肺小动脉收缩的机制可能与下列因素有关。①交感神经作用:交感神经兴奋可作用于肺血管的 α 受体引起血管收缩反应。②体液因素作用:缺氧促使肺内肥大细胞、巨噬细胞产生前列腺素、白三烯等,具有缩血管作用。③缺氧直接对血管平滑肌作用:肺血管壁平滑肌细胞膜对 Ca^{2+} 的通透性增高,促使 Ca^{2+} 内流,导致肺血管收缩。

4.毛细血管增生 长期慢性缺氧可促使毛细血管增生,以脑、心和骨骼肌的毛细血管增生显著。毛细血管密度增加可增加氧弥散面积,缩短氧的弥散距离,增加对细胞的供氧量。

(二)失代偿性变化

1.肺动脉高压 肺动脉高压可使右心后负荷增加,致右心室肥大甚至右心衰竭。肺动脉高压的发生机制:①长期缺氧使肺动脉血管平滑肌细胞和成纤维细胞肥大、增生,胶原纤维沉积,动脉壁增厚变硬,顺应性下降。②慢性缺氧可引起缩血管物质增多,小动脉持续收缩,增加肺循环阻力。

2.心律失常 严重缺氧时,心肌细胞内 K^+ 减少、Na^+ 增加,静息电位降低、心肌兴奋性及自律增高,传导性降低,可引起异位心律和传导阻滞。PaO_2 降低刺激颈动脉体化学感受器,反射性地使迷走神经兴奋,引起窦性心动过缓。

3.心肌舒缩功能降低 严重缺氧可损伤心肌的收缩和舒张功能,引起心肌能量代谢障碍和心肌收缩蛋白丧失,甚至导致心肌细胞死亡。

4.回心血量减少 长期缺氧,体内产生大量乳酸和腺苷等代谢产物,使末梢血管扩张,血液淤滞于外周血管,引起回心血量和心输出量减少,使组织供血供氧减少。

三、血液系统的变化

(一)代偿性变化

1.红细胞和血红蛋白增多 慢性缺氧时,肾脏产生并释放促红细胞生成素增加,从而加速了骨髓红细胞成熟和释放。急性缺氧时,交感神经兴奋,使肝、脾等储血器官血管收缩,储存血参与有效循环,增加血液红细胞数和血红蛋白量。红细胞增多可增加血液的氧容量和氧含量,从而增加组织的供氧量。

2.红细胞内 2,3-DPG 增多 缺氧时,红细胞内 2,3-DPG 生成增多,使氧解离曲线右移,氧与血红蛋白的亲和力降低,易于将结合的氧释出供组织利用。

(二)失代偿性变化

如果血液中红细胞过度增加,血液黏滞度增高,增加肺血流阻力和右心负荷。在吸入气氧分压明显降低的情况下,红细胞内过多的 2,3-DPG 可影响肺部血红蛋白与氧结合,使动脉血氧含量过低,进而失去代偿意义。

四、中枢神经系统的变化

脑组织的能量来源主要依靠葡萄糖的有氧氧化,脑重仅为体重的 2% 左右,而脑血流量约占心输出量的 15%,脑组织的代谢率高,脑耗氧量约为机体总耗氧量的 23%,但脑内葡萄糖和氧的

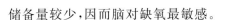

储备量较少,因而脑对缺氧最敏感。

急性缺氧时神经中枢可表现出一系列功能障碍。缺氧初期大脑皮质兴奋过程相对占优势,抑制过程减弱,出现头痛、情绪激动、定向力障碍、运动不协调,严重时可有躁动、意识障碍、惊厥;随着缺氧加重或时间延长,大脑皮质由兴奋逐渐转为抑制,表现为反应迟钝、表情淡漠、昏迷甚至死亡。慢性缺氧时,易出现疲劳、注意力不集中、记忆力与判断力降低、嗜睡及精神抑郁等症状。

五、组织细胞的变化

(一)代偿性变化

1. 细胞利用氧的能力增强 慢性缺氧时,细胞内线粒体的数目增多、膜表面积增加,生物氧化相关酶如琥珀酸脱氢酶、细胞色素氧化酶增多,使细胞的内呼吸功能增强,提高了组织利用氧的能力。

2. 糖酵解增强 严重缺氧时,ATP 生成减少,ATP 与 ADP 的比值下降,导致磷酸果糖激酶(糖酵解过程最主要的限速酶)活性增强,在一定程度上可补偿能量的不足。

3. 肌红蛋白增加 慢性缺氧,可使肌肉中肌红蛋白含量增加。肌红蛋白与 O_2 的亲和力大于血红蛋白,随着血氧分压不断下降,肌红蛋白可释出大量的氧供细胞利用,成为组织细胞的主要供氧源。

4. 低代谢状态 缺氧时可抑制细胞的各种合成代谢和离子泵功能,使细胞耗能减少,呈低代谢状态,有利于低氧状态生存。

(二)失代偿性变化

1. 细胞膜的变化 缺氧时,ATP 生成不足,Na^+-K^+ 泵运转障碍等使细胞膜对离子的通透性增高,离子顺浓度差通过细胞膜,形成如下变化。①K^+ 外流使细胞内 K^+ 下降,导致细胞合成代谢障碍;同时 K^+ 外流使血钾浓度升高。② Na^+ 内流使细胞内 Na^+ 浓度增加,导致细胞水肿。③Ca^{2+} 内流使细胞质 Ca^{2+} 浓度增高,可抑制线粒体的功能引起细胞膜和细胞器膜的损伤;同时可激活 Ca^{2+} 依赖性激酶,促进自由基生成,加重细胞损伤。

2. 线粒体的变化 轻度缺氧或缺氧早期,线粒体的呼吸功能代偿性增强。严重缺氧时,线粒体的呼吸功能降低,ATP 产生更少。严重时线粒体肿胀,外膜破裂和基质外溢。

3. 溶酶体的变化 缺氧时,细胞内酸中毒和钙超载可激活磷脂酶,使溶酶体膜磷脂被分解,膜通透性增高,大量溶酶体酶释放出,导致细胞及其周围组织的溶解、坏死。

第四节 影响缺氧耐受性的因素

不同个体对缺氧的耐受性不同,影响机体缺氧耐受性的因素很多,如年龄、心理状态、环境温度、健康状况及机体的代偿适应能力等,概括起来主要有以下两个方面。

一、机体耗氧量

机体耗氧量越大,对缺氧耐受性就越差。如甲状腺功能亢进、发热、运动及寒冷刺激等均可增加耗氧量,使机体对缺氧的耐受性降低。反之,当体温降低、中枢神经系统被抑制时可降低机体耗氧量,对缺氧的耐受性则增强。故临床上常采用人工冬眠、低温麻醉等措施来提高患者对缺氧的耐受性。

二、机体的代偿能力

缺氧时机体可通过一系列代偿反应加以适应,机体的适应性反应需要一段时间,如急性缺氧机体来不及代偿,临床症状明显,慢性缺氧通过机体代偿早期可以维持正常生活。如果机体的代偿能力减弱,对缺氧的耐受性就降低。如心肺功能不全、血液病等患者或年老体弱者则对缺氧的代偿能力差,对缺氧的耐受性降低,易发生缺氧。此外,机体对缺氧的耐受力可以通过锻炼来提高。长期体力劳动和体育锻炼能增强心肺功能和呼吸酶活性,提高机体对缺氧的耐受力。

第五节　缺氧的防治原则

去除病因或消除缺氧的原因是缺氧治疗的关键。

一、氧疗

重点:氧疗和氧中毒的概念;氧中毒的类型。

吸氧是治疗缺氧的基本方法,但因缺氧的类型不同,氧疗的方法和效果有较大差异。

低张性缺氧时,PaO_2及动脉血氧饱和度明显低于正常,吸氧可提高肺泡气氧分压,使 PaO_2及动脉血氧饱和度增高,血氧含量增多,对组织的供氧增加,氧疗效果较好。肺通气功能障碍所致的缺氧常伴二氧化碳潴留,吸氧宜采用低浓度(30%氧)、低流量(1～2 L/min)和持续给氧的原则。静脉血分流入动脉引起的低张性缺氧,因分流的血液未经肺泡直接掺入动脉血,故吸氧对改善缺氧的作用不大。

血液性缺氧因发病原因不同,氧疗效果有很大差别。贫血患者,由于动脉血氧分压正常,血红蛋白的氧饱和度已达95%以上,吸氧后血氧含量增加有限,但吸氧可增加血浆内溶解的 O_2;高铁血红蛋白血症患者,吸氧可增加血液中溶解的氧量而起治疗作用;CO 中毒患者,吸入纯氧时,有利于 O_2 取代 HbCO 中的 CO,加速 HbCO 的解离,从而恢复 Hb 运输氧气的能力,效果显著。

循环性缺氧主要应设法改善循环状态,吸氧能通过增加血浆中氧的溶解量和在组织的氧分压梯度,起一定治疗作用。

组织性缺氧时,因供氧并无障碍,缺氧的原因是组织利用氧功能障碍,故氧疗的疗效有限。

知识链接

常用吸氧的方法及注意事项

常用吸氧方法:鼻塞和鼻导管吸氧法、面罩吸氧法、经气管导管吸氧法、电子脉冲氧疗法和机械通气给氧法。

吸氧注意事项:严格遵守操作规程,注意用氧安全,切实做好"四防",即防震、防火、防热、防油;密切观察疗效,如无效,应寻找原因,及时处理;高浓度吸氧时间不宜过长;慢性阻塞性肺疾病患者,以持续低浓度吸氧为妥;氧疗时注意加温和湿化;防止污染和通气管道堵塞。

二、氧中毒

氧中毒(oxygen intoxication)是指吸入气氧分压过高(超过 0.5 个大气压)或长时间吸入高浓度氧,引起的细胞损伤和器官功能障碍。

氧中毒的发生取决于氧分压而不是氧浓度。当吸入气的氧分压过高时,因肺泡气及动脉血的氧分压随着增高,使血液与组织细胞之间的氧分压差增大,氧的弥散加速,组织细胞因获得过多氧而中毒。氧中毒有两种类型。

1. 肺型氧中毒　一般发生于吸入 1 个大气压左右的氧,8 h 以后出现,又称慢性氧中毒。临床主要表现为胸骨后疼痛、咳嗽、呼吸困难、肺活量减少、动脉血氧分压下降。肺部有炎细胞浸润、充血、水肿、出血和肺不张。

2. 脑型氧中毒　一般发生于吸入 2 个以上大气压的氧,在短时间内出现,又称急性氧中毒。

临床主要表现为视觉和听觉障碍、恶心、抽搐、晕厥等神经症状,严重者可昏迷、死亡。高压氧疗时,患者出现神经症状,应区分"脑型氧中毒"与由缺氧引起的"缺氧性脑病"。前者患者先抽搐后昏迷,抽搐时患者是清醒的;后者则先昏迷后抽搐。

氧疗时应控制吸氧的浓度和时间,防止发生氧中毒,一旦发生应立即控制吸氧。

课后测试题

一、选择题

1.血氧饱和度一般是指（　　　）。

A. 血液中溶解的 O_2 量和总 O_2 的比值

B. Hb 结合的 O_2 量和所能结合最大 O_2 量的比值

C. HbO_2 和未结合 O_2 的 Hb 的比值

D. HbO_2 和 Hb 总量的比值

E. 未结合 O_2 的 Hb 量和总 Hb 量的比值

2.关于一氧化碳中毒的叙述,下列哪项不正确？（　　　）

A. CO 和 Hb 结合生成的碳氧血红蛋白无携氧能力

B. CO 抑制红细胞内糖酵解,使 2,3-DPG 减少,氧解离曲线左移

C. 吸入气 CO 浓度为 0.1% 时,可使中枢神经系统和心脏出现难以恢复的损伤

D. 呼吸加深变快,肺通气量增加

E. 皮肤、黏膜呈樱桃红色

3.氰化物抑制生物氧化,使组织利用氧能力减弱的机制是（　　　）。

A. 与氧化型细胞色素氧化酶结合　　　　　　　B. 与还原型细胞色素氧化酶结合

C. 增高线粒体内膜对 H^+ 的通透性　　　　　　D. 抑制 ATP 合成酶的活性

E. 造成氧化磷酸化脱耦联

4.下列哪一项血氧指标的变化不符合严重贫血所致的缺氧？（　　　）

A. 血氧容量减少　　　　　　B. 动脉血氧分压下降　　　　　　C. 动脉血氧含量减少

D. 动脉血氧饱和度正常　　　　　E. 静脉血氧含量减少

5.下列关于低张性缺氧的叙述,哪一项是错误的？（　　　）

A. 血容量可正常　　　　　　　　　　　　B. 动脉血氧分压和氧含量降低

C. 动-静脉血氧含量差大于正常　　　　　　D. 静脉血分流入动脉是病因之一

E. 可出现呼吸性碱中毒

二、思考题

1.缺氧可分为哪些类型,各型缺氧的常见原因及血氧变化特点是什么？

2.以低张性缺氧为例,说明急性缺氧时机体的主要代偿方式。

（吴红芳）

第十二章 呼吸系统疾病

 学习目标

1.掌握慢性支气管炎、肺气肿、支气管扩张症、支气管哮喘、慢性肺源性心脏病的概念;大叶性肺炎的病因、病理变化、临床病理联系及并发症;小叶性肺炎的病因、病理变化、临床病理联系及并发症;肺癌的病理类型和临床病理联系。

2.熟悉各种慢性阻塞性肺疾病的基本病变;间质性肺炎的病变;慢性肺源性心脏病的心脏病变;鼻咽癌好发部位、组织学类型和扩散途径。

3.了解支气管哮喘的发病机制。

呼吸系统疾病是我国人群中常见的一类疾病,严重危害人体健康和生命。呼吸道管壁的纤毛柱状上皮细胞、杯状细胞和腺体构成纤毛-黏液排送系统,对呼吸道具有很强的净化防御功能;它分泌的黏液中含有溶菌酶、补体、干扰素和分泌型 IgA 等免疫活性物质,与支气管黏膜和肺巨噬细胞共同构成强有力的防御系统,抵抗或消除病原体的入侵。由于呼吸系统与外界直接相通,在进行气体交换过程中,环境中的有害物质很容易随空气吸入呼吸道和肺,当机体抵抗力和免疫功能下降,或者致病因素超出了局部的自净防御功能时,就会引起呼吸系统疾病。

第一节 慢性阻塞性肺疾病

 案例 12-1

患者,男,64 岁,咳嗽、咳痰、喘息 30 余年,活动后气促 10 余年,下肢水肿 1 周,30 年来每年冬季咳嗽、咳痰、喘息,持续 3~4 个月,经抗感染及平喘治疗症状有所缓解。1 周前因感冒,症状加重,并出现少尿、下肢水肿。查体:体温 37.5 ℃,脉搏 110 次/分,呼吸 26 次/分,血压 135/70 mmHg,神志清,口唇略发绀,颈静脉怒张,桶状胸,双肺叩诊过清音,双肺呼吸音弱,呼气延长,双肺散在哮鸣音,肺底部可闻及少许湿啰音,心界缩小,剑突下可见心尖搏动。肝肋下 2 cm,肝颈静脉回流征阳性,脾肋下未及,移动性浊音可疑阳性。双下肢水肿（＋＋）。辅助检查:白细胞 5× 10^9/L,中性粒细胞 92%。问题:

1.患者患了什么疾病?

2.简述患者患病的演变过程、阳性症状出现的原因及发生的病理学基础。

3.在对该患者进行护理时应注意什么?

重点:慢性阻塞性肺疾病的病变特点。 慢性阻塞性肺疾病(chronic obstructive pulmonary disease,COPD)是一组由肺实质和小气道受损引起的以慢性不可逆性气道阻塞、呼气阻力增加甚至肺功能不全为共同特征的肺疾病的统称,包括慢性支气管炎、肺气肿、支气管扩张症和支气管哮喘等。

一、慢性支气管炎

慢性支气管炎(chronic bronchitis)是指发生于气管、支气管黏膜及其周围组织的慢性非特异性炎症,简称"慢支"。可发生于任何年龄,以老年人最为多见。临床上以反复发作的咳嗽、咳痰或伴有喘息症状为特征,且每年至少持续 3 个月,连续 2 年以上。本病常于冬春季节或受凉感冒后加重。晚期常并发慢性阻塞性肺气肿和慢性肺源性心脏病。

（一）病因和发病机制

慢性支气管炎的发病一般认为是多种因素长期综合作用所致。

1.感染因素 慢性支气管炎的发生多与感冒有关,凡能引起感冒的病毒如鼻病毒、流感病毒和呼吸道合胞病毒等都可引起本病。一般认为病毒感染后可导致支气管黏膜上皮细胞损伤,破坏了纤毛-黏液排送系统,使呼吸道局部防御功能降低,为寄生在呼吸道内的常驻菌如肺炎链球菌、流感嗜血杆菌、奈瑟球菌等的继发感染创造了条件,而引起本病的发生。

2.理化因素 吸烟、空气污染、长期接触工业粉尘及寒冷空气与本病的发生和病情加重有密切关系。烟雾中的焦油、尼古丁等有害物质可损伤呼吸道黏膜上皮细胞,促进腺体分泌增加,降低肺泡巨噬细胞的噬菌能力。据统计,吸烟者比不吸烟者患病率高 2～10 倍,且吸烟时间愈久、日吸烟量愈大,患病率愈高。空气污染、长期接触有害气体等可直接损伤气管黏膜,寒冷、气温骤变可使黏液分泌增多,纤毛-黏液排送功能降低,容易继发感染,诱发本病或使病情加重。

3.过敏因素 部分患者的发病与机体对某些物质(如花粉、粉尘、烟草等)的过敏有关。尤其是喘息型慢性支气管炎患者常有过敏史,其痰液中出现大量的嗜酸性粒细胞,皮肤变态反应的阳性率增高,且应用以脱敏疗法为主的综合治疗效果较好。

4.其他因素 部分患者的发病可能与机体抵抗力低下、自主神经功能紊乱、内分泌功能紊乱等内在因素有关。

（二）病理变化

慢性支气管炎可累及各级支气管,早期病变始于大支气管,随病变进展逐渐累及小支气管和细支气管。受累细支气管越多,病情越重。主要病变如下。

1.黏膜上皮的病变 由于炎性渗出和黏液分泌增加,支气管假复层纤毛柱状上皮的纤毛发生粘连、倒伏、脱落,甚至缺失,使纤毛-黏液排送系统受损。上皮细胞发生变性、坏死甚至脱落,上皮可通过再生修复。由于病变反复发作,在反复损伤和反复修复的过程中黏膜上皮可发生鳞状上皮化生(图 12-1)。

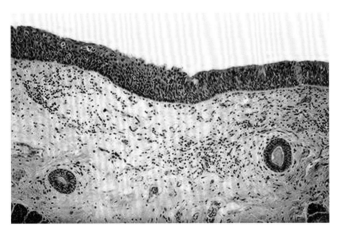

图 12-1 慢性支气管炎
纤毛柱状上皮增生并发鳞状上皮化生,支气管壁有大量慢性炎细胞浸润

2.腺体的变化 黏膜下的黏液腺增生、肥大,部分浆液腺发生黏液腺化生,小气道黏膜上皮杯状细胞增多,导致黏液分泌亢进。这是患者出现咳嗽、咳痰症状的病理学基础。若病变迁延不愈,发展到后期可出现黏膜变薄,腺体萎缩甚至消失。

3.管壁及其他组织病变 早期管壁充血、水肿,淋巴细胞、浆细胞浸润;晚期管壁平滑肌束、弹力纤维、软骨萎缩、破坏,管壁发生纤维化、钙化,甚至骨化。

（三）临床病理联系

患者因支气管黏膜的炎性渗出和黏液分泌增多，出现咳嗽、咳痰症状，痰液一般呈白色黏液泡沫状。如继发感染时痰量增多，可呈黏液脓性或脓性痰，并伴有发热。喘息型慢性支气管炎患者由于支气管痉挛或支气管黏膜炎性水肿和黏液分泌物阻塞可引起喘息，双肺可闻及哮鸣音、干啰音、湿啰音，呼吸急促，不能平卧。有的慢性支气管炎患者后期因腺体萎缩，分泌物减少，痰量减少甚至无痰。

（四）结局和并发症

若能预防感冒，及时戒烟，增加营养，提高自身免疫力，积极治疗，可避免慢性支气管炎反复发作，阻止病变发展。反之，反复发作，使病变不断加重，严重者可并发支气管扩张症，因患者多为年老体弱者，故易合并小叶性肺炎。晚期常并发阻塞性肺气肿，进一步发展为慢性肺源性心脏病。

知识链接

慢性支气管炎的预防及护理

慢性支气管炎患者的预防，首先是戒烟；注意保暖、预防感冒；改善环境卫生，做好个人劳动保护，消除及避免烟雾、粉尘和刺激性气体对呼吸道的影响；增强营养，提高免疫力，给予营养丰富、易消化的食物，保证一定量的蔬菜与水果的摄入，注意饮水量。

慢性支气管炎患者的护理：鼓励患者多咳嗽，多变动体位，定期翻身、拍背，呼吸困难者一般取半卧位，尤其以侧卧或半侧卧为好。密切观察呼吸与脉搏的频率与节律，痰的颜色与性质变化，及时发现老年人精神萎靡不振、嗜睡及生活习惯的改变。正确指导老年患者进行雾化吸入，防止老年人神志不清把雾化吸入管咬碎，可在管口上接一段橡皮管。做蒸气吸入前以手试温，避免患者被烫伤。鼓励患者做腹式呼吸功能锻炼即缩唇深慢呼气，以加强呼吸肌的活动。

二、肺气肿

重点：肺气肿的特征性病变、临床病理联系及并发症。

肺气肿（pulmonary emphysema）是指终末细支气管远端（呼吸性细支气管、肺泡管、肺泡囊和肺泡）因肺组织弹性减弱而过度充气呈持久扩张，常伴有肺泡间隔破坏、肺泡融合、肺容积增大及肺功能减退的一种病理状态。

（一）病因和发病机制

肺气肿的发生与吸烟、空气污染、小气道感染和长期接触工业粉尘等有着密切的关系，慢性支气管炎是引起肺气肿最常见的原因，其次还有支气管扩张症、支气管哮喘、肺结核、尘肺等。肺气肿的发生机制与下列因素有关。

1. 小气道阻塞性通气障碍　慢性支气管炎时，由细支气管炎症病变造成小气道管壁破坏、塌陷，或管腔内分泌物形成黏液栓，使小气道发生不完全阻塞，并产生"活瓣"效应。吸气时，细支气管扩张，空气进入肺泡；呼气时，管腔回缩及黏液栓阻塞，使空气不能排出，吸入量大于呼出量，引起末梢肺组织过度充气、膨胀，弹性降低，以致肺泡间隔断裂，导致肺气肿的发生。

2. α_1-抗胰蛋白酶的缺乏　α_1-抗胰蛋白酶是多种蛋白水解酶的抑制物，特别能抑制炎症时中性粒细胞、巨噬细胞分泌的弹性蛋白酶。慢性支气管炎伴有肺感染，尤其是吸烟者，肺组织内渗出的中性粒细胞和巨噬细胞可释放大量弹性蛋白酶和氧自由基。氧自由基可使 α_1-抗胰蛋白酶氧化失活，对弹性蛋白酶的抑制作用减弱。弹性蛋白酶能降解支气管壁和肺组织中的弹性蛋白、Ⅳ型胶原蛋白和糖蛋白多糖，使肺组织的支撑组织结构破坏、肺泡间隔断裂，肺泡融合形成肺气肿。因此，在 α_1-抗胰蛋白酶先天性缺乏家族，肺气肿发病率高，发病年龄较早。

（二）类型及病理变化

肺气肿通常根据病变的解剖组织部位主要分为肺泡性肺气肿和间质性肺气肿两种类型。

（1）肺泡性肺气肿：病变发生在肺泡内，常伴有小气道的阻塞性通气障碍，故又称阻塞性肺气肿。此类按病变部位和范围分为三型。①小叶（腺泡）中央型：最常见，病变主要累及呼吸性细支气管，特点是呈囊状扩张的呼吸性细支气管位于肺小叶的中央，多见于长期吸烟者。②小叶（腺泡）周围型：肺腺泡远端的肺泡管和肺泡囊扩张，而近端的呼吸性细支气管变化不明显。③全小叶（腺泡）型：整个肺小叶包括呼吸性细支气管、肺泡管、肺泡囊和肺泡呈弥漫性扩张形成小囊状，严重者可融合形成直径超过 1 cm 的大囊泡。此型多见于青壮年，其发病可能与先天性 α_1 抗胰蛋白酶缺乏有关。

肉眼观察，病变肺体积明显膨大，边缘钝圆，颜色苍白，肺组织柔软而弹性差，指压后有压痕，触之捻发音较强，切面肺组织呈蜂窝状（图 12-2），有时可见肺大疱的形成。镜下观察，可见肺泡明显扩张，肺泡间隔变窄、断裂或消失，相邻肺泡相互融合形成较大的囊腔，肺泡间孔扩大（图 12-3）。细小支气管可有慢性炎症反应。肺泡壁毛细血管床明显减少，肺小动脉内膜呈纤维性增厚。

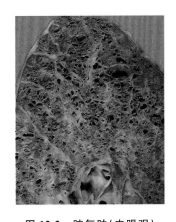

图 12-2 肺气肿（肉眼观）
肺组织切面可见扩张的肺泡囊腔，呈蜂窝状

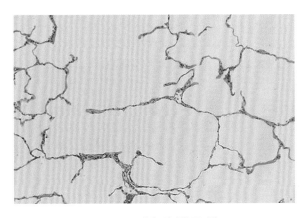

图 12-3 肺气肿（镜下观）
肺泡腔扩张，肺泡壁变薄，肺泡间隔断裂，相邻肺泡融合

（2）间质性肺气肿：多见于肋骨骨折、胸壁穿透伤或剧烈咳嗽时，由于肺内的压力突然增加，肺泡壁或支气管壁破裂，导致肺泡内气体进入肺间质所致。气体在肺小叶间隔、肺表面的胸膜下形成串珠状小气泡。气体也可沿支气管和血管周围的组织间隙扩展到肺门、纵隔，甚至可达颈部、胸部的皮下形成皮下气肿。

（3）其他类型：如代偿性肺气肿和老年性肺气肿并不属于真正的肺气肿。代偿性肺气肿是指肺萎缩、肺癌肺叶切除后或炎症实变病灶周围残余肺组织的肺泡代偿性过度充气、膨胀形成的肺气肿；而老年性肺气肿是指老年人肺组织常发生退行性改变，肺的弹性回缩力减弱致肺残气量增多形成的肺气肿。

（三）临床病理联系

肺气肿病变进展缓慢。早期临床表现不明显，随着病变的发展可出现逐渐加重的呼气性呼吸困难、胸闷、气促、发绀等低氧症状，这是由于患者的肺活量减少、残气量增加致肺功能下降所引起的。严重肺气肿患者，由于肺内残气量明显增加，肺容积增大，可使胸廓前后径增大，肋间隙增宽、膈肌下移，形成桶状胸。触诊语颤减弱。叩诊呈过清音，心浊音界缩小或消失，肝浊音界下降。听诊时呼吸音减弱，呼气延长。X 线检查双肺野透亮度增强。严重肺气肿患者可并发肺源性心脏病、自发性气胸、呼吸衰竭和肺性脑病。

三、支气管扩张症

支气管扩张症（bronchiectasis）是指以肺内支气管因管壁结构破坏而持久性扩张为特征的慢

性呼吸道疾病。扩张的支气管常因分泌物潴留而继发化脓性感染。临床表现为慢性咳嗽、咯大量脓痰或反复咯血等症状。

（一）病因和发病机制

1. 支气管壁的炎性损伤　支气管扩张症常继发于慢性支气管炎、麻疹和百日咳后的支气管肺炎或肺结核等。反复感染或化脓性炎症使支气管壁的平滑肌、弹力纤维和软骨等支撑组织被破坏。吸气时，支气管管壁因受外向的牵拉作用而扩张，呼气时，管壁因弹性减弱不能充分回缩；同时支气管周围肺组织的慢性炎症和纤维化对管壁的牵拉，以及咳嗽时支气管内压增高，逐渐发展使支气管持久性扩张。

2. 支气管先天性发育缺陷和遗传因素　支气管管壁先天性发育不全，弹力纤维、平滑肌等支撑组织薄弱，极易发生支气管扩张。例如，遗传性胰腺纤维囊性病合并肺囊性纤维化，由于末梢肺组织发育不良，小、细支气管呈柱状和囊状扩张，腔内有黏液潴留，常继发肺间质纤维化和肺部感染。

（二）病理变化

肉眼观，病变可局限于一侧肺叶或肺段，也可累及双侧肺，主要发生于肺段支气管以下至直径大于 2 mm 的中小支气管，以左肺下叶多见。支气管扩张呈圆柱状或囊状。扩张支气管的数目较多者肺切面可呈蜂窝状。扩张的支气管可持续延伸至胸膜下，也可呈节段性扩张。扩张的支气管腔内含有黏液脓性或黄绿色脓性渗出物，常因继发腐败菌感染而带臭味。扩张支气管周围肺组织常发生程度不等的肺萎缩、纤维化或肺气肿。

镜下观，支气管黏膜上皮增生肥厚伴鳞状上皮化生，可有糜烂或小溃疡形成。支气管壁可见大量炎性肉芽组织增生，其内有淋巴细胞、浆细胞和中性粒细胞浸润。管壁的弹力纤维、平滑肌、腺体甚至软骨均因炎症而发生萎缩、变性或破坏消失。

（三）临床病理联系

患者临床主要表现为慢性咳嗽、大量脓痰、咯血等症状。咳嗽和脓痰主要是由于支气管慢性炎症刺激，黏液分泌增多和继发感染所致，尤其在体位改变时，积存于扩张部位的痰液引流刺激管壁引起剧烈阵咳，咳出大量脓性痰液，多在清晨或夜间；咯血是因支气管壁的血管受炎症损伤所致；胸痛则与并发胸膜炎有关。因患者多有肺部感染，故也可有发热、盗汗、食欲不振、消瘦等全身症状；部分患者，由于病变广泛而长期呼吸困难、慢性缺氧，可发生杵状指（趾）。晚期可合并慢性肺源性心脏病。

四、支气管哮喘

支气管哮喘(bronchial asthma)简称哮喘，是一种由呼吸道过敏反应引起的以支气管可逆性发作性痉挛为特征的慢性气道阻塞性疾病。临床表现为反复发作性喘息、伴有哮鸣音的呼气性呼吸困难、胸闷、咳嗽等症状。

（一）病因和发病机制

支气管哮喘的病因和发病机制较复杂，一般认为与环境因素和遗传因素有关。引起哮喘的某些环境因素（变应原），如花粉、尘螨、动物毛屑、真菌、某些食物及药物等，主要经呼吸道吸入，但也可通过消化道或其他途径进入具有遗传易感性的人体。激活 T 淋巴细胞分泌多种白细胞介素(IL)，如 IL-4、IL-5 等，IL-4 可促使 B 淋巴细胞分化为浆细胞产生具有特异性的 IgE，IgE 与支气管黏膜的肥大细胞和嗜酸性粒细胞结合，使其致敏，再次接触相同的变应原，发生 I 型变态反应，引起血管扩张和通透性增加、气管平滑肌痉挛、腺体分泌增加。IL-5 可使嗜酸性粒细胞活化，参与过敏反应。

（二）病理变化

肉眼观，肺轻度膨胀，支气管腔内可有黏液栓，支气管壁轻度增厚，偶见支气管扩张。镜下观,支气管黏膜水肿,黏膜上皮局部变性坏死脱落,杯状细胞增生、肥大,黏膜下黏液腺和管壁平滑肌增生、肥大,嗜酸性粒细胞、淋巴细胞、浆细胞和单核细胞浸润。支气管壁和管腔内的黏液栓中可见尖棱状夏科-雷登(Charcot-Leyden)结晶(嗜酸性粒细胞的崩解产物)。

（三）临床病理联系

哮喘发作时,由于细支气管痉挛和黏液栓阻塞,引起呼气性呼吸困难并伴有哮鸣音,症状可自行或经治疗后缓解,发作间歇期可全无症状。长期反复哮喘发作可致胸廓变形、弥漫性肺气肿及肺源性心脏病,有时可发生自发性气胸。偶有哮喘持续状态并致死的病例。

第二节 慢性肺源性心脏病

慢性肺源性心脏病(chronic cor pulmonale)简称肺心病,是指由慢性肺疾病、胸廓运动障碍性疾病及肺血管疾病引起肺循环阻力增加,肺动脉压升高,以致右心室肥厚、扩张为主要特征的心脏病。本病是我国北方地区的常见病,多发生于 40 岁以上的中老年人,发病率随年龄增长而增加。

重点:慢性肺源性心脏病的特征性病变、最常见原因、病理诊断的标准及临床病理联系。

一、病因和发病机制

肺循环阻力增加而致的肺动脉高压是肺心病发生的中心环节。

1. 慢性肺疾病 最常见的是慢性支气管炎合并阻塞性肺气肿,其次还有支气管哮喘、支气管扩张症、慢性纤维空洞性肺结核等。其机制:一是小气道的阻塞可致阻塞性通气功能障碍;肺间质纤维化及肺气肿均可破坏呼吸膜,减少气体交换面积,导致换气功能障碍;二是缺氧引起肺小动脉痉挛,缺氧还可导致肺内血管的重构,使肺小动脉管壁增生、增厚,管腔狭窄,肺内血管床容积减少,导致肺循环阻力增加,肺动脉高压,右心肥大、扩张。

2. 胸廓运动障碍性疾病 如严重的胸廓畸形、脊柱弯曲、胸膜纤维化及胸廓成形术后等疾病,可导致胸廓扩张和肺的伸展受到限制,一方面可以引起限制性通气障碍,另一方面可以压迫较大血管,使肺血管发生扭曲,导致肺循环阻力增高,肺动脉高压,右心肥大、扩张。

3. 肺血管疾病 反复发作的多发性的肺小动脉栓塞、肺小动脉炎、原发性肺小动脉硬化等疾病可直接引起肺循环阻力增高,肺动脉高压,从而导致右心肥大、扩张。

二、病理变化

1. 肺部病变 慢性肺源性心脏病是多种慢性肺部疾病和肺血管疾病的晚期并发症,其常见的病变除原发病的改变外,还有肺血管的变化,即肺小动脉中膜平滑肌增生致管壁增厚、管腔狭窄,肺泡壁毛细血管床数量显著减少,肺小动脉血栓形成伴机化。

2. 心脏病变 肉眼观,心脏体积增大,重量增加,心尖钝圆,主要为右心室壁增厚,心腔扩张,右心室前壁肺动脉圆锥明显膨隆。通常以肺动脉瓣下 2 cm 处右心室肌壁厚度大于 5 mm(正常 3～4 mm)作为肺心病的病理诊断标准。镜下观,心肌细胞肥大,核大深染,也可见因缺氧而出现肌纤维萎缩、肌浆溶解、横纹消失、间质水肿和胶原纤维增生等病变。

三、临床病理联系

本病发展缓慢,可持续数年。除具有原发病的临床表现(如咳嗽、咳痰等)外,随病变发展,可逐渐出现呼吸功能不全、右心衰竭的症状和体征,主要有呼吸困难、气急、发绀、心悸、颈静脉怒张、肝大、下肢水肿等表现。病情严重时常伴呼吸道感染,导致呼吸衰竭,影响中枢神经系统功能,出现头痛、烦躁不安、抽搐,甚至嗜睡、昏迷等肺性脑病的症状。这主要是由于缺氧和二氧化碳潴留、呼吸性酸中毒引起的脑水肿所致。

第三节　肺　炎

肺炎(pneumonia)通常是指肺的急性渗出性炎症。它是呼吸系统的常见病、多发病。既可为原发于肺的独立性疾病,也可为其他疾病的并发症。肺炎按致病原因不同,可分为细菌性肺炎、病毒性肺炎、支原体性肺炎、霉菌性肺炎等。按病变发生的部位和累及范围不同可分为大叶性肺炎、小叶性肺炎(支气管肺炎)和间质性肺炎等(图12-4)。按病变性质的不同可分为浆液性炎症、纤维素性炎症、化脓性炎症、出血性炎症及肉芽肿性炎症等。

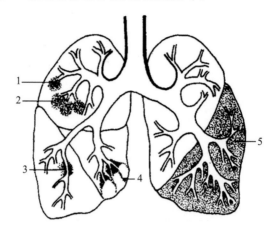

图 12-4　肺炎范围模式图
1、2.小叶性肺炎;3、4.间质性肺炎;5.大叶性肺炎

一、大叶性肺炎

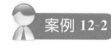　**案例 12-2**

患者,男,20岁,高热、寒战、咳嗽2天入院。5天前于酗酒后淋雨,突发寒战、高热、咳嗽。近2日来出现呼吸困难、胸痛,深呼吸时加重,持续高热,咳嗽加剧,并咳铁锈色痰。查体:体温39.5℃,呼吸40次/分,脉搏120次/分;听诊,左肺下叶有大片湿啰音;触诊语颤增强;叩诊左下肺实变;X线可见左肺下叶有大片致密阴影。入院经抗生素积极治疗,病情好转,各种症状逐渐消失,第7天痊愈出院。问题:

1.患者患了什么疾病?依据是什么?

2.患者为何会出现高热、寒战、咳铁锈色痰、胸痛等表现?

3.X线左肺下叶为什么会出现大片致密阴影?

大叶性肺炎(lobar pneumonia)主要是由肺炎链球菌感染引起的,以肺泡内弥漫性纤维素渗出为主的急性炎症。病变起始于局部肺泡,并迅速蔓延至一个肺段或整个肺大叶。临床表现为起病骤然、高热、寒战、胸痛、咳嗽、咳铁锈色痰、呼吸困难,有肺实变体征及白细胞计数增高等。本病多见于青壮年,以寒冷季节多见。

重点:大叶性肺炎的特征性病变、好发人群、病变范围、好发部位、常见致病菌、病理变化、临床病理联系及常见并发症。

(一)病因和发病机制

多数细菌均可引起大叶性肺炎,但绝大多数(90%以上)的大叶性肺炎是由致病力较强的肺炎链球菌感染引起,少数病例可由肺炎杆菌、金黄色葡萄球菌、溶血性链球菌、流感嗜血杆菌等引起。肺炎链球菌是寄生于呼吸道口咽部的常驻菌,当感冒、受寒、疲劳、酗酒、麻醉等因素使机体抵抗力和呼吸道的防御功能被削弱时,肺炎链球菌可由上呼吸道向气管和支气管蔓延,侵入肺泡并大量繁殖,特别是出现浆液渗出后,更有利于细菌繁殖,并通过肺泡间孔或呼吸性细支气管迅

速向邻近肺组织蔓延,从而波及一个肺段或整个大叶,引起大叶性肺炎。

(二)病理变化及临床病理联系

大叶性肺炎的病变特点是以肺泡内大量纤维蛋白渗出为主的炎症。通常发生于单侧肺,多见于左肺下叶。典型的大叶性肺炎按其病变发展可分为四期。

1. 充血水肿期 一般为发病的第1～2天。肉眼观,病变的肺叶肿胀,重量增加,呈暗红色,切面可挤出较多的粉红色泡沫状液体。镜下观,肺泡壁毛细血管扩张、充血,肺泡腔内有大量浆液渗出和少数红细胞、中性粒细胞、巨噬细胞(图12-5)。渗出液中可检出细菌。

临床上患者除有寒战、高热、中性粒细胞计数增高等全身中毒症状外,还表现咳嗽、咳痰,痰为稀薄的泡沫状,痰液中可检出病原菌。听诊可闻及呼吸音减弱及湿啰音。X线检查可见病变肺叶呈云絮状阴影。

2. 红色肝样变期 一般为发病的第3～4天。肉眼观,病变肺叶进一步肿胀,重量增加,呈暗红色,质实变如肝,故称红色肝样变期;切面呈颗粒状(肺泡腔中渗出的纤维蛋白渗出物凸出于切面所致),病变处胸膜表面有灰白色纤维素渗出物。镜下观,肺泡壁毛细血管进一步扩张、充血。肺泡腔内充满大量纤维素和红细胞,另有少量中性粒细胞和巨噬细胞(图12-6)。渗出的纤维素凝聚成丝网状,可通过肺泡间孔与相邻肺泡腔中的纤维素网相互交连。此期,渗出物中仍可检出细菌。

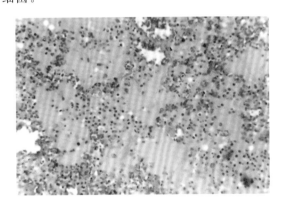

图 12-5 大叶性肺炎充血水肿期(镜下观)

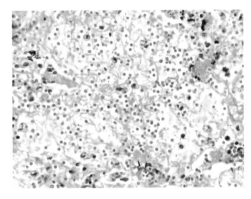

图 12-6 大叶性肺炎红色肝样期(镜下观)

临床上患者仍有全身中毒症状、咳嗽、咳痰,但痰液多为典型的铁锈色痰,这是由于巨噬细胞吞噬了肺泡腔内渗出的红细胞,红细胞被破坏,血红蛋白变性分解,转变为含铁血黄素颗粒随痰排出所致。病变累及胸膜,患者可有胸痛,并与呼吸或咳嗽有关。由于肺实变导致通气/血流的值下降,血氧分压降低,患者可出现气急、呼吸困难、发绀。体格检查时患者可有肺实变体征,即望诊患侧呼吸运动减弱,触诊语颤增强,叩诊呈浊音,听诊可闻及支气管呼吸音和胸膜摩擦音,但湿啰音消失。X线检查可见病变肺叶呈大片均匀致密的阴影。

3. 灰色肝样变期 一般为发病的第5～6天。肉眼观,病变肺叶仍肿大,呈灰白色,质实变如肝,故称灰色肝样变期。切面干燥,颗粒状外观更加明显。镜下观,因肺泡腔内的渗出物不断增加,肺泡张力增大,肺泡壁毛细血管受压,导致肺毛细血管腔狭窄,甚至闭塞,使肺组织呈贫血状,肺泡腔内仍充满大量交织成网的纤维素,网眼中有大量的中性粒细胞及一些巨噬细胞,红细胞明显减少甚至消失,纤维素丝经肺泡间孔与相邻肺泡相连的现象更为明显(图12-7),此期,渗出物中不易检出细菌。

临床表现与红色肝样变期相似,但痰液可呈脓性。由于病变肺泡仍无充气,肺毛细血管腔狭窄或闭塞,使通气/血流的值有所回升,所以缺氧症状可缓解。

4. 溶解消散期 一般为发病的第7～10天。由于中性粒细胞及巨噬细胞的大量渗出,释放蛋白水解酶,使纤维素被溶解、吸收消散。肉眼观,病变肺叶呈土黄色,质地变软。切面颗粒状外观消失,可挤出混浊的脓性液体。镜下观,肺泡壁上的毛细血管受压已解除,逐渐恢复正常,肺泡腔中的大量纤维素逐渐溶解液化,经血管、淋巴管吸收或随痰排出,或被巨噬细胞吞噬。大多数中性粒细胞已变性、坏死成碎片或裸核,且巨噬细胞明显增多(图 12-8)。肺泡开始充气,病变肺的组织结构和功能逐渐恢复。

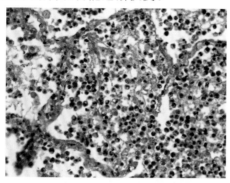

图 12-7 大叶性肺炎灰色肝样变期(镜下观)

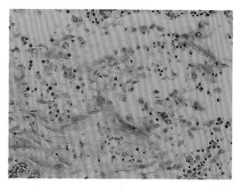

图 12-8 大叶性肺炎溶解消散期(镜下观)

临床上体温降至正常,症状和体征逐渐消失。由于渗出物的溶解液化,痰量可增多,听诊时又可闻及湿啰音,并随着病情发展而消失。X 线检查可见散在的不规则的片状阴影,透亮区逐渐增多,阴影密度降低以至消失。

以上为大叶性肺炎的典型发展经过,目前由于炎症早期患者多已应用抗生素,故上述的典型经过已很少见。

(三)结局及合并症

大叶性肺炎如得到及时而合理的治疗,一般可以治愈。但如果机体抵抗力低下、病原菌毒力强或治疗不及时,可出现并发症。

1.肺肉质变(pulmonary carnification) 极少数患者因机体反应能力低下,在灰色肝样变期,肺泡腔内渗出物中纤维素过多,而中性粒细胞渗出过少或释放的蛋白水解酶不足,导致渗出物不能被完全溶解吸收,则由肉芽组织取代而发生机化,使病变部位肺组织变成褐色肉样纤维组织,称肺肉质变(图 12-9)。

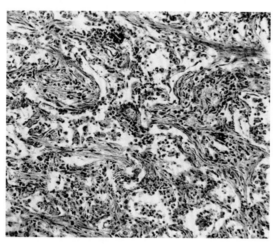

图 12-9 肺肉质变(镜下观)

2.肺脓肿、脓胸或脓气胸 在机体抵抗力降低时,合并了金黄色葡萄球菌或链球菌感染,易并发肺脓肿,病变波及胸膜可引起脓胸或脓气胸。

3.败血症或感染性休克 细菌感染入血大量繁殖释放的毒素可引起败血症,严重时出现微循环障碍可致感染性休克,是一种严重而危险的并发症,若不及时抢救可导致死亡。

二、小叶性肺炎

小叶性肺炎(lobular pneumonia)主要是由化脓菌感染引起的以细支气管为中心,向周围肺组织扩散,形成以肺小叶为单位的急性化脓性炎症。因病变起始于细支气管,故又称支气管肺炎

(bronchopneumonia)。临床上主要表现为发热、咳嗽、咳痰、呼吸困难等症状,肺部可闻及散在的湿啰音。本病冬春两季发病率高,好发于小儿和年老体弱者或久病卧床的患者。本病多继发于其他疾病。

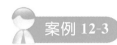 **案例 12-3**

患者,男,72 岁。因咳嗽、咳痰、气喘 7 天,加重 3 天入院。查体:体温 39 ℃,脉搏 168 次/分,呼吸 32 次/分。呼吸急促,面色苍白,口周围发绀,精神萎靡,鼻翼扇动,双肺背侧下部可闻及湿啰音。心率 168 次/分,心音钝,心律齐。血常规:WBC 为 24×10^9/L,中性粒细胞 83%。X 线胸片可见双肺下叶灶状阴影。入院后曾用抗生素及对症治疗,但病情逐渐加重,治疗无效死亡。

尸检可见:双肺下叶背侧叶实变,切面可见粟粒大小散在的灰黄色病灶。并有一处病灶融合成蚕豆大,边界不整齐,略突出于表面,镜下病变呈灶状分布,病灶中可见细支气管管壁充血、中性粒细胞浸润,管腔中有大量中性粒细胞及脱落的上皮细胞。病灶周围的肺泡腔内可见浆液和炎细胞。问题:

1.该病例的临床诊断是什么?诊断依据是什么?死亡原因是什么?

2.用所学病理学知识解释临床出现的阳性症状及体征。

(一)病因和发病机制

小叶性肺炎常由多种细菌合并感染引起,常见的致病菌有毒力较弱的肺炎链球菌、葡萄球菌、溶血性链球菌、流感嗜血杆菌等,上述多数细菌是呼吸道的常驻菌,一般不引起肺炎的发生,多在患传染病(麻疹、流感)、营养不良、恶病质、麻醉、昏迷和手术后等情况下使机体抵抗力下降,呼吸系统的防御功能受损,细菌侵入细支气管及末梢肺组织进行生长繁殖而致病。因此,支气管肺炎常为某些疾病的并发症。

(二)病理变化

本病的病变特点是以细支气管为中心的化脓性炎症。肉眼观,小叶性肺炎病变多累及双肺各叶,但以下叶和背侧叶多见,病变呈散在、多发的灶状分布,形状不规则,大小不等,直径多在 1 cm 左右,相当于一个肺小叶范围,呈暗红色或黄色,质实变,每个病灶中央均可见细支气管的断面。严重者,病灶互相融合可形成融合性支气管肺炎(图 12-10)。镜下观,病灶中央的细支气管管壁充血、水肿、中性粒细胞浸润,黏膜上皮变性、坏死、脱落,管腔内可见大量中性粒细胞、脓细胞、浆液和脱落的上皮细胞。细支气管周围肺组织的肺泡壁毛细血管扩张充血,肺泡腔内充满浆液和中性粒细胞、少量的红细胞和纤维素。病灶周围肺组织充血,肺泡扩张呈代偿性肺气肿(图 12-11)。

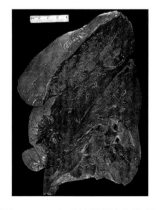

图 12-10 小叶性肺炎(大体观)

肺叶散在灰黄色实变病灶,病灶大小不等,形状不规则

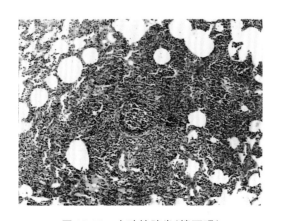

图 12-11 小叶性肺炎(镜下观)

病灶中有一细支气管,管腔内充满中性粒细胞;细支气管周围肺组织破坏,肺泡腔内也充满中性粒细胞

（三）临床病理联系

由于支气管炎及炎性渗出物的刺激,患者可出现咳嗽、咳痰,痰呈黏液脓性或脓性,听诊可闻及湿啰音。病灶内细支气管及肺泡腔内的大量渗出物,影响患者通气及换气,出现呼吸困难、发绀等缺氧症状。由于病灶小且散在分布,肺实变体征一般不明显。X线检查可见肺野内散在分布的小片状或斑点状模糊阴影。

（四）结局及并发症

小叶性肺炎如积极合理治疗,大多数患者病灶内的炎性渗出物可被吸收或咳出,病变消退而痊愈。但婴幼儿或年老体弱者、急性传染病之后或感染了致病菌毒力强的患者,预后较差,易出现心力衰竭、呼吸衰竭、脓毒败血症、肺脓肿及脓胸、支气管扩张症等并发症。

三、间质性肺炎

间质性肺炎(interstitial pneumonia)是指发生在小叶间隔、肺泡壁及支气管、细支气管周围肺间质的急性渗出性炎症。主要指病毒性肺炎和支原体性肺炎。

（一）病毒性肺炎

病毒性肺炎(viral pneumonia)是由上呼吸道病毒感染向下蔓延至肺间质所引起的肺炎。本病多发于冬春两季,多为散发,偶有流行。多发于儿童,成人少见。

1. 病因及发病机制　病毒多经呼吸道传播,一般由流感病毒、呼吸道合胞病毒、腺病毒、副流感病毒、麻疹病毒、巨细胞病毒、冠状病毒等引起,以腺病毒感染最为多见。

2. 病理变化　病变表现为弥漫性间质性肺炎(图12-12)。支气管、细支气管壁及其周围、小叶间隔以及肺泡壁等肺间质充血、水肿和淋巴细胞、单核细胞浸润,肺泡间隔明显增宽,但肺泡腔内无炎性渗出物或仅有少量浆液渗出。病变严重者,炎症可波及肺泡,肺泡腔内可见浆液、少量纤维素、红细胞及巨噬细胞组成的炎性渗出物。渗出的浆液浓缩或受空气挤压,在肺泡壁腔面形成一层红染的膜样物,称透明膜。病毒性肺炎,细支气管及肺泡上皮可变性坏死,并有上皮细胞增生。在增生的上皮细胞胞质内和胞核内可见病毒包涵体(图12-13)。病毒包涵体大小形状不一,常呈圆形或椭圆形,约红细胞大小,呈嗜酸性染色,其周围常有一清晰的透明晕。病毒包涵体是诊断病毒性肺炎的重要依据。

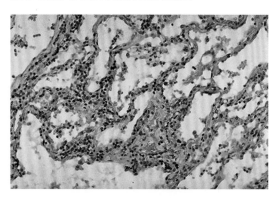

图12-12　间质性肺炎(镜下观)

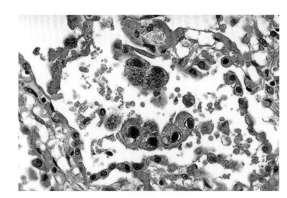

图12-13　病毒性肺炎包涵体(镜下观)

3. 临床病理联系　患者除有病毒血症的表现外,因支气管和细支气管受到炎症的刺激而引起剧烈的咳嗽,由于肺泡内渗出物少则为干咳或少量痰。由于肺泡间隔增宽及透明膜形成影响气体交换,表现出呼吸困难等缺氧症状。严重病例,全身中毒症状和呼吸困难症状加重,甚至可并发呼吸衰竭、心力衰竭及中毒性脑病。

（二）支原体性肺炎

支原体性肺炎(mycoplasmal pneumonia)是由肺炎支原体感染引起的急性间质性肺炎。秋冬两季发病率较高,多见于儿童和青少年。常为散发,偶有流行。

1. 病因及发病机制 主要经飞沫传播,首先引起上呼吸道感染,然后沿气管、支气管向下蔓延引起肺的间质性炎症。

2. 病理变化 肉眼观,肺内病变常累及一个肺叶,以下叶多见,呈节段性或局限性分布,无实变,暗红色。气管和支气管腔中可见少量黏液性渗出物,胸膜光滑。镜下观,病变区肺泡间隔因充血、水肿而增宽,并伴大量淋巴细胞、单核细胞浸润,肺泡腔内无渗出或少量的浆液渗出。小支气管、细支气管和血管周围的间质,可有充血、水肿和炎细胞浸润。

3. 临床病理联系 临床上患者起病急,常表现为发热、头痛、全身不适等症状。最突出表现是因支气管和细支气管的急性炎性刺激引起剧烈咳嗽,初为干咳,以后可咳黏液痰。由于肺泡内渗出物很少,故很少有肺部体征。支原体性肺炎预后良好,大多患者可痊愈。鼻腔分泌物及咽拭子检查肺炎支原体阳性。

第四节 呼吸系统常见肿瘤

一、鼻咽癌

鼻咽癌(nasopharyngeal carcinoma)是来源于鼻咽部黏膜上皮的恶性肿瘤。它是我国高发恶性肿瘤之一,以广东、广西、福建、海南、四川、台湾及香港等省区常见。患者多在 40～50 岁之间,男性多于女性。临床上可有鼻塞、鼻涕中带血、耳鸣、听力下降、复视及头痛等症状,易发生颈部淋巴结转移。

(一)病因与发病机制

鼻咽癌的发生目前认为可能与环境、遗传、病毒等因素有关。经研究发现,长期接触某些化学物质如多环芳烃类、亚硝胺类、微量元素镍、农药、苯等与鼻咽癌发生有关。据调查,有些鼻咽癌患者有明显的地域性、家族性和种族易感性。近年来发现,一些鼻咽癌患者的癌组织细胞中可检测到 EB 病毒颗粒,故认为鼻咽癌与 EB 病毒感染有关。

(二)病理变化

鼻咽癌好发于鼻咽顶部,其次是外侧壁和咽隐窝,发生于前壁者最少。肉眼观,早期表现为局部黏膜增厚、粗糙或稍隆起于黏膜形成小结节。肿瘤继续发展可呈结节型、菜花型、浸润型、黏膜下型和溃疡型。镜下观,鼻咽癌多来自鼻咽黏膜柱状上皮,包括黏膜表面被覆上皮和隐窝柱状上皮;少数发生自鼻咽黏膜鳞状上皮的基底细胞。组织学一般包括四种基本类型:鳞状细胞癌、腺癌、泡状核细胞癌、未分化癌。其中以低分化鳞状细胞癌最多见,其次是泡状核细胞癌。

(三)扩散和转移

1. 直接蔓延 癌组织向上蔓延可侵犯颅底骨,并经破裂孔侵入颅内,损伤第 Ⅱ～Ⅵ 对脑神经。癌如果向外侧扩散,可侵犯咽鼓管进入中耳。向前可侵犯鼻腔,甚至侵入眼眶。向后侵犯颈椎,甚至颈段脊髓。

2. 淋巴道转移 由于鼻咽黏膜的固有层中淋巴管丰富,因此鼻咽癌早期就可发生淋巴道转移。先转移到咽后淋巴结,再到颈上深淋巴结以及其他颈淋巴结,但很少发生颈浅淋巴结转移。颈部淋巴结转移常发生在同侧,其次为双侧,只转移到对侧者极少。肿大的淋巴结互相粘连融合,形成巨大肿块。

3. 血道转移 晚期可发生血道转移,常转移到肝、肺、骨、肾、肾上腺和胰腺等处。

(四)临床病理联系

鼻咽癌起病隐匿,早期症状多不明显,容易漏诊。随着肿瘤的发展可出现鼻塞、鼻出血、耳鸣、听力下降等症状。半数以上患者的首诊症状是无痛性颈部淋巴结肿大。当颅神经受损时可

重点:支原体性肺炎的病变特点。

重点:鼻咽癌的好发部位、病变特点、主要转移途径、临床病理联系及预后。

出现视力模糊、复视、头痛、面神经麻痹等,当肿大的淋巴结压迫第Ⅸ～Ⅻ对脑神经和颈交感神经时可引起相应症状。鼻咽癌对放射治疗效果较好,尤其以泡状核细胞癌最为敏感,其次是低分化鳞状细胞癌。

二、肺癌

 案例 12-4

患者,男,52 岁。颈、腰椎等部位疼痛 2 个多月。2 个月前,发现颈、腰部酸胀疼痛,临床考虑为慢性腰肌劳损,服止痛药物可缓解。之后,疼痛逐渐加剧,经服药、按摩稍可缓解。在治疗过程中,患者出现咳嗽、咯出血丝。该患者既往体健,嗜烟酒。X 线检查发现:颈部及腰部椎骨有骨质破坏;左肺门处见 5 cm×5 cm 的占位性病变。活检:病理诊断为肺癌。问题:

1. 该患者可能患的是什么病?

2. 颈、腰椎骨的病变性质如何?镜下的病理改变有何特点?

重点:肺癌发生的主要危害因素、最常见大体及组织学类型、主要转移途径、临床病理联系及预后。

肺癌(lung cancer)是起源于支气管黏膜和肺泡上皮的恶性肿瘤。近年来肺癌的发生率和死亡率明显升高。多发生于 40 岁以上,男性多于女性。近年来,女性的发病率也有上升的趋势。

(一)病因及发病机制

1.吸烟 吸烟是引起肺癌最基本的危险因素,肺癌的发病率与吸烟的数量、烟龄成正比。燃烧的烟雾中含烟碱(尼古丁)、多环芳烃、镍、砷等多种致癌物质。

2.大气污染 近年来的发病率和死亡率明显升高与大气污染密切相关。工业和生活中能源物质(煤、柴油、汽油等)大量燃烧排放的废气可造成严重的大气污染,污染的空气中含有 3,4-苯并芘和砷等致癌物。

3.职业因素 肺癌的发生与某些特殊职业有关。如长期接触放射性物质和吸入镍、石棉、锡、铬及铬酸盐等,肺癌的发生率明显升高。

4.内在因素 家族、遗传和先天性因素以及免疫功能降低,代谢、内分泌功能失调等也可能是肺癌的高危因素。

(二)病理变化

1.大体类型 根据肺癌发生部位和形态特点不同将其分为三种类型。

(1)中央型:最常见,癌位于肺门部,癌组织主要由主支气管或叶支气管发生,又称肺门型。癌组织沿支气管向纵深浸润扩展,不仅浸润破坏支气管壁,还波及周围肺组织,而在肺门部形成一个形状不规则的巨大癌块(图 12-14)。

(2)周围型:癌位于肺的周边部,癌组织由肺段及以下支气管发生,呈球形或结节状,无包膜,直径多在 2～8 cm 之间(图 12-15)。

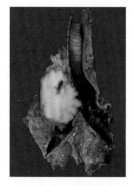

图 12-14 中央型肺癌(大体观)
癌肿位于肺门靠近支气管,并向支气管浸润

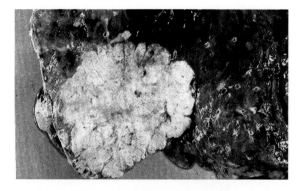

图 12-15 周围型肺癌(大体观)
癌肿位于肺叶周边部,靠近胸膜

（3）弥漫型：少见，癌组织由末梢肺组织发生，沿肺泡弥漫性、浸润性生长，侵犯肺大叶的一部分或整个肺大叶，呈无数小结节密布于双肺，似粟粒性肺结核的外观。

一般癌块直径小于 2 cm 并局限于肺内的管内型和管壁浸润型列为早期肺癌；痰细胞学检查癌细胞呈阳性，而临床及 X 线检查为阴性，手术切除标本经病理检查证实为原位癌或早期浸润癌且无淋巴结转移者称为隐性肺癌。

2. 组织学类型 大多数肺癌起源于支气管黏膜上皮，起源于支气管腺体或肺泡上皮细胞较少。因此肺癌又称支气管源性癌，包括鳞状细胞癌、腺癌、小细胞癌和大细胞癌。

（1）鳞状细胞癌：最常见的类型，约占 60%，多为中央型。以老年男性最多见，常有吸烟史。根据分化程度又可分为高分化、中分化和低分化三型。

（2）小细胞癌：发生率居第二位，占 20%～50%。男性多于女性，好发于中央部，生长快，早期易发生血道转移，恶性度高。小细胞癌源于支气管黏膜和黏液腺内 Kultschitzky 细胞，是具有异源性内分泌功能的肿瘤。

（3）腺癌：发生率占第三位，占 15%～20%。女性多于男性。周围型肺癌中近 60% 为腺癌。

（4）大细胞癌：此型恶性程度高，生长快，容易侵入血管形成广泛转移。

（三）扩散途径

1. 直接蔓延 中央型肺癌常直接侵及纵隔、心包及周围血管。周围型可直接侵犯胸膜。

2. 转移 肺癌发生转移较早且较快，沿淋巴道转移时，首先转移至肺门淋巴结，再扩散到纵隔、锁骨上和颈部淋巴结。晚期可经血道转移到肝、脑、骨、肾上腺及肾等。

（四）临床病理联系

肺癌早期症状不明显易被忽视。一般来说中央型肺癌出现症状较早，由于肿瘤刺激或破坏支气管，患者常出现刺激性干咳或痰中带血。癌组织压迫或阻塞支气管时，可引起肺不张、肺气肿或易合并肺部感染；癌组织侵及胸膜可致胸痛及血性胸腔积液；侵蚀食管可致支气管食管瘘；侵犯气管旁淋巴结，压迫上腔静脉可引起上腔静脉综合征，表现为面颈部水肿及颈、胸部静脉曲张。位于肺尖部的肺癌易侵犯交感神经链，引起病侧眼睑下垂、瞳孔缩小和胸壁皮肤无汗等交感神经麻痹综合征；侵犯臂丛神经可出现上肢疼痛及手部肌肉萎缩。

肺癌患者多数就诊时，已属晚期，因此多数预后较差。肺癌的早发现、早诊断和早治疗对预后至关重要。故对有长期吸烟史伴有咳嗽、痰中带血、气急、胸痛等症状者，应进行 X 线、痰涂片细胞学和纤维支气管镜等检查，对肺癌的早发现、早诊断具有重要价值。

课后测试题

一、选择题

1. 慢性支气管炎患者咳痰的病变基础是（   ）。

　　A. 黏膜上皮纤毛粘连、脱落　　　　　　　　B. 支气管管壁充血、水肿

　　C. 黏液腺肥大、增生、分泌亢进　　　　　　D. 支气管软骨萎缩

　　E. 支气管平滑肌束断裂

2. 镜下见肺泡扩张、间隔变窄，相邻肺泡融合成较大的囊腔，这是（   ）。

　　A. 支气管扩张症　　　　　B. 肺气肿　　　　　　C. 肺不张

　　D. 慢性支气管炎　　　　　E. 支原体性肺炎

3. 肺源性心脏病发病的主要环节是（   ）。

　　A. 气道阻塞　　　　　B. 支气管扩张　　　　　C. 肺动脉高压

　　D. 肺血管床减少　　　E. 肺小动脉痉挛

4. 慢性肺源性心脏病最常见的原因是（   ）。

　　A. 支气管哮喘　　　　　B. 肺结核　　　　　　C. 支气管扩张症

D.硅肺 　　　　　　　　　　E.慢性支气管炎并发阻塞性肺气肿

5.大叶性肺炎红色肝样变期肺泡腔内主要渗出物为( )。

A.浆液及红细胞 　　　　　　B.浆液及中性粒细胞 　　　　C.红细胞及纤维素

D.纤维素及中性粒细胞 　　　E.浆液及纤维素

6.大叶性肺炎灰色肝样变期肺泡腔内主要渗出物为( )。

A.浆液及红细胞 　　　　　　B.纤维素及淋巴细胞 　　　　C.浆液及纤维素

D.红细胞及纤维素 　　　　　E.纤维素及中性粒细胞

7.大叶性肺炎肺肉质变是由于( )。

A.红细胞渗出过多 　　　　　B.中性粒细胞渗出过少 　　　C.红细胞渗出过少

D.中性粒细胞渗出过多 　　　E.纤维素渗出过少

8.铁锈色痰常见于大叶性肺炎的( )。

A.充血水肿期 　　　　　　　B.红色肝样变期 　　　　　　C.灰色肝样变期

D.溶解消散期 　　　　　　　E.中毒性休克

9.小叶性肺炎的病变范围为( )。

A.以呼吸性细支气管为中心 　B.以终末细支气管为中心 　　C.以细支气管为中心

D.以支气管为中心 　　　　　E.以肺泡管为中心

10.小叶性肺炎常见的病变部位是( )。

A.左肺下叶 　　　　　　　　B.右肺下叶 　　　　　　　　C.两肺下叶及背侧

D.两肺上叶及背侧 　　　　　E.右肺中叶

二、思考题

1.从病因、发病机制、病理改变和结局、并发症等方面比较大叶性肺炎和小叶性肺炎。

2.慢性支气管炎引起肺气肿和慢性肺源性心脏病的主要机制是什么?

(崔茂香)

第十三章 呼吸功能不全

 学习目标

1. 掌握呼吸衰竭、功能性分流、死腔样通气的概念,呼吸衰竭的发病机制和机体功能代谢的变化。
2. 熟悉呼吸衰竭的病因和分类。
3. 了解呼吸衰竭的防治和护理原则。

呼吸是机体摄取氧并排出二氧化碳的过程,一个完整的呼吸包括三个基本环节,即外呼吸(肺通气和肺换气)、气体在血液中的运输和内呼吸。

呼吸功能不全(respiratory insufficiency)是指各种致病因素造成外呼吸功能障碍,导致机体在静息状态下,动脉血氧分压(PaO_2)低于 8 kPa(60 mmHg),伴有或不伴有动脉血二氧化碳分压($PaCO_2$)高于 6.67 kPa(50 mmHg)的病理过程。呼吸功能不全是指外呼吸功能障碍,机体由代偿直至失代偿的全过程。而呼吸衰竭(respiratory failure)是指呼吸功能不全时机体失代偿阶段的表现。

呼吸衰竭按不同的标准进行分类:①按起病急缓,分为急性和慢性呼吸衰竭。②按血气变化的特点,分为Ⅰ型(仅有低氧血症)和Ⅱ型(低氧血症伴高碳酸血症)呼吸衰竭。③按原发疾病的病变部位分为中枢性和外周性呼吸衰竭。④按发生机制的不同可分为通气障碍性和换气障碍性呼吸衰竭。

重点:呼吸衰竭的概念、分类,尤其是按血气变化的特点分类。

案例 13-1

患者,男,25 岁,在一次飞机着陆事故中骨盆、胫骨等多处骨折,烧伤及烟雾吸入致呼吸道损伤。既往体健,入院查体:血压 80/50 mmHg,呼吸 12 次/分;给予输液及气管插管。肺部可闻及少量的细微啰音,未见气胸症状。X 线胸片无明显异常。血气分析:pH 7.47,PaO_2 65 mmHg,$PaCO_2$ 33 mmHg。因脾破裂行脾切除术,对烧伤等进行对症处理,给予 40% 的氧气吸入。入院 24 h 后患者呼吸急促,呼吸 30 次/分;发绀,肺部可闻及大量湿啰音,X 线胸片显示弥散性雾状浸润。PaO_2 35 mmHg,$PaCO_2$ 30 mmHg,组织学检查发现肺泡内充满渗出物,有透明膜、巨噬细胞及其他炎症细胞。肺泡膜间质变厚、水肿,肺泡损伤广泛存在。问题:

1. 患者在入院 24 h 后的症状为何病理过程?
2. 患者入院 24 h 后 PaO_2 下降的病理生理机制是什么?
3. 如何纠正该患者的缺氧问题?

第一节 病因和发病机制

呼吸衰竭是由外呼吸功能障碍所致,外呼吸包括肺通气和肺换气两个过程,因此,凡是能引起肺通气功能和(或)肺换气功能障碍的疾病均可引起呼吸衰竭。

一、肺通气功能障碍

肺通气是指肺泡与外界空气之间进行气体交换的过程。判断肺通气功能的最佳指标是肺泡通气量,即有效通气量。正常成年人在静息状态下有效通气量约为 4 L/min。而肺通气量约为 5 L/min,原因是存在于无效腔的气体不能参与气体交换。肺泡通气量的大小与肺通气的动力成正相关,与肺通气的阻力成负相关,故当肺通气动力减弱和(或)肺通气阻力增大时,可引起肺通气功能障碍,使肺泡通气量减少,从而导致呼吸衰竭的发生。其中肺通气动力减弱和(或)弹性阻力增加可使肺泡扩张受到限制,引起限制性通气不足;呼吸道的阻塞使肺通气阻力增大,引起阻塞性通气不足。

(一)限制性通气不足

限制性通气不足(restrictive hypoventilation)是指吸气时肺泡扩张受到限制所引起的肺泡通气不足。常见原因有如下几种。

1. 通气动力减弱

(1)呼吸中枢受损或抑制:如颅内感染或肿瘤、脑外伤、脑血管意外等可直接损伤呼吸中枢,镇静药、安眠药或麻醉药过量使用会抑制呼吸中枢。

(2)呼吸肌运动障碍:如脊髓外伤、重症肌无力、多发性神经炎、肌营养不良、严重低钾血症等。

2. 胸廓和肺的顺应性降低 顺应性(compliance)是指胸廓和肺扩张的难易程度,与肺通气的弹性阻力成反变关系,即弹性阻力越大,顺应性越小,肺越不容易扩张,反之,弹性阻力越小,顺应性越大,肺越容易扩张。因此能使胸廓和肺的弹性阻力增加的疾病均能降低其顺应性,导致通气功能障碍,引起呼吸衰竭。胸廓顺应性降低见于胸廓畸形、大量胸腔积液、严重胸膜粘连、张力性气胸等;肺顺应性降低可见于肺水肿、肺不张、肺实变、肺纤维化等。其中大量的胸腔积液或张力性气胸压迫肺,也可使肺的扩张受限制。另外,肺泡Ⅱ型上皮细胞分泌的肺泡表面活性物质具有降低肺泡表面张力的作用,可增加肺的顺应性。当各种原因导致肺泡表面活性物质分泌减少时,可引起肺的顺应性降低。如肺水肿、过度通气可使表面活性物质破坏或消耗增加,可使肺的顺应性降低,引起限制性通气不足。

(二)阻塞性通气不足

气道狭窄或阻塞致气道阻力增加所引起的肺泡通气不足称为阻塞性通气不足(obstructive hypoventilation)。

气道阻力是指气体通过气道时,气体分子间及气体分子与气道壁之间的摩擦力。很多因素可直接影响气道阻力,如气道内径、长度和形态、气流速度和形式等,其中最主要的是气道内径。因此,任何因素只要能使呼吸道狭窄或阻塞,均可引起阻塞性通气功能障碍,而致呼吸衰竭。如呼吸道管壁痉挛、肿胀或纤维化,呼吸道管腔内被黏液、渗出物、异物等所阻塞等,均可导致气道阻力增大。根据呼吸道狭窄或阻塞的部位不同,气道阻塞可分为如下几种。

1. 中央气道阻塞 气管杈以上的气道阻塞。胸外和胸内的中央气道的阻塞在吸气和呼气时变化特点是不同的。若阻塞部位在中央气道的胸外段(如气道异物、喉头水肿、气道肿瘤等),由于吸气时气道内压小于大气压,可使气道受压,阻塞加重,吸气相延长,吸气困难;而呼气时气道内压大于大气压,可使气道阻塞减轻,气体容易呼出。因此,中央气道的胸外段狭窄或阻塞,患者表现为吸气性呼吸困难(图 13-1(a))。若阻塞部位在中央气道的胸内段,吸气时胸内压降低,气道内压大于胸内压,可使气道阻塞减轻;呼气时胸内压上升,气道内压小于胸内压,可使气道受压,阻塞加重,出现呼气延长,呼气困难,因此,中央气道的胸内段狭窄或阻塞,患者表现为呼气性呼吸困难(图 13-1(b))。

2. 外周气道阻塞 管径小于 2 mm 的小气道阻塞,其特点是管壁薄,无软骨支撑,吸气时受周围弹性组织牵拉,管径变大,管道伸长;呼气时管道缩短变窄。发生病变时,小气道常因炎症痉

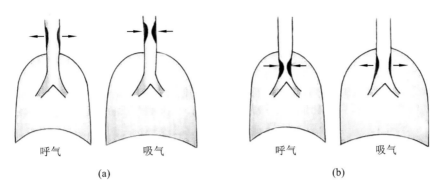

呼气   吸气   呼气   吸气

(a)   (b)

图 13-1　不同部位气道阻塞导致呼气与吸气时气道阻力的变化示意图

挛、管壁肿胀增厚、分泌物堵塞以及肺泡壁弹力纤维破坏对小气道的弹性牵引力减弱等影响,致管腔狭窄,气道阻力增加。尤其是在呼气时,胸内压大于气道内压,小气道受压闭合,常发生呼气性呼吸困难。

　　总之,肺通气功能障碍不论是限制性的还是阻塞性的,其共同的特点是肺泡通气量减少,使肺泡气的更新率较低,既有氧的吸入减少,也有二氧化碳的排出障碍,因此其血气变化表现为 PaO_2 降低,同时伴有 $PaCO_2$ 升高,故属于 II 型呼吸衰竭。

> 重点:肺通气功能障碍引起呼吸衰竭时,血气变化的特点。

二、肺的换气功能障碍

　　肺换气是指肺泡气与肺泡壁毛细血管血液之间进行气体交换的过程。肺换气的影响因素有呼吸膜的面积和厚度、肺泡通气/血流的值。肺换气功能障碍主要包括气体弥散障碍、肺泡通气/血流的值失调及解剖分流增加。

(一)气体弥散障碍(diffusion impairment)

　　气体弥散是指 O_2 和 CO_2 经呼吸膜在肺泡和肺泡壁毛细血管血液之间进行交换的过程,此过程为单纯的物理弥散过程。气体弥散的动力来自呼吸膜两侧的气体分压差,弥散的屏障是呼吸膜。气体弥散速度与呼吸膜两侧的气体分压差、呼吸膜的面积与厚度及气体的相对分子质量和溶解度有关。其中最主要的是呼吸膜的面积与厚度。

> 重点:气体弥散障碍原因、机制及血气变化的特点。

　　1. 呼吸膜的面积减少　单位时间内气体的弥散量与呼吸膜面积大小成正相关。正常成年人呼吸膜的总面积约为 $80 \ m^2$,静息时有 $35 \sim 40 \ m^2$ 的呼吸膜面积参与气体交换,运动时参与气体交换的呼吸膜的面积会明显增大。由此可见呼吸膜面积的储备量是相当大的。只有呼吸膜面积减少一半以上时,才会引起气体交换功能障碍,引起呼吸衰竭。临床上呼吸膜面积减少常见于肺叶大部分切除、严重的肺不张及肺实变的患者。

　　2. 呼吸膜的厚度增加　单位时间内气体的弥散量与呼吸膜的厚度成负相关。呼吸膜由六层结构组成,分别是毛细血管内皮层、毛细血管基底膜层、肺间质、肺泡上皮层、肺泡表面液体分子层和肺泡表面活性物质层。其平均厚度不到 $1 \ \mu m$,正常情况下气体交换的速率很快。但在肺水肿、间质性肺炎、肺纤维化以及肺泡表面透明膜形成时可使呼吸膜厚度增加,弥散距离加大,弥散速度减慢。

　　3. 弥散时间过短　正常人静息状态时,血液流经肺泡壁毛细血管的时间约为 $0.75 \ s$,而血液与肺泡气的氧分压达到平衡时所需时间仅为 $0.25 \ s$。当呼吸膜面积减少或厚度增大时,虽然弥散速度减慢,但在静息时气体交换仍可在 $0.75 \ s$ 内达到血液与肺泡气的氧分压的平衡,而不会发生弥散障碍。只有在体力活动、感染、发热时心输出量增加、肺血流加快、血液流经肺泡壁毛细血管时间过短的情况下,才会因气体交换不充分而出现低氧血症。

　　由于 CO_2 在水中的溶解度比 O_2 大,其弥散速度也比 O_2 快,因此单纯弥散障碍所引起的血气指标一般仅有低氧血症,而不伴有 $PaCO_2$ 升高,属于 I 型呼吸衰竭。

(二)肺泡通气/血流的值失调(ventilation-perfusion imbalance)

　　正常人静息状态下,每分钟肺泡通气量(V)约 4 L,每分钟肺血流量(Q)约为 5 L,肺泡

重点:理解肺泡通气/血流的值失调的原因、机制及血气变化的特点;解释功能性分流、死腔样通气。

通气/血流(V/Q)的平均值约为0.8,在这种情况下肺泡气与血液之间能有效地进行气体交换,使流经肺泡的血液充分动脉化。当某些疾病使通气/血流的值发生改变时,就会影响气体的交换,导致呼吸衰竭的发生。

1. 部分肺泡通气不足 如慢性支气管炎、支气管哮喘、阻塞性肺气肿、肺不张、肺实变等疾病可使部分肺泡通气量明显减少,而肺血流量未相应下降,有时还可由于炎症引起血管扩张而致血流增多,导致V/Q的值减小。静脉血流经通气不足的肺泡时,有一部分血液未经充分氧合便掺杂入动脉血中,这种情况类似于动-静脉短路,故称功能性分流(functional shunt),又称静脉血掺杂(venous admixture)。

2. 部分肺泡血流不足 如肺动脉栓塞、肺血管痉挛、肺气肿、休克、DIC等疾病可引起肺泡毛细血管床减少,肺血管强烈收缩和肺循环血量减少,导致部分肺泡血流减少,但肺通气基本正常,导致V/Q的值增大。这种由于肺血流的不足,使肺泡内的通气不能完全与血液交换,肺泡无效腔增大,形成死腔样通气(dead space like ventilation)。

不论是功能性分流,还是死腔样通气,都会引起PaO_2降低,从而反射性地引起肺组织代偿性通气增加。若代偿能力强,CO_2排出较多,$PaCO_2$可正常或低于正常。若肺组织病变广泛而严重时,代偿功能不足,因气体交换障碍导致$PaCO_2$升高。

(三)解剖分流增加

重点:解剖分流常见的原因;解剖分流与功能性分流的鉴别。

生理情况下,肺部也存在解剖分流,即有一部分静脉血不经肺泡毛细血管进行气体交换而由支气管静脉和肺动-静脉吻合支汇入肺静脉。正常情况下,这部分血液占心输出量的2%～3%,对PaO_2无明显影响。

严重的创伤、休克时,由于肺微循环障碍,致肺循环阻力升高,肺动脉压升高,使动-静脉吻合支大量开放,解剖分流增加,使PaO_2明显下降。支气管扩张症时,或一些严重的肺部疾病,如支气管肺癌、肺不张、肺实变等,使部分肺泡完全闭塞或被渗出物完全填充,使病变部位肺泡通气完全停止,但仍有流经这部分肺泡的血液未经交换直接掺入动脉血之中,产生类似于解剖分流的表现。因此,有人将这种完全未经气体交换的血液分流和解剖分流统称为真性分流。

功能性分流和真性分流的鉴别:吸入纯氧,如果低氧血症解除,表示它是由V/Q的值失调所引起的,改善通气不良的肺泡供氧可使血液氧分压升高。若低氧血症不能解除,提示存在肺内真性分流。

肺泡通气与血流比例失调的各种情况与解剖分流如图13-2所示。

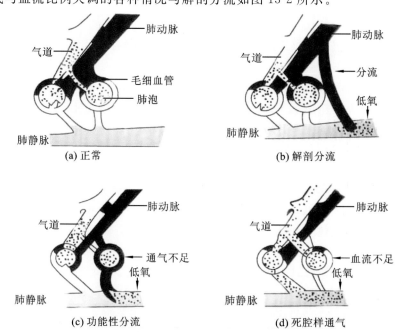

图 13-2 肺泡通气与血流的关系

在呼吸衰竭发生机制中,单一因素导致的呼吸衰竭并不多见,大多数是几个因素协同作用的结果。因此,在临床上对呼吸衰竭的发生要进行综合分析。如慢性支气管炎合并肺气肿时,引起呼吸衰竭的机制既有肺通气障碍,又有肺弥散障碍及 V/Q 的值失调。

知识链接

急性呼吸窘迫综合征

急性呼吸窘迫综合征(acute respiratory distress syndrome,ARDS)又称成人呼吸窘迫综合征(adult respiratory distress syndrome,ARDS),也称休克肺(shock lung),是指原无心肺疾病的患者因急性弥漫性肺泡-毛细血管内膜损伤,以致外呼吸功能严重障碍而发生的呼吸衰竭。常见于休克、创伤、败血症、过量输液、体外循环血液透析等。其早期病变主要为严重肺水肿、出血、肺不张、微血栓形成以及肺透明膜形成等。其损伤机制非常复杂,尚未完全阐明,可能与炎症介质、氧自由基损伤有关。

ARDS 患者呼吸衰竭的主要机制以肺泡 V/Q 的值失调为主,如肺内分流、死腔样通气。另外,还有肺弥散障碍,使 PaO_2 降低导致 Ⅰ 型呼吸衰竭。极严重者,由于肺部病变广泛,肺总通气量减少,可引起 Ⅱ 型呼吸衰竭。

第二节 机体的主要代谢和功能变化

呼吸衰竭引起的低氧血症和高碳酸血症可导致各器官系统的结构、功能和代谢发生一系列的病理变化。机体首先出现代偿性的适应性变化,其目的是保证重要器官的氧供,调节酸碱平衡和改善组织器官的代谢和功能,以适应环境的变化。严重时则出现失代偿的变化,表现出各组织器官的代谢和功能的紊乱,甚至衰竭。

一、酸碱平衡失调及电解质代谢紊乱

(一)酸碱平衡失调

各型呼吸衰竭会因缺氧而出现代谢性酸中毒。肺通气功能障碍所致的 Ⅱ 型呼吸衰竭,可因大量 CO_2 潴留,还会出现呼吸性酸中毒。肺换气功能障碍引起的 Ⅰ 型呼吸衰竭,由于 CO_2 弥散能力较 O_2 大,再加上缺氧引起的代偿性通气过度,使 CO_2 排出增多,故还会继发出现呼吸性碱中毒。

(二)电解质紊乱

由于酸中毒时,细胞内 K^+ 与细胞外 H^+ 交换增多及肾泌 H^+ 能力增强,抑制了 K^+-Na^+ 交换,而肾泌 K^+ 减少,引起血清钾升高。呼吸性碱中毒时或使用某些利尿剂时又可致血清钾降低。

呼吸性酸中毒时,由于高碳酸血症使红细胞内 HCO_3^- 生成增多,大量的 HCO_3^- 与细胞外的 Cl^- 交换,使血氯降低,同时酸中毒时肾泌 NH_3、泌 H^+ 能力增强,使尿中的 NH_4Cl 大量排出,也会使血氯降低。

呼吸性碱中毒时血氯可升高,血钾降低。

代谢性酸中毒时,由于 HCO_3^- 降低可使肾泌 Cl^- 减少,血清 Cl^- 增高,因此呼吸性酸中毒合并代谢性酸中毒时,血氯可保持正常。

二、呼吸系统变化

当 PaO_2 低于 8.0 kPa(60 mmHg)时,低氧可刺激颈动脉体和主动脉体的化学感受器,反射性地使呼吸运动增强,但缺氧对呼吸中枢的直接作用是抑制,当 PaO_2 低于 4.0 kPa(30 mmHg)时,低氧对呼吸中枢的直接抑制作用大于反射性兴奋作用,则表现呼吸抑制。

　　$PaCO_2$升高主要作用于中枢化学感受器,导致呼吸中枢兴奋,使呼吸加深加快。但当 $PaCO_2$ 高于 10.7 kPa(80 mmHg)时,反而可抑制呼吸中枢。此时呼吸中枢的兴奋主要依赖于低氧对颈动脉体和主动脉体化学感受器的刺激,如果此时给予患者吸入高浓度氧,反而会使呼吸抑制甚至出现呼吸暂停。因此,在这种情况下,临床护理中应注意,只能给患者吸入 24%～30% 浓度的氧,以免缺氧完全纠正后反而出现呼吸抑制,使高碳酸血症加重,病情恶化。

　　引起呼吸衰竭的呼吸系统疾病本身也可引起呼吸运动的变化,如阻塞性通气障碍时,呼吸运动加深,由于阻塞部位不同表现为呼气性呼吸困难或吸气性呼吸困难;在肺顺应性降低所致的限制性通气障碍疾病时,可使呼吸变得浅快;中枢性呼吸衰竭,呼吸浅慢,并可出现呼吸节律的紊乱,如潮式呼吸、间歇样呼吸、叹气样呼吸、抽泣样呼吸等,其中最常见的是潮式呼吸。潮式呼吸是由于呼吸中枢的兴奋性过低,血液中的 CO_2 已不足以刺激呼吸中枢,呼吸就会逐渐减弱甚至停止。在呼吸抑制期间,$PaCO_2$会逐渐升高,PaO_2降低,直接或反射性刺激呼吸中枢,引起呼吸的产生并逐渐加强。此时,CO_2 又会大量呼出,缺氧得以恢复,再度出现呼吸减弱甚至停止,不断反复,形成潮式呼吸。

三、循环系统变化

　　低氧血症和高碳酸血症对心血管的影响相似,两者具有协同作用。一定程度内的 PaO_2 降低和 $PaCO_2$ 增高,通过刺激化学感受器反射性地兴奋心血管运动中枢,出现心率加快、心肌收缩力增强、外周血管收缩,血压升高,加之呼吸运动增强使静脉回流增加,导致心输出量增加。但缺氧和二氧化碳潴留,对心脏和血管的直接作用是抑制心脏活动,扩张血管。一般器官的血管运动主要通过神经调节,而心、脑血管主要受局部代谢产物的调节,因而可致血流的重新分布,保证心、脑的血液供应。严重的 PaO_2 降低和 $PaCO_2$ 增高时,可直接抑制心血管中枢,导致血管扩张,血压降低、心肌收缩力减弱、心律失常等严重后果。

　　呼吸衰竭可累及心脏,主要引起右心肥大甚至衰竭,即肺源性心脏病。其可能的发生机制:肺泡 PO_2 降低、高碳酸血症和局部的酸中毒,均可引起肺小动脉痉挛,导致肺动脉高压;某些肺部疾病如肺气肿使肺泡壁毛细血管受压或萎缩,肺纤维化时肺小血管也受累,管壁狭窄,使肺循环阻力增加,引起肺动脉高压;慢性缺氧使红细胞生成增多,血液黏滞性增高,也能增加肺血管阻力;缺氧、酸中毒及电解质紊乱可直接损伤心肌,导致心肌收缩力降低。

四、中枢神经系统变化

　　中枢神经系统对缺氧最敏感。呼吸衰竭时,由于缺氧患者会出现一系列的神经精神症状:早期可表现为精神恍惚、表情淡漠、记忆力和注意力减退;随着病情加重,当 PaO_2 降至 50 mmHg 以下时,患者可出现头痛、烦躁不安、精神错乱、定向障碍、幻觉、嗜睡甚至抽搐、昏迷。

　　高碳酸血症对中枢也有严重的影响。当 $PaCO_2$ 高于 80 mmHg 时,可出现头痛、头昏、烦躁、精神错乱、嗜睡、昏迷、抽搐和呼吸抑制等,临床上称为"二氧化碳麻醉"(carbon dioxide narcosis)。

　　由呼吸衰竭引起的中枢神经系统功能障碍称为肺性脑病(pulmonary encephalopathy)。其发生机制尚不完全清楚,可能与下列因素有关:

　　1.低氧血症　缺氧可致脑内能量代谢障碍,ATP 生成减少,影响钠泵功能,引起脑细胞水肿;缺氧也可致脑血管扩张,血管壁通透性增高,引起脑水肿。同时缺氧又可致代谢性酸中毒,加重脑的损伤。另外,酸中毒时脑内 γ-氨基丁酸(GABA)生成增多,引起脑功能的抑制。

　　2.高碳酸血症和酸碱平衡紊乱　CO_2 潴留可直接抑制中枢神经系统功能,还可直接使脑血管扩张,血流增加,脑内毛细血管通透性增高,引起脑组织水肿,颅内压升高,甚至脑疝形成。CO_2 的潴留可使脑内 pH 值降低,发生酸中毒,进一步使脑组织受损。

五、肾功能变化

　　呼吸衰竭时由于缺氧和 CO_2 的潴留可引起肾小动脉收缩,肾血流量减少,肾小球滤过率降低,另外,缺氧本身也可直接引起肾功能损害。轻者出现蛋白尿、血尿、管型尿,严重时可出现少尿、无尿、氮质血症、代谢性酸中毒、高钾血症等急性肾功能衰竭的表现。

六、胃肠道改变

轻度缺氧和 CO_2 的潴留,可出现轻度的消化功能障碍,如食欲不振、腹胀等。严重时,由于胃壁血管收缩和胃壁细胞内碳酸酐酶的活性增强,可致胃黏膜糜烂、坏死、出血和溃疡形成,患者可出现消化道出血等症状。

七、血液系统的变化

急性呼吸衰竭时,由于缺氧和 CO_2 的潴留,反射性地引起交感神经的兴奋,血液重新分布,肝、脾、静脉丛收缩,将储备血转为循环血,使外周血液中红细胞数目和血红蛋白的含量增加。

慢性呼吸衰竭时,缺氧刺激肾脏生成促红细胞生成素增多,刺激骨髓造血,使血液中的红细胞数量增多。但红细胞过多,血液黏稠性增大,血流阻力增大,又可加重心脏负荷。

第三节 防治原则

一、防治原发病和诱因

引起呼吸衰竭病因很多,要有针对性地积极预防和治疗。如对呼吸道感染,要选用敏感型抗生素控制感染,减少呼吸道分泌物,从而降低诱发呼吸衰竭发生的概率。

二、改善肺通气

(1)在护理中要密切观察患者,及时清除呼吸道中的分泌物,以保持呼吸道的通畅。鼓励患者排痰。活动受限者,应协助翻身,拍背,以减轻呼吸道堵塞及感染。

(2)解除支气管痉挛,降低肺通气阻力。

(3)合理使用呼吸兴奋剂,必要时给予人工辅助呼吸。

三、合理给氧

呼吸衰竭均存在缺氧,氧疗是纠正缺氧的重要措施,通过给氧,可提高肺泡内 PO_2,有利于 PaO_2 的提高。不同类型的呼吸衰竭,给氧的方法是不完全相同的。

Ⅰ型呼吸衰竭只有缺氧而无 CO_2 的潴留,可吸入较高浓度的氧,但一般不超过50%;Ⅱ型呼吸衰竭应低流量(1～2 L/min)、低浓度(30%)持续或间断给氧,这是因为 $PaCO_2$ 长期过高,呼吸中枢对 CO_2 已产生适应,兴奋性降低,此时主要通过低氧来刺激外周化学感受器,反射兴奋呼吸中枢,一旦给患者吸入高浓度的氧,则可解除低氧对外周化学感受器的刺激,使呼吸中枢得不到兴奋,而使呼吸进一步抑制,通气量减少,甚至停止。

氧疗过程中,使血氧分压上升至 8.0 kPa(60 mmHg)即可,应避免长时间吸氧造成氧中毒的发生。当氧疗效果不理想时,可机械性通气相配合。

四、防治并发症

呼吸衰竭时,低氧和高碳酸血症,使患者容易出现水、电解质紊乱及酸碱平衡失调,心力衰竭,休克,急性肾功能衰竭等并发症,因此,在护理中要密切观察病情,注意患者生命体征的变化,认真监护心、肺、脑、肾等重要器官的功能变化,如神志变化,呼吸节律、心电的监护等,发现问题及时告知医生,并辅助处理。同时还要注重心理的疏导,减轻心理压力。另外,一些支持治疗也是必不可少的,如补充营养,做好口腔护理,预防并发症等。

课后测试题

一、选择题

1.呼吸衰竭最常见的病因是(　　)。

A.上呼吸道急性感染　　　　　　　　　　　　B.炎症使中央气道狭窄、阻塞

C.过量麻醉药、镇静药应用　　　　　　　　　　D.肺栓塞

E.慢性阻塞性肺疾病

2.限制性通气不足是由于(　　)。

A.中央气道阻塞　　　　　　　　　　　　　　　B.外周气道阻塞

C.肺泡膜面积减少,膜厚度增加　　　　　　　　D.肺泡扩张受限制

E.肺泡V/Q的值失调

3.阻塞性通气不足是由于(　　)。

A.肺顺应性降低　　　　　B.肺泡V/Q的值失调　　　　C.非弹性阻力增加

D.肺泡扩张受限制　　　　E.肺循环短路增加

4.影响气道阻力增加的主要因素是(　　)。

A.气道内径　　　　　　　B.气道长度和形态　　　　　　C.气道密度和黏度

D.气流速度　　　　　　　E.气流形式

5.真性分流是指(　　)。

A.部分肺泡通气不足而血流未相应减少　　　　B.部分肺泡完全通气不足但仍有血流

C.部分肺泡血流不足　　　　　　　　　　　　　D.部分肺泡通气不足而血流增多

E.肺泡膜面积减少和增厚影响气体交换

6.功能性分流是指(　　)。

A.肺动-静脉短路开放　　　B.部分肺泡V/Q的值增高　　C.死腔气量增多

D.V_D/V_T的值增大　　　　E.部分肺泡V/Q的值降低

7.死腔样通气是指(　　)。

A.肺泡通气严重不足　　　　　　　　　　　　　B.部分肺泡V/Q的值增高

C.各部分肺泡V/Q的值自上而下递减　　　　　D.肺泡V/Q的值低于0.01

E.肺动-静脉短路开放

8.Ⅱ型呼吸衰竭血气诊断标准为(　　)。

A.$PaO_2 < 8.0$ kPa$(60$ mmHg$)$　　　　　　　　B.$PaO_2 < 8.0$ kPa$(60$ mmHg$)$

C.$PaCO_2 > 6.7$ kPa$(50$ mmHg$)$　　　　　　　　D.$PaO_2 < 8.0$ kPa,$PaCO_2 > 6.7$ kPa

E.$PaO_2 < 8.0$ kPa 伴有 $PaCO_2 > 6.7$ kPa

9.外周气道阻塞时,呼吸困难主要表现为(　　)。

A.吸气性呼吸困难　　　　B.呼气性呼吸困难　　　　　　C.呼吸加深加快

D.阵发性呼吸困难　　　　E.以上都不对

10.中央气道阻塞部位在胸膜腔外,呼吸困难主要表现为(　　)。

A.吸气性呼吸困难　　　　　B.呼气性呼吸困难　　　　　　C.阵发性呼吸困难

D.呼吸加深加快　　　　　　E.以上都不对

二、思考题

1.简述呼吸衰竭的病因和发病机制。

2.Ⅱ型呼吸衰竭的患者应如何给氧? 为什么?

(崔茂香)

第十四章　心血管系统疾病

　学习目标

　　1.掌握动脉粥样硬化、冠心病、高血压、风湿小体的概念,动脉粥样硬化的基本病理变化及重要器官动脉粥样硬化的病变特点,高血压的基本病理改变,缓进型高血压的分期及各期病变特点,风湿病的基本病理改变,风湿性心脏病的病理变化及临床病理联系。

　　2.熟悉动脉粥样硬化的常见危险因素,冠心病的病因、病理类型及其病变特点,高血压的影响因素,风湿病的病因及发病机制,感染性心内膜炎的病因及临床病理联系,心瓣膜病的病因、主要类型、病理变化及临床病理联系。

　　3.了解动脉粥样硬化的发病机制,恶性高血压的病变特点,心肌硬化、冠状动脉性猝死的病因及临床表现。

　　心血管系统疾病是常见病、多发病,是一类严重威胁人类健康和生命的疾病。在欧美等一些发达国家,心血管系统疾病的发病率和死亡率均占第一位。在我国,近年来由于传染病逐渐被控制,饮食结构的变化以及人均寿命的延长,心血管系统疾病的发病率和死亡率明显升高,成为仅次于恶性肿瘤的危害国人健康最大的一类疾病。

第一节　动脉粥样硬化

　　动脉硬化(arteriosclerosis)是一组以动脉壁增厚、变硬和弹性减退为特征的疾病,包括动脉粥样硬化、动脉中层钙化和细动脉硬化。本节主要叙述动脉粥样硬化。

　　动脉粥样硬化(atherosclerosis,AS)是心血管系统最常见的疾病,是与血脂异常及血管壁成分改变有关的动脉疾病。主要累及大、中动脉,病变特征是动脉内膜脂质沉积,引起内膜灶状纤维性增厚及粥样斑块形成,致使动脉管壁增厚变硬、管腔狭窄,并引起一系列继发性改变。尸检资料显示动脉粥样硬化起自儿童时期,持续进展,以 40～50 岁发展最快,到中、老年时期才出现症状,是发达国家的主要死亡原因;在我国,动脉粥样硬化的发病率呈逐年上升趋势。

一、病因及发病机制

　　动脉粥样硬化的病因和发病机制目前尚未完全清楚,大量的研究表明有多种因素与 AS 的发生有关,这些因素称为危险因素。

　　1.高脂血症　高脂血症是指血浆总胆固醇和(或)甘油三酯水平的异常增高,是动脉粥样硬化发生的重要危险因素。大量流行病学资料表明,动脉粥样硬化的严重程度随血浆胆固醇水平的升高而加重,血浆胆固醇的浓度与冠心病的死亡率成正相关。此外,高甘油三酯血症也被认为是动脉粥样硬化和冠心病的危险因素。在我国,饮食结构中以多糖类食物为主食,而高糖膳食可发生高甘油三酯血症。

　　血液中的脂质是以脂蛋白的形式存在和转运的。血浆中的脂蛋白分为乳糜微粒(CM)、极低密度脂蛋白(VLDL)、低密度脂蛋白(LDL)和高密度脂蛋白(HDL)。与动脉粥样硬化发生密切

重点:掌握动脉粥样硬化的常见危险因素。

相关的是 LDL。LDL 被动脉壁内皮细胞氧化修饰后具有促进粥样斑块形成的作用,因为氧化LDL 能损伤血管内皮细胞致管壁通透性升高,使脂质移入内膜增多;氧化 LDL 对血液中的单核细胞有较强的趋化作用,并能促进巨噬细胞形成巨噬细胞源性泡沫细胞;氧化 LDL 还能促进血管中膜平滑肌细胞增生并迁入内膜形成平滑肌源性泡沫细胞(图 14-1)。另外,氧化的 LDL 具有细胞毒作用,是损伤血管内皮和平滑肌细胞的主要因子,促进脂质在动脉内膜中沉积,还可使泡沫细胞坏死、崩解,释放出脂质及其分解产物(如游离胆固醇),这些物质与局部沉积的载脂蛋白等共同形成粥样物质。因此 LDL 和 VLDL 与动脉粥样硬化的发病密切相关;相反,HDL 可通过胆固醇逆向转运机制清除动脉壁的胆固醇,防止脂质的沉积,并且 HDL 还有抗氧化作用,防止LDL 的氧化,可竞争性地抑制 LDL 与内皮细胞的受体结合而减少其摄取,防止动脉粥样硬化的发生。因此,HDL 具有很强的抗动脉粥样硬化的作用。

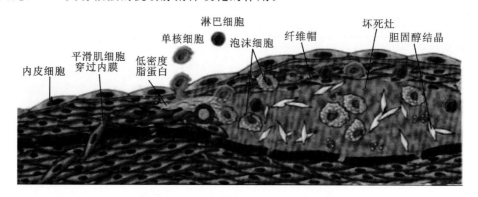

图 14-1 动脉粥样硬化发病机制模式图

单核细胞和平滑肌细胞迁入内膜及泡沫细胞形成

临床常见高脂血症的原因有外源性摄入过多,主要与食物中含动物脂肪过多有关。内源性生成过多,见于糖尿病、甲状腺功能低下、肾病综合征等疾病。

2. 高血压 据统计,高血压患者与同年龄、同性别的无高血压者相比,其动脉粥样硬化发病较早、病变较重。高血压促进动脉粥样硬化发生的具体机制可能是高血压时,血流对血管壁的机械性压力和冲击作用较强,引起动脉内皮损伤和功能障碍,使血液中的脂质易于沉积在内膜。同时损伤的内皮细胞及黏附的血小板、单核细胞在渗入的脂质刺激下分泌生长因子,吸引单核细胞黏附并迁入内皮下间隙吞噬脂质,同时刺激动脉中膜平滑肌细胞增生迁入内膜,吞噬脂质,使病变的内膜显著增厚、变硬,促进硬化斑块的形成。

3. 吸烟 吸烟是冠心病的主要危险因素之一,而且是心肌梗死的独立危险因素。吸烟者的动脉粥样硬化程度要比同龄不吸烟者严重得多,患病率和病变程度与吸烟量成正比。吸烟者年龄愈轻,对冠心病发病的影响愈大,并使心肌梗死的发病年龄大大提前,成为青年心肌梗死的第一危险因素。大量吸烟能使血管内皮细胞损伤和血中一氧化碳浓度增高,内皮损伤致血管壁通透性增高,脂质移入内膜增多;血中一氧化碳浓度的增高可刺激内皮细胞释放生长因子,促使中膜平滑肌细胞向内膜迁移,参与动脉粥样硬化的发生。大量吸烟还可使血中 LDL 易于氧化,促进动脉粥样硬化的发生。

4. 糖尿病及高胰岛素血症 糖尿病患者血中甘油三酯(TG)和 VLDL 水平明显升高,而HDL 水平较低,而且高血糖可致 LDL 氧化,促进动脉粥样硬化的发生;高胰岛素血症可促进动脉壁平滑肌细胞增生。

5. 其他因素 包括①遗传因素:动脉粥样硬化的发生有明显家族聚集倾向,提示本病的发生可能与遗传性基因变异有关。目前发现多个基因会影响脂质的摄取和代谢,发生高脂血症。如LDL 受体基因的突变使其功能缺陷可引起家族性高胆固醇血症,血浆 LDL 水平极度升高,动脉粥样硬化发病早、病变重。②年龄:大量资料表明,动脉粥样硬化的检出率和病变程度均随年龄的增长而增加。③性别:女性绝经期前动脉粥样硬化的发病率低于同龄男性,其 HDL 水平高于男性,LDL 低于男性。但绝经期后,这种差别消失。可能与雌激素会影响血脂代谢,减少血浆胆固醇的量有关。④肥胖:肥胖者易患高血脂、高血压和糖尿病,间接促进动脉粥样硬化的发生。

动脉粥样硬化的发病机制比较复杂。血脂升高为动脉粥样硬化发生的物质基础,而动脉壁的结构和功能的改变等则能促进动脉粥样硬化的发生,由于上述多种因素的作用,促使动脉粥样硬化的发生和发展。

二、基本病理变化

动脉粥样硬化病变主要累及全身的大、中动脉。好发于腹主动脉下段、冠状动脉、肾动脉、胸主动脉、颈内动脉和脑底动脉环等。根据病变的发展过程可分为以下几个时期:

重点:掌握动脉粥样硬化的基本病理变化。

(一)脂纹期

脂纹(fatty streak)是动脉粥样硬化的早期病变。肉眼观:在动脉内膜面,可见平坦或微隆起的黄色针头帽大小的斑点或长短不一(宽1~2 mm,长1~5 cm)的条纹(图14-2)。镜下观:病灶处内皮细胞下有大量泡沫细胞聚集(图14-3),泡沫细胞呈圆形,体积较大,胞质内有大量空泡。此外,可见较多的基质,数量不等的平滑肌细胞,少量炎细胞。脂纹最早可出现于儿童期,是一种可逆性改变,对机体无明显影响,病因去除后病变可消退。

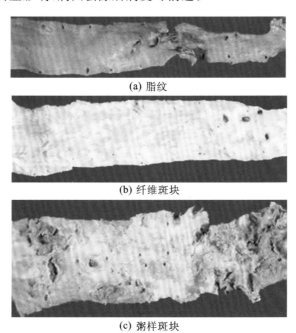

(a) 脂纹

(b) 纤维斑块

(c) 粥样斑块

图 14-2　主动脉粥样硬化(大体观)

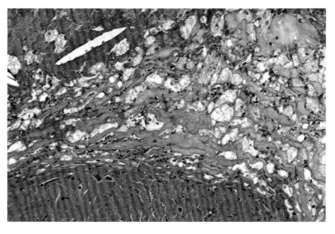

图 14-3　主动脉粥样硬化(镜下观)
动脉内膜见大量泡沫细胞

(二)纤维斑块期

由脂斑和脂纹进一步发展可形成纤维斑块(fibrous plaque)。肉眼观:动脉内膜面可见散在不规则、表面隆起的斑块,初为淡黄色或灰黄色,后因斑块表面胶原纤维的增多及玻璃样变性而呈瓷白色。斑块直径一般为 0.3~1.5 cm,并可相互融合。镜下观:病灶表层为大量胶原纤维、平滑肌细胞、少量弹力纤维及蛋白聚糖形成的纤维帽,胶原纤维可发生玻璃样变性。纤维帽下方可见数量不等的泡沫细胞、平滑肌细胞、细胞外基质及炎细胞。

(三)粥样斑块期

粥样斑块(atheromatous plaque)亦称粥瘤,是纤维斑块下方大量泡沫细胞和深层组织发生坏死崩解,这些崩解产物与脂质混合而成为粥糜样物质,是动脉粥样硬化的典型病变。肉眼观:动脉内膜面可见明显隆起的灰黄色斑块,切面可见纤维帽的下方有黄色粥糜样物质。镜下观:表层为玻璃样变性的纤维帽;深层为大量红染无结构的坏死组织,其内富含细胞外脂质,并见胆固醇结晶(HE 染色切片中为针状空隙)和钙盐沉积;斑块底部和边缘可见肉芽组织、少量泡沫细胞和淋巴细胞浸润(图 14-4)。斑块处动脉中膜因斑块压迫、平滑肌萎缩、弹力纤维破坏而变薄。

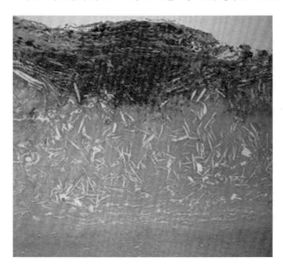

图 14-4　粥样斑块(镜下观)
表层为纤维帽,其下可见散在的泡沫细胞,深层为一些坏死物质、脂质和胆固醇结晶裂隙

(四)粥样斑块的继发性改变

1.斑块内出血　斑块边缘和底部的新生薄壁毛细血管,易破裂出血,或因纤维帽破裂,血液注入斑块内形成血肿,使斑块迅速增大,可导致管腔进一步狭窄甚至完全闭塞。

2.斑块破裂　斑块表面的纤维帽破裂,粥样物质自破裂口溢出进入血流,形成栓子,引起栓塞。斑块处遗留溃疡(粥瘤样溃疡)(图 14-5)。

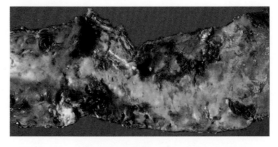

图 14-5　主动脉粥样硬化继发溃疡(大体观)
粥样物质溢入血流,局部遗留有粥瘤样溃疡

3.血栓形成　斑块表面的内皮损伤或斑块破裂使内皮下胶原裸露,可继发血栓形成,导致动脉管腔进一步狭窄或阻塞(图 14-6),血流中断,引起器官梗死,如心肌梗死、脑梗死。形成的血栓

可被机化,也可脱落引起栓塞。

4.钙化　在斑块纤维帽和崩解坏死病灶内可见钙盐沉积,使管壁进一步变硬、变脆。

5.动脉瘤形成　严重者,粥样斑块底部的中膜因受压而萎缩变薄和弹性下降,当动脉管壁不能承受血管内压力的作用时,发生局限性扩张,形成动脉瘤(aneurysm)(图 14-7)。此外,血流可从斑块破裂溃疡处进入动脉中膜,致使中膜撕裂,形成夹层动脉瘤。

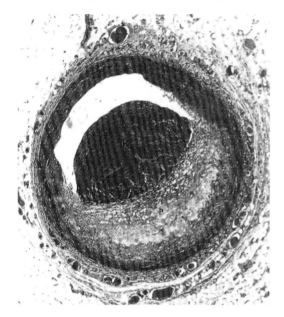

图 14-6　斑块内血栓形成(大体观)
P.粥样斑块;H.血栓

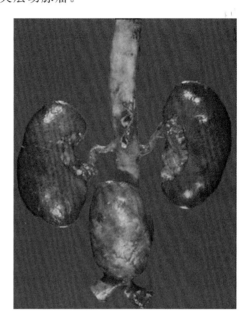

图 14-7　腹主动脉瘤(大体观)
腹主动脉局部向外明显扩张、膨出

三、主要动脉的粥样硬化

(一)主动脉粥样硬化

主动脉粥样硬化(aortic atherosclerosis)最常见,病变好发于主动脉后壁及其分支开口处,以腹主动脉病变最严重,其次为胸主动脉、主动脉弓和升主动脉。由于主动脉管腔口径大,病变一般不会造成血流阻断,临床上多无症状。严重者可因中层平滑肌萎缩及内弹力板断裂,使管壁变得薄弱,易形成动脉瘤,在此基础上可继发附壁血栓。动脉瘤破裂大出血是最危险的并发症。

重点:掌握主要动脉粥样硬化的病变特点。

(二)冠状动脉粥样硬化

冠状动脉粥样硬化(coronary artherosclerosis)是 AS 中对人类威胁最大的疾病,也是冠状动脉性心脏病最常见原因。但一般较主动脉粥样硬化晚发 10 年,于 35~55 岁之间发展最快。冠状动脉粥样硬化最好发于左冠状动脉前降支,其次为右主干、左主干或左旋支、后降支。病变呈节段性,粥样斑块多位于动脉近侧端、心壁侧,开口处较严重。横切面上,斑块呈新月形,使管腔呈不同程度的偏心性狭窄(图 14-8)。根据管腔狭窄的程度可分为 4 级:Ⅰ级,狭窄程度≤25%;Ⅱ级,狭窄程度 26%~50%;Ⅲ级,狭窄程度 51%~75%;Ⅳ级,狭窄程度≥76%。粥样斑块的继发性改变可加重狭窄的程度,甚至使管腔完全阻塞。

(三)颈动脉和脑动脉粥样硬化

病变以颈内动脉起始部和脑基底动脉、大脑中动脉和脑底动脉环(图 14-9)最明显。病变部位的纤维斑块和粥样斑块常导致动脉管腔狭窄。由于脑动脉狭窄,脑组织长期慢性供血不足可发生脑实质萎缩。患者出现智力减退,甚至痴呆或精神失常。斑块处可继发血栓形成而引起管腔闭塞,发生脑梗死(脑软化)。病变也可继发小动脉瘤,当患者血压突然升高时,可致小动脉瘤破裂而引发脑出血。

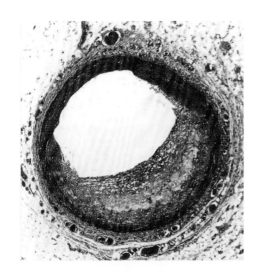

图 14-8 冠状动脉粥样硬化(镜下观)
内膜不规则增厚,粥样斑块形成,管腔狭窄
程度Ⅱ级(P.粥样斑块)

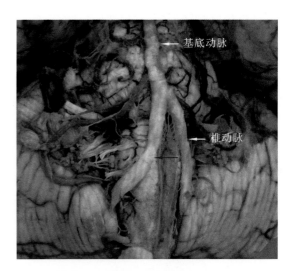

图 14-9 脑动脉粥样硬化(大体观)
肉眼从血管外即可见动脉粥样硬化斑块

(四)肾动脉粥样硬化

肾动脉粥样硬化病变最常累及肾动脉开口处及主干近侧端,也可累及叶间动脉和弓形动脉。临床上常因斑块致管腔狭窄而引起顽固性肾血管性高血压;也可因肾缺血致肾实质萎缩和间质纤维组织增生;或因斑块合并血栓形成致肾梗死,引起肾区疼痛、血尿及发热等。梗死灶机化后遗留较大凹陷瘢痕,多个瘢痕可使肾脏缩小,称为动脉粥样硬化性固缩肾。

(五)四肢动脉粥样硬化

以下肢动脉病变较为严重,常见于髂动脉、股动脉及胫动脉。当较大动脉管腔狭窄明显时,可因供血不足而耗氧量又增加时(如行走)出现下肢疼痛而不能行走,但休息后可好转,称为间歇性跛行(claudication);长期慢性缺血可引起肢体萎缩;当动脉管腔完全阻塞而侧支循环又不能代偿时,可引起足干性坏疽。

第二节 冠状动脉粥样硬化性心脏病

重点:掌握冠状动脉粥样硬化性心脏病的病因、病理类型及其病变特点。

冠状动脉粥样硬化性心脏病(coronary atherosclerotic heart disease,CAHD)是指冠状动脉粥样硬化使管腔狭窄所致心肌缺血、缺氧而引起的心脏病。它和冠状动脉痉挛、炎症引起的心肌病损一起统称冠状动脉性心脏病,简称冠心病,又称缺血性心脏病。由于冠心病的最常见(95%~99%)原因是由冠状动脉粥样硬化所致,因此,习惯上把冠心病视为冠状动脉粥样硬化性心脏病的同义词。根据 WHO 的统计,冠心病是世界上最常见的死亡原因,又被称为"第一杀手",男性多于女性,男性患者多在 45 岁以后出现症状,女性患者在 55 岁以后或绝经期前后出现临床症状较多。

冠心病在临床上常表现为心绞痛、心肌梗死、心肌硬化和冠状动脉性猝死。

一、心绞痛

心绞痛(angina pectoris)是指由于冠状动脉供血不足和(或)心肌耗氧量骤增所致心肌急剧的、暂时性缺血缺氧所引起的临床综合征。它主要表现为胸骨后或心前区、阵发性、压榨样疼痛伴有紧缩感,疼痛可向左肩、左臂放射,每次发作持续 3~5 min,可数日一次,也可一日数次。多数发作前有明显诱因,如过度劳累、情绪激动、受寒、暴饮暴食等。含服硝酸甘油或稍休息后症状可缓解。

心绞痛的发生是由于心肌缺血缺氧造成心肌内酸性代谢产物或多肽类物质蓄积,刺激心内交感神经末梢,使信号经第Ⅰ～Ⅵ胸交感神经节和脊髓段传入大脑,产生位置模糊的痛觉。一般认为内脏的疼痛常投射到同一脊髓节段支配的皮肤,所以心绞痛同时出现左肩、左臂痛(称牵涉痛)。心绞痛若反复发作,心肌可发生小灶性坏死,最后形成小瘢痕。

心绞痛根据引起的原因和疼痛的程度,可分为三种类型:①稳定型心绞痛:又称轻型心绞痛,一般不发作,可稳定数月,仅在体力劳动或情绪激动,心肌耗氧量增加时发作,多数有诱因存在。②不稳定型心绞痛:一种进行性加重的心绞痛,多由动脉粥样斑块破裂,伴有不同程度的破溃表面的血栓形成及远端小血管栓塞所致的一组临床症候群,临床上很不稳定,在休息或体力活动时均可发作,患者多有一支或多支冠状动脉病变。镜下观,常见有心肌弥漫性坏死而引起的心肌纤维化。③变异型心绞痛:多无明显诱因,常在休息或梦醒时发作,常伴有 ST 段抬高的表现,又称 Prinzmetal 心绞痛。常因靠近斑块的动脉痉挛引发,易并发急性心肌梗死和严重心律失常。吸烟是变异型心绞痛的危险因素。

二、心肌梗死

心肌梗死(myocardial infarction,MI)是指冠状动脉供血中断,引起供血区严重持续性缺血所致的心肌缺血性坏死。临床上常有剧烈而较持久的胸骨后疼痛,且服用硝酸酯制剂或休息后症状不能完全缓解,伴白细胞增多、发热、血沉加快、血清心肌酶活性增高,心电图出现病理性 Q 波,可并发心律失常、休克或心力衰竭等。多发生于中老年人,40 岁以上者占 87%～96%,男性略多于女性,冬、春季节发病较多。

1. 心肌梗死的原因　绝大多数是在冠状动脉粥样硬化造成管腔狭窄的基础上继发血栓形成、斑块内出血、冠状动脉持久性痉挛等使管腔进一步狭窄或闭塞,心肌供血急剧减少或中断。另有部分患者由于休克、心动过速等导致冠状动脉血流急剧减少,或过度劳累、情绪激动等增加心脏负荷,使心肌供血不足。

2. 心肌梗死的部位　心肌梗死的部位与阻塞的冠状动脉供血区域相一致。最常见的是左冠状动脉前降支的供血区:左心室前壁、心尖部及室间隔前 2/3 及前内乳头肌,占全部心肌梗死的 50%。其次是右冠状动脉供血区:左心室后壁、室间隔后 1/3 及右心室,并可累及窦房结,约占 25%。再次为左冠状动脉旋支供血区:发生于左心室侧壁、膈面及左心房,并可累及房室结。心肌梗死极少累及心房。

3. 心肌梗死的类型　根据梗死灶占心室壁的厚度分为三型。①心内膜下心肌梗死:病变主要累及心室壁心腔侧 1/3 的心肌,并波及肉柱和乳头肌,常表现为多发、小灶性坏死,严重时病灶扩大融合累及整个心内膜下心肌,呈环状梗死。患者通常存在冠状动脉三大支严重粥样硬化性狭窄,伴有休克、心动过速、劳累等诱因时,冠状动脉供血不足引起冠状动脉分支最末梢的心内膜下心肌发生缺血性坏死。但这时冠状动脉无继发血栓形成和动脉痉挛。②厚层梗死:梗死累及室壁 2/3 以上但未累及全层。③透壁性心肌梗死:又称区域性心肌梗死,是最典型的心肌梗死类型。病变累及心室壁全层,梗死部位与闭塞的冠状动脉支供血区一致,梗死面积大小不一,多在 2.5～10 cm^2。

4. 心肌梗死的病理变化　心肌梗死属于贫血性梗死,其形态变化是一个动态的演变过程,冠状动脉闭塞后 20～30 min,坏死的细胞开始自溶,1～2 h 出现细胞核的改变,心肌间质充血、水肿,有较多炎症细胞浸润。一般在梗死 4～6 h 后逐渐显现大体的凝固性坏死改变,梗死灶形状为不规则或地图形,呈灰白色或灰黄色(图 14-10),8～9 h 后呈土黄色,周围有充血出血带。第 7 天后梗死的边缘开始有肉芽组织长入,3 周左右可完成机化,逐渐形成灰白色的瘢痕组织。

5. 心肌梗死的临床病理联系　心肌梗死的典型症状是突然出现剧烈而持久的胸骨后疼痛,但有的患者可表现为上腹部疼痛、左肩和左颈部疼痛,或背部疼痛等放射性疼痛为主的症状,易被误诊。心电图对心肌梗死既有诊断价值,又对溶栓治疗有指导作用,还能对梗死灶进行定位分析。梗死心肌的肌红蛋白从心肌细胞溢出入血,并经尿液排出,因此血液和尿中肌红蛋白增高。

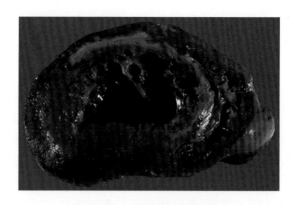

图 14-10　心肌梗死(大体观)
左心室前壁及室间隔前 2/3 的梗死区被灰白色瘢痕组织代替

心肌细胞内的谷氨酸-草酰乙酸转氨酶(SGOT)、谷氨酸-丙酮酸转氨酶(SGPT)、肌酸磷酸激酶(CPK)和乳酸脱氢酶(LDH)透过损伤的细胞膜释放入血,引起相应酶在血液内浓度升高(心肌梗死 24 h 后达最高值)。其中 CPK 同工酶(CPK-MB)和 LDH 同工酶(LDH_1)对心肌梗死的诊断特异性较高。心肌梗死急性期病情凶险,变化快,特别在发病的第 1 周,应对患者进行严密监护,绝对卧床休息,稳定情绪,防止梗死灶扩大及并发症的发生。

6. 心肌梗死的并发症　心肌梗死尤其是透壁性梗死在临床上可出现以下并发症。①心脏破裂:心肌梗死的严重并发症,多发生于梗死后的 1～2 周内,由于梗死心肌和浸润的中性粒细胞释放大量蛋白水解酶,使梗死灶逐渐溶解变软,不能承受心脏收缩所升高的左心室内压力而破裂。左心室壁破裂,血液涌入心包腔造成急性心脏压塞而猝死;室间隔破裂,左心室血液流入右心室,导致急性右心功能不全和休克,可在数日内死亡。②室壁瘤形成:常见于心肌梗死的愈合期,也可见于急性期。多发生于左心室前壁近心尖处,由于梗死心肌或机化的瘢痕组织在左心室内压力的作用下,病变局限性向外膨隆而形成室壁瘤(图 14-11)。易发生心功能不全或继发附壁血栓形成。③心律失常:见于 75％～95％的患者,多发生在起病后 1～2 周内,而以 24 h 内最多见。梗死灶累及传导系统,或出现异常电兴奋,而引发各种心律失常,严重时室颤或心脏骤停。④心

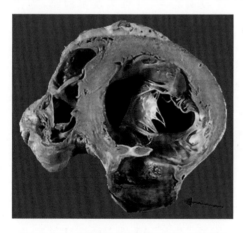

图 14-11　心肌梗死并发室壁瘤(大体观)

力衰竭:心内膜下心肌梗死累及二尖瓣乳头肌可导致二尖瓣关闭不全而诱发急性左心衰竭,梗死后心肌收缩力丧失,或心脏收缩动作失调,可致急性左心衰竭(占 60％)、右心衰竭或全心衰竭。⑤心源性休克:多在起病后数小时至 1 周内发生。当梗死面积超过 40％时,心肌收缩力极度减弱,心输出量骤减,可发生心源性休克(占 20％)。⑥附壁血栓形成:多见于左心室,由于梗死部位心内膜粗糙,或室壁瘤处的血液形成涡流等原因,易在局部形成附壁血栓,血栓可发生机化,亦可脱落引起栓塞。⑦急性心包炎:透壁性心肌梗死后的 2～4 天,由于梗死累及心外膜,引起纤维素性心包炎。临床可闻及心包摩擦音。

知识链接

"放支架"与"搭桥"

　　心肌梗死的介入治疗是指在冠状动脉腔内通过导管及导丝,采用球囊挤压或放入"支架"支撑,以减轻血管的狭窄程度,并恢复血液供应的一种治疗方法。心肌梗死患者经过介入治疗,使闭塞的冠状动脉血流得以恢复,有助于缩小梗死面积,改善心肌功能,从而改善患者的长期预后,提高生存率。冠状动脉旁路移植术(CABG)也称为"冠脉搭

桥术",是利用患者自身其他部位的血管(多为大隐静脉)在狭窄的冠状动脉旁边搭一根"桥",让血液通过这根桥到达冠状动脉狭窄之后的心肌组织,以代替狭窄的冠脉完成心肌供血。冠脉搭桥术是目前最彻底、最完整的心肌供血重建方式。

三、心肌硬化

心肌硬化,又称心肌纤维化(myocardial fibrosis),是由于中、重度冠状动脉粥样硬化性狭窄,引起长期的和(或)反复加重的心肌缺血缺氧,心肌收缩力减弱而逐渐发展成心力衰竭的慢性缺血性心脏病。多数患者曾发生过心肌梗死或做过冠脉搭桥术。肉眼观,心脏体积增大,重量增加,心腔扩张;心壁厚度可正常,伴有多灶性白色纤维条块,甚至透壁性瘢痕。光镜下,可见心肌广泛多灶性纤维化,伴邻近心肌纤维萎缩和(或)肥大,常有部分心肌纤维肌浆空泡化,尤以内膜下区明显。

四、冠状动脉性猝死

冠状动脉性猝死(sudden coronary death)是指冠心病引起的出乎意料的突发性死亡。是心源性猝死中最常见的一种,多见于 40~50 岁成年人,男性多于女性。可发生于饮酒、暴饮暴食、劳累及剧烈运动等诱因后,患者突然昏倒,四肢抽搐,小便失禁,或突然发生呼吸困难,口吐白沫,迅速昏迷。可立即死亡或在 1 h 至数小时后死亡;也有少数病例在夜间睡眠中死亡。尸检时发现大多数患者冠状动脉有 Ⅲ 级以上粥样硬化性狭窄,部分病例常有继发血栓形成或斑块内出血。但也有少数病例冠状动脉粥样硬化程度较轻,可能与冠状动脉痉挛有关。

知识链接

冠状动脉性心脏病的家庭护理

(1)积极治疗高血压、高脂血症、糖尿病等疾病。

(2)合理调整饮食,禁忌刺激性食物及烟、酒、浓茶,少吃肥肉、蛋类等动物脂肪及胆固醇较高的食物。

(3)避免各种诱发因素,如紧张、劳累、情绪激动、便秘、感染等。

(4)注意劳逸结合,康复期患者可适当进行锻炼,锻炼过程中如有胸痛、心慌、呼吸困难、脉搏增快,应停止活动,及时就诊。

(5)按医嘱服药,随身常备硝酸甘油等急救药物,并定期门诊随访。

案例 14-1

某女,58 岁,工人。2 年前出现心前区疼痛,有压榨感,并放射到左肩、左臂,多于劳累、饭后发作,休息或服用硝酸酯制剂后可缓解。1 天前因情绪激动,突发胸骨后持续性疼痛,服用硝酸甘油不能缓解,并出现呼吸困难,气促,咳嗽,咯粉红色泡沫痰。查体:心率 130 次/分,心律不齐,血压 72/38 mmHg,口唇发绀,双肺布满湿啰音,心前区可闻及心包摩擦音。问题:

1. 请作出初步诊断,并说出诊断的依据。

2. 该患者还应做哪些辅助检查? 检查结果可能是什么?

第三节　高　血　压

重点:掌握高血压的诊断标准和分类。

高血压(hypertension)是以体循环动脉血压持续升高为主要表现的临床综合征。目前高血压的诊断标准:成年人在安静状态下,收缩压≥18.7kPa(140 mmHg)和(或)舒张压≥12.0 kPa(90 mmHg)。高血压可分为原发性高血压和继发性高血压两大类。

知识链接

高血压的分级标准

1999年,世界卫生组织及国际高血压协会(WHO/ISH)根据血压升高的程度,对高血压进行如下分级:

理想血压:<120/80 mmHg

正常血压:<130/85 mmHg

正常高值:(130~139)/(85~89) mmHg

一级高血压(轻度):(140~159)/(90~99) mmHg

二级高血压(中度):(160~179)/(100~109) mmHg

三级高血压(重度):≥180/110 mmHg

继发性高血压是继发于某些疾病所引起的血压升高,如肾炎、肾动脉狭窄、垂体肿瘤及嗜铬细胞瘤等,这种血压升高是某疾病的临床表现,当原因消除或疾病治愈后,血压即可恢复正常,故又称症状性高血压,较少,占高血压患者的5%~10%。原发性高血压是一种原因不明的高血压,占高血压患者的90%~95%。原发性高血压是人类最常见的心血管疾病之一,多发生于中、老年人,随年龄增长发病率呈升高趋势。本病是以全身细小动脉硬化为基本病变的全身性疾病。绝大多数病程漫长,症状显隐不定,发展到晚期,常引起心、脑、肾及眼底病变,并伴有相应的临床表现。严重者可因心力衰竭、脑内出血或肾功能衰竭而死亡。

一、病因及发病机制

高血压的病因和发病机制至今尚未完全阐明。目前多认为主要在遗传因素和环境因素相互作用下,正常血压调节机制紊乱所致。

(一)发病因素

重点:掌握高血压的发病因素。

1. 遗传因素 高血压患者常有明显的家族集聚性,约75%的高血压患者具有遗传素质。据统计,双亲无高血压、一方有高血压和双亲均有高血压,其子女高血压的发病概率分别为3%、28%和46%。目前高血压被认为是一种多基因遗传病,某些基因的突变、缺失、重排和表达水平的异常,即多个"微效基因"的联合缺陷,可能是引起高血压的基础。分子生物学研究结果表明:高血压患者常有一种以上与血压调节相关的基因或相关遗传标记物异常。已发现的肾素-血管紧张素系统编码基因有多种缺陷和变异,可能会引起肾性水钠潴留,使血压升高。

2. 环境因素

(1)社会心理因素:内、外环境的不良刺激,导致强烈、反复、长期的精神紧张、情绪激动和精神创伤,如焦虑、忧愁、愤怒、惊恐、压抑、心理冲突等社会、心理因素,可使大脑皮质高级中枢功能失调,对皮质下中枢调控能力减弱甚至丧失,当其中的缩血管中枢活动占优势时,可引起全身细小动脉收缩或痉挛,使血压升高;另外,肾的细小动脉收缩,肾缺血,刺激球旁细胞分泌肾素,引起肾素-血管紧张素-醛固酮系统激活,其中血管紧张素Ⅱ可引起细小动脉强烈收缩,使血压升高。醛固酮引起水钠潴留,使血容量增加,血压升高。

(2)膳食电解质因素:最重要的是钠的摄入量,日均摄盐量高的人群高血压的患病率明显高于日均摄盐量低的人群,减少日均摄盐量或用药物增加钠的排泄均可降低高血压的患病率。钾能促进排钠,大量食用含钾的食物,有可能保护动脉不受钠的不良作用的影响。钙可减轻钠的升压作用,增加膳食钙摄入量的干预研究表明,钙的增加使有些患者血压降低。

此外,肥胖、吸烟、年龄增长和缺乏体力活动等,也是促使血压升高的危险因素。

(二)发病机制

高血压的血流动力学特征主要是总外周血管阻力相对或绝对增高。

1.交感神经活性亢进 许多因素可使大脑皮层下神经中枢功能发生紊乱,各种神经递质浓度与活性异常,包括去甲肾上腺素、肾上腺素、多巴胺、5-羟色胺、血管加压素、脑啡肽、脑钠肽和经典的肾素-血管紧张素系统,导致交感神经活性亢进,血浆儿茶酚胺浓度升高,使阻力动脉(细小动脉)收缩增强。可针对性应用镇静剂和β受体阻滞剂治疗。

2.RAAS 激活 在高血压发生和维持中均有肾素-血管紧张素-醛固酮系统(RAAS)的参与。血管紧张素Ⅱ是 RAAS 的最重要成分,通过强力收缩小动脉,或通过刺激肾上腺皮质球状带分泌醛固酮而增加血容量,或通过促进肾上腺髓质和交感神经末梢释放儿茶酚胺,均可显著升高血压。可针对性应用血管紧张素转换酶抑制剂治疗。

3.钠敏感与水钠潴留 钠可使阻力动脉收缩,但个体对钠盐的敏感性存在明显差异,由此可解释过多的钠盐仅使一部分人产生升压反应,称此为盐敏感性高血压。在高血压发病中有较多因素会引起肾性水钠潴留,例如交感活性亢进使肾血管阻力增加,肾脏排钠激素(前列腺素、激肽酶等)分泌减少,或者肾外排钠激素(内源性类洋地黄物质、心房肽)分泌异常,或者潴钠激素(18-羟脱氧皮质酮、醛固酮)释放增多等。各种因素引起肾性水钠潴留,机体为避免心输出量增加使组织过度灌注,会通过阻力动脉收缩增强进行调整。可针对性应用利尿剂治疗。

4.阻力动脉重构 在各种血管活性物质和生长因子以及血压升高等因素共同参与下,阻力动脉会发生结构重建,主要特征有小动脉管壁增厚、壁腔比值增大、腔径减小、管壁僵硬度增加和脉波传导速度增快等,测定这些相关指标,有助于评估血管病变程度和降压治疗的效果。

二、类型和病理变化

高血压分为缓进型高血压和急进型高血压两种类型。

(一)缓进型高血压

缓进型高血压(chronic hypertension)又称良性高血压,约占高血压的 95%,多见于中老年人,一般起病隐匿,病变进展缓慢,病程长,可达十几年至数十年,最终常以心、脑病变死亡。按病变的发展可分为三期。

1.功能紊乱期 是高血压的早期阶段,基本变化为全身细小动脉间歇性的痉挛,血压升高,但血管和内脏器官均无器质性病变。此期患者一般仅表现血压升高,且呈波动性。有时可伴有头晕、头痛、情绪不稳定等表现,在服用镇静药后或心情放松后症状和体征可减轻或消失,一般不服用降压药。

2.动脉病变期 由于血管持续痉挛,致血管硬化,外周阻力增大,血压持续升高(舒张压持续超过 100 mmHg),可伴轻度左心室肥大。

(1)细动脉硬化:高血压最主要的病变特征,主要表现为细动脉壁玻璃样变性,是由于管壁平滑肌持续痉挛及血压持续升高,管壁缺氧,使内皮细胞及基膜损伤,通透性增加,血浆蛋白渗入内皮下以至更深的中膜;同时,内皮细胞及肥大的平滑肌细胞分泌细胞外基质增多,继而平滑肌细胞因缺氧等发生损伤,致使动脉壁正常结构破坏,逐渐被渗入的血浆蛋白和细胞外基质所代替,发生玻璃样变性,使管壁增厚变硬,管腔狭窄甚至闭塞,如肾入球动脉(图 14-12)、视网膜动脉及脾中央动脉等。

(2)小动脉硬化:主要累及肌型小动脉,如脑动脉、肾小叶间动脉及弓形动脉等。其表现为内膜胶原纤维及弹力纤维增生,内弹力膜分裂;中膜平滑肌细胞增生、肥大,细胞外基质增多,致使血管壁增厚、管腔狭窄。

(3)大、中动脉:常并发动脉粥样硬化或无明显改变。

重点:掌握缓进型高血压的分期及各期的病变特点。

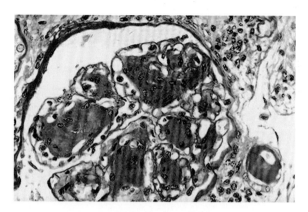

图 14-12　高血压肾入球小动脉玻璃样变性(镜下观)
肾入球小动脉管壁增厚呈红色均质状,管腔狭窄

此期临床上血压持续升高,休息后可减轻,但难以恢复到正常,多数需终身服用降压药。常出现头痛、头晕、心悸、疲乏、健忘、注意力不集中等症状。

3. 器官病变期　此期血压进一步升高,舒张压常持续超过 110 mmHg,为高血压的晚期,可累及多个脏器,尤以心、脑、肾、视网膜病变为明显,发生相应并发症可致残、致死。

(1)心脏病变:主要表现为左心室肥大。由于血压持续升高、外周阻力增大,左心室压力性负荷增加,久之发生左心室代偿性肥大,称为高血压性心脏病。肉眼观,心脏体积增大,重量增加,可达 400 g 以上(正常为 250 g 左右)。左心室壁增厚,可达 1.5～2.0 cm,左心室乳头肌和肉柱增粗变圆,但心腔不扩张甚至略缩小,称向心性肥大(图 14-13),此期,心功能完全代偿,无明显症状。镜下观,心肌细胞变粗大,核大而深染。随病变进展,左心室负荷继续加重,加之过度肥大,心肌收缩力下降,发生失代偿,逐渐出现心腔扩张,称为离心性肥大。此时心脏仍然很大,左心室扩大,室壁相对变薄,肉柱、乳头肌变扁平。临床上可有左心衰竭的表现。

(2)肾脏病变:由于肾脏细、小动脉硬化和管腔狭窄导致肾缺血,逐渐形成原发性颗粒性固缩肾(图 14-14)。肉眼观,双侧肾脏体积对称性缩小,重量减轻,质地变硬,表面呈均匀一致的细颗粒状;切面肾皮质变薄,肾皮质与肾髓质界限模糊,肾盂扩张,肾盂周围脂肪组织增多。镜下观,肾入球小动脉管壁增厚、呈玻璃样变性,管腔狭窄或闭塞。小叶间动脉和弓形动脉内膜增厚,管腔狭窄。病变严重区肾小球因缺血而发生纤维化和玻璃样变性,所属肾小管萎缩、消失,间质则有纤维结缔组织增生和淋巴细胞浸润。纤维化肾小球及增生的间质纤维结缔组织收缩使肾表面凹陷。病变相对较轻的肾小球代偿性肥大,所属肾小管扩张,向表面突起,形成肉眼所见肾表面的细颗粒状。早期,临床无明显症状。晚期,大量肾单位受损而出现慢性肾功能衰竭及尿毒症的表现,称为高血压并发肾功能衰竭,需要持续性血液透析维持生命。

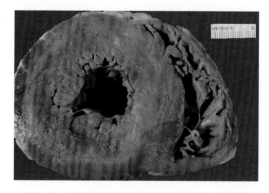

图 14-13　高血压左心室向心性肥大(大体观)
心脏横切面示左心室壁增厚,乳头肌显著增厚,心腔相对较小

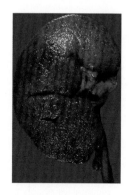

图 14-14　原发性颗粒性固缩肾(大体观)
肾脏体积减小,质地变硬,肾表面呈细颗粒状

(3)脑病变:高血压时,由于脑内细小动脉痉挛和硬化,患者可出现脑水肿、脑软化和脑出血等脑部病变。①脑水肿:由于脑内细小动脉硬化和痉挛,局部缺血,毛细血管壁通透性增加,发生

脑水肿和颅内压升高。临床上可出现头痛、头晕、眼花和呕吐等中枢神经系统功能障碍为主要表现的症候群，称高血压脑病，严重时患者血压显著升高，剧烈头痛、呕吐、抽搐甚至昏迷，称高血压危象。②脑软化：较常见，由于脑的细小动脉硬化和痉挛，供血区脑组织因缺血而出现多个小梗死灶，坏死组织液化，形成质地疏松的筛网状病灶，后期坏死组织被吸收，由周围的胶质细胞增生形成胶质瘢痕而修复。由于梗死灶微小，一般不引起严重后果。③脑出血：高血压最严重、最危险的并发症，也是最常见的死亡原因。常发生于基底节、内囊，其次为大脑白质、脑桥和小脑。脑出血之所以多见于基底节区域，是因为供应该区域的豆纹动脉是从大脑中动脉呈直角分出，且

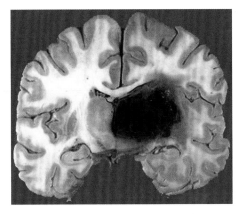

图 14-15　高血压脑出血（大体观）
内囊、基底节区脑组织被血凝块代替

较细，直接受压力较高的大脑中动脉血流冲击和牵引，易破裂。出血区脑组织完全破坏，形成囊腔，其内充满坏死组织和血凝块（图 14-15）。当出血量大时，可侵入侧脑室。引起脑出血的基本原因为脑的细小动脉硬化使血管壁变脆，当血压突然升高时血管易破裂；病变致细小动脉壁弹性降低，易局部膨出形成微小动脉瘤，如再遇到血压升高或剧烈波动，可致微小动脉瘤破裂出血。临床表现常因出血部位和出血量的不同而异。内囊出血者可引起对侧肢体偏瘫及感觉消失；出血侵入脑室时，患者发生昏迷，甚至死亡；左侧脑出血常引起失语；脑桥出血可引起同侧面神经麻痹及对侧上、下肢瘫痪；延髓针尖大小的出血即可致死。脑出血可因血肿占位和脑水肿而引起颅内压升高，可发生脑疝。

（4）视网膜病变：视网膜中央动脉发生细小动脉硬化。眼底镜检查除可见血管迂曲、反光增强、动静脉交叉处静脉受压外，晚期可有视乳头水肿，视网膜渗出和出血，视力可受到不同程度的影响。

案例 14-2

某女，59 岁，工人。今晨 3 时左右起床小便时，自觉左手、左脚软弱无力，不能支持而跌倒，神志清醒，剧烈头痛、呕吐。5 时左右出现左手痉挛，约 20 min 后左下肢也发生阵发性抽搐，很快昏迷，小便失禁。查体：嗜睡，压眶无反应，对光反射消失，血压 190/130 mmHg，口角向右歪斜，左侧肢体阵发性痉挛，眼底视网膜可见出血斑。腰椎穿刺见脑脊液呈红色，压力高。经抢救治疗，仍昏迷，呼吸深快不规则，左侧瞳孔散大，17 时呼吸、心跳停止。问题：

1. 请作出病理诊断，并说出诊断的依据。

2. 试分析该患者的死因，解释其主要临床表现。

（二）急进型高血压

急进型高血压（accelerated hypertension）又称恶性高血压，较少见，约占高血压的 5%。多见于青壮年，起病急，进展快，临床表现为血压显著升高，常超过 230/130 mmHg，尤以舒张压升高明显。多数起病即为急进型高血压，少数可由缓进型高血压恶化而来。急进型高血压的病变特点主要为增生性小动脉硬化和细动脉纤维素样坏死。病变主要累及肾和脑，以肾脏的病变最为严重。本病病程短，预后差，多数患者在 1 年内迅速发展成尿毒症而死亡，也可因脑出血或心力衰竭而死亡。

病理变化：增生性小动脉硬化主要发生在肾小叶间动脉和弓形动脉，表现为动脉内膜显著增厚，内弹力膜分裂，平滑肌细胞增生肥大、胶原纤维增多，致血管壁呈同心圆状增厚，如洋葱切面，血管腔狭窄（图 14-16）。坏死性细动脉炎累及内膜和中膜，管壁发生纤维素样坏死，周围有单核细胞及中性粒细胞浸润。入球小动脉最常受累，病变可波及肾小球，使肾小球毛细血管丛发生节段性坏死。坏死性细动脉炎常并发微血栓形成，还可引起出血和微梗死。

缓进型高血压和急进型高血压的区别见表 14-1。

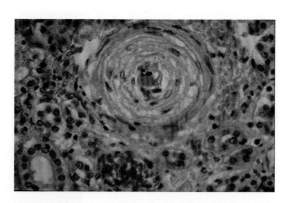

图 14-16　急进型高血压(镜下观)

表 14-1　缓进型高血压和急进型高血压的区别

项　目	缓进型高血压	急进型高血压
发病率	较常见(占 95%)	较少见(占 5%)
年龄	主要见于中老年人	多见于青壮年
病程	起病隐匿,病程长,达十余年或数十年	起病急,病程短,多数一年内死亡
病变特征	细动脉玻璃样变性,小动脉硬化	细动脉纤维素样坏死,增生性小动脉硬化
受累器官	全身细小动脉,主要为心、肾、脑、视网膜	全身细小动脉,主要以肾、脑较严重
后果	最终常死于脑出血、心力衰竭等	大多死于尿毒症、脑出血或心力衰竭

知识链接

高血压的预防

预防高血压,应从青少年抓起。

1.控制过度肥胖　是极为重要的环节,不可忽视。因为高血压、冠心病都与肥胖有直接的关系。

2.控制血压　轻度高血压患者,症状不明显者,可不必服用降压药,注意劳逸结合,保持充足睡眠,适当运动,可使血压恢复正常。对症状明显者,要持续性服用降压药,使血压保持在稳定状态,不规则服药,容易发生意外。但是,服用任何一种降压药,都要因人而异,遵照个体化原则。

3.避免诱因　病程长的患者,要防止情绪激动、精神兴奋紧张,避免发生脑血管、心血管意外。同时尽量改掉吸烟、酗酒等不良嗜好。

4.其他　自备血压计,正确的操作使用,对合理用药、观察血压变化大有好处。

第四节　风　湿　病

风湿病(rheumatism)是一种与 A 组乙型溶血性链球菌感染有关的变态反应性疾病。病变主要累及全身结缔组织,以形成具有诊断意义的风湿性肉芽肿为病变特征。心脏和关节最常受累,其次为皮肤、皮下组织、脑和血管等处,其中以心脏病变最为严重。急性期又称风湿热(rheumatic fever)。临床上,除有心脏和关节症状外,常伴有发热、皮肤环形红斑、皮下结节、小舞蹈病等症状和体征;血液检查,白细胞增多、血沉加快、抗链球菌溶血素 O 抗体滴度增高等;心电图显示 P-R 间期延长。本病易反复发作,常造成轻重不等的心脏病变,尤其是心瓣膜的器质性损害,形成慢性风湿性心瓣膜病。

风湿病可发生于任何年龄,初次发病多为 5~15 岁儿童,发病高峰为 6~9 岁,而出现风湿性心瓣膜病多在 20~40 岁之间。本病多发于阴冷、潮湿的地区,以秋、冬、春季好发生或发作。

一、病因及发病机制

1. 病因 一般认为风湿病的发生与 A 组乙型溶血性链球菌感染有关。其依据:①发病前 2~3 周多数患者曾有链球菌感染史,如咽峡炎、扁桃体炎等。②多数(95%)患者发病时血清中抗链球菌 O 抗体滴定度明显升高,直至目前临床仍以此项检查作为诊断的重要依据。③本病多发生于链球菌感染盛行的阴冷、潮湿地区。④用抗生素治疗和预防链球菌感染可降低风湿病的发病率。

虽然风湿病与链球菌感染有关,但它不是直接感染发病。其依据:①风湿病的发生不在链球菌感染初期,而常在链球菌感染后 2~3 周,这正是大量抗体形成所需的时间。②在典型病变区从未检出或培养出链球菌。③病变性质为变态反应性炎症而非链球菌感染引起的化脓性炎症。④典型病变不在链球菌感染的原发部位,而是在远离感染灶的心脏、关节、脑及皮肤。因此本病可能是一种与链球菌感染有关的变态反应性疾病。

2. 发病机制 风湿病的发病机制仍不十分清楚,目前多倾向于抗原抗体交叉反应学说。即链球菌细胞壁的某些成分与机体结缔组织的某些成分具有共同的抗原性,如当链球菌细胞壁的 C 抗原(糖蛋白)刺激机体时,产生的抗体可与结缔组织(如心脏瓣膜及关节等)的糖蛋白发生交叉反应;链球菌细胞壁的 M 蛋白引起的抗体可与心肌及血管平滑肌的某些蛋白成分发生交叉反应,导致组织损伤。也有学者认为链球菌抗原可引起机体的自身免疫反应。

风湿病虽与链球菌感染有关,但发病者仅占链球菌感染者的 1%~3%,说明机体抵抗力和反应性在发病中具有重要作用。

二、基本病理变化

风湿病根据病变的发生、发展过程,典型的可分为三期。

重点:掌握风湿病的基本病理变化。

(一)变质渗出期

变质渗出期是风湿病的早期病变。在心脏、浆膜、关节、皮肤等病变部位的结缔组织发生黏液样变性和胶原纤维的纤维素样坏死,并伴有浆液、纤维素渗出及少量淋巴细胞、浆细胞、单核细胞浸润。此期病变持续 1 个月左右。

(二)增生期或肉芽肿期

在纤维素样坏死灶周围,逐渐出现巨噬细胞的增生、聚集,当它们吞噬纤维素样坏死物后,细胞变得肥大,呈圆形或多边形,胞质丰富而呈略嗜碱性,核大,圆形或卵圆形,核膜清晰,染色质集中于核中央并呈细丝状向核膜放散,横切面似枭眼状,又称枭眼细胞;核的纵切面呈毛虫状,这种细胞称为风湿细胞或阿少夫细胞(Aschoff cell),大多数为单核,少数为双核或多核。中央是纤维素样坏死,周围出现成团的风湿细胞和成纤维细胞,还伴有多少不等的淋巴细胞、浆细胞等(图 14-17)共

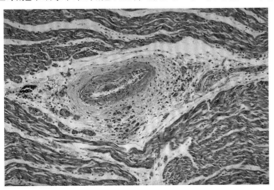

图 14-17 风湿小体(镜下观)
心肌间质血管旁可见聚集的风湿细胞形成的风湿小体,间质水肿

同构成了圆形或椭圆形的小结节,称风湿小体或阿少夫小体(Aschoff body),此为风湿病的特征性病变,对风湿病具有诊断意义。风湿小体多发生于心肌间质、心内膜下的小血管旁。此期病变持续2~3个月。

(三)纤维化期或愈合期

风湿小体中的纤维素样坏死逐渐被溶解吸收,风湿细胞转变为成纤维细胞,成纤维细胞分泌大量胶原纤维并转化为纤维细胞,原来的风湿小体逐渐纤维化,最后形成梭形小瘢痕。此期病变持续2~3个月。

上述整个病程历时4~6个月。因风湿病常反复发作,因此受累的器官和组织中可有新旧病变并存现象。病变持续反复进展,可致较严重的纤维化和瘢痕形成。发生在浆膜的风湿病的病变多表现为浆液性或浆液纤维素性炎症。

三、主要器官的病变

(一)风湿性心脏病

重点:掌握风湿性心脏病的病理变化。

风湿性心脏病(rheumatic heart disease,RHD)包括急性期的风湿性心肌炎和静止期的慢性风湿性心脏病。风湿性心肌炎包括风湿性心内膜炎、风湿性心肌炎和风湿性心外膜炎。若病变累及心脏全层组织,则称为风湿性全心炎或风湿性心肌炎。几乎每位风湿病患者都有心肌炎,只是轻者不易被察觉,儿童风湿病患者中,65%~80%有心肌炎的临床表现。

1. 风湿性心内膜炎　病变主要侵犯心瓣膜,以二尖瓣最常受累,其次为二尖瓣和主动脉瓣联合受累,三尖瓣和肺动脉瓣极少累及。此外,腱索和左心房内膜也可受累。

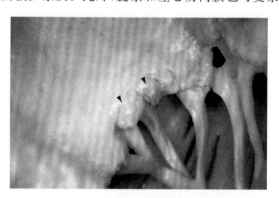

图 14-18　风湿性心内膜炎(大体观)
二尖瓣的闭锁缘上可见一排疣状赘生物

肉眼观,病变早期,受累瓣膜肿胀、增厚,瓣膜闭锁缘上可见疣状赘生物,粟粒(1~3 mm)大小、灰白色、半透明,沿瓣膜闭锁缘呈串珠状单行排列,与瓣膜紧密粘连,不易脱落(图 14-18);镜下观,赘生物是由血小板和纤维素构成的白色血栓,基底部可见黏液样变性、纤维素样坏死及少量炎性细胞浸润。白色血栓的形成,是由于肿胀的瓣膜受到血流冲击和瓣膜启闭时的相互摩擦,内皮细胞受损、脱落,暴露其下的胶原纤维,诱导血小板在该处黏附、凝集而成。病变后期,赘生物逐渐机化,瓣膜本身发生纤维化及瘢痕形成。由于风湿病易反复发作,瘢痕形成越来越多,可导致瓣膜增厚、变硬、卷曲、短缩、瓣膜间互相粘连,腱索增粗、缩短,最终导致瓣膜口狭窄或关闭不全。

急性期临床上可因二尖瓣相对关闭不全或狭窄,在心尖区出现轻度收缩期杂音和舒张期杂音。

2. 风湿性心肌炎　病变主要累及心肌间质的结缔组织。在心肌间质小血管旁形成特征性的风湿小体,晚期纤维化形成梭形小瘢痕。常见于左心室后壁、室间隔、左心房等处。病变轻者,可无明显症状,如病变严重而广泛,可影响心肌收缩力,患者出现心率加快、第一心音低钝等。如累及传导系统,可出现传导阻滞。成人较少发生心力衰竭。儿童病例严重时,渗出性病变特别明显者,心肌间质明显水肿,弥漫性炎细胞浸润,可发生急性心力衰竭。

3. 风湿性心外膜炎 又称风湿性心包炎,表现为浆液或浆液纤维素性炎症。心包腔内有大量浆液渗出,可形成心包积液,限制心脏舒张,表现为心脏压塞,叩诊心浊音界扩大,听诊心音遥远。当以纤维素渗出为主时,覆盖于心包表面的纤维素可因心脏搏动牵拉形成绒毛心(图14-19),临床上可有胸痛及心包摩擦音。恢复期多数患者渗出的浆液和纤维素被溶解吸收,少数由于纤维素渗出较多,吸收不全而机化、粘连,可形成缩窄性心包炎。

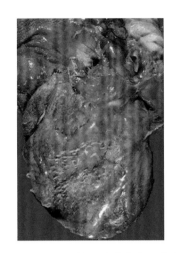

图 14-19 风湿性心外膜炎表现出来的绒毛心(大体观)

心外膜表面的纤维蛋白因心脏搏动牵拉而呈绒毛状

(二)风湿性关节炎

约 75% 的风湿病患者早期可出现风湿性关节炎(rheumatic arthritis),多见于成年人。常侵犯膝、肩、腕、肘和髋等大关节,表现为非对称性、多发性和游走性疼痛。局部有红、肿、热、痛、活动受限等典型炎症表现。病变关节滑膜充血、肿胀,关节腔内有大量浆液渗出,邻近软组织内可以有不典型风湿小体。急性期后,风湿性关节炎病变可完全消退,一般不留后遗症。

(三)皮肤病变

急性风湿病时,皮肤出现环形红斑及皮下结节(图 14-20),具有诊断意义。

1. 环形红斑 为淡红色环状红晕,微隆起,中央皮肤色泽正常。镜下观表现真皮浅层血管充血、血管周围水肿及炎细胞浸润。病变常持续 1~2 天后自行消退。多见于儿童,主要分布于躯干和近侧肢体,是风湿活动的表现之一。

2. 皮下结节 主要分布于四肢大关节伸侧面皮下,直径 0.5~2 cm,呈圆形或椭圆形,可活动,无压痛。光镜下,结节中央为纤维素样坏死,外周可见增生的成纤维细胞和风湿细胞,伴淋巴细胞浸润。持续数周后可自行消退。

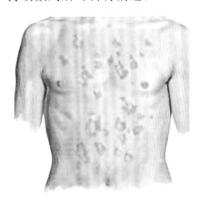
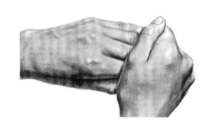

(a)环形红斑   (b)皮下结节

图 14-20 皮肤的风湿性病变(大体观)

(四)风湿性动脉炎

可发生于冠状动脉、肾动脉、肠系膜动脉、脑动脉及肺动脉等。急性期动脉管壁发生纤维素样坏死和淋巴细胞、单核细胞浸润,可有风湿小体形成。后期,动脉管壁可纤维化而形成瘢痕,致使管腔狭窄,有时可并发血栓形成。

(五)风湿性脑病

多见于 5~12 岁儿童,女孩多见。主要病变为脑的风湿性动脉炎和皮质下脑炎,主要累及大脑皮质、基底核、丘脑及小脑皮质,发生神经细胞变性,胶质细胞增生及胶质结节形成。当锥体外系受累时,患儿可出现面部及肢体的无目的、不自主及不协调的运动等,称为小舞蹈症。一般于链球菌感染后 3 个月以上才可能发生风湿性脑病。

第五节　感染性心内膜炎

感染性心内膜炎(infective endocarditis,IE)是由病原微生物经血液循环直接侵犯心内膜,尤其是心瓣膜而引起的炎症性疾病。病原微生物有细菌、病毒、真菌和立克次体等,以细菌最多见,故又称细菌性心内膜炎。心瓣膜病、人工瓣膜(机械和生物瓣膜)、静脉吸毒者以及应用免疫抑制剂等是感染性心内膜炎的主要诱因。按照病程和病变程度,通常分为急性和亚急性两种类型,其中亚急性远较急性多见。

一、急性感染性心内膜炎

急性感染性心内膜炎是一种化脓性炎症,主要由致病力较强的化脓菌引起,金黄色葡萄球菌最常见,其次是溶血性链球菌、肺炎球菌等。通常病原菌先在身体某局部发生感染,如化脓性骨髓炎、痈、产褥热等,当机体抵抗力降低时,细菌入血引起败血症、脓毒血症而侵犯心内膜,主要累及二尖瓣或主动脉瓣,静脉吸毒者也可发生在三尖瓣。受累的瓣膜组织发生坏死、脱落形成溃疡,在溃疡处由血栓、脓性渗出物、坏死组织和大量细菌团混合形成体积较大、灰黄或浅绿色、质脆易脱落的疣状赘生物。赘生物脱落形成含菌栓子,可引起远处器官的栓塞、感染性梗死和继发性脓肿。严重者,受累瓣膜可发生破裂、穿孔或腱索断裂,引起急性心瓣膜功能不全。

本病起病急,发展快,在数日或数周内即可形成较大的赘生物,约 50% 患者于数日内或数周内死亡。部分患者经大量抗生素积极治疗后,炎症可逐渐消退,赘生物逐渐吸收或机化形成瘢痕,发展为慢性心瓣膜病。

二、亚急性感染性心内膜炎

亚急性感染性心内膜炎约 75% 由毒力较弱的草绿色链球菌感染引起,少数由其他链球菌、肠球菌、真菌和立克次体等引起,故也可称为亚急性细菌性心内膜炎。病程在 6 周以上,可迁延数月,甚至 1～2 年。

(一)病因和发病机制

病原菌可自感染灶(如扁桃体炎、牙周炎、咽喉炎、骨髓炎等)入血,形成菌血症,再随血流侵入瓣膜;病原菌也可因拔牙、心脏手术、导尿、腹腔透析或血液透析等医源性感染进入血流,引起败血症,并侵犯瓣膜,引起心内膜炎。50%～80% 病例发生在风湿性心内膜炎的基础上,或并发于先天性心脏病(如室间隔缺损,法洛四联症等)。但少数病例也可在原来无心内膜病变的基础上发生。

(二)病理变化

重点:掌握亚急性感染性心内膜炎的基本病理变化及结局。肉眼观,常累及已有病变的二尖瓣和主动脉瓣,特征性病变是在瓣膜上形成赘生物。赘生物呈息肉状或鸡冠状,大小不一,单个或多个,灰黄色或灰绿色,质脆易碎、易脱落。严重者,受累瓣膜可发生溃疡,甚至穿孔和腱索断裂,导致瓣膜口狭窄、关闭不全。镜下观,赘生物由纤维素、血小板、中性粒细胞、坏死组织和细菌团组成,溃疡底部可见肉芽组织增生,淋巴细胞和单核细胞浸润。

(三)临床病理联系

临床上除有心脏病的症状、体征外,还有长期发热、点状出血、栓塞、脾大及进行性贫血等表现。绝大多数患者经积极治疗可治愈,也有少数病例可出现并发症。①瓣膜病变:本病对瓣膜的破坏严重,常使已有病变的瓣膜进一步损毁,若瓣膜穿孔或腱索断裂,则可引起急性心瓣膜功能不全。②栓塞：赘生物脱落可发生动脉栓塞和血管炎。栓塞最多见于脑，其次为肾、脾等，由于栓子常来自赘生物浅层，不含细菌或仅含极少的细菌，且细菌毒力弱，常为无菌性梗死。③变态反应：由于病原菌引发的异常免疫反应可引起局灶性或弥漫性肾小球肾炎以及指、趾末节腹面，足底或大、小鱼际处皮肤出现紫红色、微隆起、有压痛的小结节，称欧氏小结(Osler nodule)。④败血症：细菌和毒素的持续作用，致患者有长期发热，脾脏肿大，白细胞增多，皮肤、黏膜和眼底小出血点，贫血等表现。血培养阳性是诊断本病的重要依据。

亚急性感染性心内膜炎应与风湿性心内膜炎相区别(表14-2)。

表14-2 风湿性心内膜炎和亚急性感染性心内膜炎的区别

项 目		风湿性心内膜炎	亚急性感染性心内膜炎
病因		与A族乙型溶血性链球菌感染有关	多为草绿色链球菌直接侵袭
病变性质		变态反应性炎症	化脓性炎症
侵犯瓣膜		正常瓣膜，多为二尖瓣和主动脉瓣	原有病变的瓣膜(风湿性心脏病、先天性心脏病等)
赘生物	肉眼	赘生物多个，灰白色，粟粒大小，单行排列，与瓣膜紧密粘连不易脱落	赘生物单个或多个，呈鸡冠状或息肉状，灰黄色，干燥质脆，容易脱落
	镜下	纤维素、血小板(白色血栓)	纤维素、血小板、炎细胞、细菌及坏死物
栓塞		无	有
败血症		无	有(严重贫血、脾大、血细菌培养阳性)
结局		反复发作可引起风湿性心瓣膜病变，导致心力衰竭	赘生物脱落引起栓塞及梗死，加重瓣膜变形，可因心力衰竭、心肌梗死、败血症而死亡

第六节 心瓣膜病

心瓣膜病(valvular vitium of the heart)是指心瓣膜因先天性发育异常或后天性疾病所造成的器质性病变，表现为瓣膜口狭窄和(或)关闭不全，是最常见的慢性心脏病之一。心瓣膜病的主要危害是引起血流动力学改变，加重心脏的负荷，最后导致心功能不全，引起全身性血液循环障碍。最常累及二尖瓣，其次为二尖瓣和主动脉瓣同时受累或先后受累，如为两个或两个以上瓣膜同时或先后受累则称联合瓣膜病。

心瓣膜病常见原因为风湿性心内膜炎和亚急性感染性心内膜炎，少数由主动脉粥样硬化、梅毒性主动脉炎或先天发育异常引起。除先天发育异常以外，心瓣膜的病变几乎为瓣膜机化、纤维化、玻璃样变性及钙化所致。其表现为瓣膜增厚、变硬、卷曲、缩短、粘连、破损穿孔或腱索缩短、增粗和融合等。瓣膜狭窄(valvular stenosis)是指因相邻瓣膜相互粘连、瓣膜环硬化、缩窄等所致瓣膜在开放时不充分，使瓣膜口缩小，造成血流通过障碍。瓣膜关闭不全(valvular insufficiency)是指因瓣膜卷曲、短缩，或瓣膜断裂、穿孔所致瓣膜在关闭时不能完全闭合，致使关闭不严，造成部分血液发生反流。瓣膜口狭窄和关闭不全可单发，但多数为同时存在，如果一个瓣膜上既有狭窄又有关闭不全则称为瓣膜双病变。

一、二尖瓣狭窄

二尖瓣狭窄(mitral stenosis)大多由风湿性心内膜炎反复发作引起，少数由亚急性感染性心内膜炎所致，偶有先天性的。二尖瓣由前内侧的主瓣和后外侧的小瓣组成。正常成人二尖瓣口面积约为 5 cm²，可通过两个手指，瓣膜口狭窄时可缩小到 1~2 cm²，严重时可达 0.5 cm²。病变早期瓣膜轻度增厚、瓣叶粘连呈隔膜状；后期瓣叶严重粘连、增厚，使瓣膜口缩小呈"鱼口状"(图14-21)。

二尖瓣狭窄可引起一系列血流动力学及心脏变化：早期，由于二尖瓣口狭窄，舒张期左心房流入左心室的血流受阻，左心房舒张末期容积增大，左心房的负荷增加，引起左心房代偿性扩张、肥大。久之左心房功能失代偿，心腔显著扩张，血液淤积在左心房内，使肺静脉回流受阻，引起肺

NOTE

淤血、肺水肿。同时因缺氧致肺动脉持续性收缩，发生肺动脉高压。长期肺动脉高压，引起右心室代偿性肥大、扩张。由于右心室扩张，导致三尖瓣环扩大，三尖瓣相对关闭不全，收缩期右心室部分血液反流入右心房，右心房容量负荷增加，引起右心房代偿性扩张、肥大。此时，右心室舒张期要接纳右心房增加的血量，右心室容量负荷也增大，使得已经扩张的右心室进一步扩张。当肥大和扩张超过代偿限度时，心肌收缩力减弱，发生失代偿，导致右心衰竭，引起体循环淤血。这个过程中，左心室由于长期纳血减少，可不同程度地缩小。

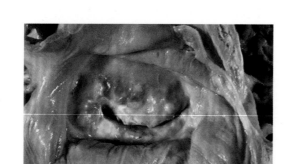

图 14-21 二尖瓣狭窄（大体观）

临床上在患者心尖区可闻及舒张期隆隆样杂音。其形成原因是由心室舒张期左心房血流通过狭窄瓣膜口排入左心室时形成漩涡所致。由于肺淤血、肺水肿，患者常出现呼吸困难、发绀、咳嗽和咳出粉红色泡沫状痰等左心衰竭的症状。当发生右心衰竭时，由于体循环淤血，出现颈静脉怒张、肝肿大、下肢水肿以及浆膜腔积液。X线显示左心房、右心室、右心房肥大，晚期左心室略缩小，即"三大一小"的"梨形心"。

二、二尖瓣关闭不全

二尖瓣关闭不全（mitral insufficiency）大多数是由风湿性心内膜炎引起的，其次为亚急性感染性心内膜炎，偶为先天性畸形。其表现为二尖瓣增厚、变硬，瓣膜卷曲缩短或腱索增粗、缩短等，引起左心室收缩时二尖瓣口关闭不全，常与二尖瓣狭窄同时存在。

血流动力学的改变：在收缩期左心室部分血液反流至左心房，加上肺静脉回流的血液，使左心房容量负荷增大，引起左心房代偿性扩张、肥大。当左心室舒张时，左心房的增量的血排入左心室，左心室前负荷增大，导致左心室代偿性扩张、肥大（紧张源性扩张）。久之，左心失代偿，心腔显著扩张（肌源性扩张），发生左心衰竭，引起肺淤血，肺动脉高压，右心室肥大、扩张，右心房扩张、肥大。右心失代偿发生右心衰竭和体循环淤血。

心室收缩期，由于左心室血经病变二尖瓣反流至左心房，在心尖区可闻及收缩期吹风样杂音。由于左心房、左心室、右心室、右心房均可肥大、扩张，X线显示"球形心"。

三、主动脉瓣狭窄

主动脉瓣狭窄（aortic stenosis）主要由风湿性主动脉瓣膜炎引起。主动脉瓣狭窄时，左心室收缩期射血受阻，后负荷增大，左心室向心性肥大。之后，左心室代偿性扩张，二尖瓣环扩大、相对关闭不全，左心室血反流至左心房，引起左心房扩张、肥大。左心室舒张期前负荷增大，扩张加重，久之，左心失代偿而发生左心衰竭，相继引起肺淤血，肺动脉高压，右心室肥大、扩张，右心房扩张、肥大，右心衰竭及体循环淤血。

左心室射出的血液流经狭窄的主动脉瓣口时，产生主动脉瓣区收缩期喷射状杂音。X线显示左心室显著肥厚并扩张，呈"靴形心"。严重狭窄时，心输出量明显减少，血压降低，冠状动脉供血不足，可出现心绞痛。

四、主动脉瓣关闭不全

主动脉瓣关闭不全（aortic insufficiency）主要由风湿性心内膜炎、亚急性感染性心内膜炎、主动脉粥样硬化和梅毒性主动脉炎累及主动脉瓣所致。主动脉瓣关闭不全时，在左心室舒张期，主动脉血液部分反流至左心室，左心室前负荷增大，左心室代偿性扩张、肥大，以扩张为主。由于左心室扩张引起二尖瓣相对关闭不全的原因，左心室舒张期既接纳增量的左心房血，又接纳主动脉反流的血，左心室前负荷过重，致使左心室离心性肥大，左心室衰竭。之后，依次引起左心房扩

NOTE

张、肥大,肺淤血,肺动脉高压,右心室肥大、扩张,右房扩张、肥大,右心衰竭和体循环淤血。

由于舒张期主动脉部分血液反流,舒张压骤降,故脉压增大。在主动脉瓣区可闻及舒张期吹风样杂音。常出现颈动脉搏动增强、水冲脉、血管枪击音、毛细血管搏动现象等特殊体征。由于舒张压明显降低,冠状动脉供血不足,常出现心绞痛。

课后测试题

一、选择题

1. 与动脉粥样硬化发病关系最为密切的血脂是( )。
A. HDL　　　　B. CM　　　　C. LDL　　　　D. HDL-C　　　　E. VLDL
2. 冠状动脉粥样硬化最常累及的冠状血管是( )。
A. 右冠状动脉主干　　　　B. 左冠状动脉旋支　　　　C. 左冠状动脉主干
D. 右冠状动脉后降支　　　　E. 左冠状动脉前降支
3. 心肌梗死多发生在( )。
A. 左心室前壁　　B. 右心室前壁　　C. 左心房　　D. 右心房　　E. 室间隔后1/3
4. 良性高血压时造成血压升高的主要病变是( )。
A. 细动脉纤维素样坏死　　　　B. 颗粒性固缩肾
C. 全身细动脉玻璃样变性硬化　　　　D. 左心室肥大
E. 重要器官肌型动脉中膜及内膜增厚
5. 高血压性心脏病代偿期的主要特征是( )。
A. 左心室向心性肥大　　　　B. 左心室扩张　　　　C. 左心房扩张
D. 弥漫性心肌纤维化　　　　E. 右心室肥大
6. 高血压脑出血最常见的部位是( )。
A. 大脑　　B. 小脑　　C. 丘脑　　D. 脑桥　　E. 内囊、基底节
7. 风湿病最具有诊断意义的病变是( )。
A. 心瓣膜纤维组织增生　　　　B. 心外膜纤维素性渗出　　　　C. 风湿小体形成
D. 胶原纤维的纤维素样坏死　　　　E. 心肌间质的黏液样变性
8. 下列风湿性病变中哪一项对机体危害最大?( )
A. 风湿性环形红斑　　　　B. 风湿性皮下结节
C. 反复发作的风湿性心内膜炎　　　　D. 反复发作的风湿性关节炎
E. 风湿性动脉炎
9. X线检查风湿病患者心脏呈"梨形"的心瓣膜病是( )。
A. 二尖瓣关闭不全　　　　B. 二尖瓣狭窄　　　　C. 主动脉瓣狭窄
D. 主动脉瓣关闭不全　　　　E. 二尖瓣狭窄并关闭不全
10. 二尖瓣狭窄与其他左心瓣膜病的心脏改变不同之处是( )。
A. 左心室萎缩　　B. 右心室肥大　　C. 左心室肥大　　D. 右心房肥大　　E. 左心房肥大

二、思考题

1. 高血压与动脉粥样硬化所引起的脑部病变有何差别?
2. 有哪些疾病会引起左心室肥大?机制是什么?
3. 比较二尖瓣狭窄与二尖瓣关闭不全的瓣膜病变、血流动力学、临床及X线表现有何不同。

（马　光）

第十五章　心功能不全

 学习目标 ▍····

> 1.掌握心功能不全的概念及其发病机制。
> 2.熟悉心功能不全的原因、诱因,心功能不全的代偿方式及意义,心功能不全时机体的主要功能、代谢变化。
> 3.了解心功能不全的分类及防治原则。

重点:掌握心功能不全的概念。

　　心脏是维持血液循环的动力器官,其基本功能是心肌收缩和舒张。心脏协调地收缩和舒张推动血液在心血管内循环流动,不断地为组织、细胞提供所需的氧气和营养物质,并及时带走代谢废物,保证机体正常的功能、代谢活动。正常心脏有强大的储备能力,在剧烈活动时心输出量可增加到静息时的5~6倍。在各种致病因素作用下,心脏的舒缩功能发生障碍,使心输出量绝对或相对减少,即心泵功能减弱,以致不能满足机体组织代谢的需要的病理生理过程或临床综合征称为心功能不全(cardiac insufficiency),包括心脏泵血功能下降但尚未出现临床表现的完全代偿阶段直至失代偿阶段而出现明显临床表现的整个过程。而心力衰竭(heart failure)则是心功能不全的失代偿阶段。心功能不全与心力衰竭本质相同,只是程度不同,临床上两者往往通用。

第一节　病因、诱因和分类

一、病因

重点:掌握心功能不全的病因及诱因。

　　引起心功能不全的原因很多,可归为如下两类。

　　1.原发性心肌舒缩功能障碍　由心肌本身结构受损和代谢性损害所致心肌舒缩功能降低。如:心肌炎、心肌梗死和心肌病时,心肌细胞变性、坏死和心肌组织纤维化;冠状动脉粥样硬化、严重贫血等心肌缺血缺氧引起能量代谢障碍;维生素 B_1 缺乏也会造成能量代谢障碍。

　　2.心脏负荷过度　因心脏前负荷(容量负荷)或后负荷(压力负荷)增加而不堪重负。①容量负荷过度:如主动脉瓣和二尖瓣关闭不全等可引起左心室前负荷过度;室间隔缺损、肺动脉瓣和三尖瓣关闭不全等可引起右心室前负荷过度。甲状腺功能亢进、严重贫血等高动力循环状态以及过快过多输液可造成左、右心室的前负荷均加重。②压力负荷过度:如高血压、主动脉瓣狭窄等可造成左心室后负荷过度;肺动脉高压、肺动脉瓣狭窄等可引起右心室后负荷过度。

　　心包填塞与缩窄性心包炎可限制心脏的活动,使心室的充盈受限,心输出量降低,严重时可引起与心力衰竭相似的临床表现。但此时心肌的收缩功能是正常的,如果及时解除心包对心脏活动的限制,心功能可迅速恢复正常。可见,二者不属于真正的心力衰竭病因。不过,如果不及时进行有效治疗,也可导致与心力衰竭同样的严重后果。

二、诱因

　　除基本病因以外,临床上大多数的心功能不全有明显的诱发因素。常见的诱因如下:

1. 感染 全身感染(尤其是呼吸道感染)是最常见的诱因。感染可通过以下机制诱发心功能不全:感染发热时交感神经兴奋和代谢率增加,使心率加快、心肌耗氧量和心脏负荷增加;感染时内毒素能够直接损伤心肌;心率加快,缩短心脏舒张期,影响冠状动脉血液灌流量;呼吸道感染可使肺有效通气量减少或气体交换障碍,加重心肌缺氧,同时缺氧使肺小血管收缩,加重右心的后负荷。

2. 心律失常 心率过快(心率>180次/分),舒张期缩短,冠状动脉灌注减少,心肌耗氧增加。心率过缓(心率<60次/分)会进一步使心输出量减少(运动员除外)。频繁的期前收缩和严重房室传导阻滞可使心室舒缩不协调,心输出量减少,诱发心功能不全。

3. 水、电解质和酸碱平衡紊乱 对心功能影响较严重的是高(低)钾血症和酸中毒等,可直接或间接抑制心肌舒缩功能,或引起心肌电生理异常而诱发心功能不全。

4. 妊娠与分娩 妊娠期血容量增多,心脏前负荷加重;分娩时宫缩阵痛、精神紧张、腹内压升高等因素一方面可促使静脉回流增加,另一方面可使外周血管阻力升高,加重心脏的前、后负荷和心肌耗氧量。

另外,过度劳累、紧张、情绪激动、贫血、气温骤变、过多过快地输液、洋地黄中毒、创伤和手术等均可加重心脏负荷,或进一步使心肌缺血、缺氧而诱发心功能不全。

三、分类

心力衰竭有多种分类方法,常用的有以下几种。

1. 按其发生的部位分类 分为左心衰竭、右心衰竭和全心衰竭。

2. 按其发生的速度分类 分为急性心力衰竭和慢性心力衰竭。

3. 按其严重程度分类 分为轻度心力衰竭(心功能一级或二级)、中度心力衰竭(心功能三级)、重度心力衰竭(心功能四级)。

4. 按心输出量的高低分类 ①低排出量性心力衰竭:多见于冠心病、高血压、心瓣膜病、心肌炎和心肌病等引起的心力衰竭,患者的心输出量低于正常值的下限。②高排出量性心力衰竭:主要见于甲状腺功能亢进、严重贫血、妊娠和动-静脉瘘等。因血容量增加或血流速度加快,使机体长期处于高动力循环状态,心输出量明显高于正常,心力衰竭发生后,心输出量虽较心力衰竭前有所降低,不能满足上述病因造成的机体高水平代谢的需求,但其绝对值仍高于或等于正常值,故称高排出量性心力衰竭。

5. 按收缩与舒张功能障碍分类 ①收缩功能不全性心力衰竭:多见于冠心病和心肌炎等,因心肌细胞变性、坏死,致心肌收缩功能障碍引起的心力衰竭。②舒张功能不全性心力衰竭:常见于肥厚性心肌病、心包填塞及缩窄性心包炎等,均可使心室的舒张功能下降,需要充盈压高于正常水平才能使心室充盈。

第二节 机体的代偿反应

当心肌受损或心脏负荷过度时,心输出量减少,机体通过一系列的心内、心外代偿活动提高心输出量以满足机体代谢的需要。不同原因引起的心力衰竭,其代偿活动出现及持续时间有所不同。临床上,医护者对了解心功能不全时机体的各种代偿活动及其所引起的有利和不利影响是非常重要的。

重点:掌握心功能不全早期机体的代偿反应。

一、心脏的代偿活动

1. 心率加快 心率加快是一种快速有效的代偿反应。心率加快主要是因为心功能不全引起心输出量减少、动脉血压下降、心室舒张末期容积和压力增高,通过刺激心血管压力感受器、容量感受器,反射性地使交感神经兴奋和儿茶酚胺释放增加,心率加快。心率加快在一定范围内可提

NOTE

高心输出量,对维持动脉血压和保证心、脑的血液灌流有积极意义。但心率加快的代偿是有限度的,超过其代偿限度会产生负面效应。这是因为:心率过快增加心肌的耗能、耗氧;心率过快(成人超过180次/分),心脏舒张期明显缩短,不仅影响冠状动脉的血液灌流,还可导致心室充盈量减少,使心输出量更加减少。此时,心率过快不但失去代偿作用,反而会促进或加重心功能不全的发生及发展。

2. 心肌收缩力增强

(1)心脏紧张源性扩张:根据 Frank-Starling 定律,在一定范围内,心肌收缩力和心搏出量与心肌纤维初长度或心室舒张末期容积成正比。当心肌受损或负荷过度使心输出量减少,心室舒张末期容积增大,心肌纤维初长度增加,心肌收缩力增强和心搏出量增加。这种伴有心肌收缩力增强的心腔扩张称为紧张源性扩张,具有积极的代偿作用。若前负荷过大,舒张末期容积或压力过高,心肌纤维过度被拉长,使肌节长度超过 2.2 μm 时,心肌的收缩力反而降低,这种不伴有心肌收缩力增强的心脏扩张称为肌源性扩张,已失去代偿作用。

(2)调节性心肌收缩力增强:不依赖于心脏前后负荷变化的心肌本身的收缩特性,主要受神经-体液因素的调节。心输出量减少时,由于交感-肾上腺髓质系统兴奋,儿茶酚胺增加,激活 β-肾上腺素能受体,增加胞质 cAMP 浓度,激活蛋白激酶,促进肌膜钙通道蛋白磷酸化,导致心肌兴奋后胞质 Ca^{2+} 的浓度升高而发挥正性肌力作用。

3. 心室重塑 心室重塑是心室在长期容量和压力负荷增加时,通过改变心室的结构、代谢和功能而发生的慢性代偿性适应性反应,包括心肌肥大、细胞表型改变和非心肌细胞及细胞外基质的变化。

(1)心肌肥大:心脏长期负荷过度逐渐形成的一种慢性代偿反应,表现为心肌细胞体积增大并伴有间质增生的心脏重量增加,能增加心肌收缩力,降低室壁张力,使心肌耗氧量减少。心肌肥大有两种表现形式,即向心性肥大和离心性肥大。如果长期后负荷过度,如高血压、主动脉狭窄等,由于收缩期室壁张力持续增加引起心肌纤维的肌节并联性增生,使肌纤维增粗,室壁增厚,心腔无明显扩大,称为向心性肥大;如果长期前负荷过度,如二尖瓣或主动脉瓣关闭不全,可引起舒张期室壁张力持续增加,引起心肌纤维的肌节串联性增生,导致肌纤维长度增加,心腔明显扩大,称为离心性肥大。

如果病因持久存在,心肌过度肥大,可出现不同程度的缺氧、能量代谢障碍等,使心肌收缩力减弱,心功能由代偿转为失代偿。目前认为,心肌代偿性肥大是一种不平衡的生长方式,分别表现在器官、组织、细胞、分子等水平上,成为其发生心功能不全的机制。

知识链接

心肌肥大的不平衡生长

心肌肥大的不平衡生长是指过度肥大的心肌(成人心脏重量≥500 g),其重量的增加与心功能的增强不成比例。①心肌重量的增加超过心交感神经元轴突的增长,去甲肾上腺素含量减少;②心肌线粒体数量不能随心肌肥大成比例增加;③毛细血管数量相对不足,肥大心肌相对缺血缺氧;④肥大心肌的肌球蛋白 ATP 酶活性下降;⑤肥大心肌肌浆网 Ca^{2+} 处理能力下降。因此,过度肥大的心肌其收缩力反而降低。

(2)心肌细胞表型改变:由于心肌合成蛋白质的种类变化导致心肌细胞"质"的改变,如成年心肌细胞中处于静止状态的胎儿期基因被激活(包括心房钠尿肽基因和 β-肌球蛋白重链基因等),合成胎儿型蛋白质增加。或某些功能基因的表达被抑制,发生同工型蛋白之间的转换。表型改变的心肌细胞使细胞器(如线粒体、肌浆网、细胞膜和肌原蛋白等)在蛋白质水平上发生变化,可通过分泌细胞因子和局部激素,促进细胞生长、增殖及凋亡,从而改变心肌的舒缩活动。

(3)非心肌细胞及细胞外基质的变化:细胞外基质是存在与细胞间隙、肌束之间及血管周围的结构糖蛋白、蛋白多糖和糖胺聚糖的总称,最主要的是Ⅰ型和Ⅲ型胶原纤维。Ⅰ型胶原纤维是与心肌平行排列的粗大胶原纤维的主要成分,Ⅲ型胶原纤维构成较细的纤维网状结构。许多促心肌肥大的因素能通过对胶原合成和降解的调控使胶原网络结构发生变化,如:Ⅲ型胶原纤维增多,有利于肥大心肌肌束组合的重新排列及心室的结构性扩张;Ⅰ型胶原纤维增多可提高心肌的抗张力强度。但是,不适当的非心肌细胞增殖及基质的重塑会降低心室壁的顺应性而使僵硬度增加,影响心脏舒张功能,还会影响心肌细胞之间的信息传递和舒缩的协调性,影响心肌细胞的血氧供应,导致心肌细胞凋亡和纤维化。

二、心脏以外的代偿反应

1. 血容量增加　血容量增加是慢性心功能不全的主要代偿方式,是水钠潴留的结果。其机制为心功能不全时由于肾小球滤过率降低和肾小管对水、钠的重吸收增多,导致血容量增加。一定范围的血容量增加对提高心输出量、增加组织灌流量、维持动脉血压有积极的代偿意义,但长期过度的血容量增加可加重心脏负荷,使心输出量下降,加重心功能不全。

2. 血流重新分布　心功能不全时,交感-肾上腺髓质系统兴奋,儿茶酚胺释放增多,使皮肤、黏膜、内脏器官血管收缩,而心、脑血管无明显收缩,以保证重要器官(心、脑)的血液供应,并防止血压下降,对急性或轻度心功能不全有重要的代偿意义。但是,其他器官长期供血不足可导致该器官功能下降。同时,外周血管长期收缩可引起心脏后负荷增大,心输出量减少。

3. 红细胞增多　心功能不全时,体循环淤血及血流缓慢、肺淤血和肺水肿等均可引起缺氧,刺激肾脏合成和释放促红细胞生成素增多,使骨髓生成红细胞增多,提高血液携氧能力,改善组织缺氧。但红细胞过多可导致血液黏稠度增大,加重心脏后负荷。

4. 组织细胞摄取和利用氧的能力增强　心输出量持续降低使组织缺氧,组织细胞可通过自身功能、结构、代谢的调整来加以代偿。例如毛细血管增生、氧解离曲线右移、线粒体数目和膜的表面积均增加、呼吸酶的活性增强,使组织摄取和利用氧的能力增强。

综上所述,心功能不全时,只要病因和诱因不能及时、有效地去除,机体各种代偿活动会长期存在(图 15-1),并贯穿于心功能不全的全过程,决定着心力衰竭是否发生以及发生的快慢和程度。

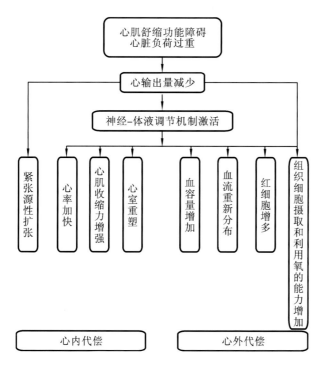

图 15-1　心功能不全时机体的代偿

第三节　发病机制

心功能不全的发病机制比较复杂,不同原因引起的心力衰竭及其发展的不同阶段,其发病机制均有所不同,但其基本发病机制是心肌收缩性降低和舒张功能障碍。

一、心肌收缩性降低

心肌收缩性是心肌的生理特性之一,是决定心输出量最关键的因素。心肌收缩性降低是造成心脏泵血功能下降的主要原因。

1. 心肌受损或结构破坏　心肌细胞坏死或凋亡造成心肌收缩的相关蛋白质被破坏,使心肌细胞变性或数量减少,心肌收缩力降低,如心肌严重缺血、缺氧、炎症、中毒或应激等;心肌过度肥大和心肌纤维化等心肌结构紊乱所造成心脏的不均一性,使心肌收缩不协调,收缩力下降。

2. 心肌能量代谢障碍　在心肌收缩、舒张过程中,Ca^{2+}的转运和肌丝的滑动都需要 ATP 提供能量,因此凡是干扰心肌能量代谢的因素均会引起心肌的收缩力下降,包括如下几种。①能量生成障碍:心肌活动的能量来源几乎全部来自有氧氧化。当贫血、休克、冠状动脉硬化、心肌过度肥大等引起的心肌缺血、缺氧,氧化磷酸化过程障碍,ATP 的生成明显减少时,可导致心肌的收缩性下降。另外,维生素 B_1 的缺乏使体内丙酮酸脱羧酶的辅酶生成减少,影响三羧酸循环,使 ATP 生成减少。②能量储备减少:心肌内的能量主要以磷酸肌酸的形成储存。心肌内的肌酸在磷酸肌酸激酶的催化下与 ATP 之间发生高能磷酸键转移生成磷酸肌酸。当心肌肥大时不仅产能减少,而且磷酸肌酸激酶同工酶发生转换,使磷酸肌酸激酶活性下降,磷酸肌酸合成减少,能量储备减少。③能量利用障碍:心肌细胞内氧化磷酸化所生成的 ATP 经肌球蛋白头部 ATP 酶的水解作用,为心肌收缩提供能量。过度肥大的心肌肌球蛋白头部 ATP 酶的活性下降,ATP 水解障碍,能量利用障碍。

3. 心肌兴奋-收缩耦联障碍　在心肌兴奋-收缩耦联过程中,其中 Ca^{2+} 转运起重要的耦联作用。任何原因造成 Ca^{2+} 转运和分布异常均可导致心肌兴奋-收缩耦联障碍。①肌浆网对 Ca^{2+} 摄取、储存和释放障碍:在心力衰竭和过度肥大的心肌中,肌浆网 Ca^{2+} 释放蛋白含量减少或活性降低,向胞质释放 Ca^{2+} 减少;肌浆网 Ca^{2+}-ATP 酶含量或活性降低导致心肌复极化时肌浆网摄取、储存 Ca^{2+} 减少,除极时肌浆网向胞质中释放 Ca^{2+} 不足,导致心肌收缩性下降。②细胞外 Ca^{2+} 内流障碍:过度肥大的心肌细胞上 β-肾上腺素能受体密度相对减少,心肌内去甲肾上腺素含量下降,加之酸中毒降低受体对去甲肾上腺素的敏感性,进而妨碍 Ca^{2+} 通道开放,使 Ca^{2+} 内流受阻;在高钾血症时,K^+ 可竞争性阻止 Ca^{2+} 的内流,导致细胞内 Ca^{2+} 浓度降低。③Ca^{2+} 与肌钙蛋白结合障碍:当心肌细胞胞质内 Ca^{2+} 的浓度必须达到 10^{-5} mol/L,同时又必须与肌钙蛋白结合,心肌的兴奋与收缩才能耦联。而在心肌缺血、缺氧等合并酸中毒时,H^+ 与 Ca^{2+} 竞争性地与肌钙蛋白结合,H^+ 占据肌钙蛋白上 Ca^{2+} 的结合位点,影响 Ca^{2+} 与肌钙蛋白结合,使心肌兴奋-收缩耦联受阻,心肌收缩性降低。

二、心肌的舒张功能障碍

心室舒张功能正常,可保证正常的心室血液充盈,进而保证正常的心输出量。当心室舒张功能异常,充盈不足,心输出量减少,冠状动脉灌流减少,加之肺淤血等缺氧,会加重心力衰竭。心肌的舒张功能障碍的发生机制如下:

1. Ca^{2+} 复位延缓　在心肌缺血、缺氧引起的心力衰竭时,由于 ATP 供应不足和肌浆网或心肌细胞膜上 Ca^{2+} 泵活性降低,使 Ca^{2+} 的复位(移至细胞外或被重新摄入肌浆网)延缓,胞质中 Ca^{2+} 浓度不能迅速降低,使 Ca^{2+} 与肌钙蛋白解离延缓,导致心肌舒张延缓和不完全。

2. 肌球-肌动蛋白复合体解离障碍　肌球-肌动蛋白复合体解离是一个耗能的过程。各种原因引起心肌能量供应不足,均可使肌球-肌动蛋白复合体解离障碍,影响心室的舒张和充盈。

3.心室舒张势能减少 心室肌的收缩形成了心室的舒张势能,心室收缩力越大,舒张势能也越高。正常心室收缩末期形成的几何构型可产生一种促使心室复位的舒张势能。任何引起心肌收缩性降低的原因均有心肌收缩末期构型的变化,而使心室舒张势能降低。

4.心室顺应性降低 顺应性是指心室在单位压力变化下所引起的容积改变(dV/dp)。常见于心室壁增厚、心肌的炎症、水肿、纤维化和间质增生等,也可见于心包炎、心包填塞或胸腔内压增高等。

三、各部分心肌的舒缩不协调

为保持心功能的稳定,心脏各部分之间,包括左右心之间、房室之间及心房或心室各区域之间的舒缩活动处于高度协调的工作状态。如果心房、心室各部分之间舒缩活动的协调性被破坏,将因心泵功能紊乱而导致心输出量下降。最常见的原因是各种类型的心律失常。

总之,心力衰竭的发生机制非常复杂,往往是以上因素共同作用的结果(图 15-2)。

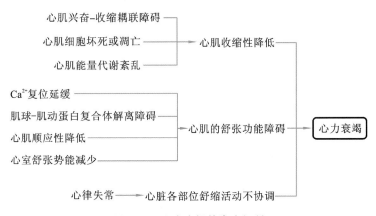

图 15-2 心力衰竭的发生机制

第四节 机体的功能代谢变化

心功能不全时,由于心脏泵血功能降低,导致心输出量减少;同时,由于静脉血液回心受阻,导致肺循环淤血、体循环淤血,这些是心力衰竭及机体功能代谢变化的病理生理学基础。因此,临床上可归纳为心输出量减少、肺循环淤血和体循环淤血三大表现(图 15-3)。

重点:掌握心功能不全时机体的功能代谢变化。

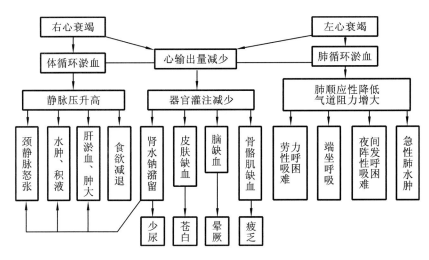

图 15-3 心功能不全的临床表现及机制

一、心输出量减少

心脏泵血功能降低是心功能不全的根本改变。一方面表现为反映心功能的各项指标均有变化,如心输出量减少、心脏指数降低、射血分数降低、肺毛细血管楔压或中心静脉压升高等;另一方面表现为心脏泵血功能下降,心输出量减少,机体出现一系列表现。具体如下:

(1)动脉血压的变化:急性心功能不全时,因心输出量急剧减少,可使动脉血压下降,甚至发生心源性休克。慢性心功能不全时,机体通过外周小动脉收缩、心率加快以及血容量增多等代偿活动,可使动脉血压维持在正常水平,有利于心、脑的血液供应,但也加重了心脏负荷。

(2)皮肤苍白或发绀:由于心输出量不足加上交感神经兴奋,皮肤血管收缩,患者皮肤苍白、皮温降低和出冷汗等。严重时,患者肢端皮肤呈现斑片状或青紫网状花纹,即发绀。

(3)疲乏无力、失眠、嗜睡:心功能不全严重时,脑血流量也下降,可出现头痛、头晕、失眠等,严重者出现嗜睡,甚至昏迷。四肢肌肉供血不足则表现为疲乏无力。

(4)尿量减少:由于心输出量下降,加上交感神经兴奋使肾动脉收缩,肾血流量减少,GFR下降,肾小管重吸收功能增强,尿量减少。心功能改善时,尿量增加。

(5)心源性休克:慢性或轻度心功能不全时,由于机体的代偿作用,如心率加快、回心血量增加、外周血管收缩等,虽然心输出量有所下降,但动脉血压仍可维持相对正常。急性或严重心功能不全(如急性心肌梗死、心肌炎等)时,由于心输出量急剧减少,机体来不及代偿或失代偿,则动脉血压下降,组织的微循环灌流量显著减少,可使机体陷入休克状态。

二、肺循环淤血

左心衰竭时,左心室舒张末期心腔内压力升高,使左心房内压增大,肺静脉血液回流受阻,引起不同程度的肺循环淤血、肺水肿。临床主要表现为各种形式的呼吸困难和肺水肿。呼吸困难是指患者主观感到呼吸费力或"喘不过气",多伴有呼吸频率、幅度以及呼吸节律改变等表现。左心衰竭所引起的呼吸困难又称为心源性呼吸困难,其发生机制:①肺淤血、肺水肿使肺顺应性降低,呼吸肌需要做更大的功或消耗更多的能量,才能保证正常的通气量;又因为多伴支气管黏膜淤血水肿,使气道阻力增加,故患者感到呼吸费力。②当肺毛细血管淤血致内压增大、肺泡壁间质水肿时,可刺激肺泡毛细血管旁感受器(J-感受器),兴奋迷走神经传入中枢,反射性地引起呼吸运动增强,出现浅快呼吸。③肺淤血、肺水肿可引起肺弥散障碍和肺泡通气/血流的值失调,出现低氧血症,低氧可反射性地兴奋呼吸中枢,引起呼吸运动增强。

由于肺淤血、肺水肿的严重程度不同,呼吸困难可有不同的表现形式。

(1)劳力性呼吸困难:轻度左心衰竭患者最早仅在体力活动时出现或加重呼吸困难,休息后缓解或减轻,称为劳力性呼吸困难。其发生机制与活动时血液循环速度加快,回心血量增加及心率加快、耗氧量增加引起肺淤血和缺氧加重有关。

(2)端坐呼吸:患者在静息时已出现呼吸困难,平卧时呼吸困难加重,故被迫采取端坐位或半卧位,以减轻呼吸困难的程度,称为端坐呼吸。其发生机制如下。①取端坐位时,受重力影响,使身体下半身血液回心减少,可减轻肺淤血、肺水肿。②取端坐位时,膈肌下降,胸腔容积增大,有利于呼吸,从而增加肺活量。③取端坐位时下肢水肿液回吸收减少,使血容量减少,减轻肺淤血、肺水肿。

(3)夜间阵发性呼吸困难:左心衰竭时,患者夜间熟睡后因突感气闷而被惊醒,被迫坐起咳嗽和喘息后有所缓解,称为夜间阵发性呼吸困难。若患者在气促咳嗽的同时伴有哮鸣音,又称为心源性哮喘,是左心衰竭的典型表现。其发生机制如下。①端坐呼吸的患者熟睡后常滑向平卧位,下肢静脉回心血量增加,肺淤血、肺水肿加重;平卧位时膈肌上移,胸腔容积和肺活量减少。②熟睡时迷走神经兴奋性增高,使支气管平滑肌收缩,气道阻力增大。③熟睡时中枢神经系统敏感性降低,等到肺淤血、肺水肿较严重,PaO₂下降到一定水平时,才能刺激呼吸中枢,使患者感到窒息而惊醒。

(4)急性肺水肿:严重急性左心衰竭时,由于肺毛细血管内压力升高,使毛细血管壁通透性增高,血浆渗出到肺间质和肺泡腔而引起急性肺水肿。患者可出现呼吸困难、端坐呼吸、发绀、咳嗽、咳粉红色泡沫痰及双肺可闻及湿啰音和哮鸣音等表现。

三、体循环淤血

右心衰竭或全心衰竭患者可表现为体循环静脉淤血,主要表现为体循环静脉系统压力升高,相应器官淤血、水肿等。

1.静脉淤血和静脉压升高 由于右心衰竭,体循环静脉回流受阻,大量血液淤积在体循环静脉系统,充盈过度,压力升高。临床表现为颈静脉怒张、肝颈静脉反流征阳性等。

2.心性水肿 一般将右心衰竭或全心衰竭引起的全身性水肿称为心性水肿。受重力的影响,水肿首先出现于下垂部位,站立位时先见于足踝部和胫前部,而卧位则以骶尾部明显,严重时可波及全身。水钠潴留和体循环静脉压升高是心性水肿最主要的原因和机制(图15-4)。

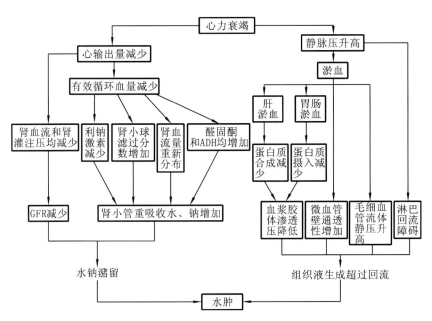

图 15-4 心性水肿的发生机制

3.肝大及肝功能障碍 右心衰竭和体循环淤血,导致肝淤血、肝大。患者表现出肝有压痛、肝大、肝颈静脉反流征阳性和肝功能障碍。慢性右心衰竭,由于长期肝淤血、缺氧可引起肝小叶纤维化,导致淤血性肝硬化。

4.胃肠功能变化 因胃肠淤血、水肿导致消化、吸收减退,患者表现为消化不良、食欲减退等,有时也可出现恶心、呕吐、腹胀、腹泻等症状。

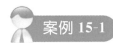 **案例 15-1**

患者,男,48岁,风湿性心脏病史10余年。近2个月来出现心慌、气闷,伴水肿、腹胀,不能平卧。查体:重病容,半坐卧位,颈静脉怒张,呼吸38次/分,两肺底可闻及湿啰音。心界向左右两侧扩大,心率128次/分,血压110/85 mmHg。心尖部可闻及杂音,肝脏在右肋下4 cm可触及,有压痛,腹部有移动性浊音,骶部及下肢有明显凹陷性水肿。

问题:试分析该患者发生了哪些病理生理变化,并运用所学的知识解释其形成机制。

第五节 防治原则

1. 积极防治原发病和消除诱因　针对心力衰竭的原发病治疗是防治心力衰竭的根本措施,如解除冠状动脉狭窄、控制高血压等;大多数心力衰竭患者的发作有诱因存在,消除诱因,如控制感染,避免过度紧张和劳累,合理补液,纠正水、电解质和酸碱平衡紊乱,限制钠盐摄入等可以减轻心肌的耗氧量、减轻心脏的负荷。

2. 调整神经-体液失衡及干预心室重塑　调整神经-体液失衡并且阻断心室重塑也是治疗心力衰竭的关键。临床上从心脏尚处于代偿期无明显症状时,即开始服用血管紧张素转换酶抑制剂(angiotensin conversing enzyme inhibitor,ACEI)进行干预治疗,可以明显改善心力衰竭远期预后,降低死亡率。不能耐受 ACEI 者,可改用血管紧张素Ⅱ受体阻滞剂,如氯沙坦等。

3. 改善心脏的舒缩功能　对于因收缩性减弱而发生的心力衰竭,可适当选用各类强心药物,如洋地黄类、磷酸二酯酶抑制剂(氨力农、三联吡啶酮)、多巴胺、多巴酚丁胺等,以增加心肌的收缩性,增加心输出量;对于心肌舒张功能障碍所致的心力衰竭,可合理选用钙拮抗剂、β受体阻断剂、硝酸酯类等药物以改善心肌舒张功能,可取到较好疗效。

4. 减轻心脏前、后负荷　适当选用动脉血管扩张药如 ACEI、血管紧张素Ⅱ受体拮抗剂、钙离子拮抗剂等,可减低外周阻力,减轻心脏的后负荷,使平均动脉血压下降、心肌耗氧量降低;可用静脉扩张剂(如硝酸甘油、硝苯地平)、利尿剂、限制钠盐摄入、控制输液的量和速度等方法减少回心血量或降低血容量,以减轻心脏前负荷。

5. 其他　对呼吸困难、缺氧者,给予吸氧;及时纠正水、电解质和酸碱平衡紊乱;应用利尿药控制水肿并降低血容量;心力衰竭患者易合并肺感染,应积极防治感染;还要适当休息、调整饮食和情绪等。

课后测试题

一、选择题

1. 下列疾病中最易发生心脏向心性肥大的是(　　　)。

　　A. 甲状腺功能亢进　　　　　　　B. 严重贫血　　　　　　　C. 维生素 B_1 缺乏症

　　D. 高血压　　　　　　　　　　　E. 主动脉瓣关闭不全

2. 下列哪项原因会导致心脏容量负荷增加?(　　　)

　　A. 主动脉瓣狭窄　　　　　　　　B. 肺动脉瓣狭窄　　　　　C. 二尖瓣关闭不全

　　D. 高血压　　　　　　　　　　　E. 主动脉瓣狭窄

3. 下述哪项原因会导致心脏压力负荷增加?(　　　)

　　A. 主动脉瓣关闭不全　　　　　　B. 肺动脉瓣关闭不全　　　C. 二尖瓣关闭不全

　　D. 肺动脉高压　　　　　　　　　E. 甲状腺功能亢进

4. 维生素 B_1 缺乏引起心力衰竭的机制主要是(　　　)。

　　A. 心肌能量生成障碍　　　　　　B. 心肌能量利用障碍　　　C. 兴奋-收缩耦联障碍

　　D. 心肌收缩蛋白破坏　　　　　　E. 心肌能量储存障碍

5. 高血压主要引起(　　　)。

　　A. 左心室前负荷过度　　　　　　B. 左心室后负荷过度　　　C. 右心室前负荷过度

　　D. 右心室后负荷过度　　　　　　E. 心肌缺氧

6. 心力衰竭时,血液灌流量减少最明显的器官是(　　　)。

　　A. 皮肤　　　B. 肝脏　　　C. 骨骼肌　　　D. 脑　　　E. 肾脏

7. 左心功能不全时发生呼吸困难的主要机制是(　　　)。

· 188 ·

A.肺动脉高压   B.肺淤血、肺水肿

C.深睡眠时迷走神经紧张性增高   D.平卧位使静脉回流加速

E.平卧位使胸腔容积减小

8.左心功能不全时,呼吸困难最早出现的表现是(　　　)。

A.劳力性呼吸困难   B.夜间阵发性呼吸困难   C.端坐呼吸

D.阻塞性呼吸困难   E.叹气样呼吸

9.高输出量性心力衰竭患者血流动力学特点是(　　　)。

A.心力衰竭时心输出量比心力衰竭前有所增加,但高于正常

B.心力衰竭时心输出量比心力衰竭前有所减少,但高于正常

C.心力衰竭时心输出量比心力衰竭前有所增加,但低于正常

D.心力衰竭时心输出量比心力衰竭前有所减少,但低于正常

E.以上都不对

10.左心衰竭患者出现右心衰竭时表现出(　　　)。

A.肺淤血加重   B.肺水肿消失   C.肺淤血减轻

D.肺循环和体循环都恢复正常   E.以上都不对

二、思考题

1.左心衰竭时最早出现的症状是什么? 简述其发病机制。

2.试述左心衰竭时患者为什么会出现夜间阵发性呼吸困难。

(马　光)

第十六章 消化系统疾病

学习目标 ┃

　　1.掌握慢性萎缩性胃炎的病理变化,溃疡病的病理变化、并发症及临床病理联系,病毒性肝炎的病理变化、类型、病变特点及临床病理联系,门脉性肝硬化的病理变化及临床病理联系。

　　2.熟悉溃疡病、病毒性肝炎的病因和发病机制,消化系统常见肿瘤的病变类型、病理变化及扩散方式。

　　3.了解慢性浅表性胃炎、慢性肥厚性胃炎的病理变化,消化系统常见肿瘤的病因。

　　消化系统包括消化管和消化腺,是机体易于发生疾病的部位。胃炎、消化性溃疡、病毒性肝炎和肝硬化等都是临床常见病、多发病。肝癌、食管癌、胃癌和大肠癌均属我国危害最严重的恶性肿瘤。

第一节　慢　性　胃　炎

重点:慢性萎缩性胃炎的病理变化。

　　慢性胃炎(chronic gastritis)是指胃黏膜的慢性非特异性炎症。本病发病率居胃病首位。

一、病因及发病机制

　　慢性胃炎的发病机制可能与下列因素有关:①长期不良刺激:酗酒、吸烟、喜食热烫及刺激性食物、水杨酸类药物的慢性刺激等;②胆汁等十二指肠液反流至胃内,破坏胃黏膜的屏障作用;③自身免疫性损伤,部分患者血中抗壁细胞抗体和抗内因子抗体阳性;④幽门螺杆菌(HP)感染。

二、类型及病理变化

　　根据病理变化的不同,本病可分为浅表性、萎缩性、肥厚性等类型。

　　(一)慢性浅表性胃炎

　　慢性浅表性胃炎又称慢性单纯性胃炎,是最常见的胃黏膜疾病,病变以胃窦部最为常见。

　　胃镜检查:可见病变呈多灶性或弥漫性黏膜充血、水肿,淡红色,表面覆盖灰白色或灰黄色渗出物,有时可见散在糜烂和出血。

　　组织学观察:黏膜浅层淋巴细胞和浆细胞浸润,急性期还可见黏膜浅层的水肿、小出血点、糜烂和中性粒细胞浸润。胃腺体无明显异常。依据炎细胞的浸润深度,将慢性浅表性胃炎分为轻、中、重度三级。轻度者病变局限于黏膜层上 1/3,常见;中度者病变局限于黏膜层上 1/3~2/3 之间;重度者炎细胞浸润超过黏膜层 2/3 或达黏膜全层。

　　(二)慢性萎缩性胃炎

　　慢性萎缩性胃炎一般由慢性浅表性胃炎发展而来,也有部分属自身免疫性疾病。以胃黏膜固有腺体萎缩伴肠黏膜上皮化生为特点。中年人多见,病变以胃窦部最常见。

　　根据发病是否与自身免疫有关以及是否伴有恶性贫血,可将慢性萎缩性胃炎分为 A 型和 B

型。我国以 B 型多见(表 16-1)。A、B 两型慢性萎缩性胃炎的胃黏膜病变基本一致。

表 16-1　慢性萎缩性胃炎 A、B 型的比较

项　目	A 型	B 型
病因及发病机制	自身免疫性疾病	HP 感染、酗酒、吸烟、滥用药物等
好发部位	胃底、胃体部	胃窦部
血清抗内因子抗体	＋	－
血清抗壁细胞抗体	＋	－
恶性贫血	有	无
维生素 B_{12} 吸收障碍	有	无
与癌变关系	无	易癌变

胃镜检查:①胃黏膜由正常的橘红色转为灰白或灰黄色;②萎缩区黏膜明显变薄,黏膜皱襞变浅、消失,与周围正常黏膜的界限较清晰;③因黏膜变薄,黏膜下血管清晰可见,有时可见出血、糜烂。

组织学观察:①胃黏膜固有腺体萎缩:腺体数目减少,体积变小,可呈囊状扩张;②肠黏膜上皮化生(图 16-1):在胃小弯、胃窦处多见,增生的上皮中出现吸收上皮细胞、杯状细胞及帕内特(Paneth)细胞等,形态结构与肠黏膜相似,易发展为胃癌;③假幽门腺化生:在胃底或胃体部壁细胞和主细胞消失,出现形如正常幽门腺的黏液细胞;④固有层内炎细胞浸润:炎症累及黏膜全层,浸润的炎细胞主要为淋巴细胞和浆细胞,病程长的病例可有淋巴滤泡形成,活动期可见黏膜糜烂,中性粒细胞浸润和腺体增生。

(三)慢性肥厚性胃炎

慢性肥厚性胃炎病变发生于胃底和胃体。

胃镜检查:黏膜皱襞肥厚,加深,加宽,不规则,呈脑回状(图 16-2);黏膜皱襞可见横裂,黏膜隆起,顶部可见糜烂或溃疡。

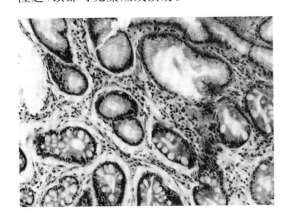

图 16-1　慢性萎缩性胃炎伴肠黏膜上皮化生

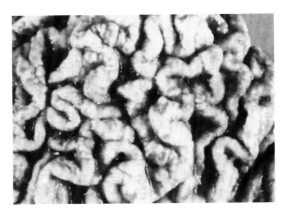

图 16-2　慢性肥厚性胃炎

组织学观察:黏膜层肥厚,腺体增生,腺管延长,有时增生的腺体可穿过黏膜肌层。黏膜表层黏液分泌细胞增多,固有膜充血、水肿,但炎细胞浸润不明显。

慢性胃炎病程迁延,大多数患者可有食欲不振、上腹不适或钝痛等。胃镜检查及活检是诊断慢性胃炎的主要方法。

第二节　消化性溃疡

溃疡病(ulcer disease)是以胃或十二指肠黏膜形成慢性溃疡为特征的一种常见病。由于其发

NOTE

重点:溃疡病的病理变化、并发症及临床病理联系。

生与胃液的自我消化作用有关,故又称为消化性溃疡。多见于成年人(年龄 20~50 岁),男性多于女性。十二指肠溃疡较胃溃疡多见,前者约占 70%,后者约占 25%,胃和十二指肠同时发生的复合性溃疡约占 5%。周期性上腹部疼痛、反酸、嗳气等是其主要临床表现。

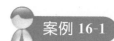 案例 16-1

患者,男,30 岁,营销业务员,因上腹部疼痛 3 个月,饮酒后剧烈疼痛 1 h 入院。患者自述疼痛于饭前较重,反酸,进食后缓解。查体:体温 38.5 ℃,脉搏 98 次/分,血压 145/95 mmHg,心律齐,腹部弥漫性压痛、反跳痛。立即行剖腹探查术,术中见十二指肠球部有一溃疡穿孔,遂切除之。术后病理检查,十二指肠球部前壁圆形溃疡,直径 0.8 cm,边缘整齐,溃疡穿透浆膜层。问题:

1. 结合临床表现和病理改变,应对该患者做何诊断?

2. 试分析患者临床表现与病理学改变之间的关系。

3. 简述溃疡病的镜下改变特点。

一、病因及发病机制

(一)黏膜防御能力减弱

正常情况下,胃和十二指肠黏膜具有抗胃液消化作用的自我保护机制。①黏液屏障:胃黏膜分泌的黏液在其表面形成一层黏液膜,可以避免或减少胃酸和胃蛋白酶直接接触胃黏膜,碱性黏液还具有中和胃酸的作用。②细胞屏障:黏膜上皮细胞的脂蛋白可以阻止胃酸中氢离子逆向弥散入胃黏膜内。③充足的血液供应:黏膜血供充足,上皮细胞的再生能力强,保证了黏膜的完整性和屏障功能。

当吸烟、酗酒及胆汁反流时,可造成胃黏液分泌不足或黏膜上皮受损,黏膜的屏障功能被破坏,抗胃液消化能力被削弱。胃液中的氢离子便可以逆向弥散入胃黏膜,氢离子由胃腔进入胃黏膜的弥散能力因部位不同而异,胃窦部为胃底部的 15 倍,而十二指肠又为胃窦的 2~3 倍,溃疡病好发于十二指肠和胃窦部可能与此有关。服用某些药物(如水杨酸类药物及肾上腺皮质激素)等,除直接刺激胃黏膜外,还可抑制胃黏膜前列腺素的合成,影响血液循环。各种因素造成上述黏膜防御屏障的破坏,均可诱发消化性溃疡。

(二)幽门螺杆菌感染

近年发现,幽门螺杆菌感染与溃疡病的发生关系十分密切,70% 以上的消化性溃疡患者胃黏膜中可检出 HP。其发生机制如下。①降低黏膜的防御功能:分泌尿素酶和蛋白酶,催化游离氨生成和裂解胃黏膜糖蛋白;产生磷酸酯酶、白细胞三烯和二十烷等,破坏黏膜表面上皮细胞的脂质膜。②促进胃黏膜壁细胞增生,导致胃酸分泌增加。③引起炎症反应:趋化多种中性粒细胞,释放出过氧化物酶而产生次氯酸,损伤黏膜上皮细胞。④释放细菌性血小板激活因子,促使黏膜毛细血管内血栓形成,导致血管阻塞,黏膜缺血、坏死。

(三)胃液的自我消化作用

长期以来,人们一直认为消化性溃疡的形成是胃或十二指肠黏膜被胃酸和胃蛋白酶自我消化的结果。十二指肠溃疡时可见分泌胃酸的壁细胞数目明显增多,造成胃酸分泌增加。空肠与回肠内为碱性环境,极少发生溃疡病。但胃-空肠吻合术后,吻合处的空肠因胃液的消化作用可形成溃疡。这说明胃液对胃壁组织的自我消化过程是溃疡病形成的重要原因。

(四)神经-内分泌功能失调

长期过度的精神紧张或忧虑,可引起大脑皮质及皮质下中枢功能紊乱,迷走神经兴奋性异常,诱发胃酸分泌增多,造成溃疡形成。当迷走神经兴奋性降低时,胃蠕动减弱,食物潴留在胃内刺激胃窦部,胃泌素分泌增加,进而促使胃酸分泌旺盛,与胃溃疡的形成有关;当迷走神经兴奋性

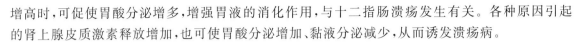
增高时,可促使胃酸分泌增多,增强胃液的消化作用,与十二指肠溃疡发生有关。各种原因引起的肾上腺皮质激素释放增加,也可使胃酸分泌增加、黏液分泌减少,从而诱发溃疡病。

（五）遗传因素

溃疡病在某些家庭中有高发趋势,说明本病的发生可能与遗传因素有关。

二、病理变化

肉眼观,胃溃疡多位于胃小弯近幽门处,尤其是胃窦部,在胃底或大弯侧极为少见。溃疡通常单发,呈圆形或椭圆形,直径多在 2 cm 以内。溃疡边缘整齐,状如刀切,底部平坦、洁净,溃疡穿透黏膜下层,深达肌层甚至浆膜层;溃疡周围的胃黏膜皱襞因受溃疡底部瘢痕组织的牵拉而呈放射状(图 16-3)。切面有时呈漏斗状,一般溃疡的贲门侧较深,其边缘耸立,而幽门侧较浅,为阶梯状。

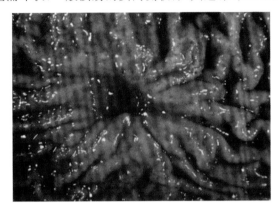

图 16-3　胃消化性溃疡

镜下观,溃疡底部由内向外大致分四层(图 16-4)。①渗出层:这是溃疡表面的少量炎性渗出物(中性粒细胞、纤维素等)。②坏死层:由红染、无结构的坏死组织构成。③肉芽组织层:新生的肉芽组织。④瘢痕层:由肉芽组织转化来的陈旧瘢痕组织构成。瘢痕组织内的小动脉因炎症刺激常发生增殖性动脉内膜炎,小动脉管壁增厚,管腔狭窄或有血栓形成。这种变化在一定程度上可防止溃疡内血管破裂、出血,但也可造成局部血供不足,使溃疡不易愈合。溃疡底部的神经节细胞及神经纤维常发生变性、断裂及小球状增生,这种变化可能是患者产生疼痛的原因之一。

十二指肠溃疡多发生在球部的前壁和后壁(图 16-5),溃疡直径多在 1 cm 以内,较小,较浅且易于愈合。其镜下特点与胃溃疡相似。

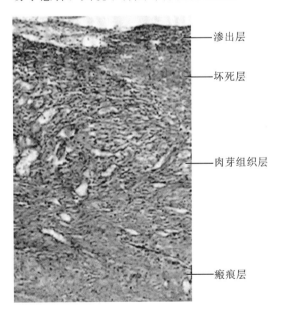

渗出层

坏死层

肉芽组织层

瘢痕层

图 16-4　消化性溃疡底部四层结构

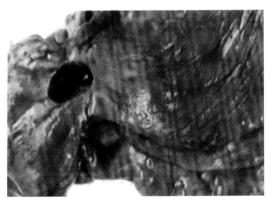

图 16-5　十二指肠球部溃疡

三、临床病理联系

1. 上腹部周期性疼痛　溃疡病患者的疼痛常与进食有明显关系,并且胃溃疡和十二指肠溃疡的疼痛规律不同。胃溃疡患者的疼痛多出现在餐后半小时至 1 h,可能是由于进食后胃泌素分泌增多,使胃酸分泌增加,刺激溃疡周边神经末梢,以及胃壁平滑肌痉挛。十二指肠溃疡疼痛多发生在饥饿时或夜间,进餐后减轻或消失,这与迷走神经兴奋性增高,刺激胃酸分泌增多有关。

2. 反酸、嗳气、上腹部饱胀感　胃酸刺激引起胃幽门括约肌痉挛及胃逆蠕动,以及早期幽门狭窄或幽门梗阻,使胃内容物向上反流,滞留在胃内的食物发酵等因素导致反酸、嗳气及上腹部饱胀感。

四、结局及并发症

1. 愈合　如果溃疡不再发展,底部渗出物及坏死组织逐渐被吸收、排出,已被破坏的肌层不能再生,由底部的肉芽组织增生、进而老化形成瘢痕组织填补修复。同时,周围黏膜上皮再生覆盖溃疡面而愈合,整个过程需 4～5 周。

2. 并发症　溃疡长期反复发作,可出现下列并发症:

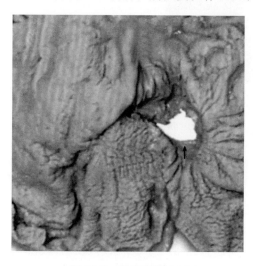

图 16-6　胃溃疡穿孔(↑)

(1)出血　占患者的 10%～35%,是溃疡病最常见的并发症。溃疡底部毛细血管破裂,溃疡表面有少量出血,患者大便潜血试验阳性。若溃疡底部大血管破裂,患者出现柏油样便及呕血,严重者可出现失血性休克。

(2)穿孔　约占患者的 5%。溃疡底部组织不断被侵蚀,最终穿透胃或十二指肠壁而发生穿孔(图 16-6)。十二指肠溃疡因肠壁较薄,易发生穿孔。当胃肠内容物经穿孔处漏入腹腔,可引起急性腹膜炎。当溃疡累及浆膜层并与邻近器官粘连后发生的穿孔,常形成局限性腹膜炎或脓肿。

(3)幽门狭窄　约占患者的 3%。持续时间较长的溃疡易形成大量瘢痕,瘢痕组织收缩可引起幽门狭窄,使胃内容物通过受阻,患者反复呕吐,呕吐物中含有宿食。严重者由于大量酸性胃液的丢失可致碱中毒。

(4)癌变　长期不愈的胃溃疡可发生癌变,癌变率不超过 1%。十二指肠溃疡几乎不癌变。溃疡边缘的黏膜上皮或腺体不断受到破坏、反复再生,在某种致癌因素作用下细胞可发生癌变。

知识链接

溃疡病的护理

1. 病情观察及对症护理　观察腹痛的部位、发生和持续时间、性质,疼痛剧烈者遵医嘱给予解痉止痛药;观察呕吐物的颜色、量,呕吐严重者及时补充液体,纠正水电解质紊乱等。

2. 健康教育　向患者及家属讲解溃疡病的发病因素并指导患者养成良好的生活习惯,作息规律、少食多餐、避免进食刺激性食物,戒烟、戒酒;按时按量服药;慎用或勿用水杨酸类药物等。

第三节 病毒性肝炎

病毒性肝炎是由肝炎病毒引起的以肝实质细胞变性、坏死为主要病变的一种传染病。已知的引起病毒性肝炎的肝炎病毒有甲型(HAV)、乙型(HBV)、丙型(HCV)、丁型(HDV)、戊型(HEV)和庚型(HGV)六种。我国乙型病毒性肝炎最多见,其次是丙型和甲型。

重点:病毒性肝炎的病理变化、类型、病变特点及临床病理联系。

一、病因和发病机制

病毒性肝炎的发病机制至今尚未完全被阐明,不同类型的病毒致损伤机制可能有所不同。各型肝炎病毒的特点见表16-2。

表 16-2 各型肝炎病毒的特点

病毒名称	病毒类型	潜伏期(周)	肝细胞性肝癌	传播途径
HAV	RNA型	2～6	无	消化道
HBV	DNA型	4～26	有	密切接触、输血、注射
HCV	RNA型	2～26	有	密切接触、输血、注射
HDV	RNA型	4～7	有	密切接触、输血、注射
HEV	RNA型	2～8	不详	消化道
HGV	RNA型	不详	无	输血、注射

1.甲型肝炎病毒 一种RNA病毒,经消化道传染,潜伏期短,可散发或造成流行。HAV通过肠黏膜上皮经门静脉到达肝脏,在肝细胞内复制,分泌入胆汁,故粪便中可查到病毒。HAV并不直接损伤细胞,可能通过细胞免疫机制导致肝细胞损伤。甲型肝炎通常急性起病,极少出现急性重型肝炎,一般无携带者状态,也不导致慢性肝炎。大多可以痊愈。

2.乙型肝炎病毒 一种DNA病毒,在我国是慢性肝炎的主要致病原,可最终导致肝硬化。HBV主要经密切接触、输血及注射传播,在高发区,母婴传播也很明显。HBV侵入人体后,并不直接作用于肝细胞,而是在肝细胞内复制后释放入血,由于个体的免疫反应和感染的HBV数量与毒力不同,引起肝细胞病变的类型和损伤程度也有差异,因而表现出不同的临床病理类型:①当机体免疫功能正常,感染的病毒数量较少且毒力较弱时,引起急性(普通型)肝炎;②当机体免疫功能过强,感染病毒数量多且毒力强时,引起重型肝炎;③当机体免疫功能不足,部分病毒不能被杀灭,而是在肝细胞内反复复制,则易演变成慢性肝炎;④当机体免疫功能缺陷或耐受时,病毒与宿主共存,受感染的肝细胞不受损伤,宿主成为无症状病毒携带者。

3.丙型肝炎病毒 一种单链RNA病毒,其传播途径主要为注射或输血。HCV可直接破坏肝细胞,也可通过细胞免疫机制损伤肝细胞,感染者约3/4可演变成慢性肝炎,20%可进展为肝硬化,部分可发生肝细胞性肝癌。

4.丁型肝炎病毒 一种复制缺陷型RNA病毒,它必须依赖HBV复合感染才能复制。约90%的患者可以恢复,仅少数演变成HBV/HDV复合性慢性肝炎,少数发生急性重型肝炎。

5.戊型肝炎病毒 一种单链RNA病毒,主要通过消化道传播,易在雨季或洪水过后暴发流行,多见于秋冬季节。HEV一般不导致携带者状态和慢性肝炎,大多数病例预后良好,但妊娠期戊型肝炎发生重症肝炎的比例较高,死亡率高达20%。

6.庚型肝炎病毒 一种单链RNA病毒。HGV能在单核细胞中复制,故其是否为嗜肝病毒尚有争议。主要通过污染的血液或血制品传播,也可经性传播。本型肝炎多见于透析的患者。部分患者可演变成慢性。

二、基本病理变化

各型病毒性肝炎的基本病理变化相同，都以肝细胞的变性、坏死为主，伴有不同程度的炎细胞浸润、肝细胞再生和间质纤维组织增生。

1. 肝细胞变性

（1）细胞水肿　为最常见的病变。光镜下可见肝细胞肿大，胞质呈疏松、半透明的网状，称为胞质疏松化（图 16-7）；病变进一步发展，肝细胞高度肿胀，由多角形变为圆球形，胞质几乎完全透明，称为气球样变（图 16-8）。

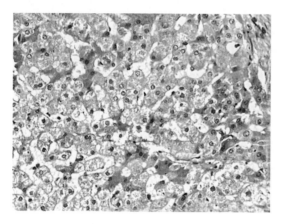

图 16-7　肝细胞水肿

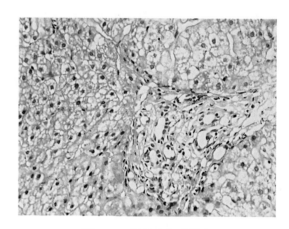

图 16-8　肝细胞气球样变

（2）嗜酸性变　一般仅累及单个或数个肝细胞，散在于肝小叶内。光镜下见病变的肝细胞体积缩小，胞质浓缩，嗜酸性增强，呈红色，细胞核染色亦较深。

2. 肝细胞坏死与凋亡

（1）溶解性坏死　由严重的细胞水肿发展而来，肝细胞崩解、消失。不同类型的病毒性肝炎，坏死的范围及程度不同。①点状坏死：肝小叶内散在的单个或数个肝细胞的坏死，常见于急性（普通型）肝炎（图 16-9）。②碎片状坏死：肝小叶周边界板肝细胞的灶性坏死和崩解，常见于慢性（普通型）肝炎（图 16-10）。③桥接坏死：在中央静脉与汇管区之间、两个中央静脉之间或两个汇管区之间出现的互相连接的肝细胞坏死带。④大片坏死：波及肝小叶较大范围或几乎累及整个肝小叶的大范围坏死，常见于重型肝炎。

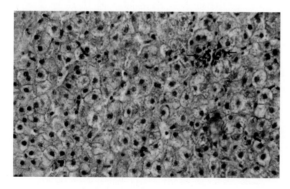

图 16-9　急性（普通型）肝炎（点状坏死↑）

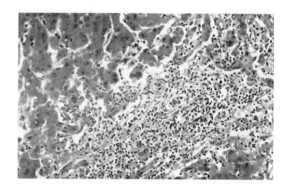

图 16-10　慢性（普通型）肝炎（碎片状坏死）

（2）凋亡　嗜酸性变继续发展，胞质进一步浓缩，核浓缩消失，最后形成深红色浓染的球形小体，称为嗜酸性小体（凋亡小体），为单个肝细胞的死亡，曾被认为是嗜酸性坏死。

3. 炎细胞浸润　在肝小叶内和汇管区有灶状或散在的炎细胞浸润，主要为淋巴细胞和单核细胞，也可见少量中性粒细胞和浆细胞。

4. 再生

（1）肝细胞再生　在坏死的肝细胞周围常出现肝细胞再生。再生的肝细胞体积较大，胞质略呈嗜碱性,核大深染,可见双核。再生的肝细胞可沿原有的网状支架排列,但如果坏死较重或反复坏死,原小叶内的网状支架塌陷,再生的肝细胞则呈团块状排列,称为结节状再生(图 16-11)。

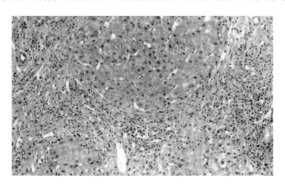

图 16-11　肝细胞结节状再生

(2)间质反应性增生和小胆管增生　间质反应性增生包括:①Kupffer 细胞增生,可脱入肝窦内,成为游走的巨噬细胞,吞噬坏死组织碎片或色素颗粒;②间叶细胞和成纤维细胞增生,参与损伤的修复;③慢性且坏死较严重的病例,在汇管区或大片坏死灶内可见小胆管增生。

5.纤维化　肝脏的炎症反应和中毒性损伤引起纤维化。早期纤维化可沿汇管区周围或中央静脉分布,随着纤维化的不断发展,肝脏被分割成由纤维包绕的结节,最终形成肝硬化。

三、临床病理类型

(一)普通型病毒性肝炎

1.急性(普通型)肝炎　最常见,各型肝炎病毒均可引起。根据患者是否出现黄疸,分为黄疸型和无黄疸型两种,其病理变化基本相同。我国以无黄疸型多见,且主要是乙型病毒性肝炎。

(1)病理变化　肝脏肿大,表面光滑,质地较软。病变主要位于肝小叶内,肝细胞出现广泛的变性,以细胞水肿为主,表现为胞质疏松化,严重者气球样变。肝细胞坏死轻微,可见点状坏死和嗜酸性小体。由于肝细胞体积增大,肝窦受压变窄,肝细胞内可见淤胆现象。坏死区与汇管区轻度炎细胞浸润。

(2)临床病理联系　肝细胞弥漫性肿胀,使肝脏体积增大,包膜紧张,刺激神经末梢,引起肝区疼痛。肝细胞坏死后细胞内酶释放入血,SGPT 升高,还可引起多种肝功能异常,病变较重者出现肝细胞性黄疸,血清胆红素升高或尿胆红素阳性。

(3)结局　点状坏死的肝细胞可以完全再生修复,故多数患者在 6 个月内可治愈,特别是甲型肝炎预后较好。但乙型、丙型肝炎往往恢复较慢,其中乙型肝炎5%～10%、丙型肝炎约70%可转变为慢性肝炎。

2.慢性(普通型)肝炎　病毒性肝炎病程持续半年以上即为慢性肝炎。

(1)病理变化　镜下见不同程度的肝细胞变性、坏死及炎症反应,在坏死区及汇管区有不同程度的纤维组织增生,增生的纤维组织分割肝小叶,健存的肝细胞结节状再生。病变根据肝细胞坏死、炎症、纤维化程度,将慢性肝炎分为轻度、中度、重度三种类型,见表 16-3。

表 16-3　慢性(普通型)肝炎病变比较

	轻度慢性肝炎	中度慢性肝炎	重度慢性肝炎
肝细胞坏死	点状坏死,偶见轻度碎片状坏死	中度碎片状坏死,有桥接坏死	重度碎片状坏死,明显桥接坏死
炎细胞浸润	有	明显	明显
纤维化程度	轻度	中度,有纤维间隔形成	重度,大量纤维间隔分割肝小叶
肝小叶结构	保存	大部分保存	大部分破坏

(2)临床病理联系　患者有肝大及肝区疼痛,重者还可伴有脾大。实验室检查患者 SGPT、胆红素有不同程度升高,白蛋白降低或白蛋白与球蛋白比值下降等。

（3）结局　轻度慢性肝炎可痊愈或病变相对静止。如病变反复发作,最终发展为肝硬化。若在慢性肝炎的基础上继续发生新鲜的大片坏死,即转为重型肝炎。

（二）重型病毒性肝炎

重型病毒性肝炎是最严重的一种病毒性肝炎,较少见。根据发病急缓和病变程度的不同,又可分为急性重型肝炎和亚急性重型肝炎。

1.急性重型肝炎　起病急,病变进展迅速,病情严重,病程短,大多为10天左右,死亡率高。临床上又称之为暴发型、电击型或恶性肝炎。

（1）病理变化　肝脏体积明显缩小,重量可减轻至600～800 g,以左叶为甚,质地柔软,被膜皱缩,切面呈黄色或红褐色,部分区域红黄相间,又称急性黄色肝萎缩或急性红色肝萎缩（图16-12）。镜下观,肝细胞弥漫性大片坏死,肝细胞索解离、细胞溶解（图16-13）。坏死多从肝小叶中央开始并迅速向四周扩展,仅在小叶周边部残存少许变性的肝细胞,残留的肝细胞无明显再生现象。肝窦明显扩张、充血甚至出血。Kupffer细胞增生、肥大,吞噬活跃。坏死区及汇管区可见大量炎细胞浸润,其中以淋巴细胞、巨噬细胞浸润为主。

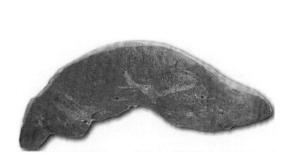

图16-12　急性黄色肝萎缩

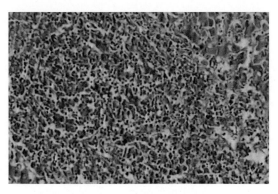

图16-13　急性重型肝炎

（2）临床病理联系　由于大量肝细胞溶解性坏死,可导致:①胆红素大量入血引起重度黄疸;②凝血因子合成障碍导致机体产生明显的出血倾向;③肝功能衰竭,解毒功能出现障碍,导致肝性脑病。此外,由于毒血症和出血等因素,使肾脏血管强烈持续收缩,肾血液供应严重不足,肾小管因缺血而发生变性坏死,导致急性肾功能衰竭,称为肝肾综合征。

（3）结局　本型肝炎患者多数在短期内死亡,死亡原因有肝功能衰竭（肝性脑病）、消化道大出血、肾功能衰竭、DIC等。少数可迁延为亚急性重型肝炎。

2.亚急性重型肝炎　起病较急性重型肝炎缓和,病程较长,一般可达数周至数月,多由急性重型肝炎迁延而来,少数由急性（普通型）肝炎恶化而来。

（1）病理变化　肝脏体积缩小,包膜皱缩,重量减轻,质地软硬程度不一,表面可见大小不一的结节。切面可见坏死区呈土黄色或红褐色,再生结节因胆汁淤积而呈黄绿色。镜下见肝细胞大片坏死,坏死区网状纤维支架塌陷并胶原化,再生的肝细胞不能沿原有支架排列而呈不规则结节状。肝小叶内外可见炎细胞浸润,主要为淋巴细胞和单核细胞。陈旧的病变区可见结缔组织增生明显。

（2）结局　若治疗及时得当,病变可能停止进展或治愈。如病程较长,且病变呈反复进行性发展,可逐渐转变为坏死后性肝硬化。

知识链接

病毒性肝炎的护理

1.隔离　甲型病毒性肝炎、戊型病毒性肝炎患者进行消化道隔离,嘱患者注意个人卫生,乙型病毒性肝炎、丙型病毒性肝炎患者还要进行血液和体液隔离。

2.病情观察 观察患者有无精神及神志的改变、有无出血倾向,预防肝性脑病发生。

3.休息与活动 嘱患者注意休息,以降低机体代谢率,增加肝脏血流,有利于肝细胞修复。

第四节 肝 硬 化

肝硬化是指多种原因引起的肝细胞弥漫性变性、坏死,纤维组织增生和肝细胞结节状再生,这三种病变反复交错进行,导致肝脏变形、变硬的一种常见的慢性肝脏疾病。发病年龄大多在20~50岁,男女发病率无明显差异。由于引起肝硬化的病因及其发病机制较为复杂,所以至今尚无统一的分类方法。国际形态分类将肝硬化分为大结节型、小结节型、大小结节混合型及不全分割型四种类型。我国采用的是结合病因、病理变化和临床表现的综合分类方法,分为门脉性、坏死后性、胆汁性、淤血性、寄生虫性肝硬化等类型。其中以门脉性肝硬化最常见,其次为坏死后性肝硬化。下面主要介绍这两种类型的肝硬化。

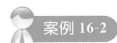 **案例 16-2**

患者,男,45岁,因水肿、腹胀2个月,黑便2天入院。患者5年前曾因患急性乙型病毒性肝炎住院治疗。查体:消瘦、贫血、巩膜轻度黄染,上胸部可见蜘蛛痣,双侧乳腺轻度肿大,腹部膨隆,脐周围静脉及腹壁静脉曲张,下肢呈凹陷性水肿。问题:

1.请问对患者应做何诊断? 诊断依据是什么?

2.患者大便呈黑色的可能原因是什么? 脐周围静脉及腹壁静脉为何曲张?

3.患者肝脏可能会出现哪些病理学改变?

一、门脉性肝硬化

门脉性肝硬化(portal cirrhosis)是最常见的一种肝硬化类型,相当于国际形态分类中的小结节型肝硬化。

（一）病因及发病机制

门脉性肝硬化的发病机制尚未完全清楚,多种因素均可引起肝细胞的损害进而发展为肝硬化。常见因素如下。

1.病毒性肝炎 我国肝硬化的主要病因。尤其是乙型和丙型病毒性肝炎与肝硬化的发生关系密切。据统计,我国肝硬化患者 HBsAg 阳性率高达76.7%。

2.慢性酒精中毒 长期酗酒是引起门脉性肝硬化的重要因素之一,在欧美一些国家更为突出。研究发现,酒精在体内代谢过程中产生的乙醛对肝细胞有直接损伤作用,使肝细胞发生脂肪变性,进而逐渐进展为肝硬化。

3.营养缺乏 若食物中长期缺乏胆碱类或蛋氨酸等物质时,可使肝脏合成磷脂障碍,引起脂肪肝并逐渐发展为肝硬化。

4.毒物损伤 某些化学物质如砷、四氯化碳、黄曲霉素等 对肝细胞有损伤作用,若长期作用可导致肝硬化。

上述各种因素均可引起肝细胞损害,长期、反复作用可导致肝细胞变性、坏死及炎症反应,继发肝内广泛胶原纤维增生和肝细胞结节状再生。胶原纤维可由塌陷的网状纤维胶原化形成,也可由汇管区增生的成纤维细胞分泌产生。增生的胶原纤维一方面向肝小叶内伸展,分割肝小叶,

重点:门脉性肝硬化的病理变化及临床病理联系。

另一方面与肝小叶内的胶原纤维连接形成纤维间隔包绕原有的或再生的肝细胞团,形成假小叶。这些病变随着肝细胞不断坏死与再生反复进行,最终形成弥漫全肝的假小叶,导致肝脏结构和血液循环途径被改建、肝功能障碍,形成肝硬化。

(二)病理变化

肉眼观,早期肝脏体积正常或略增大,重量增加,质地稍硬或正常。晚期肝脏体积明显缩小,被膜增厚,重量减轻,硬度增加,表面和切面均可见弥漫全肝的小结节,结节间有灰白色纤维组织间隔包绕,结节直径多在 0.1～0.5 cm 之间,一般不超过 1 cm(图 16-14)。

镜下,肝小叶正常结构破坏,被假小叶所取代。假小叶是肝硬化重要的形态学标志,是由广泛增生的纤维组织分割包绕原来的肝小叶及再生的肝细胞结节,形成大小不等的、圆形或类圆形的肝细胞团(图 16-15),其特点包括:①肝细胞排列紊乱,可有变性、坏死及再生的肝细胞;②中央静脉偏位、缺如或有两个以上,有时可见汇管区也被包绕在假小叶内;③再生的肝细胞结节中,肝细胞体积较大,核大深染,可见双核;④包绕假小叶的纤维间隔宽窄较一致,内有少量淋巴细胞和单核细胞浸润,并可见小胆管增生和假胆管形成。

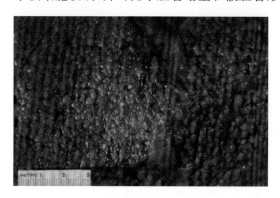

图 16-14　门脉性肝硬化结节状再生

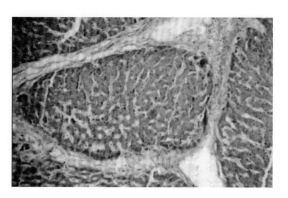

图 16-15　假小叶

(三)临床病理联系

1. 门脉高压症　导致门静脉压力增高的原因:①肝内肝动脉小分支与门静脉小分支在汇入肝窦前形成异常吻合,压力高的动脉血流入门静脉,导致门静脉压力增高(窦前性);②肝内广泛纤维组织增生,肝窦闭塞或窦周纤维化,使门静脉循环受阻(窦性阻塞);③假小叶压迫小叶下静脉,使肝窦内血液流出受阻,进而妨碍门静脉血流入肝窦(窦后性阻塞)。门静脉压力升高使其所属器官的静脉血液回流受阻,患者常出现一系列症状和体征,临床上称为门脉高压症,主要表现如下:

(1)淤血性脾大　由于脾静脉回流受阻,引起脾慢性淤血和结缔组织增生而肿大。脾肿大可引起脾功能亢进,对血细胞破坏较严重。肝硬化患者中有 70%～85% 可出现脾肿大。

(2)腹腔积液　多发生于肝硬化晚期,为淡黄色、澄清透明的漏出液,量大时患者腹部明显膨隆。腹腔积液形成的机制:①门静脉压力升高使门静脉系统的毛细血管流体静脉压升高,血管壁通透性增大,液体漏入腹腔;②由于肝功能障碍,肝脏合成白蛋白的功能降低,致使血浆胶体渗透压下降;肝脏灭活醛固酮和抗利尿激素的能力减弱,导致水钠潴留而促使腹腔积液形成;③窦性或窦后性阻塞可使肝窦内压力升高,淋巴生成增多,部分液体经肝被膜及肝门淋巴管漏入腹腔,形成腹腔积液。

(3)侧支循环形成　门静脉压力升高时,主要侧支循环通路及其并发症(图 16-16):①胃底与食管下段静脉丛曲张:门静脉血经胃冠状静脉、食管静脉丛、奇静脉入上腔静脉,致胃底与食管下段静脉丛曲张,破裂后可发生致命性上消化道大出血,是肝硬化患者常见死因之一;②直肠静脉丛曲张:门静脉血经肠系膜下静脉、直肠静脉丛、髂内静脉流入下腔静脉,常引起直肠静脉丛曲张,形成痔核,破裂可出现便血;③脐周静脉曲张:门静脉血经附脐静脉、脐周静脉网,而后向上经胸腹壁静脉进入上腔静脉、向下经腹壁下静脉进入下腔静脉,引起脐周静脉高度扩张,形成"海蛇头"现象。

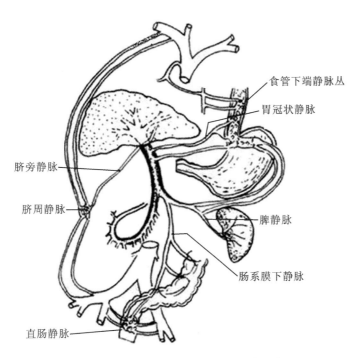

食管下端静脉丛

胃冠状静脉

脐旁静脉

脐周静脉

脾静脉

肠系膜下静脉

直肠静脉

图 16-16　门脉高压症时侧支循环形成示意图

（4）胃肠道淤血、水肿　由于门静脉压力升高,胃肠静脉血回流受阻使胃肠壁发生淤血、水肿,造成患者消化吸收功能障碍,出现腹胀、食欲减退、消化不良等症状。

2.肝功能障碍　肝细胞长期反复受损后,不能完全再生代偿损伤肝细胞的功能时,可出现肝功能不全的症状和体征。

（1）蛋白质合成障碍　肝细胞受损后,蛋白质合成减少,血浆白蛋白含量减少,出现白蛋白和球蛋白比值下降或倒置现象。

（2）出血倾向　肝脏合成凝血因子减少,以及脾功能亢进使血小板破坏过多,患者常出现皮肤、黏膜或皮下出血。

（3）黄疸　由于肝细胞受损及毛细胆管淤胆,使肝细胞对胆红素的摄取和排泄障碍,患者可出现肝细胞性黄疸。

（4）雌激素灭活障碍　肝功能不全时对雌激素灭活障碍致体内雌激素水平升高,造成小动脉末梢扩张,患者常在面、颈、胸、前壁及手背等处出现"蜘蛛痣";男性患者还可出现乳腺发育、睾丸萎缩;女性可表现为月经紊乱、不孕等;部分患者还可出现"肝掌",即两手掌的大、小鱼际呈潮红色。

（5）肝性脑病　肝功能极度衰竭的表现,是肝硬化最严重的后果,也是患者死亡的又一重要原因。

二、坏死后性肝硬化

坏死后性肝硬化(postnecrotic cirrhosis)是在肝细胞发生大片坏死的基础上形成的,相当于国际形态分类中的大结节型和大小结节混合型肝硬化。

（一）病因及发病机制

1.病毒性肝炎　多由亚急性重型肝炎迁延而来。慢性肝炎反复发作坏死严重时,也可发展为本型肝硬化。

2.药物及化学物质中毒　某些药物或化学物质可引起肝细胞弥漫性中毒性坏死,继而出现结节状再生,发展为坏死后性肝硬化。

（二）病理变化

肉眼观,肝脏体积缩小,质地变硬,重量减轻,以左叶为甚。表面结节大小不一,大者可达5～

6 cm。切面呈黄绿色或黄褐色,纤维结缔组织间隔宽,且厚薄不一。镜下观,假小叶形态大小不等,有时可见较大的肝小叶内有数个相对完整的肝小叶;假小叶内的肝细胞有不同程度的变性、坏死和胆色素沉积;大量炎细胞浸润和小胆管增生。

（三）结局

因肝细胞坏死较严重,病程较短,故肝功能障碍明显且出现较早,而门脉高压症较轻且出现晚。癌变率也较门脉性肝硬化高。

知识链接

肝硬化的护理

1.病情观察　注意观察生命体征、尿量、体重、有无呕血及黑便、有无精神行为异常。

2.饮食护理　选择易消化、高热量、高蛋白质、高维生素的食物,避免粗糙及刺激性食物。若出现肝性脑病先兆应限制或禁食蛋白质。

3.皮肤护理　黄疸患者皮肤瘙痒,腹腔积液患者多伴皮肤干燥、水肿、抵抗力下降,可每日用温水擦浴,保持皮肤清洁。

4.休息　避免过度劳累,晚期患者应卧床休息。

第五节　消化系统常见肿瘤

一、食管癌

重点:食管癌、胃癌、大肠癌、肝癌的病变类型及临床病理联系。

食管癌(esophagus carcinoma)是由食管黏膜上皮或腺体发生的恶性肿瘤。我国是食管癌高发区,全世界每年约30万人死于食管癌,其中一半是中国人,男性多于女性,发病年龄多在40岁以上,50～60岁多见。临床上主要表现为不同程度的吞咽困难。

（一）病因

1.饮食习惯　长期饮酒、吸烟及食用含有亚硝酸盐类的食物与食管癌的发生有关。长期进食过热、过硬及粗糙的食物,可刺激和损伤食管黏膜,为食管癌的发生创造了条件。

2.遗传因素　食管癌的家族聚集现象较为明显,有研究发现食管癌的发病可能与遗传易感性有一定关系。最新代谢酶基因多态性与食管癌易感性的关系已受到学者关注。

3.慢性炎症　病理学研究表明,食管癌患者食管黏膜的非癌部分均有不同程度的慢性炎症,各种长期不愈的食管炎可能是食管癌的癌前病变。

（二）病理变化

食管癌好发于三个生理狭窄处,中段最多见,其次是下段,上段最少。根据病理变化,结合临床表现和影像学检查,可将食管癌分为早期癌和中晚期癌。

1.早期癌　患者往往临床症状不明显,多为原位癌或黏膜内癌,病变局限,未侵犯肌层,无淋巴结转移。

肉眼观,病变处黏膜粗糙或轻度糜烂,X线钡餐检查管壁正常或轻度局限性僵硬。镜下观,绝大部分为鳞状细胞癌。

2.中晚期癌　此期患者多出现吞咽困难等典型临床症状,又称进展期癌。根据肉眼形态可分为四种类型(图16-17)。

（1）髓质型　最多见。肿瘤组织在食管壁内浸润性生长,使管壁均匀性增厚,管腔狭窄,表面形成深浅不一的溃疡。切面,癌组织呈灰白色,质地较软似脑髓。

(2)蕈伞型　肿瘤呈卵圆形肿块,扁平如蘑菇状突入食管腔内,表面常有浅溃疡。

(3)溃疡型　常见,肿瘤表面形成溃疡,溃疡形状不整,边缘隆起,底部凹凸不平,深达肌层。

(4)缩窄型　癌组织在食管壁内呈浸润性生长,质地较硬,累及食管全周。癌肿内纤维组织增生,由于纤维组织收缩牵拉,使局部食管形成环状狭窄,狭窄上端食管管腔明显扩张。

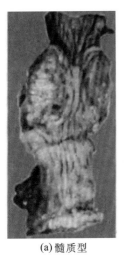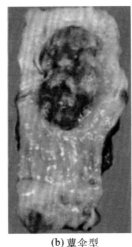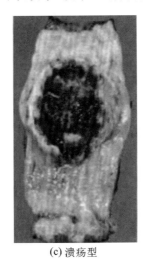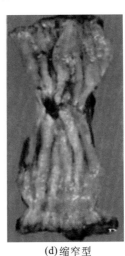

(a)髓质型　　　　　(b)蕈伞型　　　　　(c)溃疡型　　　　　(d)缩窄型

图 16-17　中晚期食管癌

镜下观,中晚期食管癌组织学类型鳞状细胞癌最多见,其次为腺癌。大部分腺癌来自贲门,少数来自食管黏膜下腺体。

(三)扩散

1.直接蔓延　癌组织可穿透食管壁直接侵入邻近组织和器官。上段癌可侵及喉、气管和颈部软组织;中段癌可侵及支气管、肺,侵入支气管者可形成食管支气管瘘;下段癌可侵及贲门、膈肌及心包等处。

2.淋巴道转移　为食管癌的常见转移方式。转移部位与食管淋巴引流途径一致。上段癌常转移到食管旁、颈部及上纵隔淋巴结;中段癌可转移至食管旁或肺门淋巴结;下段癌常转移到食管旁、贲门及腹腔上部淋巴结。

3.血道转移　主要见于晚期患者,常转移至肝和肺。

(四)临床病理联系

早期食管癌无明显症状,随着病变的发展,患者可出现轻微的胸骨后疼痛、烧灼感或哽噎感。中晚期食管癌,由于癌肿不断浸润性生长,使管壁狭窄,常表现为进行性加重的吞咽困难,甚至不能进食,加上肿瘤的侵蚀性消耗,最终导致恶病质、全身衰竭而死亡。

重点:食管癌扩散特点。

二、胃癌

胃癌(stomach carcinoma)是由胃黏膜上皮和腺上皮发生的恶性肿瘤,是我国最常见的消化道恶性肿瘤之一。好发年龄为 40～60 岁,男性多于女性。

(一)病因和发病机制

胃癌的病因和发病机制尚未完全阐明,其发生可能与下列因素有关。

1.饮食　大量食用烟熏食物、食物过热或刺激性较强等可能是导致胃癌发生的因素。

2.环境因素　胃癌的发生有一定的地理分布特点,如日本、拉丁美洲部分国家及中国的某些地区发病率较高。移民流行病学调查显示,从高发区移民到低发区,其下一代胃癌发生率会相应降低,由低发区移民到高发区,其下一代胃癌发生率也会相应升高,由此提示胃癌的发生与环境因素有关。

3.幽门螺杆菌感染　研究表明,幽门螺杆菌感染可导致胃黏膜上皮细胞肿瘤相关基因的 CpG 岛甲基化、细胞凋亡等,提示幽门螺杆菌感染与胃癌发生可能有关。

4.其他　某些长期未治愈的慢性胃疾病,如慢性萎缩性胃炎、胃息肉、胃溃疡病伴异型性增生、胃肠黏膜上皮化生等与胃癌发生关系密切。

（二）病理变化

胃癌好发于胃窦部,尤其是胃小弯侧多见。根据癌组织浸润范围分为早期胃癌和中晚期胃癌（进展期胃癌）。

1.早期胃癌　癌组织浸润局限于黏膜层及黏膜下层,未达肌层,无论是否有无淋巴结转移。早期胃癌中,瘤体直径小于 0.5 cm 称为微小癌;直径 0.6～1.0 cm 者称为小胃癌;多由内镜活检发现。另外内镜检查时在疑似癌变处钳取活检确诊为癌,但手术切除标本经节段性连续切片均未发现癌者,称为一点癌。早期胃癌大体可分为隆起型、表浅型、凹陷型三种类型,其中凹陷型最常见。

镜下观,早期胃癌以原位癌及高分化管状腺癌多见,其次为乳头状腺癌。

早期胃癌术后 5 年生存率达 90％以上,提高认识、早期发现,可提高胃癌手术后的 5 年生存率及改善预后。

2.中晚期胃癌　癌组织浸润深度超过黏膜下层或浸润胃壁全层。根据肉眼形态可分为三型:

（1）息肉型　癌组织向黏膜表面生长,呈息肉状或菜花状突入胃腔内,表面有深浅不一的溃疡。

（2）溃疡型　部分癌组织坏死脱落形成似火山口状的溃疡,直径多超过 2 cm,底部凹凸不平。注意此型胃癌应与胃溃疡相鉴别（表 16-3）。

表 16-3　良、恶性溃疡的肉眼形态鉴别

项　　目	胃 溃 疡	溃疡型胃癌
外形	圆形或椭圆形	不整齐,皿状或火山口状
大小	直径一般小于 2 cm	直径一般超过 2 cm
深度	较深	较浅
边缘	整齐,不隆起	不整齐,常隆起
底部	平坦,干净	凹凸不平,有出血、坏死
周围黏膜	皱襞向溃疡处集中,呈放射状	黏膜皱襞中断,呈结节状肥厚

（3）浸润型　胃黏膜皱襞大部分消失,癌组织在胃壁内呈局限性或弥漫性浸润,与周围正常组织分界不清,有时可见浅表溃疡。若为弥漫性浸润伴纤维组织增生时,可导致胃壁普遍增厚变硬,胃腔缩小,似皮革袋状,故又称"革囊胃"。

胃癌组织类型主要为腺癌,常见类型为管状腺癌和黏液癌。同一胃癌标本中,往往有两种以上的组织类型同时存在。

（三）扩散

重点:胃癌扩散特点。

1.直接蔓延　癌组织向胃壁各层浸润,穿透胃壁后直接侵犯至邻近组织和器官,如肝、脾及大网膜等处。

2.淋巴道转移　是胃癌的主要转移途径。首先转移到局部淋巴结,如胃幽门下及胃小弯侧的局部淋巴结,进一步可转移到腹主动脉旁淋巴结、肝门及肠系膜根部等处的淋巴结。晚期经胸导管转移至左锁骨上淋巴结。

3.血道转移　多发生于胃癌晚期,癌组织常经门静脉转移至肝,也可远处转移至肺、骨及脑等。

4. 种植性转移　胃癌尤其是胃黏液癌的癌细胞侵至浆膜面时,可脱落种植于腹腔及盆腔器官表面,形成转移瘤。女性常可在双侧卵巢形成转移性黏液癌,称 Krukenberg 瘤。

（四）临床病理联系

早期无明显症状,进展期出现食欲不振、消瘦、乏力、贫血、上腹部进行性加重的疼痛等。贲门癌可引起吞咽困难,幽门癌可引起幽门梗阻。癌组织侵破浆膜者可引起穿孔,导致弥漫性腹膜炎。

三、大肠癌

大肠癌(carcinoma of the large intestine)是大肠黏膜上皮和腺体发生的恶性肿瘤,包括结肠癌和直肠癌。在消化道恶性肿瘤中,大肠癌的发病率仅次于胃癌和食管癌,且呈上升趋势。在我国大肠癌的发病情况是城市高于农村,男性比女性增加的快,发病年龄趋向年轻化。

（一）病因

1. 饮食因素　高营养低纤维饮食与大肠癌发病有关,可能是此类食物不利于有规律地排便,延长了肠黏膜与食物中可能含有的致癌物的接触时间。

2. 遗传因素　家族性腺瘤性息肉病是一种单基因遗传病,在该病患者体内发现有一种单基因突变体,对息肉的恶变有易感性,说明大肠癌的发生与遗传有关。

3. 伴有肠黏膜增生的慢性肠疾病　一些发生在大肠的病变如肠息肉状腺瘤、绒毛状腺瘤、结肠血吸虫病、慢性溃疡性结肠炎等,经久不愈可发生癌变。

（二）病理变化

大肠癌好发部位以直肠最多见,其次为乙状结肠、盲肠、升结肠、横结肠和降结肠。根据大体形态特点,可分为四种类型:

1. 隆起型　多为分化较高的腺癌,好发于右侧大肠。肿瘤呈息肉状或盘状突向肠腔,表面常发生坏死和浅表溃疡(图16-18)。

2. 溃疡型　较常见。肿瘤表面形成较深溃疡或呈火山口状,直径多在 2 cm 以上。

3. 浸润型　又称缩窄型,好发于左侧结肠。癌组织向肠壁深层弥漫浸润性生长,常累及肠管全周。若伴有纤维组织增生,肠壁增厚、变硬,则使局部肠管周径明显缩小,形成环状狭窄。

4. 胶样型　肿瘤表面及切面均呈半透明胶冻状,此类型预后较差。

大肠癌肉眼形态在左右结肠略有不同。左侧结肠癌浸润型多见,易引起肠腔狭窄,早期可出现肠梗阻症状。右侧结肠癌以隆起息肉型多见,可在右下腹触及肿块。

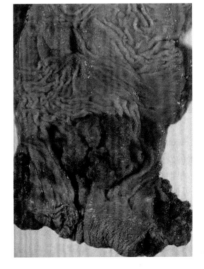

图 16-18　直肠癌(隆起型)

镜下观,大肠癌主要以高分化管状腺癌及乳头状腺癌多见,其次为黏液腺癌、印戒细胞癌、未分化癌和鳞状细胞癌等,后者常发生于直肠肛门附近。

（三）扩散

1. 直接蔓延　当癌组织浸润达浆膜层后,可直接蔓延至邻近器官,如腹膜、前列腺及膀胱等处。

2. 转移

（1）淋巴道转移　若癌组织穿透肌层,淋巴道转移率明显升高。一般先转移至癌肿所在部位的局部淋巴结,再沿淋巴引流方向到达远处淋巴结。

重点:大肠癌扩散特点。

(2)血道转移　晚期癌细胞可沿血道转移至肝、肺、脑等处。

(3)种植性转移　癌细胞穿破肠壁浆膜,脱落播散至腹腔内,形成种植性转移。

(四)临床病理联系

早期无明显症状,之后可出现排便习惯及粪便性状的改变,以便血最多见。患者有腹部疼痛、腹部肿块。后期出现贫血、体重明显下降、腹腔积液及恶病质。

四、原发性肝癌

原发性肝癌(primary carcinoma of the liver)是由肝细胞或肝内胆管上皮细胞发生的恶性肿瘤,是我国常见肿瘤之一,发病率男性多于女性。因肝癌发病隐匿,早期无明显症状,发现时多为晚期,死亡率较高。

(一)病因

1.病毒性肝炎　乙型肝炎病毒与肝癌的发生有密切关系,其次为丙型肝炎病毒。据统计,在肝癌高发区,60%~90%的肝癌患者有 HBV 感染。

2.肝硬化　在我国肝癌与肝硬化关系密切,尤其是坏死后性肝硬化。

3.酒精　是肝癌的致癌因子之一,先引起肝硬化,而后产生肝癌。

4.真菌及其毒素　黄曲霉素 B_1 有强烈致癌作用,在肝癌高发区,食物被黄曲霉菌污染的情况也较严重。

(二)病理变化

分早期肝癌和中晚期肝癌。

1.早期肝癌　又称小肝癌,是指单个癌结节最大直径在 3 cm 以下,或两个癌结节合计最大直径不超过 3 cm 的原发性肝癌。癌组织多呈球形,与周围组织分界清楚,切面均匀一致,无出血、坏死。

2.中晚期肝癌　肝脏明显肿大,重量显著增加(常达 2000~3000 g 或以上),可因淤胆呈黄绿色或棕褐色,大体形态可分为以下三型。

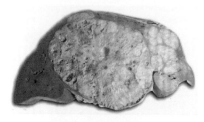

图 16-19　肝癌(巨块型)

(1)巨块型　肿瘤形成巨大肿块,直径超过 10 cm,多位于肝右叶(图 16-19)。切面可见肿瘤中心部常有出血坏死,周围常有多少不等的卫星状癌结节,本型不合并或仅合并轻度肝硬化。

(2)多结节型　最多见。癌结节散在,呈圆形或椭圆形,单个结节直径多不超过 5 cm,也可相互融合成较大结节。此型常合并有肝硬化。

(3)弥漫型　此型较少见。癌组织弥漫于肝内,无明显结节或结节较小,常在肝硬化基础上发生。

镜下观,按组织学起源将肝癌分为三种类型:

(1)肝细胞癌　起源于肝细胞,最多见。分化较高者,癌细胞类似正常肝细胞,异型性小,可分泌胆汁,癌细胞呈巢状排列,血管多,间质少;分化低者,癌细胞异型性明显,大小不一、形态各异。

(2)胆管细胞癌　起源于肝内胆管上皮细胞的恶性肿瘤。癌细胞呈腺管状排列,可分泌黏液,间质较多。一般不并发肝硬化。

(3)混合细胞型肝癌　很少见。癌组织中具有肝细胞癌和胆管细胞癌两种成分。

(三)扩散

癌组织首先在肝内直接蔓延,也可沿肝内门静脉分支转移,使肝内形成多个转移癌结节,还可逆行至肝外门静脉主干,形成癌栓,阻塞管腔,引起门静脉高压。肝外转移可通过淋巴道转移至肝门、上腹部及腹膜后淋巴结。晚期经肝静脉转移至肺、肾上腺、骨、脑等处。浸润到肝表面的癌细胞脱落后,可种植到腹腔脏器或腹膜上形成转移癌。

（四）临床病理联系

早期无明显症状。后期患者除有肝硬化症状外,还可出现进行性消瘦、肝区疼痛、肝脏体积快速增大等。

课后测试题

一、选择题

1.肠黏膜上皮化生可见于（ ）。

A.慢性浅表性胃炎 　　　　B.慢性萎缩性胃炎 　　　　C.十二指肠溃疡

D.肥厚性胃炎 　　　　　　E.慢性胃溃疡

2.病毒性肝炎的病变性质属于（ ）。

A.变质性炎 　　B.渗出性炎 　　C.增生性炎 　　D.化脓性炎 　　E.出血性炎症

3.肝硬化晚期引起腹腔积液的主要因素是（ ）。

A.毛细血管内压升高 　　　B.血浆胶体渗透压降低 　　　C.水钠潴留

D.肝窦内压增高 　　　　　E.以上因素均有关

4.溃疡病的主要临床表现是哪一项？（ ）

A.反酸 　　　　　　　　　B.嗳气 　　　　　　　　　C.上腹部节律性疼痛

D.腹胀 　　　　　　　　　E.呕吐

5.下述关于十二指肠溃疡的描述哪项是错误的？（ ）

A.十二指肠溃疡较胃溃疡少见 　B.多发生在十二指肠球部 　C.直径多在1 cm以内

D.癌变罕见 　　　　　　　　　E.十二指肠溃疡较胃溃疡易出血

6.胃溃疡病最常见的部位是（ ）。

A.贲门部 　　　　　　　　B.幽门部 　　　　　　　　C.胃体部

D.幽门部小弯侧 　　　　　E.胃底部

7.肝细胞呈碎片状坏死或桥接坏死常见于（ ）。

A.急性肝炎 　　　　　　　B.慢性肝炎 　　　　　　　C.亚急性重型肝炎

D.急性重型肝炎 　　　　　E.慢性重型肝炎

8.门脉性肝硬化时引起脾大主要原因是（ ）。

A.脾功能亢进 　　　　　　B.慢性脾淤血 　　　　　　C.结缔组织增生

D.单核巨噬细胞增生 　　　E.贫血

9.门脉性肝硬化引起贫血、白细胞减少和出血倾向主要是由于（ ）。

A.骨髓造血功能低 　　　　B.上消化道出血 　　　　　C.痔静脉出血

D.脾功能亢进 　　　　　　E.以上均是

10.大肠癌好发于（ ）。

A.直肠和乙状结肠 　　　　B.盲肠 　　　　　　　　　C.升结肠

D.降结肠 　　　　　　　　E.横结肠

二、思考题

1.良、恶性胃溃疡的肉眼形态鉴别要点有哪些？

2.简述门脉高压症的形成机制。

（魏 严）

第十七章 肝 性 脑 病

 学习目标

1. 掌握肝性脑病的概念、氨中毒学说、假性神经递质学说。
2. 熟悉氨基酸代谢失衡学说与 GABA 学说的理论依据及观点；肝性脑病的诱因。
3. 了解肝性脑病的原因、分类及防治和护理原则。

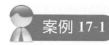

患者，男，39 岁，因间断右季肋区疼痛、乏力 8 年，呕血、便血、昏迷 12 h 急诊入院。患者于 15 年前诊断"乙型病毒性肝炎"。8 年前因工作劳累，自感乏力、右季肋区间断性疼痛，伴食欲不振，身体消瘦。入院前一天晚进食牛肉后出现呕血、便血，意识欠清楚，烦躁不安，于今晨 7 时 30 分急诊入院。入院时患者已昏迷，入院后又多次呕咖啡色血液及胃内容物，解暗红色血便。查体：T 36.4 ℃，P 140 次/分，BP 90/56 mmHg，R 32 次/分。有鼾声，深度昏迷。手背、颈部有多数蜘蛛痣，肝掌，巩膜黄染，瞳孔稍散大，角膜反射消失，眼睑水肿。有特殊肝臭味。双肺粗湿啰音。大便潜血强阳性。肝功能：ALT 220 U，AST 180 U，A/G 为 1.8/3。血氨 140.3 μmol/L，凝血酶原时间 23 s，NPN 63.18 mmol/L。问题：

1. 该患者肝性脑病的诊断是否明确？
2. 肝性脑病的发病机制是什么？
3. 你认为该患者出现肝性脑病可能与哪些因素有关？

重点：肝性脑病的概念。

肝脏是人体最大的代谢器官，肝脏承担着人体的消化、代谢、解毒、分泌及免疫等多种功能。各种致肝损伤因素损害肝细胞，均可引起不同程度的肝功能障碍，机体可出现黄疸、出血、感染、肾功能不全及肝性脑病等临床综合征，称为肝功能不全。肝性脑病（hepatic encephalopathy，HE）是指排除其他已知脑疾病前提下，继发于严重肝功能障碍的一系列神经精神疾病综合征，其主要临床表现是人格改变、智力减弱、意识障碍、行为失常和昏迷，甚至死亡。

肝性脑病在临床上按神经精神症状的轻重分为四期：一期（前驱期）有轻微的性格和行为改变；二期（昏迷前期）出现精神错乱，行为异常，定向、睡眠障碍，并具有特征性的扑翼样震颤；三期（昏睡期）主要以昏睡和精神严重错乱为主；四期（昏迷期）患者意识完全丧失进入昏迷状态，临床上称为肝昏迷。肝昏迷是肝性脑病的最后阶段，是肝功能衰竭的终末表现。

第一节 病因和分型

肝性脑病往往继发于急性肝功能衰竭和慢性肝实质性疾病，按照病因和发病机制可分为内源性肝性脑病和外源性肝性脑病两类。

一、内源性肝性脑病

多见于重型肝炎，如急性重型肝炎或严重急性中毒性肝炎。因肝细胞广泛坏死，肝解毒功能急剧降低,导致中枢神经系统功能紊乱。其特点是急性发作,常无明显诱因,患者经短期兴奋、躁动和谵妄状态后很快进入深昏迷,也称为急性肝性脑病。

二、外源性肝性脑病

常继发于严重慢性肝病(如肝硬化、原发性肝癌)和(或)门-体静脉分流术后。由于门-体静脉间有手术分流或自然形成的侧支循环,使肠道吸收的毒性物质未经肝脏解毒直接进入体循环,导致中枢神经系统的功能紊乱。此型脑病的发生通常有明显的诱发因素,也称慢性肝性脑病(表17-1)。

重点:内源性肝性脑病和外源性肝性脑病的比较。

表 17-1 内源性肝性脑病和外源性肝性脑病的比较

项　目	内源性肝性脑病	外源性肝性脑病
原发病	急性重型肝炎、中毒性肝炎	慢性肝硬化、肝癌等
毒性物质进入体循环途径	经过肝脏进入体循环	绕过肝脏进入体循环
发病诱因	常无	常有
起病急缓、病程	起病急、病程短	起病缓慢、病程长
肝功能	差	较好
血氨水平	常正常	常升高
预后	差	较好

第二节 发病机制

迄今为止,肝性脑病的发病机制仍未完全明确。但动物实验和临床研究表明肝功能衰竭时,许多有毒物质不能在肝内代谢解毒,或由于门-体静脉短路绕开肝脏直接进入体循环,并通过血脑屏障,引起脑病。目前关于肝性脑病的发生机制主要是以下几种学说。

一、氨中毒学说

临床研究发现,约80%的肝性脑病患者血液及脑脊液中氨水平升高;肝硬化患者进食大量含氮物质常可诱发肝性脑病;肝性脑病患者降低血氨及限制蛋白质饮食后病情好转。这些发现均提示肝性脑病的发生与血氨升高有关。

重点及难点:氨中毒学说、假性神经递质学说与氨基酸代谢失衡学说。

(一)血氨升高的原因

1.产氨增多 肝硬化时,门静脉回流受阻,肠黏膜淤血、水肿致使消化吸收功能降低,肠道细菌生长活跃,分泌的氨基酸氧化酶及尿素酶增多。同时食物的消化、吸收及排空发生障碍,或合并上消化道出血,使肠内积存的蛋白质等含氮物质增多,在肠道细菌的作用下产氨增多;慢性肝病晚期常伴有肾功能不全,尿素排出减少,血液中的尿素等非蛋白氮含量增高,弥散到肠腔的尿素增加,在细菌的作用下产氨增多。另外,肝性脑病患者可出现躁动不安、肌肉震颤等,使肌肉的腺苷酸分解代谢增强,产氨增加。

2.氨的清除不足 肝功能严重障碍时,肝细胞代谢障碍,ATP供给不足,催化鸟氨酸循环代谢的酶系统严重受损,肝脏合成尿素减少;以及门-体静脉分流使来自肠道的氨绕过肝脏直接进入体循环,均使肝脏清除氨的能力下降。另外,肝功能障碍特别是伴有碱中毒时,肾小管上皮细胞泌氢减少,致使肾排氨减少。

(二)氨对中枢神经系统的毒性作用

氨在血液中主要以铵离子(NH_4^+)形式存在,游离的氨(NH_3)仅占1%,NH_4^+不易通过血脑屏障,NH₃可通过血脑屏障。当血 pH 值升高时,NH₃增多,通过血脑屏障增多。此外,细胞因子、自由基等可使血脑屏障通透性增高,NH₃通过增多。

1. 干扰脑细胞的能量代谢 进入脑内的氨增多,可干扰脑细胞葡萄糖的生物氧化过程,从而使 ATP 生成减少,其机制如下:①氨可抑制丙酮酸脱羧酶活性,阻碍丙酮酸的氧化脱羧过程,使还原型辅酶Ⅰ(NADH)和乙酰辅酶 A 生成减少,影响三羧酸循环的正常进行,使 ATP 生成减少;②氨与 α-酮戊二酸生成谷氨酸,消耗大量 α-酮戊二酸和 NADH,使三羧酸循环和呼吸链传递电子过程不能正常进行,ATP 生成减少;③氨与谷氨酸结合生成谷氨酰胺,消耗大量 ATP(图 17-1)。总之,氨进入脑内增多,可使 ATP 生成减少、消耗增加,导致脑细胞能量供应严重不足,难以维持中枢神经系统的兴奋活动而昏迷。

2. 使脑内神经递质发生改变 大量的氨与 α-酮戊二酸结合生成谷氨酸,后者再与氨结合生成谷氨酰胺,使兴奋性递质谷氨酸减少,而抑制性递质谷氨酰胺增加。氨能抑制丙酮酸脱羧酶的活性,使乙酰辅酶 A 生成减少,结果导致兴奋性递质乙酰胆碱合成减少。此外,肝性脑病晚期,高浓度氨抑制 γ-氨基丁酸转氨酶的活性,使脑内抑制性神经递质 γ-氨基丁酸含量增加(图 17-1)。

3. 对神经细胞膜的影响 氨可干扰神经细胞膜上的 Na⁺-K⁺-ATP 酶的活性,影响 Na⁺、K⁺ 在神经细胞膜内、外的正常分布,从而干扰神经细胞的兴奋及传导活动。

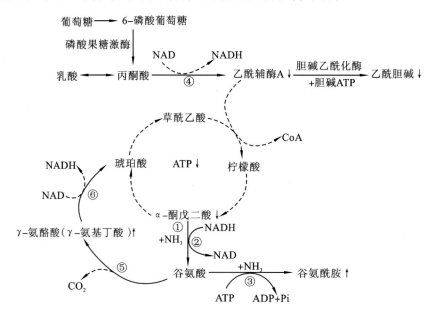

图 17-1 氨对脑内能量代谢和神经递质的影响示意图

①α-酮戊二酸减少,影响三羧酸循环;②NADH 减少,妨碍呼吸链传递氢,ATP 生成减少;③合成谷氨酰胺,消耗 ATP;④丙酮酸氧化脱羧障碍;⑤谷氨酸脱羧酶;⑥γ-氨基丁酸转氨酶受抑制,使 γ-氨基丁酸增加。

二、假性神经递质学说

假性神经递质学说认为肝性脑病是由于肝功能障碍使体内产生一类与正常神经递质结构相似而生理效应极弱的假性神经递质(false neurotransmitter,FNT),积蓄于脑干网状结构的神经突触部位,并竞争性地取代正常神经递质,使神经突触部位的神经冲动传导发生障碍,从而引起脑干网状结构上行激动系统觉醒功能障碍,严重时可以出现昏迷。

(一)假性神经递质的形成

食物蛋白中含有的芳香族氨基酸(如苯丙氨酸和酪氨酸),在肠道(主要在结肠)经细菌脱羧酶的作用,生成苯乙胺和酪胺。这些单胺类物质被吸收后,绝大部分在肝内被单胺氧化酶分解。在肝功能障碍或存在门-体静脉分流时,血液中这些单胺类物质含量增加,从而使脑内含量增加。在神经细胞内,苯乙胺和酪胺经 β-羟化酶作用,在侧链 β 位置上被羟基化,形成苯乙醇胺

(phenylethanolamine)和羟苯乙醇胺(octopamine)。这两种物质的化学结构与正常神经递质去甲肾上腺素和多巴胺相似,但其生理效应极弱,故称为假性神经递质。假性神经递质同样可被神经末梢所摄取、储存和释放(图 17-2)。

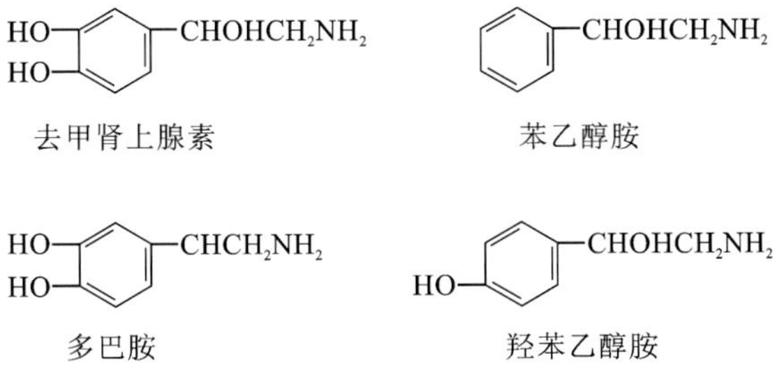

图 17-2 正常及假性神经递质

(二)假性神经递质的致病机制

大脑皮质和脑干网状结构在维持意识方面起着十分重要的作用,脑干网状结构上行激动系统冲动对维持大脑皮质细胞兴奋性具有决定性的意义。上行激动系统在脑干网状结构中多次更换神经元,所经过的突触很多。突触在传递信息时所需要的生理性神经递质主要有去甲肾上腺素和多巴胺。这两种正常兴奋性递质可被积蓄于网状结构神经突触部位的 FNT 取代,使上行激动系统的神经冲动传递发生障碍,因而大脑皮质不能维持兴奋状态而出现昏迷。此外,因黑质-纹状体中抑制性递质多巴胺被 FNT 取代,故出现扑翼样震颤。

三、血浆氨基酸失衡学

肝性脑病患者常常发现血浆氨基酸失衡,主要表现为:①支链氨基酸(branched chain amino acids,BCAA)减少;②芳香族氨基酸(aromatic amino acids,AAA)增多;③ BCAA/AAA 的值降低。

(一)支链氨基酸和芳香族氨基酸的概念和代谢特点

血浆支链氨基酸是指氨基酸侧链 R 基团带有侧支的脂肪族氨基酸,包括缬氨酸、亮氨酸和异亮氨酸。血浆芳香族氨基酸是指氨基酸侧链 R 基团带有苯环的氨基酸,包括苯丙氨酸、酪氨酸和色氨酸。在生理情况下,芳香族氨基酸与支链氨基酸都是中性氨基酸,借同一载体转运通过血脑屏障并被脑细胞摄取。支链氨基酸的代谢主要在骨骼肌中进行,胰岛素可促进肌肉组织摄取和利用支链氨基酸。芳香族氨基酸主要在肝脏代谢。正常人血浆 BCAA/AAA 的值接近3~3.5,而肝性脑病患者可明显降低,为 0.6~1.2。

(二)肝功能障碍时血浆氨基酸失衡的机制

肝功能障碍时,肝细胞灭活胰岛素和胰高血糖素的功能下降,两者浓度均增高,但以胰高血糖素的增多更显著,血中胰岛素/胰高血糖素的值降低,致使体内蛋白质处于高分解状态,大量的氨基酸释放入血。由于 BCAA 的代谢速率受胰岛素调节,肝功能障碍时,高浓度的胰岛素可增加骨骼肌对 BCAA 的摄取和分解,故血浆 BCAA 水平降低;而 AAA 则因肝功能障碍致代谢速度减慢,在循环中不断堆积,使血浆 AAA 浓度升高,导致 BCAA/AAA 的值降低。

(三)血浆氨基酸失衡引起肝性脑病的机制

当血浆 AAA 显著增高或 BCAA 降低时,使得 AAA 大量入脑。AAA 中苯丙氨酸和酪氨酸与正常神经递质多巴胺和去甲肾上腺素的代谢密切相关。当脑中苯丙氨酸过多时,增多的苯丙氨酸可抑制酪氨酸羟化酶的活性,使酪氨酸不能按正常途径羟化成多巴胺,反而在芳香族氨基酸脱羧酶的作用下生成酪胺,进一步经 β-羟化酶作用生成羟苯乙醇胺,而苯丙氨酸也在芳香族氨基酸脱羧酶作用下生成苯乙胺,并经 β-羟化酶作用生成苯乙醇胺,故苯丙氨酸和酪氨酸大量进入脑内的结果是使脑内假性神经递质增多而正常神经递质的合成减少,最终导致肝性脑病的发生。

另外,当色氨酸大量进入脑内,可经羟化酶的作用生成 5-羟色氨酸,再经脱羧酶的作用生成 5-羟色胺(5-HT)。5-羟色胺是脑内重要的抑制性神经递质,同时 5-羟色胺又是一种假性神经递质,可被肾上腺素能神经元摄取而取代去甲肾上腺素。因此,5-羟色胺增多时可引起中枢抑制,促进肝性脑病的发生。

四、γ-氨基丁酸学说

γ-氨基丁酸(γ-aminobutyric acid,GABA)是哺乳动物中枢神经系统最主要的抑制性神经递质。肝功能障碍时,一方面肝脏对来自肠道细菌产生的 GABA 摄取和灭活降低,使血液中 GABA 浓度升高;另一方面由于血脑屏障的通透性改变,致使血液中的 GABA 可以大量进入脑内并与突触后膜上的 GABA 受体结合,引起细胞外 Cl^- 内流,神经元膜电位呈超级化阻滞状态,中枢神经系统功能抑制,引发肝性脑病,血中 GABA 浓度与肝性脑病的昏迷程度相平行。

除此之外,多种蛋白质、脂肪的代谢产物如硫醇、脂肪酸、酚等在肝性脑病发病中可能也起一定作用。尽管每种物质均有神经毒性,但在肝功能障碍时这些物质自身所达到的水平不足以引起肝性脑病。这些物质可能在血浆和脑组织中处于低水平时有协同作用,联合氨引起肝性脑病。

(1)氨、硫醇和短链脂肪酸三者间能互相增加毒性。例如给动物小于致昏迷的氨量,动物不发生昏迷,若同时加用硫醇或短链脂肪酸,则可引起昏迷,证明毒物之间有协同作用。

(2)高血氨可刺激胰高血糖素分泌,高血糖又引起胰岛素分泌。前者使氨基酸的糖异生和产氨增多;后者使外周组织摄取利用 BCAA 增加,引起 BCAA/AAA 的值下降。

(3)高血氨在脑内与谷氨酸形成谷氨酰胺,谷氨酰胺可促进中性氨基酸进入脑内而减少其从脑内流出,故易使增高的 AAA 更多地进入中枢,在中枢产生大量假性神经递质和抑制性介质,正常神经递质的生成则减少。

(4)高血氨可抑制 GABA 转氨酶,使 GABA 不能形成琥珀酸半醛,并形成琥珀酸进入三羧酸循环代谢,中枢 GABA 大量积聚,抑制作用加深。

第三节　诱因和防治原则

一、诱因

肝性脑病的发生常需某种诱因的作用,尤其是外源性肝性脑病。这些诱因加重了脑性毒素的潴留和蓄积,促进了毒物间的协同作用,使血脑屏障通透性增高,脑的敏感性增强。

常见的诱因及其作用如下。

1. 不适当的蛋白质饮食　慢性肝病伴有明显门-体静脉分流的患者,对食物蛋白质尤其是动物蛋白质耐受性差,如一次大量进食蛋白质食物,蛋白质被肠菌分解,产生大量氨和芳香族氨基酸等有害物质,则可能诱发肝性脑病。

2. 止痛、镇静、麻醉药的使用不当　由于肝脏是代谢和清除这些药物的器官,长期使用这些药物的肝病患者,往往在体内已有不同程度的药物蓄积,直接抑制大脑功能活动。

3. 严重肝病并发症的影响

(1)上消化道出血:肝硬化患者食管胃底静脉曲张,食入粗糙食物或腹压升高时,曲张静脉易破裂,大量血液进入消化道,血中的蛋白质在肠道细菌作用下生成大量氨及其他毒性物质。另外,出血还可造成低血压、低血氧,可增强脑细胞对毒物的敏感性。

(2)碱中毒:过度利尿或大量放腹腔积液可造成低钾性碱中毒,使 pH 值升高,有利于氨通过血脑屏障。

(3)感染:感染可造成缺氧和体温升高,全身各组织分解代谢增强,氨的产生增多,同时,由于脑组织的能量消耗增加,使脑对氨和其他毒性物质的敏感性增加。

（4）肾功能衰竭：肾功能衰竭时，从肾脏排出尿素减少是引起血氨增高的原因之一，此外，体内其他代谢产物和毒性物质排出也减少，进一步影响脑的功能。

4.便秘 使肠道内氨和其他含氮物质产生和吸收增加。

二、防治原则

1.去除诱因 ①减少蛋白质类食物的摄取，预防上消化道出血，清除肠道积血等可以防止肝性脑病的发生。②控制感染：合并感染时，肝功能恶化，可促发肝性脑病。③慎用止痛、镇静、麻醉等药物，警惕药物蓄积。对躁动的患者，应避免使用镇静剂，以免加重病情。④慎重利尿、放腹腔积液，注意水、电解质和酸碱平衡。

2.减少肠道内氨的生成和吸收 ①导泻或灌肠：清除肠道内积食或积血，减少氨、含氮物质及其他有害物质的来源。②改变肠道的 pH 值，减少 NH_3 的形成：口服乳果糖等药物，降低肠道 pH 值。③口服抗生素，抑制肠内细菌繁殖，进而抑制毒素的形成。

3.降低血氨、减少和拮抗假性神经递质 ①使用降血氨药物，如谷氨酸及其盐类能和 NH_3 结合成谷氨酰胺，从而降低脑内 NH_3 的水平。②左旋多巴能透过血脑屏障，在脑内转化为大量的多巴胺和去甲肾上腺素，对抗假性神经递质的作用。③ BCAA 抑制并减少 AAA 进入脑内，减少假性神经递质产生。

4.改善肝脏功能 采用人工肝辅助系统、肝移植手术等方法，维持和改善肝脏功能。

5.加强护理 对患者的性格、行为异常应予重视并严密观察，协助医师及早诊断，及时处理以控制病情恶化。对第四期的昏迷患者，要加强基础护理，特别注意保持呼吸道通畅，防止感染，防止压疮的发生。注意水、电解质的平衡，正确记录出入液量。

课后测试题

一、选择题

1.肝性脑病是指（   ）。

A.肝脏疾病并发脑部疾病

B.肝功能衰竭并发脑水肿

C.肝功能衰竭所致昏迷

D.肝功能衰竭所致的精神紊乱性疾病

E.肝功能衰竭所致的神经精神疾病综合征

2.正常人体内血氨的主要来源是（   ）。

A.血内尿素进入肠腔分解产氨

B.肾小管上皮细胞产生氨

C.蛋白质食物在肠道内分解产生氨

D.人体组织蛋白分解产氨

E.肌肉活动产氨

3.肝功能严重损害时血浆芳香族氨基酸含量增加的机制是（   ）。

A.芳香族氨基酸合成加速

B.芳香族氨基酸异生增多

C.芳香族氨基酸排出减少

D.芳香族氨基酸分解减少

E.芳香族氨基酸利用减少

4.肝性脑病患者血中支链氨基酸浓度降低的机制是（   ）。

A.支链氨基酸合成蛋白质

B.支链氨基酸经肠道排出

C.支链氨基酸经肾脏排出

D.肌肉等组织摄取、分解、利用支链氨基酸增加

E.支链氨基酸进入中枢组织

5.氨中毒患者脑内能量产生减少的主要机制是（   ）。

A.酵解过程障碍

B.三羧酸循环减慢

C.磷酸肌酸分解障碍

D.脂肪氧化障碍　　　　　　　　　E.酮体利用障碍

6.假性神经递质羟苯乙醇胺与下列哪种神经递质化学结构相似?(　　　)

A.5-羟色胺　　　B.乙酰胆碱　　　C.去甲肾上腺素　D.γ-氨基丁酸　　　E.谷氨酰胺

7.假性神经递质的毒性作用是(　　　)。

A.对抗乙酰胆碱　　　　　　　　　　　　　　B.干扰去甲肾上腺素和多巴胺的功能

C.阻碍三羧酸循环　　　　　　　　　　　　　D.抑制糖酵解

E.引起碱中毒

8.假性神经递质的作用部位在(　　　)。

A.大脑皮质　　　B.小脑　　　　C.丘脑　　　　D.间脑　　　　E.脑干网状结构

9.正常人血浆中支链氨基酸与芳香族氨基酸之比值接近(　　　)。

A.1~1.5　　　B.2~2.5　　　C.3~3.5　　　D.4~4.5　　　E.5~5.5

二、思考题

1.严重肝功能障碍时,为什么会使血氨升高? 为什么会导致肝性脑病的发生?

2.严重肝功能障碍时,体内会出现哪些假性神经递质? 它们如何引起肝性脑病?

3.严重肝功能障碍时,体内会出现哪些氨基酸的失衡? 它们又是如何引起肝性脑病的?

4.肝性脑病的常见诱因有哪些?

(宋维芳)

第十八章　泌尿系统疾病

学习目标

1. 掌握弥漫性增生性、新月体性和硬化性肾小球肾炎的病变特点,掌握肾盂肾炎的原因和感染途径。
2. 熟悉弥漫性增生性、新月体性和硬化性肾小球肾炎的临床病理联系。
3. 了解急、慢性肾盂肾炎的病理变化和临床病理联系。

泌尿系统由肾脏、输尿管、膀胱和尿道组成。肾是人体重要的排泄器官,主要生理功能是尿液的生成、排泄体内代谢产物和毒性物质;调节水、电解质和酸碱平衡;分泌肾素、前列腺素、促红细胞生成素、1,25-二羟胆钙化醇等生物活性物质。肾脏具有与其功能相应的较为复杂的形态结构。肾单位是肾脏的基本结构和功能单位,由肾小球和其所属的肾小管组成。肾小球由血管球和肾球囊构成,血管球是一团盘曲成球状的毛细血管。肾小球毛细血管壁为滤过膜,由毛细血管内皮细胞、基底膜和脏层上皮细胞(又称足细胞),它们共同构成滤过屏障(图 18-1)。

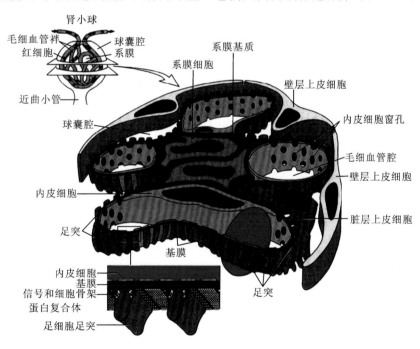

图 18-1　肾小球滤过屏障结构模式图

第一节　肾小球肾炎

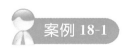

男性患儿,7 岁,小学生,因晨起眼睑和下肢水肿伴尿少 3 天入院。3 周前曾患上呼吸道感

染,治疗后痊愈。查体:眼睑水肿,下肢水肿,心肺未见异常,血压 130/95 mmHg。实验室检查:尿液呈洗肉水样,尿蛋白(十十),尿红细胞(十十十),红细胞管型 1~3 个/HP。B 超检查:双肾对称性增大。问题:

1.患者可能患什么疾病?有何依据。

2.描述患儿肾脏病理变化。

3.分析患儿出现水肿、少尿、血尿和蛋白尿的原因。

肾小球肾炎(glomerulonephritis,GN)简称肾炎,是一组以肾小球损害为主的变态反应性疾病。肾小球肾炎临床主要表现有尿的改变、水肿、高血压等。肾小球肾炎分原发性和继发性,前者是原发于肾的独立性疾病,而后者是全身性或系统性疾病中出现的肾小球病变,如红斑狼疮性肾炎、过敏性紫癜性肾炎、高血压性肾病、糖尿病肾病等。本节仅叙述原发性肾小球肾炎。

一、病因及发病机制

肾小球肾炎的病因和发病机制尚未完全阐明。临床上大量肾活检和实验研究表明,大部分肾小球肾炎由免疫因素引起,主要是抗原抗体结合形成免疫复合物沉积于肾小球导致损伤(Ⅲ型变态反应)。机体在内、外源性抗原的刺激下产生相应的抗体,抗原与抗体在循环血液内结合形成免疫复合物,随血流沉积于肾小球内(循环免疫复合物型);或抗体与肾小球内抗原(固有或植入的抗原)在肾小球原位结合形成免疫复合物(肾小球原位免疫复合物型)。免疫复合物可通过多种途径激活补体系统产生多种生物活性物质而导致肾的炎症损害。

二、分类

原发型肾小球肾炎的分类较复杂。①病理学分类:急性弥漫性增生性肾小球肾炎、弥漫性新月体性(快速进行性)肾小球肾炎、膜性肾小球肾炎(膜性肾病)、微小病变性肾小球肾炎(脂性肾病)、局灶性节段性肾小球肾炎、弥漫性膜性增生性肾小球肾炎、弥漫性系膜增生性肾小球肾炎、IgA 肾病、弥漫性硬化性肾小球肾炎。②临床分类:急性肾小球肾炎、快速进行性肾小球肾炎、隐匿性肾小球肾炎、慢性肾小球肾炎和肾病综合征等。③肾组织病变的范围:弥漫性肾小球肾炎(指病变累及 50% 以上的肾小球者)、局灶性肾小球肾炎(指病变累及少数肾小球者)、球性(指整个肾小球受累)、节段性(指肾小球部分小叶或毛细血管袢受累)。

三、常见病理类型

(一)急性弥漫性增生性肾小球肾炎

急性弥漫性增生性肾小球肾炎(acute diffuse proliferative glomerulonephritis)又称弥漫性毛细血管内增生性肾小球肾炎(diffuse endocapillary proliferative glomerulonephritis)是临床上最常见的类型,病变特点是以肾小球毛细血管内皮细胞和系膜细胞增生为主,伴中性粒细胞和巨噬细胞浸润。发病机制常由循环免疫复合物沉积引起。临床简称急性肾小球肾炎。通常在扁桃体炎等上呼吸道感染 1~2 周后发病,主要与 A 族乙型溶血性链球菌感染有关。患者大多为 5~14 岁儿童,成人较少见。

1.病理变化

(1)肉眼观:两肾轻、中度对称性弥漫性增大,表面光滑,被膜紧张,颜色呈红色,称为"大红肾"。有时在肾的表面和切面可见散在的粟粒大小的出血点,状如蚤咬,又称为"蚤咬肾"(图18-2)。切面见肾皮质增厚,纹理模糊,皮、髓质分界尚清楚(图 18-3)。

(2)镜下观:①肾小球病变:弥漫性累及两肾的绝大多数肾小球,以增生性病变为主。主要表现为肾小球毛细血管内皮细胞和系膜细胞明显肿胀、增生,并有较多的中性粒细胞和少量单核细胞浸润,肾小球内细胞数目明显增多,使肾小球体积增大,肾小球毛细血管受压,管腔狭窄甚至阻塞。严重时,肾小球毛细血管壁发生纤维素样坏死,可伴有明显出血。肾球囊内可见红细胞及浆液、纤维蛋白等渗出物。②肾小管病变:肾小管上皮细胞肿胀,管腔内可见由蛋白质、红细胞、白细胞等,以及由这些成分凝集而成的管型,如蛋白管型、颗粒管型和细胞管型等。③肾间质病变:肾间质出现不同程度充血、水肿并有少量炎细胞浸润(图 18-4)。

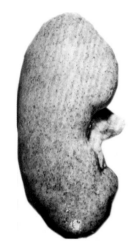 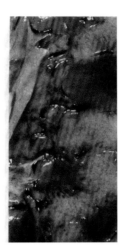 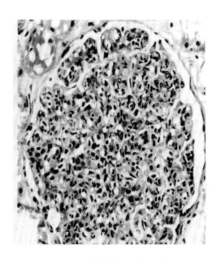

图 18-2 急性弥漫性增生性 肾小球肾炎(大体观) 　　图 18-3 急性弥漫性增生性 肾小球肾炎(切面观) 　　图 18-4 急性弥漫性增生性 肾小球肾炎(镜下观)

2. 临床病理联系 此型肾小球肾炎患者临床表现为急性肾炎综合征。

(1)尿的变化:①少尿或无尿:由于肾小球毛细血管内皮细胞和系膜细胞增生肿胀,压迫毛细血管致使其管腔狭窄、闭塞,血流受阻,引起肾小球滤过率降低,而肾小管重吸收功能无明显障碍,故引起少尿,严重者可无尿,造成水、钠和代谢产物在体内潴留,导致氮质血症。②血尿、蛋白尿、管型尿:由肾小球毛细血管损伤,管壁通透性增高引起。轻者为镜下血尿,严重者出现肉眼血尿,为鲜红色或棕红色,呈洗肉水样。大多数患者出现轻、中度蛋白尿,各种异常成分在肾小管中凝集形成管型等,随尿液排出形成管型尿。

(2)水肿:80%以上患者可发生水肿,主要由于水钠潴留所致,变态反应使患者全身毛细血管通透性增高,均可引起水肿,一般常发生于组织疏松的眼睑部,重者可波及全身。

(3)高血压:多为血压轻度或中度升高,主要是水钠潴留使血容量增加所致。

3. 转归 本型肾炎大多数预后良好,尤其儿童链球菌感染后肾炎患者,95%可在数周或数月内痊愈。少数(1%~2%)患者反复发作,转为慢性硬化性肾小球肾炎。极少数(1%以下)患者病变严重,发展为弥漫性新月体性肾小球肾炎。

(二)弥漫性新月体性肾小球肾炎

弥漫性新月体性肾小球肾炎(diffuse cresentic glomerulonephritis)比较少见,多发生于青年。病变特点为肾小球囊壁层上皮细胞增生形成大量新月体。临床表现为急进行肾炎综合征,起病急,进展很快,病变严重。迅速出现血尿、蛋白尿、少尿和无尿,如不给予及时适当的治疗,常在数周至数月内发生急性肾功能衰竭而死亡,故又称快速进行性肾小球肾炎(rapidly progressive glomerulonephritis)。

重点: 急性弥漫性新月体性肾小肾炎的病理变化及临床病理联系。

1. 病理变化

(1)肉眼观:两肾体积弥漫性增大,颜色苍白,表面光滑,切面肾皮质增厚,纹理模糊,皮、髓质分界尚清楚,可有点状出血灶(图 18-5)。

(2)镜下观:①肾小球病变:大部分肾小球内由具特征性的新月体或环状体形成。新月体是肾小球球囊壁层上皮细胞显著增生,在毛细血管丛周围堆积形成新月形小体。当增生的上皮细胞在毛细血管丛周围包绕成环状时,则称环状体。早期新月体或环状体主要是细胞成分,而后纤维组织逐渐增多,最终细胞成分和渗出物完全由纤维组织替代。新月体形成可使肾小球球囊壁增厚,脏、壁层粘连,从而使肾小球球囊腔变窄或闭塞,并压迫肾小球毛细血管丛。新月体纤维化,毛细血管丛萎缩、纤维化,最终整个肾小球纤维化和透明样变性(图18-6)。②肾小管病变:肾小管上皮细胞水肿,玻璃样变性。当肾小球纤维化后,其所属的肾小管上皮细胞萎缩甚至消失。③肾间质病变:肾间质水肿和炎细胞浸润,后期发生纤维化。

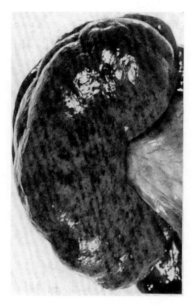

图18-5　新月体性肾小球肾炎(肉眼观)

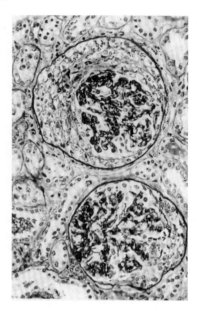

图18-6　新月体性肾小球肾炎(镜下观)

2. 临床病理联系　本型临床上表现为急进性肾炎综合征,即在出现血尿和蛋白尿等改变后,迅速发生少尿、无尿和氮质血症,从而引起急性肾功能衰竭。

(1)血尿、蛋白尿:由于肾小球毛细血管基底膜缺损,大量红细胞漏出,以及肾小球毛细血管发生纤维素样坏死、球囊内出血,患者血尿比较明显,蛋白尿相对轻。

(2)少尿、无尿、氮质血症:由于大部分肾小球内形成新月体,造成肾小球球囊腔狭窄、闭塞,肾小球滤过率急剧下降,患者迅速出现少尿、无尿,体内代谢产物不能排出体外而引起氮质血症。

(3)高血压:随着病变进展,大量肾小球纤维化及玻璃样变性,肾小球缺血,在肾素-血管紧张素的作用下出现持续性高血压。

3. 转归　此型肾炎由于病变发展迅速,预后极差,预后一般与新月体形成的数量有关。80%以上的肾小球形成新月体者,预后差,低于80%者预后稍好。

(三)膜性肾小球肾炎

重点:膜性肾小球肾炎的病变特点及肾病综合征的临床表现。

膜性肾小球肾炎(membranous glomerulonephritis)是引起成人肾病综合征最常见的原因。以肾小球毛细血管基底膜弥漫性增厚为主要病变特点,而肾小球内炎症改变不明显,故又称膜性肾病(membranous nephropathy)。多见于中年人,男性多于女性。起病缓慢,病程较长,常反复发作。临床上主要表现为肾病综合征,即以大量蛋白尿、高度水肿、高胆固醇血症和低蛋白血症为特征。对肾上腺皮质激素疗效不敏感,持续蛋白尿,可发展为慢性肾功能衰竭,多数患者预后差,少数患者病情可自行缓解或得到控制,预后较好。

(四)微小病变性肾小球肾炎

微小病变性肾小球肾炎(minimal change glomerulopathy)是引起儿童肾病综合征最常见的原因。病变特点是弥漫性肾小球脏层上皮细胞足突消失。光镜下肾小球无明显改变或病变轻微,又因在肾小管上皮细胞内见有大量脂质沉积,被称为脂性肾病。病因和发病机制尚不清楚,可能与特异性体质(如T淋巴细胞功能异常)和病毒感染引起免疫功能异常有关。多见于2~6岁儿童,临床主要表现为肾病综合征,水肿常为最早出现的症状。尿中蛋白质主要是相对分子质量较小的白蛋白,为选择性蛋白尿。此型预后好,90%患者对激素治疗敏感,数周后病变消失,症状控制或缓解。少数患者可有反复,一般不发展为慢性。

（五）弥漫性硬化性肾小球肾炎

弥漫性硬化性肾小球肾炎（diffuse sclerosing glomerulonephritis）又称慢性肾小球肾炎（chronic glomerulonephritis）是各种类型的肾小球肾炎发展到晚期的一种共同病理类型。病变特点是弥漫性肾小球纤维化、玻璃样变性。多见于成年人，病程长，临床表现为慢性肾炎综合征。多数患者有肾炎病史，也有部分患者起病隐匿，无自觉症状，发现时病变已进入晚期。

重点：弥漫性硬化性肾小肾炎的病理变化和临床病理联系。

1. 病理变化

（1）肉眼观：两肾体积对称性缩小，颜色苍白，质地变硬，表面呈弥漫性细颗粒状，称为继发性颗粒性固缩肾。切面，肾皮质明显变薄，皮质和髓质分界不清。小动脉壁增厚变硬，断面呈哆开状，肾盂周围脂肪组织增多（图18-7）。

（2）镜下观：早期肾小球表现出原肾炎类型的病理变化。晚期，大量肾小球纤维化、玻璃样变性，所属肾小管萎缩、消失，纤维化、玻璃样变性的肾小球相互靠拢集中；残存的相对正常的肾单位发生代偿性肥大，表现为肾小球体积增大，肾小管扩张，管腔内可见多种管型，以蛋白管型为主；肾间质纤维组织明显增生，并见多数淋巴细胞和少量的浆细胞浸润，肾内细动脉、小动脉硬化，管腔狭窄（图18-8）。

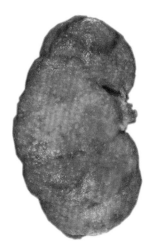

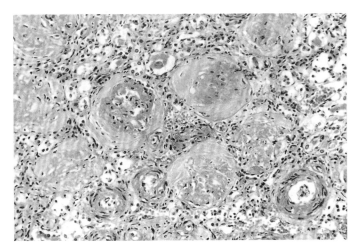

图18-7　弥漫性硬化性肾小球肾炎（大体观）　　　图18-8　弥漫性硬化性肾小球肾炎（镜下观）

2. 临床病理联系　临床表现为慢性肾炎综合征，出现多尿、夜尿、低比重尿、高血压、氮质血症和尿毒症。

（1）尿的变化：由于大量肾单位被破坏，血液只能快速通过少数代偿性肥大的肾单位，导致肾小球滤过率加快，滤过量显著增加，原尿通过肾小管的速度也加快，而肾小管的重吸收功能有限，尿浓缩功能降低，大量水分不能重吸收，因而出现多尿、夜尿、低比重尿（常固定在1.010左右）。由于残存的肾单位结构和功能相对正常，故蛋白尿、血尿、管型尿常不明显。

（2）贫血：由大量肾小球纤维化，肾单位大量破坏，促红细胞生成素形成减少，同时，代谢产物在体内堆积，可抑制骨髓造血，故患者常有贫血。

（3）高血压：大量肾小球纤维化使肾组织严重缺血，肾素分泌增加，引起肾性高血压。高血压又可引起全身细、小动脉硬化，外周阻力持续增大，肾缺血加重，血压持续升高。

（4）氮质血症和肾功能不全：随着疾病的发展，丧失功能的肾单位逐渐增多，残存的相对正常的肾单位越来越少，肾小球滤过率明显降低，体内各种代谢产物大量堆积，出现氮质血症，进而发展至尿毒症。同时，也可发生水、电解质代谢紊乱和酸碱平衡失调。

3. 转归　弥漫性硬化性肾小球肾炎的进展速度差异很大，病程长短不一，预后均极差。患者晚期常因尿毒症、严重感染或高血压引起的心力衰竭和脑出血而死亡。血液透析和肾移植是目前挽救晚期患者生命的最有效方法。

肾脏移植

肾脏移植是将健康者的肾脏移植到有肾脏病变并丧失功能的患者体内的手术过程,是治疗各种肾脏疾病导致的肾功能衰竭的一项有效手段。

肾小球肾炎的种类较多,病因、发病机制、病变特点和临床表现等均有较大的差异,病理诊断需要结合病史、临床表现、实验室和病理检查的结果进行全面分析。常见肾小球肾炎特点比较见表 18-1。

表 18-1　常见肾小球肾炎特点比较

类　　型	发 病 机 制	组织学特点	主 要 临 床 表 现
急性弥漫性增生性肾小球肾炎	循环免疫复合物沉积	弥漫性系膜细胞和内皮细胞增生	急性肾炎综合征
弥漫性新月体性肾小球肾炎	原位免疫复合物形成	大部分肾小球内有新月体形成	快速进行性肾炎综合征
慢性硬化性肾小球肾炎	因起始肾炎类型而异	肾小球萎缩、纤维化、硬化、玻璃样变性	表现多样,晚期主要为慢性肾炎综合征

第二节　肾盂肾炎

案例 18-2

患者,女,22 岁,已婚。畏寒发热伴腰部酸痛及尿频、尿急 3 天,每天排尿 10 余次。尿液检查:蛋白(＋)、红细胞少许,白细胞(＋＋＋)。问题:

1.患者可能患什么疾病?

2.简述患者现发热、腰部酸痛和尿频、尿急的临床表现的病理学基础。

重点:肾盂肾炎的概念、感染途径和常见诱因、致病菌。

肾盂肾炎(pyelonephritis)是由细菌感染引起的主要累及肾盂和肾间质的化脓性炎症。因解剖及生理特点,女性多见,其发病率为男性的 9～10 倍。临床表现有高热、腰部酸痛、脓尿及菌尿,常伴有尿频、尿急、尿痛等膀胱刺激症状。按病程长短和病变特点不同,肾盂肾炎分为急性和慢性两种类型。

一、病因及发病机制

肾盂肾炎的致病菌以大肠杆菌最为常见,占 60%～80%,其次为变形杆菌、副大肠杆菌、产气杆菌、葡萄球菌等,少数为铜绿假单胞菌感染。急性肾盂肾炎常由一种细菌感染引起,而慢性肾盂肾炎多为两种或两种以上细菌的混合感染。细菌可通过以下两种途径感染。

1.上行性感染(又称逆行性感染)　最常见的感染途径。病原菌多为大肠杆菌。下尿道炎症如尿道炎、膀胱炎时,病原菌沿着输尿管或其周围的淋巴管上行至肾盂和肾间质,引起一侧或两侧肾盂和肾间质的化脓性病变。

2.血源性感染　病原菌多为葡萄球菌,细菌由身体某处感染灶侵入血液,随血流到达肾脏,首先侵犯肾皮质,后经肾髓质蔓延累及肾盂和肾间质引起肾盂肾炎。此种感染途径较为少见,可为全身脓毒败血症的一部分,通常两肾同时发生病变。

正常情况下,机体有一定的防御功能,比如膀胱和膀胱内尿液是无菌的,且尿液不断流动冲洗或排空膀胱;膀胱黏膜分泌的有机酸和分泌型 IgA 具有抗菌作用;膀胱黏膜内的白细胞也能吞噬和杀灭细菌。因此肾盂肾炎的发生常有一定的诱因,常见诱发因素如下。①尿路梗阻:最主要的诱发因素。尿路梗阻可使尿液排出受阻,残存的尿液增加,而尿液又是细菌的良好培养基,细菌得以生长繁殖。常见于泌尿道结石、前列腺肥大、肿瘤、妊娠子宫等压迫,尿道炎症或损伤后的瘢痕狭窄等。②医源性因素:如导尿、膀胱镜检查、逆行肾盂造影,其他泌尿道手术等引起的尿路黏膜损伤,或带入病原菌导致感染,诱发肾盂肾炎。长期留置导尿管是诱发本病的重要因素。③尿液反流:泌尿系统发育畸形或结构异常,如膀胱三角区发育不良或输尿管畸形、下尿道梗阻等原因造成排尿时尿液从膀胱输尿管反流,含菌尿液可侵入肾组织而引起感染。④机体抵抗力差、性别等其他因素。

二、类型及病理变化

(一)急性肾盂肾炎

1.病理变化 急性肾盂肾炎的主要病变是肾盂、肾间质和肾小管的急性化脓性炎症。

(1)肉眼观:病变累及一侧或两侧肾。肾体积增大、充血,表面可见散在大小不等、稍隆起黄白色的脓肿,脓肿周围有充血或出血带。切面见肾盂黏膜充血、水肿,黏膜表面覆盖脓性渗出物,由髓质向皮质延伸的淡黄色脓性条纹,严重时多个病灶可融合成大小不等的脓肿,肾盂肾盏内可有脓液积聚(图 18-9)。

(2)镜下观:病变的特征是肾组织的化脓性炎症,但化脓性病变的分布因感染途径不同而异。上行性感染时,炎症始发于肾盂,肾盂黏膜充血、水肿,大量中性粒细胞浸润。炎症沿肾小管及其周围组织扩散,导致肾间质化脓性炎症伴有大小不等的脓肿形成,脓肿侵入肾小管,使管腔内充满脓细胞和细菌菌落。病变很少累及肾小球;血源性感染时,化脓性病变首先累及肾皮质,尤其是肾小球或肾小管周围的肾间质,形成多发性散在的小脓肿,继而扩散到邻近组织,蔓延到肾小管、肾盂(图 18-10)。

重点:急性、慢性肾盂肾炎的病理变化的特点。

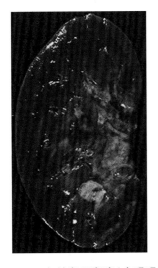

图 18-9 急性肾盂肾炎(肉眼观)

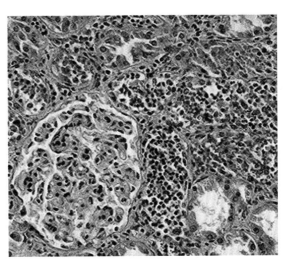

图 18-10 急性肾盂肾炎(镜下观)

2.临床病理联系 起病急,可出现发热、寒战、白细胞增多等全身反应;肾脏肿大使包膜紧张及炎症刺激常引起腰部酸痛和肾区叩击痛;肾盂和肾间质化脓性炎症可引起尿的变化,如脓尿、菌尿、蛋白尿、血尿及管型尿等;尿道和膀胱受炎症刺激可引起尿频、尿急和尿痛等症状,称膀胱刺激征。尿细菌定量培养有助于临床确诊。

3.转归 急性肾盂肾炎预后较好,如能及时正确治疗,大多数(90%以上)可痊愈。如治疗不彻底或诱因持续存在,常可反复发作,迁延不愈而转为慢性。部分病例可并发肾盂积脓、肾周围脓肿。

(二)慢性肾盂肾炎

多由急性肾盂肾炎因治疗不彻底转变而来,或与尿路长期阻塞、严重的膀胱输尿管反流、多种细菌感染以及抗药菌株的存在等多种因素,使病变迁延,反复发作转为慢性。病变特点为慢性间质性炎、纤维化和瘢痕形成,常伴有肾盂、肾盏的纤维化和变形。

1. 病理变化

(1)肉眼观:特征性改变是肾脏表面出现不规则凹陷性瘢痕并与肾被膜粘连。病变可累及一侧或双侧肾脏,肾脏体积缩小,质地变硬,如病变为双侧性,因病变程度不同而使两侧肾脏大小不等,瘢痕数量不等。切面观,皮、髓质界线不清,肾盂黏膜粗糙、增厚,肾乳头萎缩,肾盂和肾盏因瘢痕收缩而变形(图18-11)。

(2)镜下观:慢性肾盂肾炎的病变特征是肾间质炎症,肾组织形成瘢痕,并伴明显肾盂和肾盏的纤维化和变形。肾内病变不规则分布于相对正常的肾组织之间,多数肾小管和肾小球萎缩、坏死、纤维化,有的肾小管代偿性扩张,管腔内有均质红染的胶样管型,上皮细胞扁平状,形态与甲状腺滤泡相似,称为甲状腺样变。早期肾小球无明显改变,肾球囊周围发生纤维化,后期肾小球纤维化和玻璃样变性,其他肾小球代偿性肥大。肾盂黏膜增厚,上皮细胞发生坏死脱落、增生、鳞状上皮化生等。肾间质有较多淋巴细胞、浆细胞及单核细胞浸润,纤维组织增生,小血管内膜增厚,管腔狭窄(图18-12)。有时慢性肾盂肾炎可出现急性发作,伴大量中性粒细胞浸润,并形成小脓肿。

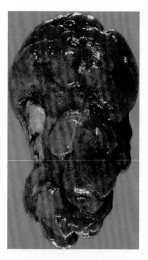

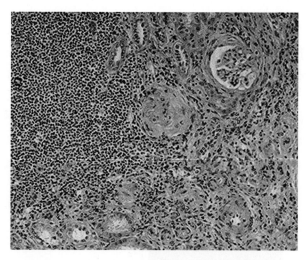

图18-11　慢性肾盂肾炎(肉眼观)　　　　图18-12　慢性肾盂肾炎(镜下观)

2. 临床病理联系　慢性肾盂肾炎临床表现较为复杂,由于肾小管病变比较严重,故肾小管浓缩功能障碍,导致多尿和夜尿;钠、钾和碳酸氢盐丧失过多而引起低钠、低钾血症和代谢性酸中毒;晚期肾小球纤维化和小动脉硬化,导致肾素分泌增加可引起高血压;大量肾组织破坏可引起氮质血症和尿毒症。慢性肾盂肾炎急性发作时可出现急性肾盂肾炎的表现。X线肾盂造影可见肾脏体积不对称性缩小,伴不规则瘢痕和肾盂肾盏变形。

3. 转归　慢性肾盂肾炎病程较长,常反复发作。早期如能积极治疗,消除诱因,可控制疾病的发展。晚期,病变可广泛累及双侧肾脏,引起高血压和慢性肾功能衰竭而危及生命。

第三节　泌尿系统常见肿瘤

一、肾细胞癌

肾细胞癌(renal cell carcinoma),简称肾癌,是来源于肾小管上皮细胞的恶性肿瘤,又称肾腺癌,是肾脏最常见恶性肿瘤,占肾恶性肿瘤的 80%～90%。好发于 60～70 岁的老年人,男女之比约为 2：1。

1.病因 化学性致癌物是肾癌常见的病因。流行病学调查显示,吸烟是肾细胞癌最重要的危险因子。其他危险因素包括肥胖、高血压、长期接触一些工业化学物质(石棉、石油产物及重金属)等。遗传因素和基因的改变在肾细胞癌的发生中也起重要作用。

2.病理变化

(1)肉眼观:肿瘤多见于肾的上、下极,尤其以肾上极更为常见。肿瘤一般单发,常为圆形实性肿块,直径 3～15 cm,边缘常有假包膜,与周围组织分界清楚。切面浅黄色或灰白色,常伴灶状出血、坏死、软化或钙化等改变,表现为红、黄、灰、白等多种颜色相交错的多彩的特征。晚期肿瘤可侵犯肾盂和肾静脉或突破肾被膜侵入肾周围组织和邻近器官,并伴有出血和囊性变(图18-13)。

(2)镜下观:综合组织学和遗传学特点可将肾细胞癌分为三类:①透明细胞癌:最常见类型,占肾细胞癌的 70%～80%。肿瘤细胞体积较大,圆形或多角形,胞质丰富呈透明或颗粒状,核小而圆,位于细胞中央或边缘。大多数肿瘤细胞分化好,排列为片状、梁状或管状,无乳头结构(图18-14)。部分病例的肿瘤细胞分化低或未分化有明显异型性,出现畸形核和瘤巨细胞。②乳头状癌:占肾细胞癌的 10%～15%。肿瘤细胞呈立方状或矮柱状,瘤细胞特征性地排列成乳头状结构。间质常有明显中性粒细胞、泡沫状组织细胞浸润。③嫌色细胞癌:占肾细胞癌的 5%。肿瘤细胞大小不一,细胞膜明显,胞质呈弱嗜碱性染色,核周常有空晕,瘤细胞排列为实性片状或腺泡状。

重点:肾细胞癌病理变化主要特点。

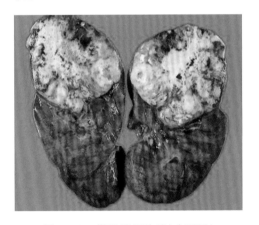

图 18-13 肾透明细胞癌(肉眼观)

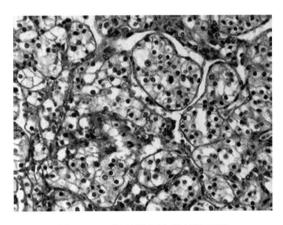

图 18-14 肾透明细胞癌(镜下观)

3.临床病理联系 患者早期常无明显症状,发现时肿瘤体积已较大。腰部疼痛、肾区肿块和血尿为具有诊断意义的三个典型的症状,但也仅见于部分病例。其中最具意义的症状是血尿,常为间歇性,并可能是镜下血尿。全身症状有发热、乏力、体重减轻等。此外,由于肿瘤产生的异位激素和激素样物质,患者可出现多种副肿瘤综合征,如红细胞增多症、高血压、高钙血症、Cushing 综合征等。

4.转归 肾癌除直接蔓延外,还具有广泛转移的特点,常在无局部症状和体征之前就已发生血道转移,以肺和骨最常见,也可经淋巴道转移至局部淋巴结、肝、肾上腺、脑等。肾癌的预后较差。

二、膀胱尿路上皮肿瘤

约 95% 的膀胱肿瘤起源于上皮组织。绝大多数上皮肿瘤成分为尿路上皮(urothelial,即移行上皮),故称尿路上皮肿瘤(urothelial tumor)。膀胱癌是泌尿系统最常见的恶性肿瘤,多发生在 50～70 岁,男性多于女性。膀胱也可发生鳞状细胞癌、腺癌和间叶组织起源的肿瘤,但均少见。

1.病因 膀胱癌的发生与化学性致癌物质有关,长期从事苯胺染料生产及接触此类物质较多的人员(如纺织、印染、橡胶、电缆、制革等行业)发病率较高。另外,长期大量吸烟、病毒感染、膀胱慢性炎症及结石的长期刺激也可诱发膀胱癌。

2.病理变化 尿路上皮肿瘤分为尿路上皮乳头状瘤(urothelial papilloma)、低恶性潜能的尿路上皮瘤(urothelial neoplasm of low malignant potential)、低级别尿路上皮乳头状癌(papillary urothelial carcinoma,low grade)和高级别尿路上皮乳头状癌(papillary urothelial carcinoma,high grade)。

(1)肉眼观:尿路上皮癌多发生于膀胱三角区或膀胱侧壁近输尿管开口处。肿瘤可单个,也可呈多灶性,大小不等,呈乳头状或菜花状,也可呈扁平斑块状,切面灰白色,有时可见坏死等改变(图18-15)。分化好的肿瘤多呈乳头状或息肉状,有蒂与膀胱黏膜相连;分化较差的肿瘤常呈扁平状突起,无蒂,基底宽,并可向深层肌组织及周围浸润,可伴出血、感染。

(2)镜下观:①尿路上皮乳头状瘤:占膀胱肿瘤的1%,多见于青少年,肿瘤呈乳头状,细胞分化好。②低恶性潜能的尿路上皮瘤:其组织学特征与尿路上皮乳头状瘤相似,区别是上皮增厚,乳头粗大或细胞核普遍增大。③低级别尿路上皮乳头状癌:肿瘤细胞和组织结构较规则。肿瘤细胞排列紧密,维持正常的极性,异型性较小,只有少数发生浸润,术后可复发。④高级别尿路上皮乳头状癌:肿瘤细胞核浓染,部分细胞异型性明显,核分裂象较多,可见病理性核分裂象。细胞排列紊乱,极性消失,浸润性强,极易发生转移(图18-16)。

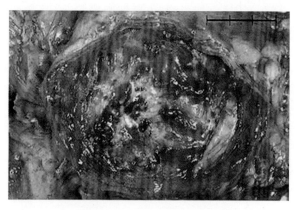 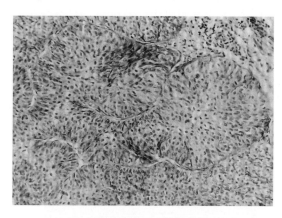

图18-15 膀胱癌(肉眼观) 图18-16 高级别尿路上皮乳头状癌(镜下观)

3.临床病理联系 膀胱尿路上皮肿瘤最常见和最突出的临床表现是无痛性血尿。多因肿瘤的乳头断裂、肿瘤组织坏死和溃疡形成等而引起血尿。部分病例可因肿瘤组织侵犯膀胱壁、刺激膀胱黏膜及并发感染而出现尿频、尿急和尿痛等膀胱刺激征。若肿瘤阻塞输尿管开口,可引起肾盂积水、肾盂肾炎甚至肾盂积脓。膀胱尿路上皮肿瘤主要通过淋巴道转移,可转移到子宫旁、髂动脉旁和主动脉旁淋巴结。侵袭性强的肿瘤累及邻近的前列腺、精囊和输尿管等。高度间变的肿瘤,晚期可经血道转移到肝、肺、骨髓、肾及肾上腺等处。

重点:膀胱尿路上皮肿瘤的最常见的临床表现。

4.转归 膀胱移行细胞起源的肿瘤手术切除后易复发。预后与肿瘤的分级和是否浸润有密切关系。尿路上皮乳头状瘤、低恶性潜能的尿路上皮瘤、低级别尿路上皮乳头状癌患者10年生存率可达90%以上,而高级别尿路上皮乳头状癌10年生存率仅为40%左右。

课后测试题

一、选择题

1.急性链球菌感染后肾小球肾炎属于( )。

A.急性弥漫性增生性肾小球肾炎 B.新月体性肾小球肾炎

C.膜性肾小球肾炎 D.慢性肾小球肾炎

E.轻微病变性肾小球肾炎

2.急性弥漫性增生性肾小球肾炎中增生的细胞主要是( )。

A. 肾小球球囊壁层上皮

B. 肾小球球囊脏层上皮

C. 肾小球系膜细胞

D. 肾小球血管系膜细胞及毛细血管内皮细胞

E. 肾小球周围的成纤维细胞

3. 急性弥漫性增生性肾小球肾炎临床表现中,哪项是错误的?(　　)

A. 少尿　　　　　B. 血尿　　　　　C. 蛋白尿　　　　　D. 高血压　　　　　E. 高血脂

4. 慢性肾小球肾炎的肾小球变化主要是(　　)。

A. 肾小球纤维化,玻璃样变性　　　　　　　　B. 肾小球周围纤维化,肾小球球囊壁增厚

C. 入球小动脉玻璃样变性,肾小球萎缩　　　　D. 肾小球毛细血管内皮增生,肾小球缺血

E. 肾小球球囊脏层上细胞明显增生

5. 急性肾盂肾炎的基本病变属于(　　)。

A. 纤维蛋白性炎　　　　　　　B. 卡他性炎　　　　　　　C. 急性增殖性炎

D. 化脓性炎　　　　　　　　　E. 肉芽肿性炎

6. 下述哪项不符合慢性肾盂肾炎形态变化?(　　)

A. 肾间质纤维化　　　　　　　B. 肾小球球囊周围纤维化　　　　　　　C. 肾小球代偿性肥大

D. 肾小球大部纤维化　　　　　E. 肾盂黏膜纤维化

7. 急性肾小球肾炎是一种(　　)。

A. 以变质为主的炎症　　　　　B. 以渗出为主的炎症　　　　　C. 以增生为主的炎症

D. 以出血为主的炎症　　　　　E. 化脓性炎症

8. 肾盂肾炎最常见的感染途径是(　　)。

A. 单发性肾脓肿　　　　　　　B. 医源性感染　　　　　　　C. 上行性感染

D. 多途径感染　　　　　　　　E. 外伤性感染

9. 肾病综合征的典型表现不包括(　　)。

A. 高度蛋白尿　　　B. 高度水肿　　　C. 高脂血症　　　D. 高血压　　　E. 低蛋白血症

10. 下列哪项不是急性肾盂肾炎的病变特点?(　　)

A. 肾间质化脓性炎症　　　　　　　　　　　　B. 肾小管坏死

C. 肾盂黏膜化脓性炎症　　　　　　　　　　　D. 肉眼表现为大红肾

E. 病变严重时可破坏肾小球

二、思考题

1. 解释急性弥漫性增生性肾小球肾炎的患者出现血尿、蛋白尿、少尿和高血压的病理机制。

2. 简述肾盂肾炎的病因和发病机制。

3. 比较肾小球肾炎和肾盂肾炎的异同。

（席　民）

第十九章 肾功能不全

 学习目标

1. 掌握急、慢性肾功能不全的概念,非少尿型急性肾功能不全和慢性肾功能不全的病因、发病机制及机体的功能、代谢变化。

2. 熟悉肾功能不全的概念、分类、临床表现。

3. 了解尿毒症的表现,肾功能不全的防治及护理原则。

重点:熟悉肾功能不全的概念。

肾脏位于腰部腹膜后方,脊柱两侧,重约 130 g,左右各一。肾脏是机体重要的排泄器官,通过泌尿可以排泄代谢废物、毒物、药物;可以调节体液容量、血压、水和电解质平衡、酸碱平衡。另外,肾脏还是重要的内分泌器官,分泌很多有生物活性的物质,如肾素、$1,25-(OH)_2-VD_3$、促红细胞生成素、前列腺素等;有一些活性物质如甲状旁腺激素、胃泌素等在肾脏灭活。执行肾脏泌尿功能的最小单位是肾单位,主要包括肾小球、肾小管两部分(图 19-1)。肾脏上接入肾的血管,每分钟流经肾脏的血液占循环血量的 25%,这些血液除了营养肾脏组织细胞之外,还要流经肾小球毛细血管网,在肾小球滤过形成超滤液进入肾小管重吸收后形成终尿汇入肾盂,肾脏下接输尿管、膀胱、尿道。很多致肾损伤因素作用于肾脏可使肾脏排泄、调节、内分泌功能障碍,出现代谢废物、毒物蓄积,水、电解质代谢紊乱,酸碱平衡紊乱,肾性贫血,肾性高血压,肾性骨营养不良等一系列表现的病理过程称为肾功能不全(renal insufficiency),也可称为肾功能衰竭(renal failure),两者在临床上无本质区别,可以混用。按其病程长短,可分为急性肾功能不全和慢性肾功能不全两种类型。这两型发展到晚期会经历共同的过程,即尿毒症期,出现明显的全身中毒症状。

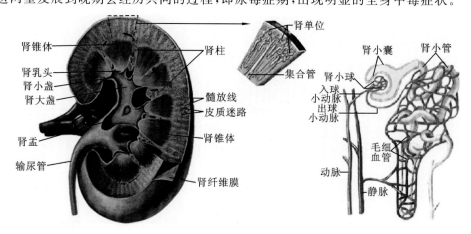

图 19-1 肾单位示意图

第一节 急性肾功能不全

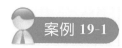 **案例 19-1**

患者,男,64 岁,因水肿、无尿入院。入院前因上呼吸道感染,多次使用庆大霉素和复方新诺

· 226 ·

明,出现尿量进行性减少、下肢水肿。查体：T 36.5 ℃,P 75 次/分,R 16 次/分,BP 115/70 mmHg,神志清,眼睑水肿,双下肢为凹陷性水肿(＋＋)。辅助检查:尿蛋白(＋＋),尿比重 1.015,尿钠 64 mmol/L,血肌酐 807 μmmol/L,尿素氮 16.2 mmol/L。问题：

1.患者患了什么疾病？

2.患者上呼吸道感染治疗后出现少尿、无尿和水肿的原因是什么？少尿、无尿的病理生理学基础是什么？

3.在对该患者的护理中应注意什么？

急性肾功能不全(acute renal insufficiency,ARI)是指短期内出现泌尿功能障碍导致排泄和调节功能不能维持,出现代谢废物、毒物蓄积,水、电解质代谢紊乱,酸碱平衡紊乱等机体内环境严重紊乱的病理过程。大部分急性肾功能衰竭患者尿量低于 400 mL/24 h,称为少尿型急性肾功能衰竭。少部分患者尿量固定在 400～1000 mL/24 h,没有达到少尿的衡量指标,称为非少尿型急性肾功能衰竭。

重点:掌握急性肾功能不全的概念。

一、病因和分类

很多病因可以使肾脏泌尿功能障碍,根据解剖学位置将这些病因分为三类(图 19-2),同时也将急性肾功能不全进行了分类。

(一)肾前性急性肾功能衰竭

肾前性因素包括心力衰竭、休克、肝硬化、大失血等,引起有效循环血量减少出现肾血流量减少,肾小球滤过率下降,尿量减少,由于这些因素影响了肾血液灌流以上部位血管的血液循环,因而称为肾前性急性肾功能衰竭。通常病因去除后,由于肾单位实质未受损只是滤过的液体减少,肾脏功能可迅速恢复,又称功能性肾功能衰竭。

(二)肾性急性肾功能衰竭

肾性因素包括肾小管坏死、肾间质疾病等实质性病变,引起肾脏泌尿功能低下,由于病变累及肾脏本身称为肾性急性肾功能衰竭。此型肾功能衰竭出现肾小管、肾血管、肾间质等实质病变,又称器质性肾功能衰竭。常见肾性因素如下。

1.急性肾小管坏死 持续强烈的肾缺血可引起肾小管上皮细胞变性、坏死;肾毒物如某些抗生素、重金属、蛇毒、细菌内毒素、生鱼胆、碘造影剂等可直接损伤肾小管,造成坏死。

2.肾实质病变 急性肾小球肾炎、狼疮性肾炎、高血压性肾病、急性肾盂肾炎、肾间质病变、肾血管病变等,可发生肾滤过膜受累,功能障碍。

(三)肾后性急性肾功能衰竭

肾后性因素是指从肾盂到尿道口双侧尿路的梗阻,包括双侧输尿管结石、盆腔肿瘤压迫尿路、前列腺肥大等,引起排尿减少,由于病变位于肾盂以下部位,故称肾后性急性肾功能衰竭。及时解除梗阻可使肾功能迅速恢复。

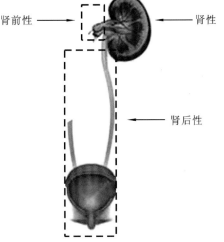

图 19-2　急性肾功能不全分类

二、发病机制

急性肾功能衰竭(ARF)时尿量减少的中心环节是肾小球滤过率下降。各种病因引起尿量减少的机制可以归纳为以下几方面。

重点:掌握急性肾功能不全的发病机制,即少尿机制。

(一)肾血流量减少,肾小球滤过减少

(1)肾前性因素可使循环血量下降从而使肾血液灌注压下降,肾血流量减少。

(2)肾前性因素可致交感-肾上腺髓质系统兴奋,肾血管收缩,肾血液灌流量减少。

(3)肾前性因素可使细胞缺血缺氧,血管内皮细胞由于供能不足,钠泵失灵,水、钠内流,发生肿胀,肾血管内血流减少。

(4)可通过损伤组织、血管内皮细胞等致使肾血液流变学发生改变,如血液黏滞度上升等,甚至启动凝血致肾内微循环血栓形成,微循环血流减少。

(二)肾小球病变

急性肾小球肾炎、狼疮性肾炎等病因可使肾小球滤过膜损伤,滤过面积减少,肾小球滤过率下降,尿量减少。

(三)肾小管阻塞

某些病因如挤压综合征、溶血所致血红蛋白、肌红蛋白释放入血,可经肾小球滤过阻塞肾小管;还有些病因如肾毒物可致肾小管上皮细胞坏死脱落,阻塞肾小管,使肾小囊内压明显上升,肾小球内液体不易滤过,肾小球滤过率明显下降,出现少尿。

(四)肾小管缺损,原尿回漏

该病因可致肾小管上皮细胞变性、坏死、脱落,基底膜断裂,管内尿液漏入肾间质,称原尿回漏。一方面直接使尿量减少,另一方面可致间质水肿,压迫肾小管、肾血管,造成肾小管阻塞及肾血流减少,进一步使肾小球滤过率下降,导致明显少尿。

临床上,肾前性、肾后性原因导致急性肾功能衰竭的机制较为简单,通常只对肾脏泌尿功能产生影响,若及时解除病因,肾脏功能常可很快恢复(图 19-3、图 19-4)。如果继续发展,则可导致肾脏实质发生病变,转变为肾性急性肾功能衰竭。肾性急性肾功能衰竭少尿的发病机制复杂,往往通过多个机制导致急性肾功能衰竭少尿的发生(图 19-5)。

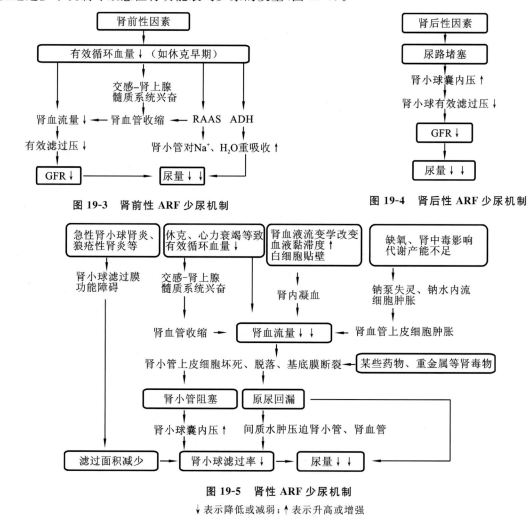

图 19-3 肾前性 ARF 少尿机制

图 19-4 肾后性 ARF 少尿机制

图 19-5 肾性 ARF 少尿机制

↓表示降低或减弱;↑表示升高或增强

三、机体的功能代谢变化

(一)少尿型急性肾功能衰竭

少尿型急性肾功能衰竭的病程通常呈现三段典型演变时期:少尿期、多尿期、恢复期。

1. 少尿期 一昼夜尿量低于 400 mL,病情危重凶险,一般持续 7～14 天,持续越久、预后越差,可由于高钾血症等导致死亡。

(1)尿量减少,尿质改变:24 h 尿量低于 400 mL,一般为 100～200 mL;功能性肾功能衰竭时滤过形成超滤液减少,重吸收功能正常,尿质变化不明显,尿液浓缩、尿比重高;器质性肾功能衰竭则滤过功能与重吸收功能均障碍,尿质变化明显,可有血尿、蛋白尿、管型尿,尿钠含量高,尿/血肌酐的值高。两者治疗和预后也不相同(表 19-1)。

表 19-1 功能性与器质性肾功能衰竭尿质改变

项　　目	功能性肾功能衰竭	器质性肾功能衰竭
尿蛋白	阴性或微量	＋～＋＋＋
尿沉渣镜检	轻微	各种管型
尿比重	＞1.020	＜1.015
尿渗透压	＞700	＜250
尿钠	＜20	＞40
尿/血肌酐	＞40∶1	＜20∶1
甘露醇治疗效果	好	差

(2)水、电解质代谢紊乱:①水中毒:由于尿量减少,机体又摄入或输入水分过多,加之分解代谢内生水增多可发生水中毒,出现稀释性低钠血症和脑水肿的表现。②高钾血症:由于尿量减少,钾的排泄减少;分解代谢增强,细胞内钾释放增多;酸中毒时,细胞内钾离子与 H^+ 交换移出细胞;摄入钾增多等原因可导致高钾血症,是少尿期最凶险的变化,常为致死原因。

(3)酸碱平衡紊乱:发生代谢性酸中毒。由于尿量减少,酸性代谢产物排出减少;分解代谢增强,酸性代谢产物生成增多;肾小管泌 H^+、泌 NH_4^+、重吸收 HCO_3^- 减少等。

(4)氮质血症:肾脏排出代谢产物尿素、肌酐、尿酸等非蛋白氮能力下降以及蛋白质分解代谢增强,导致血液中非蛋白氮含量显著升高,称为氮质血症。

知识链接

渗透性尿

肾脏尿液形成过程中,肾小球滤过形成的原尿量每天约 180 L,但正常成人 24 h 尿量为 1000～2000 mL,表明 99% 的水分被肾小管和集合管吸收。肾小管和集合管对小管液中的水分重吸收时,动力是小管液和上皮细胞之间的渗透浓度梯度。当小管液中某种溶质未被重新吸收时,可升高小管液溶质浓度,使渗透压升高,水分留下导致小管液增多;同时,水分留下时也会导致小管液钠浓度稀释性降低,排钠增加,这种由于渗透作用导致的水分和 NaCl 排出增多的情况称作渗透性利尿。

2. 多尿期 24 h 尿量高于 2000 mL,患者顺利通过少尿期后,尿量开始增加超过 400 mL,是机体好转的标志,尿量甚至可达 3～5 L,可持续 7～14 天。多尿机制包括:①肾脏滤过功能好转,肾小球滤过率上升,尿量增加。②滤过功能好转,少尿期潴留的代谢废物从肾脏大量排出,使肾小管管腔液浓度升高,排出时带走大量水分,称为渗透性利尿。③肾小管内大量管型被冲走,阻塞解除,尿量增加。④间质水肿消退,肾血管、肾小管受压减轻,尿量增多。⑤新生成的肾小管功能还不完善,浓缩功能差排出大量低渗尿。

3. 恢复期 尿量减少,尿质逐渐恢复正常,这一时期可持续几个月或者一年。由于新生成的

重点:掌握少尿型急性肾功能不全的功能、代谢变化。

难点:理解常见临床表现的病理生理学基础。

肾小管浓缩功能逐渐恢复正常,尿量逐渐下降到正常,内环境也逐渐恢复稳态。有时肾功能恢复到正常状态需要更长的时间,或者有些急性肾功能衰竭病情可迁延不愈,逐渐转变为慢性肾功能衰竭。

知识链接

尿液成分

正常成人 24 h 尿量为 1000~2000 mL。尿常规正常范围:pH 值多在 6.0~6.5,比重为 1.015~1.025,蛋白质阴性(0~80 mg/24 h 尿),白细胞阴性(白细胞<5 个/HP),红细胞阴性(红细胞<3 个/HP),尿钠量 70~90 mmol/24 h,尿肌酐水平每天 7~8 mmol/L,内生肌酐清除率 80~120 mL/(min·1.73 m^2),血肌酐男性 44~132 μmol/L、女性 70~106 μmol/L,血尿素 1.78~7.14 mmol/L,血尿素氮 3.56~14.28 mmol/L,血尿酸男性 150~416 μmol/L、女性 89~357 μmol/L。

(二)非少尿型急性肾功能衰竭

有少部分急性肾功能衰竭尿量一般不低于 400 mL,其病情轻,预后好。有时容易被隐匿而致漏诊,可转变为少尿型急性肾功能衰竭使病情加重,死亡率上升。非少尿型急性肾功能衰竭由于肾内病变轻,肾小球滤过率下降不严重,肾小管以浓缩功能障碍为主,尿量大多固定在 400~1000 mL,肾脏排泄代谢废物能力下降,机体可表现为血浆非蛋白氮含量升高。

四、防治原则

(一)防治原发病

去除致肾损伤的各种因素。

(二)延缓肾功能恶化

控制加重肾损伤的因素,尽量避免使用有肾毒性的药物等。

(三)对症治疗

少尿期以纠正内环境紊乱为总原则,纠正酸中毒,控制高钾血症,控制氮质血症等。多尿期尿量达到 2000 mL 以上时,应防止机体脱水,注意补充水、电解质、维生素等。恢复期应以加强营养、增强锻炼为主。

(四)透析疗法

保守治疗无效者或者达到透析指标者应使用透析疗法迅速纠正内环境紊乱,以防止因为高钾血症等导致患者猝死。

(五)护理原则

(1)监测生命体征、体重、血气变化。

(2)对营养失调进行护理。

(3)预防感染,如体弱者应防止压疮、上呼吸道感染的发生等。

第二节 慢性肾功能不全

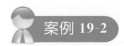 案例 19-2

患者,男,29 岁,因乏力、纳差、水肿 1 周,呼吸困难 2 天入院。2 年前发现高血压,当时血压为

190/120 mmHg,尿蛋白(＋＋＋),但未正规治疗。1年前夜尿增多。半年前面色开始发黄,有时晨起眼睑水肿。1周前因受凉感冒,发热38.5 ℃,服扑热息痛后退热,但出现乏力、水肿。查体:T 37.5 ℃,P 120 次/分,R 32 次/分,BP 190/120 mmHg,重度贫血貌,双下肢出现凹陷性水肿,颈静脉怒张,心界向左扩大。双肺叩诊清音,双肺散在哮鸣音,肺底部可闻及少许湿啰音。肝肋下 2 cm,肝颈静脉反流征阳性。辅助检查:血红蛋白(Hb)52 g/L,红细胞比容(HCT)17.5%,尿蛋白(＋＋＋),血 K^+ 5.85 mmol/L,Na^+ 136.4 mmol/L,Ca^{2+} 1.87 mmol/L,血尿素氮(BUN)35.6 mmol/L,肌酐(Cr)980 μmol/L,pH 值为 7.19,HCO_3^- 10.6 mmol/L,剩余碱(BE)8.3 mmol/L。B 超提示双肾缩小。问题:

1.患者患了什么疾病?

2.简述患者患病的演变过程及其发生的病理生理学基础。

3.在对该患者的护理中应注意什么?

各种慢性的肾脏疾病或致肾损伤因素引起肾单位慢性的、进行性的、不可逆性的破坏,残存肾单位越来越少,不能完成排泄、调节、内分泌等功能,出现内环境严重紊乱、内分泌功能障碍的一系列临床表现的病理过程,称为慢性肾功能不全(chronic renal insufficiency,CRI),也称慢性肾功能衰竭(chronic renal failure,CRF)。CRI 病程为不可逆性的加重,直至尿毒症期而致死亡。

一、病因

可致肾单位慢性破坏的原因有:慢性肾小球肾炎、狼疮性肾炎、慢性肾盂肾炎、肾结核、肾肿瘤、药物性肾损害等肾疾病;肾小动脉硬化症、糖尿病肾病、高血压性肾病、结节性动脉周围炎等肾血管疾病;输尿管结石、肿瘤压迫、前列腺肥大等引起的尿路慢性梗阻。我国致 CRI 的病因以慢性肾小球肾炎最为常见,可占 50% 左右;其次是慢性间质性肾炎和肾小动脉硬化。美国等发达国家,CRF 的常见病因则为糖尿病肾病和高血压性肾病。近年来,随着我国疾病谱的改变,糖尿病肾病和高血压性肾病导致的 CRI 也呈现逐年上升的趋势。

二、发展过程

CRI 是一个发展缓慢、需要历经数年甚至十几年的发展可呈现出典型临床表现,根据其肾功能损害的程度可将这个过程分为 4 个阶段。由于内生肌酐清除率与肾小球滤过率(GFR)的变化呈平行关系,因此可以反映肾功能的好坏以及残存肾单位的数目。通常使用内生肌酐清除率(尿中肌酐浓度×每分钟尿量/血浆肌酐浓度)为指标对 CRI 划分阶段。

(一)肾储备功能降低期/代偿期

内生肌酐清除率在正常值的 30% 以上。由于该期肾单位破坏不严重,储备的肾功能可进行代偿,执行肾基本功能,内环境尚能维持稳定,无临床症状,血液生化指标也正常。当机体肾脏负担加重时,如感染,水、钠、钾负荷突然增加时,可因储备功能降低而出现内环境紊乱。

(二)肾功能不全期

内生肌酐清除率降至正常值的 25%～30%。该期肾单位破坏可超过 50%,肾脏已经不能维持其基本功能,出现内环境紊乱的一些表现,如多尿、夜尿,轻度氮质血症,贫血等。

(三)肾功能衰竭期

内生肌酐清除率降至正常值的 20%～25%。该期肾单位进一步破坏,出现明显的临床表现,包括多尿、夜尿、尿质改变、中重度氮质血症、酸中毒、高磷低钙血症、严重贫血等,会伴有部分尿毒症中毒症状。

(四)尿毒症期

内生肌酐清除率降至正常值的 20% 以下。该期肾单位破坏可超过 90%,机体有一系列内环境严重紊乱的临床表现,会出现多器官系统功能障碍,伴有一系列尿毒症自体中毒症状。

三、发病机制

CRI 发病机制复杂,尚无一种理论可将其所有表现阐释清楚。目前认为,CRI 进展过程中有多种病理生理过程参与,它们相互作用、共同发展,导致肾单位持续性进行性恶化。主要的学说有以下几种。

(一)健存肾单位学说

1960 年,Bricker 提出健存肾单位学说,认为 CRI 时,许多致肾慢性损伤的病因作用于肾脏,导致病变严重部位的肾单位功能丧失,而另一部分未受损的、健存的肾单位功能完整或只有轻度受损,健存肾单位进行代偿,发生代偿性肥大和滤过功能增强,从而适应了机体的需求。随着健存肾单位逐渐减少,这种代偿不足以完成肾脏基本功能时,出现 CRI 的一系列临床表现。

(二)矫枉失衡学说

在健存肾单位学说的基础上,1972 年 Bricker 等提出了矫枉失衡学说,认为某些引起机体毒性的物质增多并非都是健存肾单位减少所致,还与矫枉过程的失衡密切相关。机体由于健存肾单位减少出现了一些物质代谢紊乱,机体在矫正这种变化的过程中导致一些毒性物质增多,即出现了新的不平衡,使机体受损,称为矫枉失衡学说。例如,CRI 时肾功能下降导致机体高磷低钙,引起甲状旁腺激素(PTH)分泌增高甚至亢进,从而对高磷低钙进行矫正,但在矫正的后期,PTH 的溶骨作用增强,使得骨磷释放,不但不能完成矫正作用,而且导致了肾性骨营养不良的发生(图 19-6)。

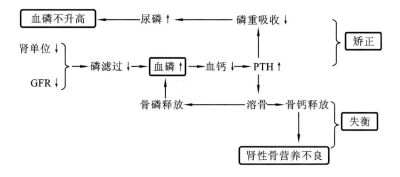

图 19-6 矫枉失衡学说

↑表示升高或增强;↓表示降低或减弱

(三)肾小球过度滤过学说

20 世纪 80 年代初 Brenner 等对健存肾单位学说进行了修正,提出肾小球过度滤过学说,也称"三高学说",认为健存肾单位代偿过程中血流动力学发生了改变,单个肾单位的血流量增多、毛细血管内血压增高,使滤过的超滤液增多,形成肾小球高压力、高灌注、高滤过的"三高"状态,这种状态会导致健存肾单位逐渐出现肾小球纤维化和硬化,功能丧失,肾单位进一步遭到破坏。这一学说可解释 CRI 的部分现象,如 CRI 时在肾单位损伤达到一定程度时,即使原发病因已经去除,病情仍在继续发展。

(四)其他促肾损伤机制

CRI 时系膜细胞可代偿性增殖、细胞外基质合成代谢增加,这些代偿变化可引起肾小球进一步损害;CRI 时存在慢性缺氧、慢性炎症、肾小管高代谢的状态、蛋白尿阻塞肾小管等,可导致肾小管-间质的病变。

四、机体的功能代谢变化

(一)尿的变化

1.尿量的改变 多尿、夜尿是 CRI 时出现最早的表现,晚期出现少尿。

(1)多尿:24 h 尿量超过 2000 mL 称为多尿。CRI 患者早期可有多尿的表现,引起多尿的机制主要是由于尿液浓缩不足或未浓缩。主要体现在以下几个方面：①健存肾单位过度代偿，处于高滤过状态，原尿生成快，流经肾小管重吸收时由于速度快，与肾小管接触时间少，重吸收不充分，终尿形成增多；②健存肾单位过度代偿，以高溶解浓度排出代谢废物，可带走大量水分，发生渗透性利尿，也使尿量增多；③肾脏发生髓质高渗区破坏，尿液浓缩障碍，尿量形成增多。

（2）夜尿：正常夜间尿量占白天尿量的一半，如果夜间尿量等于甚至超过白天尿量称为夜尿。CRI 早期出现夜尿的表现，具体机制不详，可能与肾脏夜以继日的工作排出代谢废物、毒物相关。

（3）少尿：24 h 尿量少于 400 mL 称为少尿。CRI 晚期，由于肾单位极度减少，总尿量发生下降，出现少尿。

2.尿渗透压改变 正常尿比重为 1.003～1.030。CRI 早期由于肾脏浓缩功能首先出现障碍而稀释功能尚可，排出大量低渗尿、低比重尿，尿比重<1.020；CRF 晚期由于肾脏浓缩稀释功能均降低，机体排出大量和血浆渗透压相同的等渗尿，尿渗透压为 260～300 mmol/L，尿比重固定在 1.008～1.012 之间。

知识链接

肾脏浓缩稀释功能

尿液浓缩依赖于肾髓质、间质由表及里逐渐递增的渗透梯度。肾脏浓缩稀释功能是维持体内环境渗透压恒定的关键所在。因此，肾脏不仅可以在机体水分相对过剩时（低渗状态）将多余水分排出体外，还可以在机体水分相对缺乏时（高渗状态）减少水的排出，从而保持水代谢平衡。所以尿液的渗透压波动范围是 1.003～1.030。当肾脏浓缩稀释功能减退时，尿比重的变动范围缩小，当尿的比重最高只能达到 1.020 时，称为低渗尿。如果不论体内水分多少，尿比重都固定在 1.010 左右，即原尿的渗透压和血浆晶体渗透压相等时，称为等渗尿。

3.尿成分的变化 CRI 患者尿成分可出现血尿、蛋白尿、各种管型尿。

（1）血尿：尿沉渣镜检中每个高倍镜视野超过 3 个红细胞，称为血尿。若出血量达到 1 mL/L 时，出现肉眼血尿。CRI 时，肾小球基底膜断裂，红细胞渗出进入肾小管，受损变形，出现血尿或变形红细胞血尿。

（2）蛋白尿：一天尿蛋白超过 150 mg 称为蛋白尿。CRI 时，肾小球滤过膜受损，大量蛋白质滤过，超出肾小管重吸收能力，可致蛋白尿出现。

（3）管型尿：蛋白质凝固形成各种管型，以颗粒管型常见。

（二）水、电解质平衡紊乱

1.水钠代谢紊乱 CRI 时，机体可出现脱水的表现，也可出现水肿、水中毒的表现。CRI 时多尿、夜尿加之水摄入、输入不足时，易发生脱水；当少尿时，机体摄入或输入水分过多，又可导致水肿、水中毒的发生；重吸收钠减少、排钠利尿剂使用不当、限制钠盐摄入或稀释性低钠等可致血钠含量下降，所以在水代谢紊乱时常伴低钠血症。

2.钾代谢紊乱 CRI 时，可出现低钾血症或高钾血症的表现。厌食、摄入钾不足、使用排钾利尿剂、呕吐等致钾丢失可致低钾血症；摄钾增多，使用保钾利尿剂、晚期少尿发生，机体代谢增强、泌钾减少等可致高钾血症。

3.高磷低钙 ①高磷血症：CRI 时，肾排泄功能障碍，磷排出障碍，血磷升高，引起血钙降低，可刺激 PTH 分泌，PTH 可抑制肾对磷的重吸收，排磷增加，血磷恢复正常。当肾功能严重障碍时，PTH 持续增加，仍不足以排出机体产生的磷，并且 PTH 还有溶骨作用，可导致骨磷释放，血磷进一步升高。②低钙血症：由于血磷与血钙浓度的乘积为一常数，故血磷升高可导致血钙降低;肾内分泌功能障碍,促进钙吸收的活性物质 1,25-(OH)₂-VD₃ 生成不足,肠钙吸收减少;血磷升高使食物中的钙形成不溶解物质以及肾毒物损伤肠道均可导致肠道吸收钙减少。

(三)酸碱平衡紊乱

CRI 患者可出现代谢性酸中毒的表现。可能机制包括:肾排固定酸能力下降;肾小管泌 H^+、泌 NH_4^+、重吸收 HCO_3^- 减少;分解代谢增强,酸性代谢产物生成增多等。

(四)氮质血症

CRI 时,肾脏排出代谢产物尿素、肌酐、尿酸等非蛋白氮能力下降以及蛋白质摄入过多、分解代谢增强,导致血液中非蛋白氮含量显著升高,称为氮质血症。

(五)肾性骨营养不良

CRI 时,由于骨质脱钙,骨重建障碍等可致病理性骨折、骨质疏松、骨软化症、纤维性骨炎、骨硬化症等;如果是儿童,可出现骨骼畸形、小儿肾性佝偻病等。其机制(图 19-7)为:

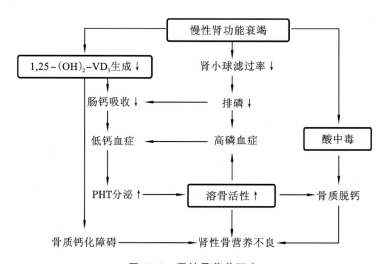

图 19-7 肾性骨营养不良

↑表示升高或增强;↓表示降低或减弱

1.高磷低钙与继发性 PTH 分泌亢进 CRI 患者血钙降低、PTH 导致溶骨发生,骨质脱钙显著。

2.1,25-(OH)₂-VD₃ 生成不足 无活性的维生素 D₃(VD₃)必须进入肾脏,在 1α-羟化酶作用下生成有活性的 1,25-(OH)₂-VD₃,促进肠道钙吸收。但是 CRI 时,肾脏受损,酶系统遭到破坏或活性降低,1,25-(OH)₂-VD₃ 生成不足。

3.酸中毒 临床上,可见到很多代谢性酸中毒的患者,机体在缓冲过多的酸性物质的过程中,骨骼中不溶钙与酸性物质进行缓冲,形成可溶解的骨盐,导致骨骼脱钙。

(六)肾性高血压

CRI 时,肾实质病变可引起高血压,是继发性高血压常见的一种情况,称为肾性高血压。其机制(图 19-8)如下。

1.水钠潴留 CRI 时,肾小球滤过率降低致肾排尿减少,发生水钠潴留,使血容量增多,血压升高。

2.缩血管物质释放 CRI 时,肾脏疾病致肾血流减少,刺激肾素释放,血管紧张素等缩血管物质释放增多,外周阻力上升,血压升高。

3.肾脏降压物质生成减少 CRI 时,肾单位破坏,产生前列腺素、激肽等降压物质减少,血压升高。

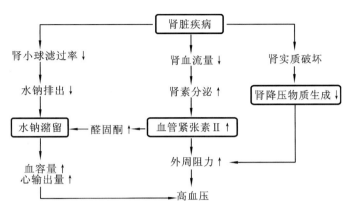

图 19-8　肾性高血压
↑表示升高或增强；↓表示降低或减弱

（七）肾性出血倾向

CRI 患者，由于肾性毒物的作用，常有出血倾向，表现为鼻衄、牙龈出血、皮肤出血、黏膜出血、胃肠道出血等。机制为尿毒症毒素抑制血小板功能，使血小板黏附、聚集功能降低，凝血过程受抑制。

（八）肾性贫血

CRI 患者，97％伴有贫血。其机制为：

1. 红细胞生成减少　肾脏实质受损，产生分泌促红细胞生成素减少，骨髓造血产生红细胞减少；尿毒症毒素可抑制骨髓造血功能；肾损伤以及尿毒症毒素可使造血原料吸收合成障碍。

2. 红细胞丢失与破坏增加　出血倾向使红细胞丢失增加；尿毒症毒素可导致红细胞寿命缩短。

第三节　尿　毒　症

急、慢性肾功能不全晚期，机体出现严重的内环境紊乱、内分泌功能障碍、一系列自体中毒症状，可出现各器官系统代谢、功能障碍的一系列临床表现，称为尿毒症。尿毒症的发病机制非常复杂，目前已经发现引起尿毒症的毒素有 200 多种，包括小分子毒素如尿素、肌酐、胍类；中分子毒素如细胞和细菌的裂解产物；大分子毒素如 PTH、生长激素等。

一、机体的功能代谢变化

（一）神经系统

神经系统症状是尿毒症的主要症状，发生率可高达 86％，主要表现为头痛、头晕、乏力、记忆力减退，发展为烦躁不安、肌肉抽搐，甚至表情淡漠、嗜睡、昏迷等中枢神经系统功能障碍；以及足部发麻、腱反射减弱或消失，甚至远侧肌肉麻痹等周围神经病变形式。其发生机制可能为尿毒症毒素的堆积、内环境严重紊乱、脑代谢障碍、周围神经髓鞘发生病变等多个因素共同作用的结果。

（二）消化系统

消化系统症状是尿毒症的最早症状，也是最突出症状。表现为食欲低下或消化不良，可发展为厌食、恶心、呕吐、腹泻、口腔黏膜溃疡，甚至胃肠道出血等。其机制与尿毒症毒素所致胃肠道炎症、溃疡有关，也与中枢神经系统功能紊乱相关。

（三）心血管系统

由于肾性高血压、酸中毒、高钾血症、尿毒症毒素对心血管的作用，可发生心肌受损、心律失常、心力衰竭,甚至尿毒症心包炎的表现。

(四)呼吸系统

初期可表现为呼吸加深加快,甚至酸中毒深大呼吸(Kussmaul 呼吸)、潮氏呼吸等。由于尿素分解产氨增多,呼出气有氨味。也可发生肺水肿、纤维素性胸膜炎、肺钙化等表现,机制与尿毒症毒素以及其他物质代谢、系统变化相关。

(五)免疫系统

尿毒症患者免疫系统功能障碍,血中中性粒细胞功能减弱、淋巴细胞减少,易发生感染。

(六)皮肤

皮肤瘙痒、干燥、脱屑、有色素沉着,皮肤汗腺口处有尿素结晶。机制可能为尿毒症毒素刺激、皮肤钙盐沉积所致。

(七)内分泌功能紊乱

尿毒症患者可表现出多种内分泌功能紊乱表现。如黄体生成激素增加出现男子女性化,睾酮减少导致性欲减退等。

(八)物质代谢紊乱

尿毒症可出现糖、脂肪、蛋白质代谢紊乱。表现为糖原合成障碍、糖耐量降低、蛋白质合成减少、分解增加、负氮平衡、高脂血症等。主要由尿毒症毒素所致。

二、防治原则

(一)防治原发病

治疗原发疾病,如解除尿路结石,治疗糖尿病等。

(二)延缓肾损伤

控制感染、高血压,避免使用肾毒性药物,纠正内环境紊乱等,均可延缓肾脏功能恶化程度。

(三)饮食控制和营养疗法

这是非透析疗法中最基本、最有效的措施。该疗法最关键为蛋白质摄入量与成分的控制,采取优质低蛋白高热量饮食。

(四)透析疗法

保守治疗无效者、已达透析指标者应给予透析疗法,包括血液透析疗法和腹膜透析疗法,两者各有优缺点,应综合考虑选择使用。

(五)肾移植

肾移植是治疗慢性肾功能衰竭、尿毒症的最根本方法。器官移植已开展数十年,移植成功率也大大提高,随着移植技术不断提高,慢性肾功能衰竭可根治。但肾移植仍受肾脏供体不足的限制。

(六)护理措施

1.观察和处理水、电解质紊乱 监测血气变化、体重变化、补液过程。
2.改善营养失调 进行饮食护理,改善患者食欲,监测血非蛋白氮含量以了解营养状况。
3.预防感染 加强生活护理,通风、消毒,注意治疗操作的无菌性等。
4.其他 指导休息与锻炼、疾病预防等健康指导。

课后测试题

一、选择题

1.下列数据错误的是(　　　)。

A. 少尿指 24 h 尿量＜400 mL　　　　　　　B. 多尿指 24 h 尿量＞2000 mL

C. 无尿指 24 h 尿量＜100 mL　　　　　　　D. 夜尿指夜间尿量等于或大于白天尿量

E. 多尿指 24 h 尿量＞3000 mL

2. 可引起肾前性急性肾功能衰竭的因素是（　　　）。

A. 汞中毒　　　　　　　　　　B. 急性肾小球肾炎　　　　　　　C. 输尿管结石

D. 前列腺肥大　　　　　　　　E. 大出血、休克

3. 急性肾功能不全发病的中心环节是（　　　）。

A. 肾小球滤过率降低　　　　　　　　　　　B. 肾小管阻塞

C. 肾小管上皮细胞坏死　　　　　　　　　　D. 肾小管原尿反流

E. 肾小球坏死

4. 急性肾功能不全多尿期,多尿的机制是（　　　）。

A. 肾小球滤过率降低　　　　　　　　　　　B. 肾小管阻塞

C. 肾小管上皮细胞坏死　　　　　　　　　　D. 肾小管原尿反流

E. 新生肾小管功能尚不完善

5. 慢性肾功能不全,尿渗透压接近血浆渗透压是由于（　　　）。

A. 肾髓质高渗区形成障碍　　　B. 肾脏浓缩功能障碍　　　　　　C. 肾脏稀释功能障碍

D. 渗透性利尿　　　　　　　　E. 肾脏浓缩稀释功能均障碍

6. 慢性肾功能不全时肾小球高滤过、高压力、高灌流最终可导致（　　　）。

A. 肾小球滤过率增加　　　　　B. 肾小管重吸收增加　　　　　　C. 渗透性利尿

D. 肾小球纤维化与硬化　　　　E. 尿量改变

7. 慢性肾功能不全时,最能反映肾功能的指标是（　　　）。

A. 血浆尿素氮　　B. 血浆尿酸　　C. 血浆肌酐　　D. 尿肌酐　　E. 内生肌酐清除率

8. 慢性肾功能不全,最早出现的临床表现是（　　　）。

A. 多尿、夜尿　　B. 少尿　　　　C. 高磷血症　　D. 低钙血症　　E. 代谢性酸中毒

9. 急性肾功能不全少尿期,患者最严重的电解质紊乱是（　　　）。

A. 高钠血症　　B. 低钠血症　　C. 高磷血症　　D. 低钙血症　　E. 高钾血症

10. 急性肾功能不全,引起 GFR 降低的原因不正确的是（　　　）。

A. 肾小球滤过面积减少　　　　B. 肾血管内皮细胞肿胀　　　　　C. 肾小球囊内压降低

D. 肾小球毛细血管内凝血　　　E. 肾动脉灌注不足

11. 慢性肾功能不全出血倾向主要是由于（　　　）。

A. 红细胞破裂溶血　　　　　　B. 血小板数量减少　　　　　　　C. 血小板功能受抑制

D. 铁的吸收障碍　　　　　　　E. 促红细胞生成素生成减少

12. 下列检查最可能是 CRI 的肾功能不全期的是（　　　）。

A. 内生肌酐清除率＜75%　　　　　　　　　B. 内生肌酐清除率＜50%

C. 内生肌酐清除率＜30%　　　　　　　　　D. 内生肌酐清除率＜25%

E. 内生肌酐清除率＜20%

二、思考题

1. 肾前性、肾后性、肾性急性肾功能衰竭的病因及引起少尿的机制有何区别?

2. 慢性肾功能不全时机体有什么临床表现,其病理生理学机制是什么?

3. 慢性肾功能不全为什么容易骨折,其骨折发生机制是什么?

4. 慢性肾功能不全往往出现高血压的表现,其机理是什么?

（师　婷）

第二十章 **女性生殖系统疾病及乳腺疾病**

 学习目标 ┊┈

> 1. 掌握慢性子宫颈炎、子宫颈癌、滋养层细胞肿瘤、乳腺癌的病变特点及临床病理联系。
> 2. 熟悉子宫内膜增生症、乳腺增生性疾病的病理变化;慢性子宫颈炎、子宫颈癌的病因和发病机制。
> 3. 了解子宫内膜癌、卵巢常见肿瘤的病理变化;乳腺癌的病因和发病机制。

第一节 子 宫 疾 病

一、慢性子宫颈炎

重点:慢性子宫颈炎的病理变化特点。

慢性子宫颈炎(chronic cervicitis)是由病原微生物引起的子宫颈的慢性非特异性炎症。它是育龄女性最常见的妇科疾病,临床主要表现为白带增多,可伴有下腹部坠痛和腰骶部胀痛等症状。

(一)病因和发病机制

引起本病的病原体主要有链球菌、大肠杆菌、葡萄球菌、淋球菌、单纯疱疹病毒和人类乳头状瘤病毒等。这些病原体常在分娩、流产、性生活不洁、机械损伤引起的宫颈损伤后感染机体,也与长期慢性刺激有关。

(二)病理变化

慢性子宫颈炎的病程较长,常见的病理类型有以下几种:

1. 子宫颈糜烂 慢性子宫颈炎最常见的病理类型。肉眼观,宫颈外口病变处呈边界清楚的鲜红色,这一改变起初是因宫颈阴道部鳞状上皮坏死脱落,形成的表浅缺损,称真性糜烂;继而糜烂区被新生的柱状上皮覆盖,由于柱状上皮较薄,上皮下血管易见,故肉眼观仍呈鲜红色,称假性糜烂。镜下观,糜烂处只有一层柱状上皮覆盖,间质充血、水肿,伴有以淋巴细胞、浆细胞为主的慢性炎细胞浸润。长期慢性刺激可导致局部出现鳞状上皮化生。

2. 子宫颈腺体囊肿 慢性炎症长期刺激,使腺体分泌亢进,同时由于增生的结缔组织或鳞状上皮覆盖子宫颈腺管开口,压迫、阻塞腺管,使腺体分泌物引流受阻,在腺腔内潴留,导致腺体扩张呈囊状,称子宫颈腺体囊肿,又称纳博特囊肿(Nabothian cyst)。肉眼观,宫颈外口可见多个或单个大小不一的灰白透明囊泡,囊泡直径多在 1 cm 以内,内含透明黏液;镜下观,腺体呈囊性扩张,囊壁被覆单层扁平、立方或柱状上皮,腔内充满黏液。

3. 子宫颈息肉 慢性炎症刺激导致子宫颈黏膜上皮、腺体及间质结缔组织局限性增生,并向黏膜表面突出形成带蒂肿物,称为子宫颈息肉。肉眼观,息肉常为单个或多个,直径数毫米到数厘米不等,鲜红色,呈舌形,质软,湿润,易出血,有细蒂与子宫内膜相连。镜下观,息肉由增生的腺体和结缔组织构成,间质充血、水肿并有慢性炎细胞浸润,息肉表面被覆单层柱状上皮和(或)

鳞状上皮。

4.子宫颈肥大 子宫颈慢性炎症刺激导致子宫颈和子宫颈管黏膜及黏膜下组织充血、水肿，纤维组织、腺体明显增生，引起子宫颈均匀性增大、变硬，称为子宫颈肥大。肉眼观，子宫颈体积增大，质地变硬，表面黏膜光滑、苍白色，有时可见子宫颈腺体囊肿突起。镜下观，子宫颈腺体增生，间质纤维组织增生、充血、淋巴细胞浸润，表面可见鳞状上皮增厚。

二、子宫颈癌

子宫颈癌(cervical carcinoma)是发生于子宫颈被覆上皮或腺上皮的恶性肿瘤，是女性肿瘤死亡的主要原因之一。多见于40～60岁女性，平均年龄为54岁。近年来，由于国内外广泛开展子宫颈脱落细胞学检查，许多癌前病变和早期癌能够及时发现、早期诊断、早期治疗，浸润癌的发生率下降，因而子宫颈癌的5年生存率和治愈率明显提高。

 案例 20-1

患者，女，55岁，阴道分泌物增加、不规则流血4个月，慢性子宫颈炎20年。查体：腹股沟淋巴结肿大，阴道镜检查发现子宫颈部分区域黏膜色红、糜烂状，质脆，触之易出血。阴道壁未见异常。子宫及双侧附件未见异常。子宫颈活检进行病理检查，镜下见癌组织侵及子宫颈鳞状上皮全层，并突破基底膜向间质浸润。问题：

1.患者的宫颈改变应做何诊断？

2.慢性子宫颈炎与子宫颈癌有何关系？患者腹股沟淋巴结肿大的可能原因是什么？

（一）病因和发病机制

目前认为，子宫颈癌与早婚、多产、局部卫生不良、宫颈裂伤、包皮垢刺激、性生活过早和性生活紊乱有关。人类乳头状瘤病毒(HPV)感染可能是子宫颈癌的主要致病因素之一，此外，吸烟和免疫缺陷可增加致癌风险。

（二）病理变化

1.肉眼观 子宫颈癌可根据外观形态分为四种类型。

（1）糜烂型 肉眼观与子宫颈糜烂相似，病变区域黏膜潮红、粗糙或呈颗粒状，质地较脆，触之易出血。组织学改变属于原位癌或早期浸润癌，临床上通过病理切片或脱落细胞学检查才能确诊。

（2）内生浸润型 癌组织向子宫颈管壁深部浸润性生长，使宫颈前、后唇肥大、变硬，表面常较光滑，容易漏诊。后期常可见子宫颈呈不均匀增大、结节状突起。

（3）外生菜花型 癌组织向子宫颈表面生长，在子宫颈外口处呈乳头状或菜花状突起（图20-1），质脆，触之易出血，表面常有组织坏死和溃疡形成。

（4）溃疡型 癌组织表面大块坏死脱落，形成溃疡，溃疡边缘隆起似火山口状。

2.镜下观 子宫颈癌大多发生于子宫颈外口鳞状上皮和柱状上皮交界处，也可发生于子宫颈阴道部或子宫颈管的黏膜柱状上皮，分为鳞状细胞癌和腺癌。

（1）子宫颈鳞状细胞癌 子宫颈癌以鳞状细胞癌居多（图20-2），大多累及子宫颈鳞状上皮和柱状上皮交界处，或来源于宫颈内膜化生的鳞状上皮。根据其发展过程分为早期浸润癌和浸润癌。病变突破基底膜浸润到间质，形成不规则的癌细胞巢，但浸润深度不超过基底膜下5 mm，且没有血管及淋巴管转移者，称为早期浸润癌；如果癌细胞突破基底膜且浸润超过基底膜下5 mm者，称为浸润癌。

（2）子宫颈腺癌 临床少见，多发生于子宫颈管黏膜的柱状上皮和腺上皮，最常见于子宫颈管内膜。子宫颈腺癌对放疗、化疗均不敏感，预后较差。

重点：子宫颈癌的病理变化特点。

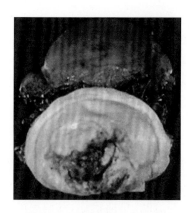

图 20-1　子宫颈癌(大体观)

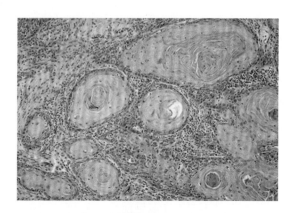

图 20-2　子宫颈鳞状上皮细胞癌

（三）扩散和转移

1. 直接蔓延　癌组织向上浸润子宫颈,较少侵及子宫体。向下可侵及阴道,向两侧侵及宫旁和盆壁组织,向前侵及膀胱,向后侵及直肠。

2. 淋巴道转移　子宫颈癌最主要的转移途径。首先转移到子宫颈旁淋巴结,然后依次转移到闭孔、髂内、髂外、髂总、腹股沟及骶前等淋巴结,晚期可转移到锁骨上淋巴结。

3. 血道转移　子宫颈癌晚期可转移至肺、肝等器官。

（四）临床病理联系

早期子宫颈癌患者大多无自觉症状。中、晚期子宫颈癌由于癌组织浸润破坏血管,出现不规则阴道流血及接触性出血,癌组织坏死合并感染时白带增多,有腥臭味,癌组织浸润压迫盆腔神经,出现下腹及腰骶部疼痛。癌组织侵及膀胱、直肠时,可引起尿路阻塞、子宫膀胱瘘或子宫直肠瘘。

> **知识链接**
>
> **子宫颈上皮异型增生和原位癌**
>
> 　　子宫颈上皮异型增生属癌前病变,是指子宫颈上皮细胞部分被不同程度的异型性细胞所取代,具有恶变的可能。根据病变程度不同,异型增生可分为三级:异型细胞仅限于上皮层下 1/3 为Ⅰ级;异型细胞占上皮层下 1/3～2/3 为Ⅱ级,细胞异型性明显,核质比例增加,极性稍乱;异型细胞明显增加,超过上皮层下 2/3,但未累及上皮全层,为Ⅲ级。如果异型增生的细胞占上皮全层,但尚未突破基底膜,称为原位癌。近年来,将子宫颈上皮异型增生至原位癌的一系列癌前病变的连续过程称为子宫颈上皮内瘤变(CIN)。CIN Ⅰ相当于异型增生Ⅰ级,CIN Ⅱ相当于异型增生Ⅱ级,CIN Ⅲ相当于异型增生Ⅲ级和原位癌。

三、子宫内膜增生症

子宫内膜增生症是由于内源性或外源性雌激素增高引起的以子宫内膜腺体或间质过度增生为特征的无排卵性功能失调性子宫出血性疾病。临床主要表现为功能性子宫出血,育龄期和更年期妇女均可发病。子宫内膜增生症的发病与忧虑、精神过度紧张、代谢紊乱、贫血等因素导致的卵巢雌激素持续性或间断性分泌过多,而孕激素分泌不足有关。

肉眼观,子宫内膜普遍增厚,表面光滑,可有皱襞或息肉形成。

镜下观,根据细胞形态和腺体结构增生和分化程度的不同,可将子宫内膜增生症分为三种类型:

1. 单纯性增生 腺体数量增加,大小不一,某些腺体扩张成小囊。被覆腺体的上皮呈柱状,一般为单层或假复层,无异型性,细胞形态和排列似增生期子宫内膜,以往称为轻度增生或囊性增生。据统计,约 1% 的单纯性子宫内膜增生可进展为子宫内膜腺癌。

2. 复杂性增生 以往称腺瘤型增生,腺体明显增生,排列密集,结构复杂且不规则,间质明显减少,腺上皮向腺腔内呈乳头状或向间质内呈出芽状生长,但无细胞异型性(图 20-3),约 3% 可发展为腺癌。

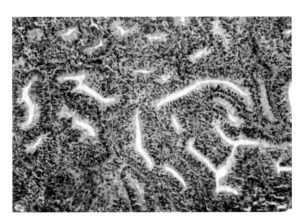

图 20-3 子宫内膜复杂性增生

3. 异型性增生 腺体显著拥挤,出现"背靠背"现象。在复杂性增生的基础上,伴有上皮细胞异型性,细胞极向紊乱,体积增大,核质比例增加,核染色质聚集、浓染,核仁醒目,可见多少不等的核分裂象。根据增生程度不同可分为轻、中、重度,有时重度异型性增生和子宫内膜癌很难区别,往往需子宫切除后全面检查,若有间质浸润,则归属为癌。1/3 的异型性增生患者在 5 年内可发展为腺癌。

四、子宫平滑肌瘤

子宫平滑肌瘤是女性生殖系统最常见的肿瘤,30 岁以上妇女的发病率高达 75%。多数肿瘤在绝经期后可逐渐萎缩。发病有一定的遗传倾向,与过度的雌激素刺激有关。

(一)病理变化

肉眼观,多数肿瘤发生于子宫肌层,一部分位于黏膜下或浆膜下。肌瘤小者,仅镜下可见,大者超过 30 cm。单发或多发,多者达数十个,称多发性子宫肌瘤。肿瘤表面光滑,边界清楚,无包膜。切面编织状或漩涡状,灰白色,质韧。当肿瘤生长较快或供血不足时,可出现黏液变性、钙化、坏死、出血等继发性改变。

镜下观,肿瘤与周围正常平滑肌界限清楚。瘤细胞与正常平滑肌细胞相似,梭形,排列呈束状或漩涡状,胞质红染,核呈长杆状,两端钝圆,核分裂象少见,细胞无异型性。

如肿瘤组织出现坏死,边界不清,细胞异型,核分裂象增多,应考虑为平滑肌肉瘤。

(二)临床病理联系

子宫平滑肌瘤一般没有症状。主要的症状是由黏膜下平滑肌瘤引起的出血,肿瘤压迫膀胱引起的尿频。血流阻断可引起突发性疼痛。此外,平滑肌瘤可导致自然流产,胎儿先露异常和绝经后流血。

平滑肌瘤极少恶变,多数子宫平滑肌肉瘤从开始即为恶性。平滑肌肉瘤切除后复发率高,可通过血流转移至肺、骨骼、脑等,也可在腹腔内播散。

五、子宫内膜癌

子宫内膜癌是由子宫内膜上皮细胞发生的恶性肿瘤,多见于绝经期和绝经期后的女性,以

55~65岁为发病高峰期。

子宫内膜癌绝大多数为子宫内膜样腺癌,近年来,发病率呈上升趋势,其原因可能是子宫内膜增生和雌激素长期持续作用,肥胖、糖尿病、不孕和吸烟为其高危因素。

（一）病理变化

肉眼观,子宫内膜癌分为弥漫型和局限型。如果子宫内膜弥漫性增厚,表面粗糙不平,灰白质脆,部分区域有出血、坏死或溃疡形成,癌组织向下浸润子宫肌层,称为弥漫型子宫内膜癌。如果癌组织局限于子宫底或子宫角,呈息肉或乳头状突向宫腔,向下浸润子宫肌层,称为局限型子宫内膜癌。如果癌组织小而表浅,可在诊断性刮宫时全部刮出,故在切除的子宫内找不到癌组织。

镜下观,癌组织可呈高、中、低分化,以高分化腺癌居多。

1.高分化腺癌 腺体排列拥挤、紊乱,细胞轻度异型,结构似增生的内膜腺体。

2.中分化腺癌 腺体排列不规则、紊乱,细胞突向腺腔内生长,形成乳头状或筛孔状结构,并见实性癌灶。癌细胞异型性明显,核分裂象易见。

3.低分化腺癌 癌细胞分化差,多呈实体片状排列,核异型性明显,核分裂象多见,可伴有鳞状细胞分化。

（二）扩散

子宫内膜癌以直接蔓延为主,晚期可经淋巴道转移,血道转移比较少见。

1.直接蔓延 向上可达子宫角,相继至输卵管、卵巢等盆腔器官;向下蔓延至宫颈管和阴道;向外可浸透肌层达浆膜,并累及腹膜和大网膜。

2.淋巴道转移 宫底部的癌多转移至腹主动脉旁淋巴结;子宫角部的癌经圆韧带的淋巴管转移至腹股沟淋巴结;累及宫颈管的癌可转移至子宫旁,髂内、髂外和髂总淋巴结。

3.血道转移 子宫内膜癌晚期可经血道转移至肺、肝及骨骼。

（三）临床病理联系

早期患者可无任何症状。阴道不规则流血是最常见的临床表现,部分患者可有阴道分泌物增多,呈淡红色。如继发感染,则呈脓性,有腥臭味。晚期因癌组织侵犯盆腔神经,患者出现下腹部及腰骶部疼痛等症状。

第二节　妊娠滋养层细胞肿瘤

重点:滋养层细胞肿瘤的病理变化特点及三种滋养层细胞肿瘤的区别。

妊娠滋养层细胞肿瘤是一组以滋养层细胞异常增生为特征的疾病,根据滋养层细胞增生程度、侵袭组织的能力及是否有绒毛结构等特点,分为葡萄胎、侵袭性葡萄胎、绒毛膜上皮癌(绒癌)。其共同特点是,患者血清和尿液中人类绒毛膜促性腺激素(HCG)水平明显高于正常妊娠时,可作为临床辅助诊断及疗效的随访指标。

一、葡萄胎

葡萄胎(hydatidiform mole)又称水泡状胎块,是胎盘绒毛的一种良性病变,多见于20岁以下和40岁以上女性。葡萄胎的病因尚不明确,可能与卵巢功能不足或衰退、无胚胎性妊娠、染色体异常等因素有关。

（一）病理变化

肉眼观,病变局限于子宫腔内,呈多数大小不一、透明薄壁水泡,其间有细蒂相连,状如葡萄,故称葡萄胎(图20-4)。病变不向肌层浸润,但个别病例可发生在子宫外异位妊娠的所在部位。镜下观,绒毛因间质高度水肿而增大(图20-5),绒毛间质内血管闭合、消失,绒毛滋养层细胞不同程度增生,并有轻度异型性。

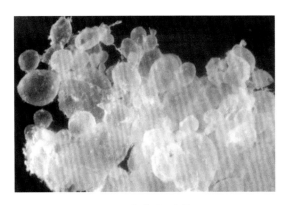

图 20-4 葡萄胎(大体观)

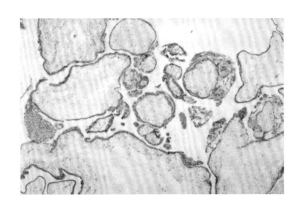

图 20-5 葡萄胎(镜下观)

（二）临床病理联系

患者多在妊娠 4～5 个月出现症状,子宫体积增大,远超过妊娠同月份的正常子宫大小,无胎心及胎动,反复子宫无痛性不规则流血,患者血液、尿液中 HCG 浓度明显增高,可经超声检查进一步确诊。

多数葡萄胎患者经彻底刮宫后可痊愈,少数转变为侵袭性葡萄胎,极少数发展为绒毛膜上皮癌。

二、侵袭性葡萄胎

侵袭性葡萄胎(invasive mole)又称恶性葡萄胎,是介于葡萄胎和绒毛膜上皮癌之间的交界性肿瘤。

（一）病理变化

肉眼观,可见水泡状绒毛侵入子宫壁肌层内,形成紫蓝色的出血坏死结节,子宫腔内可见多少不等水泡状物。镜下可见子宫肌层内水泡状绒毛或坏死绒毛,滋养层细胞增生及异型性比良性葡萄胎显著。

（二）临床病理联系

恶性葡萄胎可局部浸润到阔韧带,可破坏局部子宫壁肌层,发生大出血及继发感染,可向阴道、肺、脑等远处转移。临床预后好。

三、绒毛膜上皮癌

绒毛膜上皮癌又称绒毛膜癌(choriocarcinoma),简称"绒癌",是来源于妊娠绒毛膜滋养层细胞的高度恶性肿瘤。以 30 岁左右青年女性多见,主要发生于葡萄胎后,也可发生于流产后、正常分娩后、异位妊娠后等。

（一）病理变化

肉眼观,在子宫内可见单个或多个癌结节,明显出血坏死,暗红色、质地较脆。镜下可见,绒癌组织由细胞滋养层细胞和合体滋养层细胞组成,细胞排列紊乱,异型性大,间质血管消失,与侵袭性葡萄胎不同的是,绒癌组织不形成绒毛或水泡状结构。

（二）临床病理联系

由于癌组织侵蚀破坏血管能力强,患者有阴道持续不规则出血、贫血等症状,易经血道转移到肺、肝、脑、肾、脾等,以肺和阴道壁转移最常见。

第三节 卵巢上皮性肿瘤

卵巢上皮性肿瘤是最常见的卵巢肿瘤,绝大多数上皮肿瘤来源于覆盖在卵巢表面的腹膜间皮细胞,根据上皮类型可分为浆液性肿瘤、黏液性肿瘤及子宫内膜样肿瘤,前两者多见。

一、浆液性肿瘤

卵巢浆液性肿瘤根据病变特点分为浆液性囊腺瘤、交界性浆液性囊腺瘤、浆液性囊腺癌。

(一)浆液性囊腺瘤

浆液性囊腺瘤是最常见的一种卵巢肿瘤,多见于 30～40 岁女性。肉眼观:肿瘤为单侧或双侧,大小不一,呈圆形或卵圆形,表面光滑,切面为单房或多房,囊壁薄,囊内含有清亮液体,偶混有黏液,内壁光滑,部分伴有乳头状突起,称为浆液性乳头状囊腺瘤。镜下观:囊壁被覆单层立方上皮或柱状上皮,细胞排列整齐,细胞核位于中央,无核分裂象,囊壁和乳头间质由含有血管的纤维结缔组织构成。临床上,患者早期可无明显症状,肿瘤体积较大时,可有腹胀,下腹部触及囊性包块,若发生蒂扭转,引起肿瘤出血性坏死,患者可出现急腹症表现。

(二)交界性浆液性囊腺瘤

交界性浆液性囊腺瘤是介于良性和恶性之间的肿瘤。肉眼观,与浆液性乳头状囊腺瘤类似,但乳头多而致密,几乎布满整个囊壁。镜下观,交界性浆液性囊腺瘤上皮细胞的异型性比良性浆液性肿瘤明显,囊壁或乳头上皮有 2～3 层,乳头分支较多,核分裂象易见,但无间质浸润。交界性浆液性囊腺瘤 5 年生存率为 100%,但容易复发。

(三)浆液性囊腺癌

浆液性囊腺癌是卵巢恶性肿瘤中最常见的类型,常见于双侧卵巢,也可能是肿瘤通过种植性转移扩散至对侧卵巢。肉眼观,囊内呈实性或囊实性,乳头分支多而细,常伴有出血、坏死。镜下观,乳头分支多而复杂,或呈实心团块,常可见砂粒体。囊壁及乳头被覆上皮超过 3 层,细胞异型性明显,核分裂象多见,间质有浸润。

临床上,患者下腹部可触及包块,肿瘤常发生种植性转移,引起血性腹腔积液,癌组织可侵及子宫、直肠、膀胱;发生淋巴道转移,引起腹股沟淋巴结、纵隔淋巴结和锁骨上淋巴结肿大;晚期经血道转移到肝、胰、肺、骨等,此型肿瘤恶性程度高,预后较差。

二、黏液性肿瘤

卵巢黏液性肿瘤较浆液性肿瘤少见,大多是良性,发病年龄与浆液性肿瘤相同。根据病变特点可分为黏液性囊腺瘤、交界性黏液性囊腺瘤及黏液性囊腺癌。

(一)黏液性囊腺瘤

黏液性囊腺瘤来源于卵巢表面上皮,好发于 30～40 岁女性。肉眼观,肿瘤多为单侧性,大小不一,圆形或卵圆形,表面光滑,由多个大小不一的囊腔组成,囊腔内充满灰白色或淡黄色黏稠液体,囊壁内面光滑,较少形成乳头。镜下观,囊壁内被覆单层高柱状上皮,核位于基底部,核上部充满黏液,无核分裂象,间质为纤维结缔组织。肿瘤生长缓慢,早期无明显症状,晚期下腹部可触及包块,带有蒂,若发生蒂扭转可引起坏死、出血,部分可恶变为黏液性囊腺癌。

(二)交界性黏液性囊腺瘤

交界性黏液性囊腺瘤是介于良性和恶性之间的肿瘤,其中约 6% 为双侧性。肉眼观,肿瘤多为多房性、囊性,可见短而粗的乳头,肿瘤体积大者可达 100 kg,可见灶状出血和坏死。镜下观,被覆上皮为 2～3 层,腺体密集,细胞异型性明显,但核分裂象少见,无间质浸润。

（三）黏液性囊腺癌

黏液性囊腺癌好发于 40～60 岁女性。肉眼观，肿瘤较大，表面光滑，常为多房性，与周围组织粘连，呈实性或囊性，常有出血、坏死，囊内含有黏稠血性浑浊液体。镜下观，腺体密集，形成复杂的乳头状结构，囊壁及乳头被覆上皮超过 3 层，细胞明显异型，核分裂象多见，间质有浸润。临床表现与浆液性囊腺癌相似。

第四节　乳　腺　疾　病

一、乳腺增生性疾病

乳腺增生性疾病，以乳腺腺体和（或）间质增生为特征，又称乳腺腺病或乳腺结构不良，是女性乳腺疾病中最常见类型，好发于中年女性，较少出现在青春期前。本节主要介绍乳腺纤维囊性变及硬化性腺病。

（一）乳腺纤维囊性变

乳腺纤维囊性变是最常见的乳腺疾病。以末梢导管和腺泡扩张、间质纤维组织和上皮不同程度的增生为特点。本病多见于 25～45 岁女性，绝经期前达发病高峰，发病多与卵巢内分泌失调、孕激素减少而雌激素分泌过多有关。根据病变可分为非增生型和增生型。

1. 非增生型纤维囊性变　肉眼观，常双侧发病，多灶、小结节状分布，边界不清，囊肿大小不一，小的囊肿只有在显微镜下才能看见，大的囊肿因含有半透明浑浊液体外表面呈蓝色，故称蓝顶囊肿。相互聚集的小囊肿和增生的间质纤维组织相互交错可产生斑驳不一的外观。

镜下观，囊肿的被覆上皮多为扁平上皮，也可为柱状上皮或立方上皮，有时仅见纤维性囊壁而无上皮，囊腔内偶见钙化。囊肿上皮可见大汗腺化生。如囊肿破裂，内容物外溢进入周围间质，可出现炎症反应和间质纤维组织增生，进一步发生玻璃样变性。

此型病变无继发浸润性癌的危险。

2. 增生型纤维囊性变　除了囊肿形成和间质纤维增生外，本型常伴有末梢导管和腺泡上皮增生。镜下可见上皮增生形成乳头突入囊内，乳头顶部相互吻合，形成筛孔状结构。根据上皮增生的程度不同分为：轻度增生、旺炽性增生、异型增生和原位癌。

乳腺纤维囊性变无论是临床、放射线影像，还是病理变化均与乳腺癌存在相似之处，是否发展为乳腺癌则取决于导管和腺泡上皮增生的程度和有无异型增生。

（二）硬化性腺病

硬化性腺病是增生性纤维囊性变中一种少见的类型，其主要特征是在腺病的基础上，小叶中央或小叶间的纤维组织增生，使小叶腺泡受压而变形，纤维增生超过腺体增生，一般无囊肿形成。影像学检查与癌相似，应注意鉴别。

肉眼观，灰白色，质地硬韧，与周围组织界限不清。镜下观，小叶体积增大，轮廓尚存，终末导管的腺泡数目增加，伴小叶末梢导管的肌上皮增生，腺泡明显受压，管腔狭窄并逐渐消失，细胞呈条索状，形成假浸润现象。组织学特征和浸润性小叶癌相似。

二、乳腺纤维腺瘤

纤维腺瘤是乳腺最常见的良性肿瘤，可发生于青春期后的任何年龄，以 20～35 岁多见。常为单发，偶有多发，乳腺外上象限多见。肉眼观，肿瘤呈圆形或卵圆形结节状，包膜完整，表面光滑，质地硬韧，切面呈灰白色，可见散在细小裂隙。镜下观，肿瘤由增生的纤维间质和腺体组成，表面被覆纤维性包膜，腺体圆形或卵圆形，或腺管被周围增生的纤维组织挤压，呈裂隙状。肿瘤内可见玻璃样变性或钙化。临床上，主要表现为乳房肿块，须手术切除。

三、乳腺癌

乳腺癌是发生于乳腺终末导管上皮的恶性肿瘤,其发病率居女性恶性肿瘤首位,多见于40~60岁女性,男性也可发生,但罕见。癌肿最常见于乳腺外上象限,其次为乳腺中央区和其他象限。

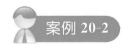

患者,女,48岁,工人,体检时发现右侧乳房肿块。肿块位于右侧外上象限,大小约3 cm×3 cm,活动度差,无痛,局部皮肤橘皮样改变,右侧乳头下陷,右腋下可触及1 cm×1 cm大小结节数个,质硬、活动。入院手术切除乳腺肿块并行术中快速冰冻切片检查,见肿块约3.5 cm×3 cm大小,色灰白,质脆硬,与周围组织界限不清。镜下观,瘤细胞浸润性生长,条索状、片状,异型性明显,周围纤维组织增生。病理学诊断:右侧乳腺浸润性导管癌。问题:

1.本例患者诊断乳腺癌的依据有哪些?

2.结合本病例,简述乳腺癌的扩散方式有哪些?

(一)病因和发病机制

乳腺癌病因尚未完全阐明,可能与雌激素长期作用、家族遗传倾向、环境因素、长时间大剂量接触放射线、生育方式及饮食等有关。

(二)病理变化

乳腺癌组织形态复杂,大致上分为非浸润性癌和浸润性癌。

重点:乳腺癌的病理变化特点。

1.非浸润性癌 病变局限于基底膜以内,未向间质、淋巴管或血管浸润,但其具有发展为浸润癌的趋势。分为导管内原位癌和小叶原位癌。

(1)导管内原位癌 发生于乳腺小叶的终末导管。癌细胞局限于扩张的导管内,导管基膜完整。病变局部可触及大小不等肿块,边界相对清楚,多位于乳头下乳晕周围。切面观,扩张的导管内可见灰白色或灰黄色的条索状或小结节状的癌组织。根据组织学改变可分为两种类型:①粉刺癌:扩张的导管内充满实性癌细胞团,中央可查见坏死,挤压导管时坏死物质从导管内溢出,状如皮肤粉刺,故称为粉刺癌,导管周围间质纤维组织增生和慢性炎细胞浸润;②非粉刺型导管内癌:细胞有不同程度的异型性,癌细胞在扩张的导管内可排列成实性、筛状、乳头状等,导管周围增生纤维组织不如粉刺型管内癌明显。一般无坏死。

(2)小叶原位癌 少见,起源于小叶的终末导管或腺泡,双侧或单侧发病,体积小。镜下观,扩张的乳腺小叶末梢导管和腺泡内充满呈实体排列的癌细胞,癌细胞大小形态较一致,体积较导管内癌的癌细胞小,细胞核呈圆形或椭圆形,一般不出现癌细胞的坏死。

2.浸润性癌 癌细胞穿破乳腺导管或腺泡基底膜向间质浸润。占乳腺癌的85%以上,可分为浸润性导管癌、浸润性小叶癌和特殊类型癌。

(1)浸润性导管癌 由导管内癌发展而来,约占乳腺癌的70%。肉眼观,肿瘤多呈单个结节,灰白色,质硬,无包膜,常呈树根状侵入周围组织。如果癌组织侵及乳头又伴有大量纤维组织增生时,由于纤维组织收缩,可致乳头回缩下陷;如果癌组织阻塞真皮内淋巴管,可致皮肤水肿,而毛囊、汗腺处皮肤相对下陷,呈橘皮样外观。晚期可侵及深筋膜和胸壁肌肉,形成巨大肿块及多个卫星结节,甚至穿破皮肤形成溃疡。镜下观,癌细胞排列成巢状、条索状、岛屿状或伴有少量腺样结构,并被纤维组织所分隔。癌细胞异型性明显,核分裂象多见,局部肿瘤细胞常有坏死(图20-6)。

(2)浸润性小叶癌 由小叶原位癌发展而来,占乳腺癌的5%~10%。肉眼观,肿瘤大小不等,圆形或不规则形,质地较硬,切面如橡皮样,与周围组织分界不清。镜下观,癌细胞呈单行条索状或串珠状,弥漫浸润性生长,细胞小而均匀,异型性不明显,核分裂象少。

(3)特殊类型癌 种类很多,主要有髓样癌、小管癌、黏液癌及佩吉特病(Paget disease)等。

NOTE

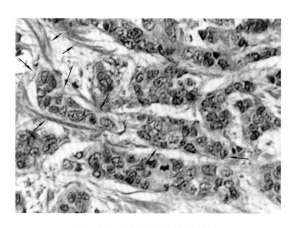

图 20-6 乳腺浸润性导管癌

（三）扩散

1.直接蔓延 癌细胞沿乳腺导管直接蔓延，累及相应的乳腺小叶腺泡，向周围扩散至脂肪组织、乳头、皮肤、筋膜及胸壁等。

2.淋巴道转移 淋巴道转移是乳腺癌最常见的转移途径。首先转移到同侧腋窝淋巴结，继至锁骨下淋巴结、锁骨上淋巴结。位于乳腺内上象限的乳腺癌可转移至乳内动脉旁淋巴结、纵隔淋巴结。少数病例可转移至对侧腋窝淋巴结。

3.血道转移 晚期可经血道转移到肺、骨、肝、肾上腺和脑等组织器官。

（四）临床病理联系

患者早期为无痛性肿块，不易发现，部分患者是由于发现转移病灶才就诊，肿块活动度小，与周围组织分界不清。

课后测试题

一、选择题

1.慢性子宫颈炎肉眼观察呈红色糜烂状，其病变本质是（　　）。

A.柱状上皮取代鳞状上皮　　　　B.表面出血　　　　　　　C.黏膜缺损

D.肉芽组织修复　　　　　　　　E.黏膜增生

2.宫颈早期浸润癌是指浸润深度不超过基底膜下（　　）。

A.6 mm　　　　B.5 mm　　　　C.4 mm　　　　D.3 mm　　　　E.7 mm

3.最常见的卵巢肿瘤是（　　）。

A.畸胎瘤　　　　B.绒癌　　　　C.浆液性囊腺瘤　　D.黏液性囊腺瘤　　E.纤维瘤

4.绒毛膜癌最常转移到（　　）。

A.肺　　　　　　B.肝　　　　　C.脑　　　　　D.骨　　　　　E.肾

5.乳腺癌最常发生于乳房的（　　）。

A.外下象限　　B.外上象限　　C.内下象限　　D.内上象限　　E.乳头

6.女性生殖系统最常见的肿瘤是（　　）。

A.子宫平滑肌瘤　　　　　　　B.畸胎瘤　　　　　　　C.葡萄胎

D.浆液性囊腺瘤　　　　　　　E.黏液性囊腺瘤

二、简答题

1.比较葡萄胎、侵袭性葡萄胎与绒毛膜上皮癌的主要病变特征。

2.简述乳腺浸润性导管癌的主要病变特点。

（魏　严）

第二十一章 内分泌系统疾病

内分泌系统包括内分泌腺、内分泌组织和散在于各系统或组织内的内分泌细胞。内分泌系统发生的增生、炎症、血液循环障碍、遗传、肿瘤及其他能引起的激素分泌增多或减少,导致相应靶组织或器官增生、肥大或萎缩的疾病统称为内分泌系统疾病。其种类很多,本章主要介绍常见的甲状腺疾病和糖尿病。

第一节 甲状腺疾病

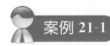

患者,女,43 岁,家住偏远山区,发现颈部肿物多年,肿物体积缓慢增大,近来增大明显,出现吞咽困难、声音嘶哑等压迫症状,入院就诊。查体发现,甲状腺明显肿大,表面触及多个大小不等的结节,甲状腺功能正常。行甲状腺切除,送病理检查。切除甲状腺表面和切面可见多个大小不等的结节,界限清楚,无包膜。镜下见甲状腺滤泡大小不等,部分滤泡高度扩张、充满胶质,部分滤泡较小且不含胶质,间质纤维组织增生分割包绕甲状腺呈结节状。问题:

1.该患者初步诊断? 说出诊断依据。

2.试分析患病的原因。

3.试用病理变化解释患者吞咽困难、声音嘶哑等临床症状。

一、甲状腺肿

(一)非毒性甲状腺肿

非毒性甲状腺肿(nontoxic goiter)也称单纯性甲状腺肿,又称地方性甲状腺肿,由于碘缺乏导致甲状腺素分泌不足,促甲状腺素(TSH)分泌增多,甲状腺滤泡上皮增生,一般不伴功能亢进。

非毒性甲状腺肿大多位于我国内陆山区及半山区,全国各地均有散发。本病主要表现为甲状腺肿大,一般无临床症状,部分患者后期可引起压迫、窒息、吞咽和呼吸困难,少数患者可伴甲状腺功能亢进或低下等症状,极少数可癌变。

1.病因及发病机制

(1)缺碘 缺碘是甲状腺肿发生的主要原因。水、土、食物中缺碘或处于青春期、妊娠和哺乳期的人们对碘需求量增加而相对缺碘等,导致甲状腺素合成减少,通过反馈刺激垂体使 TSH 分泌增多,甲状腺滤泡上皮增生,摄碘功能增强,达到缓解。如果持续长期缺碘,一方面滤泡上皮增生,另一方面所合成的甲状腺球蛋白没有碘化而不能被上皮细胞吸收利用,则滤泡腔内充满胶质,使甲状腺肿大。

(2)致甲状腺肿因子的作用　①水中含大量钙和氟,可影响肠道对碘的吸收,增加滤泡上皮细胞质内钙离子,抑制甲状腺素分泌。②某些食物,如卷心菜、木薯、菜花、大头菜等可阻止碘向甲状腺聚集。③硫氰酸盐及高氯酸盐妨碍碘向甲状腺聚集。④硫脲类药、磺胺药,锂、钴及高氯酸盐等,可抑制碘离子的浓集或碘离子有机化。

(3)高碘　常年饮用含高碘的水,因碘摄食过高,过氧化物酶的功能基团过多地被占用,影响了酪氨酸氧化,因而碘的有机化过程受阻,甲状腺呈代偿性肿大。

(4)遗传与免疫　家族性甲状腺肿的原因是激素合成中有关酶的遗传性缺乏,如过氧化物酶、去卤化酶的缺陷及碘酪氨酸耦联缺陷等。

2.病理变化　根据非毒性甲状腺肿的发生、发展过程可分为三期。

(1)增生期　又称弥漫性增生性甲状腺肿。肉眼观,甲状腺弥漫性对称性中度增大,表面光滑;镜下观,滤泡上皮增生呈立方形或低柱状,伴小滤泡和小假乳头形成,胶质较少,间质充血。

(2)胶质储积期　又称弥漫性胶样甲状腺肿。肉眼观,甲状腺弥漫性对称性显著增大,重200～300 g,表面光滑,切面呈淡褐色或棕褐色,半透明胶冻状;镜下观,部分上皮增生,可有小滤泡或假乳头形成,部分滤泡腔扩大,滤泡上皮扁平,腔内大量胶质储积(图21-1)。

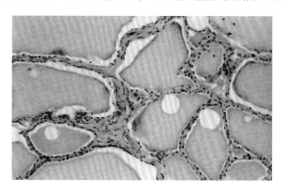

图21-1　非毒性结节性甲状腺肿(胶质储积期)

(3)结节期　又称结节性甲状腺肿。肉眼观,甲状腺呈不对称结节状增大,结节大小不一,有的结节境界清楚,多无完整包膜,切面可有出血、坏死、囊性变或钙化;镜下观,部分滤泡上皮呈柱状或乳头样增生,腔内充满胶质,部分滤泡上皮萎缩,间质纤维组织增生包绕形成大小不一的结节状病灶。

3.临床病理联系　早期症状不明显,随着病变进展甲状腺不断增大可压迫气管和喉返神经,患者会出现呼吸困难和声音嘶哑,一般不会出现甲状腺功能亢进,极少数可以癌变。

(二)毒性甲状腺肿

毒性甲状腺肿(toxic goiter),是指甲状腺素过多引起的甲状腺肿大并伴有功能亢进,临床上称为甲状腺功能亢进症,简称"甲亢",约有1/3患者有眼球突出,又称为突眼性甲状腺肿,也有人称其为Graves病。本病多见于女性,20～40岁最多见。临床可表现为甲状腺肿大,T_3、T_4升高,及基础代谢率和神经兴奋性升高等。

1.病因及发病机制　一般认为本病是一种自身免疫性疾病,因为血中球蛋白增高,并有多种抗甲状腺的自身抗体;血中存在与TSH受体结合的抗体,具有类似TSH的作用。此外,发现某些患者亲属中也患有此病或其他自身免疫性疾病;有的精神创伤干扰了免疫系统而促进自身免疫性疾病的发生。因此,认为遗传因素和部分精神创伤也与本病有关。

2.病理变化　肉眼观,甲状腺弥漫性对称性增大,为正常的2～4倍,表面光滑,质较软,切面灰红、分叶状,胶质少,质如肌肉。镜下观:①滤泡上皮增生呈高柱状,有的呈乳头样增生,并有小

重点:非毒性甲状腺肿的病理变化。

重点:毒性甲状腺肿的病理变化。

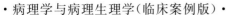
滤泡形成;②滤泡腔内胶质稀薄,滤泡周边胶质出现许多大小不一的上皮细胞的吸收空泡;③间质血管丰富、充血,淋巴组织增生(图 21-2)。甲亢手术前须经碘治疗,治疗后甲状腺病变有所减轻,甲状腺体积缩小、质实变。镜下见上皮细胞变矮、增生减轻,胶质增多变浓,吸收空泡减少,间质血管减少、充血减轻,淋巴细胞减少。全身可表现为淋巴组织增生、胸腺和脾脏增大、心脏肥大、扩大,心肌和肝细胞可有变性、坏死及纤维化,部分患者出现不同程度的眼球外突。

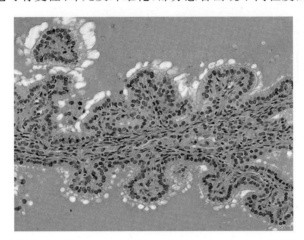

图 21-2　毒性甲状腺肿

3.临床病理联系　甲状腺滤泡上皮增生导致甲状腺肿大,严重时可压迫气管等;T_3、T_4升高导致基础代谢率和神经兴奋性增高,患者出现心悸、多汗、烦热、脉搏快、手震颤、多食、消瘦、乏力等;眼球外肌水肿、球后纤维脂肪组织增生、淋巴细胞浸润和黏液水肿等导致眼球突出。

二、甲状腺炎

重点:亚急性和慢性淋巴细胞性甲状腺炎的病理变化。

甲状腺炎一般分为急性、亚急性和慢性三种。急性甲状腺炎是由细菌感染引起的化脓性炎症,较少见;亚急性甲状腺炎一般认为是与病毒感染有关的炎症;慢性淋巴细胞性甲状腺炎是一种自身免疫性疾病;纤维性甲状腺炎目前病因不明。

(一)亚急性甲状腺炎

亚急性甲状腺炎(subacute thyroiditis)又称肉芽肿性甲状腺炎、巨细胞性甲状腺炎等。中青年女性多见。临床上起病急,发热不适,甲状腺肿大伴压痛,可有短暂性功能异常,病程短,常在数月内恢复正常。肉眼观,甲状腺呈不均匀结节状,轻至中度增大,质实,橡皮样。切面灰白或灰黄色,常与周围组织有粘连。镜下观,部分滤泡被破坏,胶质外溢,伴异物巨细胞反应,引起类似结核结节的肉芽肿形成,伴有较多的中性粒细胞及不等量的嗜酸性粒细胞、淋巴细胞和浆细胞浸润,愈复期巨噬细胞消失,滤泡上皮细胞再生、间质纤维化、瘢痕形成。

(二)慢性甲状腺炎

1.慢性淋巴细胞性甲状腺炎(chronic lymphocytic thyroiditis)　亦称桥本甲状腺炎或桥本病,是一种自身免疫性疾病。多见于中年女性,临床上常为甲状腺无毒性弥漫性肿大,晚期一般有甲状腺功能低下的表现。肉眼观,甲状腺弥漫性对称性肿大,稍呈结节状,质较韧,切面呈分叶状,灰白灰黄色。镜下观,甲状腺实质广泛破坏、萎缩,大量淋巴细胞及不等量的嗜酸性粒细胞浸润、淋巴滤泡形成、纤维组织增生(图 21-3)。

2.纤维性甲状腺炎(fibrous thyroiditis)　又称 Riedel 甲状腺肿或慢性木样甲状腺炎,原因不明,罕见。早期临床症状不明显,晚期甲状腺功能低下,纤维瘢痕组织增生可产生压迫症状,如声音嘶哑、呼吸及吞咽困难等。肉眼观,可累及一侧或部分甲状腺组织,呈结节状,质硬似木样,与周围组织粘连,切面灰白。镜下观,甲状腺滤泡萎缩,小叶结构消失,大量纤维组织增生、玻璃样变性,少量淋巴细胞浸润。

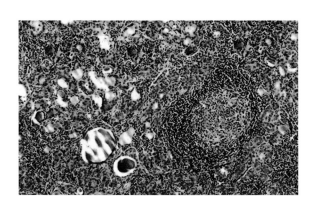

图 21-3　慢性淋巴细胞性甲状腺炎

三、甲状腺肿瘤

（一）甲状腺腺瘤

甲状腺腺瘤(thyroid adenoma)是甲状腺滤泡上皮发生的一种常见的良性肿瘤,中青年女性多见。肉眼观,多为单发,圆形或类圆形,有完整的包膜,常压迫周围组织,切面多为实性,色暗红或棕黄,可伴发出血、囊性变、钙化和纤维化(图 21-4)。依据镜下所见组织形态学特点分为以下类别:

1. 单纯型腺瘤　又称正常大小滤泡型腺瘤,包膜完整、细胞大小较一致、排列拥挤,与成人正常甲状腺相似的滤泡构成,内含胶质。

2. 胶样型腺瘤　又称巨滤泡型腺瘤,由大小不一的滤泡组成,滤泡内充满胶质,可见多个滤泡融合成的囊,间质少。

3. 胎儿型腺瘤　又称小滤泡型腺瘤,由含少量胶质或没有胶质的较一致的小滤泡构成,上皮细胞立方形,间质水肿、黏液样变,似胎儿甲状腺组织,易发生出血、囊性变。

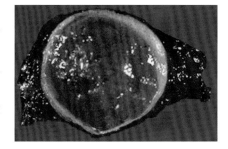

图 21-4　甲状腺腺瘤(大体观)

4. 胚胎型腺瘤　又称梁状和实性腺瘤,由分化好、均匀一致的小细胞,排列呈片状或条索状,偶见不完整的小滤泡,无胶质,间质疏松、水肿。

5. 嗜酸性细胞型腺瘤　又称 Hürthle(许特莱)细胞腺瘤。较少见,瘤细胞大而多角形,核小、胞质丰富、嗜酸性,内含嗜酸性颗粒,排列呈索网状或巢状,很少形成滤泡。

6. 非典型腺瘤　瘤细胞丰富,生长较活跃,有轻度非典型增生,可见核分裂象。瘤细胞排列呈索状或巢片状,很少形成完整滤泡,间质少,但无包膜和血管侵犯。

（二）甲状腺癌

甲状腺癌(thyroid carcinoma)是一种较常见的恶性肿瘤,少数伴内分泌紊乱(甲状腺功能亢进或低下),约占甲状腺原发性上皮性肿瘤的 1/3,女性略多于男性,以 40～50 岁多见。依据镜下所见组织形态学特点,甲状腺癌常见以下类型:

1. 乳头状癌(papillary carcinoma)　甲状腺癌中最常见的类型,约占 60%,青少年女性多见,肿瘤生长慢,恶性程度较低,预后较好,但局部淋巴结转移较早。肿瘤大小及是否有远处转移与生存率有关,是否有局部淋巴结转移与生存率无关。肉眼观,多呈圆形,无包膜,质地较硬,切面灰白,部分病例有囊形成,囊内可见乳头,肿瘤常伴有出血、坏死、纤维化和钙化。镜下观,癌细胞分化程度不一,核染色质少,常呈透明或毛玻璃状,无核仁,呈乳头状排列,乳头分枝多,中心有纤维血管间质(图 21-5),间质内常见呈同心圆状的钙化小体,即砂粒体,有助于诊断。当乳头状癌直径小于 1 cm 时,称微小癌,预后较好,远处转移也少见。

2. 滤泡癌(follicular carcinoma)　仅次于甲状腺乳头状癌,多发于 40 岁以上女性,比乳头状

重点:甲状腺乳头状癌的病理变化。

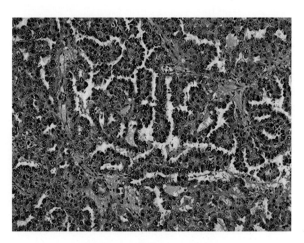

图 21-5　甲状腺乳头状癌

癌恶性程度高、预后差，早期易血道转移。肉眼观，结节状，包膜不完整，境界较清楚，切面灰白、质软。镜下观，滤泡分化程度不等，分化好的滤泡癌很难与腺瘤区别，注意观察是否有包膜和血管侵犯，应加以鉴别；分化差的呈实性巢片状，瘤细胞异型性明显，滤泡少而不完整。

3. 髓样癌（medullary carcinoma）　占甲状腺癌的 5%～10%，由滤泡旁细胞（即 C 细胞）发生的恶性肿瘤，属于 APUD 瘤。40～60 岁为高发年龄，部分为家族性常染色体显性遗传，90% 的肿瘤分泌降钙素，产生严重腹泻和低钙血症，有的还同时分泌其他多种激素和物质。肉眼观，单发或多发，可有假包膜，切面灰白或黄褐色，质实而软。镜下观，癌细胞圆形、多角、梭形，核圆或卵圆，核仁不明显。瘤细胞呈实体巢片状，或乳头状、滤泡状排列，间质内常有淀粉样物质沉着。免疫组织化学染色：髓样癌降钙素（calcitonin）阳性，甲状腺球蛋白（thyroglobulin）阴性；乳头状癌、滤泡性癌和未分化癌甲状腺球蛋白均为阳性，降钙素均为阴性。

4. 未分化癌（undifferentiated carcinoma）　又称间变性癌或肉瘤样癌，较少见，多发生在 50 岁以上女性。生长快，早期即可发生浸润和转移，恶性程度高，预后差。肉眼观，形状不规则，无包膜，切面灰白，常有出血、坏死。镜下观，癌细胞大小、形态、染色深浅不一，核分裂象多。应注意与其他部位恶性肿瘤的甲状腺转移相区别。

知识链接

甲状腺结节的意义及处理

甲状腺结节是甲状腺内的肿块，在临床上比较常见，可以单发也可以多发，与多种甲状腺疾病有关。体检时发现的甲状腺结节，可能是结节性甲状腺肿，也可能是甲状腺单纯性腺瘤、高功能腺瘤，甚至可以是甲状腺癌。甲状腺结节发生率很高，但真正需要治疗的只占很小比例。因此，发现甲状腺结节时不要过度恐慌，但需及时进行超声检查和甲状腺功能检查，以确定是否需要手术或药物治疗。一般在甲状腺结节被怀疑恶性，出现压迫症状，合并甲状腺功能亢进或结节影响外观和生活时需要手术，其他只需观察即可。

第二节　糖　尿　病

糖尿病（diabetes mellitus）是一种体内胰岛素相对或绝对不足、靶细胞对胰岛素敏感性降低、胰岛素本身存在结构上的缺陷等，引起的糖、脂肪和蛋白质代谢紊乱，表现为高血糖和糖尿的全身性慢性疾病。临床上出现多饮、多食、多尿和体重减轻（即"三多一少"），严重时可引起酮症酸中毒、肢体坏疽、多发性神经炎、失明和肾功能衰竭等。

一、病因及发病机制

糖尿病分为原发性糖尿病和继发性糖尿病两大类。原发性糖尿病最常见,分为胰岛素依赖型糖尿病和非胰岛素依赖型糖尿病两种。

(一)原发性糖尿病

1. 胰岛素依赖型 又称Ⅰ型或幼年型,约占10%,是青少年糖尿病常见类型。起病急,病情重,发展快。其发生原因可能为在遗传易感性的基础上由病毒感染等诱发了针对胰岛 B 细胞的自身免疫性反应。胰岛 B 细胞严重受损,数目明显减少,胰岛素分泌绝对不足,易出现酮症酸中毒,治疗依赖胰岛素。

2. 非胰岛素依赖型 又称Ⅱ型或成年型,约占90%,是成人糖尿病常见类型。起病缓慢,病情较轻,发展较慢。病因、发病机制不清楚,可能与肥胖导致的胰岛素相对不足或组织对胰岛素不敏感有关。胰岛数目正常或轻度减少,血中胰岛素可正常、增多或降低,不易出现酮症,一般可以不依赖胰岛素治疗。

重点:Ⅰ型与Ⅱ型糖尿病的区别。

(二)继发性糖尿病

继发性糖尿病是指由已知能够造成胰岛内分泌功能不足的疾病所致的糖尿病,如胰腺的炎症、肿瘤、手术或其他损伤和某些内分泌疾病(如肢端肥大症、甲亢和类癌综合征)等。

二、病理变化

1. 胰岛病变 Ⅰ型糖尿病早期为非特异性胰岛炎,继而胰岛 B 细胞颗粒脱失、空泡变性、坏死、消失,胰岛变小、数目减少,纤维组织增生、玻璃样变性。Ⅱ型糖尿病早期病变不明显,后期胰岛 B 细胞减少,常见胰岛淀粉样变性。

2. 血管病变 糖尿病患者血管可有不同程度的病变,发病率较一般人群高、发病早、病变严重。毛细血管和细、小动脉内皮细胞增生,基底膜增厚,管壁增厚、玻璃样变性、变硬,有的管壁发生纤维素样坏死,也可伴血栓形成。大、中动脉有粥样硬化或中层钙化,粥样硬化病变程度重。

3. 肾脏病变 早期肾血流量增加,肾小球滤过率增高,导致早期肾体积增大,通过治疗可恢复正常。随着病变发展,肾小球毛细血管壁和系膜内有程度不等的玻璃样物质沉积,损害肾小球毛细血管壁和系膜,毛细血管腔变窄或完全闭塞,导致肾小球缺血和玻璃样变性。肾小管上皮细胞早期出现颗粒样和空泡样变性,晚期肾小管萎缩。肾间质可见纤维化、水肿和白细胞浸润。严重时可出现肾乳头坏死,常见于糖尿病合并急性肾盂肾炎时。

4. 视网膜病变 早期表现为微小动脉瘤和视网膜小静脉扩张,继而渗出、水肿、微血栓形成、出血等非增生性视网膜病变;也可表现为增生性视网膜性病变,因血管病变引起缺氧,刺激纤维组织增生、新生血管形成。视网膜病变可造成白内障或失明。

5. 神经系统病变 血管病变引起周围神经缺血性损伤或症状,如肢体疼痛、麻木、感觉丧失、肌肉麻痹等。

6. 其他组织或器官病变 可出现皮肤黄色瘤、肝脂肪变性和糖原沉积、骨质疏松、糖尿病性外阴炎及化脓性和真菌性感染等。

三、临床病理联系

糖尿病的典型临床表现为多饮、多食、多尿和体重减轻。血糖过高,超过肾糖阈,尿糖增多引起渗透性利尿,导致多尿。多尿造成水分过多丢失,血浆渗透压升高,刺激口渴中枢,导致多饮。糖、脂肪、蛋白质等营养物质代谢障碍,不能被机体利用,使患者食欲增强,导致多食和消瘦。糖尿病患者抵抗力下降,易发生感染性疾病。严重时可出现酮症酸中毒,甚至发生糖尿病性昏迷。晚期,易并发心肌梗死、肾功能衰竭、脑血管意外等引起患者死亡。

课后测试题

一、选择题

1.非毒性甲状腺肿胶质储积期的主要病变是(　　)。

A.甲状腺不均匀性肿大

B.滤泡高度扩张,内含大量胶质,上皮细胞扁平

C.滤泡上皮呈高柱状,间质充血

D.甲状腺形成结节

E.滤泡上皮明显增生,呈立方形,伴小滤泡形成

2.关于结节性甲状腺肿的叙述,下列哪项是正确的?(　　)

A.结节常为单个

B.结节边界清楚,有完整包膜

C.甲状腺滤泡小而一致,排列拥挤

D.甲状腺滤泡过度扩大,滤泡上皮增生与复旧不一致

E.结节内甲状腺与周围不一致,周围组织有受压现象

3.甲状腺腺瘤与结节性甲状腺肿的主要区别是(　　)。

A.发病年龄和性别不同

B.有无完整的包膜,瘤内组织结构是否一致

C.结节的数目不同

D.滤泡中有无胶质

E.前者肿块为单个,大小不超过 3 cm

4.下列哪项不是甲状腺乳头状癌的特点?(　　)

A.癌细胞排列成不规则的乳头　　　　　　B.癌细胞核呈透明或毛玻璃状

C.恶性程度高　　　　　　　　　　　　　D.间质中有砂粒体

E.局部淋巴结转移早

5.下列哪项不是胰岛素依赖型糖尿病的特点?(　　)

A.多发生于成年,发病缓慢　　　　　　　B.胰岛 B 细胞明显减少

C.是自身免疫性疾病　　　　　　　　　　D.血中胰岛素明显降低

E.治疗依赖胰岛素

二、思考题

1.试述弥漫性非毒性甲状腺肿的病因及各期病变特点。

2.甲亢时甲状腺组织学特征和临床表现是什么?

(吴红芳)

第二十二章　传　染　病

学习目标

　　1.掌握结核病的基本病变,原发性肺结核的病变特点,继发性肺结核的类型及各型的病变特点;伤寒、菌痢、流脑、乙脑的传播途径、病变特点及临床病理联系。

　　2.熟悉结核病、伤寒、菌痢、流脑、乙脑的病因及发病机制。

　　3.了解淋病、尖锐湿疣、艾滋病的病因、病变特点及临床病理联系。

　　传染病是由病原微生物通过一定的传播途径侵入易感人群个体所引起的一组疾病,并能在人群中引起流行。传染病的流行必须同时具备传染源、传播途径和易感人群三个基本环节。在发达国家,传染病在疾病发病率和死亡率中已处于次要地位,而非感染性疾病如动脉粥样硬化、恶性肿瘤、老年性痴呆等已成为最常见原因。但在许多发展中国家,传染病仍是主要的健康问题。近年来由于基因诊断技术和有效抗生素的应用,传染病的诊断和治疗取得了很大进展。我国新中国成立后,传染病的发病率和死亡率均已明显下降。有些传染病(如天花)已被消灭,有的传染病(如麻风、脊髓灰质炎等)也接近消灭,而另一些原已得到控制的传染病(如梅毒、淋病、结核病等),由于种种原因又死灰复燃,其发生率呈上升趋势,并出现一些新的传染病如艾滋病。埃博拉出血热(Ebola hemorrhagic fever,EHF)已出现在非洲。目前我国疾病谱兼有发达国家和发展中国家疾病谱的双重特征。

案例 22-1

　　患者,男,38岁。因咳嗽,消瘦1年多,加重1个月入院。患者2年前出现咳嗽,咳痰,数月后加剧,并伴有大咯血,约300 mL,咯血后症状日渐加重。反复出现畏寒、低热及胸痛,并出现精神萎靡,体质明显变差,时有腹痛和间歇交替性腹泻和便秘。有结核患者密切接触史。查体:体温38.4 ℃,呈慢性病容,消瘦,两肺布满湿性啰音,腹软,腹部触之柔韧。胸片可见肺部有大小不等的透亮区及结节状阴影,痰检示有抗酸杆菌。入院后经积极抗结核治疗无效而死亡。尸检:消瘦,肺与胸壁广泛粘连,胸腔、腹腔内均可见大量积液,喉头黏膜及声带粗糙。两肺胸膜增厚,右肺上叶有一厚壁空洞,直径3.5 cm,两肺各叶均见散在大小不一灰黄色干酪样坏死灶。镜下见结核结节及干酪样坏死区,并以细支气管为中心的化脓性炎。回肠下段见多处带状溃疡,镜下有结核病变。问题:

　　1.该患者患有哪些疾病并说明诊断依据。

　　2.用病理知识,解释相应临床症状。

　　3.请说明各种病变的关系。

　　4.结合实际,请说出这些疾病如何预防。

第一节　结　核　病

一、概述

　　结核病(tuberculosis)是由结核杆菌感染引起的一种慢性肉芽肿性炎。可见于全身各器官,但以肺结核病最常见。典型病变为结核结节形成伴有不同程度干酪样坏死。结核病曾经威胁整个世界，由于有效抗结核药物的应用，由结核病引起的死亡一直呈下降趋势。20 世纪 80 年代以来由于艾滋病的流行和耐药菌株的出现，结核病的发病率又趋上升。全球现有结核患者 2000万。如不控制，今后 10 年还将有近 9000 万人发病。中国结核病患者数位居世界第二，仅次于印度。因此世界卫生组织已将结核病作为重点控制的传染病之一。

（一）病因及发病机制

重点:结核病的病因及传播途径。

结核病的病原菌是结核杆菌，主要是人型和牛型两种。人型结核杆菌感染的发病率最高。结核杆菌不产生侵袭性酶，不产生内、外毒素，其致病性主要与菌体含有的脂质、蛋白质和多糖等成分有关。结核病主要经呼吸道传染，也可经消化道感染（食入带菌的食物，包括含菌牛奶），少数经皮肤、黏膜的伤口感染。

结核病的发病主要取决于感染的菌量和毒力的大小，还与机体的免疫反应有关。人初次感染结核杆菌时，机体的抵抗力很低，细菌易在局部繁殖和扩散。人体对结核杆菌的免疫力主要是感染后的获得性免疫，以细胞免疫为主。在第一次感染时，结核杆菌的抗原刺激机体产生致敏淋巴细胞，当再次感染时，致敏的淋巴细胞即分裂、增殖，并释放多种淋巴因子（如巨噬细胞趋化因子、移动抑制因子、积聚因子和活化因子等），这些细胞因子可使巨噬细胞向结核杆菌移动，并积聚于该处，使结核病灶局限化。同时激活巨噬细胞，使巨噬细胞吞噬、水解、消化和杀灭结核杆菌的能力增强。若菌量多，释放大量菌体蛋白时，可发生强烈的变态反应，造成组织坏死，有利于细菌的繁殖和扩散，并出现全身中毒症状。结核杆菌所致的为Ⅳ型变态反应如图 22-1 所示。

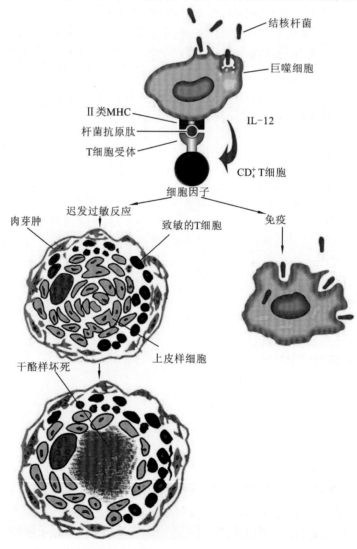

图 22-1　结核菌引起的变态反应模式

（二）病理变化及临床病理联系

1.以渗出为主的病变 出现于结核性炎症的早期或机体抵抗力低下，菌量多，毒力强或变态反应较强时，主要表现为浆液性炎症或浆液纤维素性炎症。病变早期局部有中性粒细胞浸润，但很快被巨噬细胞所取代。在渗出液和巨噬细胞中可查见结核杆菌。此型变化好发于肺、浆膜、滑膜和脑膜等处。渗出物可完全吸收不留痕迹，或转变为以增生为主或以坏死为主的病变。

2.以增生为主的病变 当细菌量少，毒力较低或机体免疫反应较强时，则发生以增生为主的变化，形成具有诊断价值的结核结节。

结核结节(tubercle)是在细胞免疫的基础上形成的，由上皮样细胞(epithelioid cell)，朗汉斯(Langhans)巨细胞加上外周局部聚集的淋巴细胞和少量反应性增生的成纤维细胞构成。典型结核结节中央可有干酪样坏死(图 22-2)。巨噬细胞吞噬结核杆菌后，体积增大逐渐转变为上皮样细胞，呈梭形或多角形，胞质丰富，淡红色，境界不清。核呈圆或卵圆形，染色质甚少，甚至可呈空泡状，核内可有 1～2 个核仁。多数上皮样细胞互相融合或一个细胞核分裂而胞质不分裂形成朗汉斯巨细胞，为一种多核巨细胞，体积很大，胞质丰富。其胞质突起常和上皮样细胞的胞质突起相连接，核与上皮样细胞核相似。核的数目由十几个到几十个不等。核排列在胞质周围呈花环状、马蹄形或密集在胞体的一端。

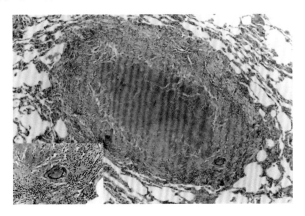

图 22-2 结核结节及干酪样坏死

单个结核结节非常小，直径约 0.1 mm，肉眼和 X 线不易看见。三四个结节融合成较大结节时才能见到。这种融合结节境界分明，粟粒大小，呈灰白半透明状。有干酪样坏死时略显微黄，可微隆起于器官表面。

3.以坏死为主的病变 在结核杆菌数量多、毒力强，机体抵抗力低或变态反应强烈时，上述以渗出为主或以增生为主的病变均可继发干酪样坏死。

结核坏死灶由于含脂质较多呈淡黄色、均匀细腻，质地较实，状似奶酪，故称干酪样坏死(caseous necrosis)。镜下为红染无结构的颗粒状物。干酪样坏死对结核病病理诊断具有一定的意义。干酪样坏死物中大都会有一定量的结核杆菌，可成为结核病恶化进展的原因。

渗出、坏死和增生三种病变往往同时存在而以某一种病变为主，而且可以互相转化。

（三）结局和并发症

结核病的发展和结局取决于机体的抵抗力和结核杆菌致病力之间的矛盾关系。在机体抵抗力增强时，结核杆菌被抑制、杀灭，病变转向愈合；反之，则转向恶化。

1.转向愈合

（1）吸收、消散 为渗出性病变的主要愈合方式，渗出物经淋巴道吸收而使病灶缩小或消散。X 线可见边缘模糊、密度不匀、云絮状的阴影逐渐缩小或被分割成小片，以至完全消失。较小的干酪样坏死灶及增生性病灶，经积极治疗也可吸收消散或缩小。

（2）纤维化、纤维包裹、钙化 增生性病变和小的干酪样坏死灶，可逐渐纤维化，形成瘢痕而愈合，较大的干酪样坏死灶难以全部纤维化，则由其周边纤维组织增生将其包裹，形成纤维包裹，继而坏死物干燥浓缩,钙盐沉着,发生钙化。钙化的结核灶内可有少量结核杆菌残留,此病变临床虽属痊愈,但当机体抵抗力降低时仍可复发进展。X线可见纤维化病灶呈边缘清楚、密度增高的条索状阴影;钙化灶为密度高、边缘清晰的阴影。

2. 转向恶化

(1)浸润进展:疾病恶化时,病灶周围出现渗出性病变,范围不断扩大,并继发干酪样坏死。X线可见原病灶周围出现絮状阴影,边缘模糊。

(2)溶解播散:病情恶化时,干酪样坏死物可液化经体内的自然管道(如支气管、输尿管等)排出,致局部形成空洞。空洞内液化的干酪样坏死物中含有大量结核杆菌,可通过自然管道播散到其他部位,形成新的结核病灶。X线可见病灶阴影密度深浅不一,出现透亮区及大小不等的新播散病灶阴影。此外,结核杆菌还可沿血道、淋巴道播散至全身各处。

二、肺结核病

重点:原发性肺结核病的病变特点及特征性病变。

结核病中最常见的是肺结核病。第四次全国结核病流行病学抽样调查表明,传染性肺结核患病率为 157.8/(10 万),估算全国现有传染性肺结核患者 200 万人。肺结核病可因初次感染和再次感染结核杆菌时机体反应性的不同,而致肺部病变的发生发展各有不同的特点,从而将其分为原发性和继发性肺结核病两大类。

(一)原发性肺结核病

机体初次感染结核杆菌所引起的肺结核病称为原发性肺结核病(primary pulmonary tuberculosis),多见于儿童,又称儿童型肺结核病,少数为未感染过结核杆菌的成人。

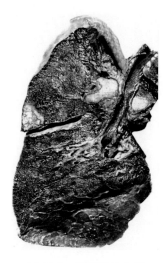

图 22-3　肺原发综合征

1. 病变特点　原发性肺结核病的病变特征是原发综合征(primary complex)的形成。最初在通气较好的上叶下部或下叶上部近胸膜处形成 1~1.5 cm 大小的灰白色病灶,绝大多数病灶中央有干酪样坏死。结核杆菌很快侵入淋巴管,沿淋巴引流到局部肺门淋巴结,引起结核性淋巴管炎和淋巴结炎,表现为淋巴结肿大和干酪样坏死。肺的原发病灶、淋巴管炎和肺门淋巴结结核三者合称原发综合征(图 22-3)。X 线呈哑铃状阴影。

2. 转归　原发综合征形成后,虽然在最初几周内有细菌通过血道或淋巴道播散到全身其他器官,但由于细胞免疫的建立,95% 左右的病例不再发展,病灶进行性纤维化和钙化。但有时肺门淋巴结病变继续发展,形成淋巴结结核。少数营养不良或同时患有其他传染病的患儿,病灶扩大、干酪样坏死和空洞形成,有的甚至肺内播散形成粟粒性肺结核病或全身播散形成全身粟粒性结核病。这种改变也可见于继发性肺结核病。

(二)继发性肺结核病

重点:继发性肺结核的类型、各型的特点及转归。

机体再次感染结核杆菌所引起的肺结核病称为继发性肺结核病(secondary pulmonary tuberculosis),多见于成人,故又称成人型肺结核病。病原可是内源性的,也可是外源性的。一般以内源性再感染为主。

继发性肺结核病的病变和临床表现比较复杂。与原发性肺结核在许多方面有不同的特征,其区别见表 22-1。

表 22-1　原发性和继发性肺结核病比较

项　　目	原发性肺结核	继发性感染
感染	第一次感染(外源性)	再次感染(内源性为主)
好发人群	儿童	成人

项　　目	原发性肺结核	继发性感染
特异性免疫力	低	一般较高
早期病变	肺原发综合征	肺尖或锁骨下局限性病变
病变特点	早期出现渗出性病变和干酪样坏死,病变不易局限	病变复杂,新旧交替
病程	较短,大多数能自愈	长,时好时坏,多需治疗
播散方式	以淋巴道、血道为主	以支气管播散至肺内为主
常见类型	支气管淋巴结结核、粟粒性结核病	浸润性肺结核、慢性纤维空洞型肺结核、肺结核球、结核性胸膜炎等

根据其病变特点和临床经过可将继发性肺结核病分以下几种类型。病变常为多形态并存,但以一种为主。

1. 局灶型肺结核　继发性肺结核病的早期病变。病灶常位于右肺尖下 2～4 cm 处,直径 0.5～1 cm 大小,境界清楚。镜下病变以增生为主,中央可有干酪样坏死。X 线示肺尖部有单个或多个结节状病灶。患者常无自觉症状,多在体检时发现。少数患者免疫力低下,发展为浸润性肺结核。

2. 浸润型肺结核　临床上最常见的继发性肺结核,又是一种活动性肺结核。多由局灶型肺结核发展而来。病变以渗出为主,中央可有干酪样坏死,病灶周围有炎症包绕。X 线示锁骨下可见边缘模糊的云絮状阴影。患者常有低热、疲乏、盗汗、咳嗽等结核中毒症状。如及早发现,合理治疗,渗出性病变可吸收;增生、坏死性病变,可通过纤维化、钙化而愈合。如病变继续发展,干酪样坏死扩大,坏死物液化后经支气管排出,局部形成急性空间,洞壁坏死层内含大量结核杆菌,经支气管播散,可引起干酪性肺炎。急性空洞一般易愈合。经适当治疗后,洞壁肉芽组织增生,洞腔逐渐缩小,闭合,最后形成瘢痕组织而愈合;也可通过空洞塌陷,形成条索状瘢痕而愈合。如果急性空洞经久不愈,则可发展为慢性纤维空洞性肺结核。

3. 慢性纤维空洞型肺结核　该型病变有以下特点:①肺内有一个或多个厚壁空洞。多位于肺上叶,大小不一,不规则。壁厚可达 1 cm 以上。镜下洞壁分三层:内层为干酪样坏死物,其中有大量结核杆菌;中层为结核性肉芽组织;外层为纤维结缔组织;②同侧或对侧肺组织,特别是肺小叶可见由支气管播散引起的新旧不一、大小不等的病灶。③后期肺组织严重破坏,广泛纤维化、胸膜增厚、粘连,使肺体积缩小、变形,严重影响肺功能,甚至使肺功能丧失。病变空洞与支气管相通,成为结核病的传染源,故此型又称开放性肺结核。如坏死侵蚀较大血管,可引起大咯血,严重者可造成窒息死亡。空洞突破胸膜可引起气胸或脓气胸。经常排出含菌痰液可引起喉结核。咽下含菌痰液可引起肠结核。后期由于肺动脉高压而致肺源性心脏病。

近年来,由于广泛采用多药联合抗结核治疗及增加抵抗力,较小的空洞一般可机化,收缩而闭塞。体积较大的空洞,内壁坏死组织脱落,肉芽组织逐渐变成纤维瘢痕组织,由支气管上皮覆盖,此时,空洞虽仍然存在,但已无菌,实已愈合故称开放性愈合。

4. 干酪性肺炎　干酪性肺炎可由浸润型肺结核恶化进展而来,也可由急、慢性空洞内的细菌经支气管播散所致。镜下主要为大片干酪样坏死灶。根据病灶范围的大小分小叶性和大叶性干酪性肺炎。此型结核病病情危重,目前很少见。

5. 结核球　又称结核瘤(tuberculoma)。结核球是直径 2～5 cm,有纤维包裹的孤立的境界清楚的干酪样坏死灶(图 22-4)。多为单个,

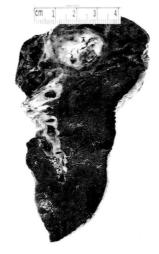

图 22-4　结核球

也可多个，常位于肺上叶。X线片上有时很难与周围型肺癌相鉴别。结核球可来自：浸润型肺结核的干酪样坏死灶纤维包裹；结核空洞引流支气管阻塞，空洞由干酪样坏死物填充；多个结核病灶融合。结核球由于其纤维包膜的存在，抗结核药物不易发挥作用，且有恶化进展的可能，因此临床上多采取手术切除。

6. 结核性胸膜炎 根据病变性质可分渗出性和增生性两种，以渗出性为多见。

渗出性结核性胸膜炎，多见于年轻人。病变主要为浆液纤维素性炎，已形成胸腔积液。一般经适当治疗可吸收，如渗出物中纤维素较多，不易吸收，则可机化，使胸膜增厚、粘连。

增生性结核性胸膜炎是由肺膜下结核病灶直接蔓延到胸膜所致。病变常局限性于肺尖部，以增生性改变为主，很少有胸腔积液。一般通过纤维化而愈合，易造成胸膜增厚、粘连。

（三）肺结核病血源播散所致病变

原发性和继发性肺结核通过血道播散引起粟粒性结核和肺外结核病。除肺结核病外，肺外潜伏结核杆菌再活化也可引起全身播散性结核病，表现为以下几种类型。

1. 急性全身粟粒性结核病 结核杆菌在短时间内一次或反复多次大量侵入肺静脉分支，经左心至体循环，播散到全身各器官如肺、肝、脾和脑膜等处，可引起急性全身性粟粒性结核病。肉眼观，各器官内均匀密布大小一致，灰白色，圆形，境界清楚的小结节。镜下主要为增生性病变，偶尔有渗出、坏死为主的病变。多见于原发性肺结核病恶化进展。临床上病情凶险，有高热衰竭、烦躁不安等中毒症状。X线可见两肺散在分布、密度均匀，粟粒大小细点状阴影。若能及时治疗，预后仍属良好。少数病例可因结核性脑膜炎而死亡。

2. 慢性全身性粟粒性结核病 如急性期不能及时控制而病程迁延3周以上，或结核杆菌在较长时期内每次以少量、反复多次、不规则进入血液，则形成慢性粟粒性结核病。此时，病变的性质和大小均不一致，同时可见增生、坏死及渗出性病变，病程长，成人多见。

3. 急性肺粟粒性结核病 由肺门、纵隔、支气管旁淋巴结的干酪样坏死侵入邻近肺动脉，或因含有结核杆菌的淋巴由胸导管反流，经静脉入右心，沿肺动脉播散于两肺，而引起两肺急性粟粒性结核病。当然，急性粟粒性肺结核也可是急性全身性粟粒性结核病的一部分。肉眼观，肺表面和切面可见灰黄或灰白色粟粒大小结节。

4. 慢性肺粟粒性结核病 多见于成人。患者原发灶已痊愈，由肺外某器官的结核病灶内的结核杆菌间歇入血而致病。病程较长，病变新旧、大小不一。小的如粟粒，大者直径可达数厘米以上。病变以增生性改变为主。

5. 肺外结核病（见下文）。

三、肺外结核病

重点：肺外器官结核的好发部位及其对机体的影响。

肺外结核病除淋巴结结核由淋巴道播散所致，消化道结核可由咽下含菌的食物或痰液直接感染引起，皮肤结核可通过损伤的皮肤感染外，其他各器官的结核病多为原发性肺结核病血道播散所形成的潜伏病灶进一步发展的结果。

（一）肠结核病

肠结核病可分原发性和继发性两型。原发性很少见，常发生于小儿。一般由饮用带有结核杆菌的牛奶或乳制品而感染。可形成与原发肺结核时原发综合征相似的肠原发综合征（肠的原发性结核性溃疡、结核性淋巴管炎和肠系膜淋巴结结核）。绝大多数肠结核病继发于活动性空洞型肺结核病，因反复咽下含结核杆菌的痰液所引起。肠结核病大多（约85%）发生于回盲部。依其病变特点不同分两型。

1. 溃疡型 此型多见（图22-5）。结核杆菌侵入肠壁淋巴组织，形成结核结节，以后结节逐渐融合并发生干酪样坏死，破溃后形成溃疡。肠壁淋巴管绕肠管行走，病变沿淋巴管扩散，因此典型的肠结核溃疡多呈环形，其长轴与肠腔长轴垂直。溃疡边缘参差不齐，一般较浅，底部有干酪样坏死物,其下为结核性肉芽组织。溃疡愈合后由于瘢痕形成和纤维收缩而致肠腔狭窄。肠浆膜面可见纤维素渗出和多数结核结节形成,连接成串,这是结核性淋巴管炎所致。后期纤维化可致粘连。

2. 增生型 较少见。以肠壁大量结核性肉芽组织形成和纤维组织增生为其病变特征。肠壁高度肥厚、肠腔狭窄。黏膜面可有浅溃疡或息肉形成。临床上表现为慢性不完全低位肠梗阻。右下腹可触及肿块,故需与肠癌相鉴别。

（二）结核性腹膜炎

青少年多见。感染途径以腹腔内结核灶直接蔓延为主。溃疡型肠结核病是最常见的原发病灶,其次为肠系膜淋巴结结核或结核性输卵管炎。由腹膜外结核灶经血道播散至腹膜者少见。根据病理特征可分渗出性和增生性两型,以两型混合多见。渗出性结核性腹膜炎以大量浆液渗出为特征。增生性结核性腹膜炎的特点除腹膜结核结节形成外,伴大量纤维素渗出,机化后引起腹腔脏器的粘连。

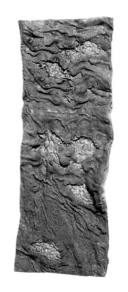

图 22-5 肠结核病（溃疡型）

（三）结核性脑膜炎

结核性脑膜炎以儿童多见。主要由原发性肺结核病经血道播散所致。也可见于肺外器官结核,如骨关节结核和泌尿生殖系统结核病经血道播散而来。也可由于脑实质内的结核球液化溃破,大量结核杆菌进入蛛网膜下腔所致。病变以脑底最明显。在脑桥、脚间池、视神经交叉及大脑外侧裂等处的蛛网膜下腔内,有较多灰黄色浑浊的胶冻样渗出物积聚。脑室脉络丛及室管膜有时也有结核结节形成。病变严重者可累及脑皮质而引起脑膜脑炎。病程较长者则可发生闭塞性血管内膜炎,从而引起多发性脑软化。未经适当治疗而致病程迁延的病例,由于蛛网膜下腔渗出物机化而发生粘连,可使第四脑室中孔和外侧孔堵塞,引起脑积水。

（四）泌尿生殖系统结核病

1. 肾结核病 最常见于 20～40 岁男性。多为单侧性。结核杆菌来自肺结核病的血道播散。病变大多起始于肾皮、髓质交界处或肾乳头。最初为局灶性结核病变,继而发生干酪样坏死。可破坏肾乳头和皮质形成空洞。随着病变的扩大,可形成多个空洞,使肾功能丧失。含菌的干酪样坏死物液化后随尿液下行,常使输尿管和膀胱黏膜感染,形成溃疡,结核性肉芽组织增生和纤维化,使输尿管壁增厚和膀胱挛缩,输尿管腔狭窄,甚至阻塞,而引起肾盂积水或积脓。膀胱结核以膀胱三角区最先受累,以后可累及整个膀胱壁。

2. 生殖系统结核病 男性生殖系统结核病与泌尿系统结核病有密切关系,结核杆菌可使前列腺和精囊感染,并可蔓延至输精管、附睾等处。血源感染偶见。病变器官由结核结节和干酪样坏死形成。附睾结核是男性不育的重要原因之一。女性生殖系统结核多由血道或淋巴道播散而来,也可由邻近器官的结核病蔓延而来。以输卵管结核最多见,为女性不孕的原因之一,其次是子宫内膜和卵巢结核。

（五）骨与关节结核病

骨关节结核多见于儿童和青少年,多由血道播散所致。

1. 骨结核 骨结核多侵犯脊椎骨、指骨及长骨骨骺等处。病变常由松质骨内的小结核病灶开始,可发展为干酪样坏死型或增生型。干酪样坏死型可见明显干酪样坏死和死骨形成。病变常累及周围软组织,引起干酪样坏死和结核性肉芽组织形成。坏死物液化后在骨旁形成结核性"脓肿",因局部并无红、热、痛,故又称"冷脓肿"。病变穿破皮肤可形成经久不愈的窦道。增生型比较少见,主要形成结核性肉芽组织,病灶内骨小梁渐被侵蚀、吸收和消失,但无明显的干酪样坏死和死骨形成。

脊椎结核是骨结核中最常见者,多见于第 10 胸椎至第 2 腰椎。病变起自椎体,常发生干酪样坏死,并累及椎间盘和邻近椎体。由于病变椎体不能负重而发生塌陷,引起脊椎后突畸形,甚至压迫脊髓引起截瘫。如病变穿破骨皮质可在脊柱两侧形成"冷脓肿",或沿筋膜间隙坏死物下流,在远隔部位形成"冷脓肿"。

2.关节结核　以髋、膝、踝、肘等关节结核多见,多继发于骨结核。病变通常开始于骨骺或干骺端,发生干酪样坏死。当病变发展侵入关节软骨和滑膜时则称为关节结核。关节结核痊愈时,关节腔常被大量纤维组织填充,造成关节强直,失去运动功能。

（六）淋巴结结核病

淋巴结结核病多见于儿童和青年,以颈部、支气管和肠系膜淋巴结,尤以颈部淋巴结结核（俗称瘰疬）最为常见。结核杆菌可来自肺门淋巴结结核的播散,亦可来自口腔、咽喉部结核感染灶。淋巴结常成群受累,有结核结节形成和干酪样坏死形成。淋巴结逐渐肿大,最初各淋巴结尚能分离,当炎症累及淋巴结周围组织时,则淋巴结彼此粘连,形成较大的包块。

第二节　伤　寒

伤寒(typhoid fever)是由伤寒杆菌引起的急性传染病。病变特征是全身单核巨噬细胞系统细胞的增生。以回肠末端淋巴组织的病变最为突出。临床主要表现为持续发热、神经系统中毒症状和消化道症状、相对缓脉、脾大、皮肤玫瑰疹及白细胞减少等。有时可出现肠出血、肠穿孔等严重并发症。

一、病因及发病机制

重点:伤寒的致病菌及传播途径。

伤寒杆菌属沙门氏菌属中的 D 族,革兰氏阴性。其菌体"O"抗原、鞭毛"H"抗原及表面"Vi"抗原都能使人体产生相应抗体,尤以"O"及"H"抗原性较强,故可用血清凝集试验(肥达反应,Widal reaction)来测定血清中抗体的增高,可作为临床诊断伤寒的依据之一。菌体裂解时所释放的内毒素是致病的主要因素。

伤寒患者或带菌者是本病的传染源。细菌随粪、尿排出,污染食物、饮用水等或以苍蝇为媒介经口入消化道而感染。一般以儿童及青壮年患者多见。全年均可发病,以夏、秋两季最多。病后可获得比较稳固的免疫力,很少再感染。

进入消化道的伤寒杆菌在胃内大部分被杀灭。当感染菌量较大时,未被杀灭的细菌进入小肠并侵入肠壁淋巴组织,尤其是回肠末端的集合淋巴小结或孤立淋巴小结。并沿淋巴管到达肠系膜淋巴结。淋巴组织中的伤寒杆菌被巨噬细胞吞噬,并在其中生长繁殖,又可经胸导管进入血液,引起菌血症。血液中的细菌很快就被全身单核巨噬细胞系统的细胞所吞噬,并在其中大量繁殖,致肝、脾、淋巴结肿大。这段时间患者没有临床症状,故称潜伏期,约 10 天。此后,随着细菌的繁殖和内毒素释放再次入血,患者出现败血症和毒血症症状。由于胆囊中大量的伤寒杆菌随胆汁再次入肠,重复侵入已致敏的淋巴组织,使其发生强烈的变态反应致肠黏膜坏死、脱落及溃疡形成。

二、病理变化及临床病理联系

重点:伤寒的特征性病变;肠伤寒的好发部位及病变发展过程。

伤寒病变是以巨噬细胞增生为特征的急性增生性炎。增生活跃的巨噬细胞吞噬能力增强,胞质内可有伤寒杆菌、红细胞、淋巴细胞和细胞碎片,这种巨噬细胞称伤寒细胞。伤寒细胞常聚集成团,形成伤寒肉芽肿(typhoid granuloma)或伤寒小结(typhoid nodule),是伤寒的特征性病变,具有病理诊断价值。

1.肠道病变　病变以回肠末段集合淋巴小结和孤立淋巴小结最常见、最明显。按病变发展过程分为四期,每期大约持续一周。

（1）髓样肿胀期：起病第 1 周，由于巨噬细胞增生和伤寒肉芽肿的形成，使回肠末段淋巴组织肿胀，隆起于黏膜表面，色灰红，质软，状如脑的沟回，以集合淋巴小结最为典型。

（2）坏死期：发生于起病第 2 周，由于细菌毒素及肿大淋巴结的局部毛细血管受迫缺血而使病灶局部肠黏膜坏死。

（3）溃疡期：坏死肠黏膜脱落后形成溃疡。溃疡边缘隆起，底部不平。集合淋巴小结溃疡较大，椭圆形，其长轴与肠的长轴平行。孤立淋巴小结处的溃疡小而圆。溃疡一般深及黏膜下层，严重者可深达肌层及浆膜层，甚至穿孔，如侵及小动脉，可引起严重出血。该期一般发生于起病第 3 周。

（4）愈合期：相当于发病第 4 周。溃疡处肉芽组织增生将其填平，溃疡边缘上皮再生覆盖而愈合。

由于临床上早期有效抗生素的应用，目前很难见到上述四期的典型病变。

2.其他病变 肠系膜淋巴结、肝、脾及骨髓均有巨噬细胞增生而致相应组织器官肿大。镜检可见伤寒肉芽肿和灶性坏死。心肌纤维可有细胞肿胀，甚至坏死；肾小管上皮细胞可发生肿胀；皮肤出现淡红色小丘疹（玫瑰疹）；膈肌、腹直肌和股内收肌常发生凝固性坏死（亦称蜡样变性）。临床出现肌痛和皮肤感觉过敏。

三、结局和并发症

少数患者可有肠出血、肠穿孔、支气管肺炎等并发症。如无并发症，一般经 4～5 周痊愈。伤寒患者胆囊多无明显病变，但伤寒杆菌可在胆汁中大量繁殖，即使患者临床痊愈后，细菌仍可在胆汁中生存，并通过胆汁由肠道排出，在一定时期内仍是带菌者，有的患者甚至可成为慢性带菌者或终身带菌者。

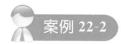 **案例 22-2**

患者，女，36 岁，腹痛、腹泻，最初为稀便，以后为黏液脓血便，偶见片状灰白色膜状物排出。患者有里急后重感。问题：

1.患者患了什么病？

2.临床表现与病理变化的联系有哪些？

第三节　细菌性痢疾

细菌性痢疾（bacillary dysentery）简称菌痢，是由痢疾杆菌所引起的一种肠道传染病，病变特征为大肠的假膜性肠炎。临床主要表现为腹痛、腹泻、里急后重、黏液脓血便等。本病全年均可发病，以夏秋季节多见。可发生于任何人群，但以儿童多见，其次为青壮年。

一、病因及发病机制

痢疾杆菌是革兰氏阴性短杆菌，包括福氏、宋内氏、鲍氏和志贺氏菌四类，均能产生内毒素，志贺氏菌还可产生强烈的外毒素。

患者和带菌者是本病的传染源。痢疾杆菌由粪便中排出后可直接或间接（苍蝇为媒介）经口传染给健康人。食物和饮水的污染有时可引起菌痢的暴发流行。经口入胃的痢疾杆菌大部分被胃酸杀死，仅少部分进入肠道。进入肠道的细菌可在结肠内繁殖，直接侵入肠黏膜，在黏膜固有层内增殖，释放内毒素引起肠黏膜的炎症。菌体内毒素吸收入血，引起毒血症。志贺氏杆菌释放的外毒素，是导致水样腹泻的主要因素。

重点:菌痢的致病菌及感染途径。

二、病理变化与临床病理联系

菌痢病变主要发生在大肠,尤其以乙状结肠和直肠为重。病变严重者可波及整个结肠甚至回肠下段。根据肠道病变特征、全身反应及临床经过的不同,菌痢分为以下三种。

1.急性细菌性痢疾 其典型病变过程为初期的急性卡他性炎、随后的特征性假膜性炎和溃疡形成,最后愈合。

早期黏液分泌亢进,黏膜充血、水肿、中性粒细胞浸润,可见点状出血。病变进一步发展黏膜浅表坏死,有大量纤维素渗出,后者与坏死组织、炎细胞、红细胞及细菌一起形成特征性的假膜。假膜首先出现于黏膜皱襞的顶部,呈灰白色、糠皮状,随着病变的扩大可融合成片(图 22-6、图 22-7)。大约一周,假膜开始脱落,形成大小不等,形状不一的浅表的"地图状"溃疡。经适当治疗或病变趋向愈合时,肠黏膜渗出物和坏死组织逐渐被吸收、排出,溃疡经周围健康组织再生修复,一般不留瘢痕。

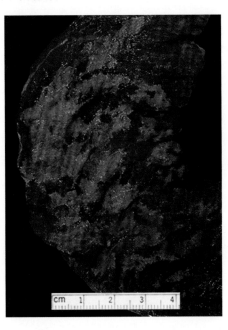

图 22-6 细菌性痢疾(大体观)

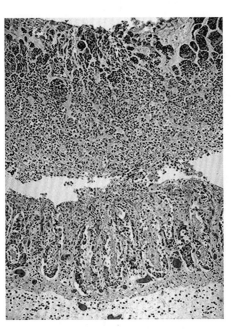

图 22-7 细菌性痢疾(镜下观)

临床上,由于毒血症,可出现中毒症状;由于病变,肠蠕动亢进并有痉挛,引起阵发性腹痛、腹泻等症状;由于炎症刺激直肠壁内的神经末梢及肛门括约肌,导致里急后重和排便次数增多。与肠道的病变相对应,最初为稀便混有黏液,待肠内容物排尽后转为黏液脓血便,偶尔排出片状假膜。急性菌痢排便次数虽多,但因量少,一般无脱水症状。严重者,水样便时可出现水电解质代谢紊乱,甚至休克。急性菌痢的病程一般 1~2 周,经适当治疗大多痊愈。并发症如肠出血、肠穿孔少见,少数病例可转为慢性。

2.慢性细菌性痢疾 病程超过 2 个月以上者称为慢性菌痢。多由急性菌痢转变而来,以福氏菌感染者居多。有的病程可长达数月或数年,在此期间肠道病变此起彼伏,原有溃疡尚未愈合,新的溃疡又形成。因此新旧病灶同时存在。由于组织的损伤修复反复进行,慢性溃疡边缘不规则,黏膜常过度增生可形成息肉。肠壁各层有慢性炎细胞浸润和纤维组织增生,乃至瘢痕形成,使肠壁不规则增厚、变硬、严重病例可致肠腔狭窄。

临床表现为腹痛、腹胀、腹泻等肠道症状,多为腹泻、便秘交替进行。当急性发作时炎症加剧,临床上出现急性菌痢的症状。少数慢性菌痢患者可无明显的症状和体征,但便培养持续阳性,成为慢性带菌者和传染源。

3.中毒性细菌性痢疾 本病的特征起病急骤、严重的全身中毒症状,但肠道病变和症状轻微。多见于 2~7 岁儿童,发病后数小时即可出现中毒性休克或呼吸衰竭而死亡。中毒性细菌性痢疾的发生与内毒素血症有关,急性微循环障碍是病理基础。肠道病变一般为卡他性炎改变,有时肠壁集合和孤立淋巴小结滤泡增生肿大,呈滤泡性肠炎改变。多数器官微血管痉挛和通透性增加;大脑和脑干水肿、神经细胞变性和点状出血;肾小管上皮细胞变性坏死;肾上腺皮质出血和萎缩。

第四节 流行性脑脊髓膜炎

流行性脑脊髓膜炎(epidemic cerebrospinal meningitis)简称流脑。是由脑膜炎双球菌感染引起的脑脊髓膜的化脓性炎症。临床表现为发热、头痛、呕吐、皮肤黏膜淤点、淤斑及颈项强直等脑膜刺激征。本病多发生于冬春季节,小儿多见。

一、病因及发病机制

脑膜炎双球菌属奈瑟氏菌属,革兰氏染色阴性。存在于患者和带菌者的鼻咽部,通过患者咳嗽、打喷嚏等由飞沫经呼吸道侵入人体。但大多数不发病或仅有局部轻度卡他性炎。如机体抵抗力低下,或者细菌的毒力强,病菌则从鼻咽部侵入血流形成菌血症或败血症。少数侵入脑脊髓膜形成化脓性脑脊髓膜炎。

重点:流脑的致病菌、感染途径、病变特点及临床病理联系。

二、病理变化及临床病理联系

在败血症期,主要病变为血管内皮损害,血管壁炎症、坏死和血栓形成同时有血管周围出血;皮肤、皮下组织、黏膜和浆膜等局灶性出血。

暴发败血症死亡者尸检时,于皮肤血管内皮细胞内及腔内可见大量革兰氏阴性双球菌,皮肤及内脏血管损害严重而广泛,内皮细胞脱落坏死,血管腔内有纤维素-白细胞-血小板形成的血栓。皮肤、肺、心、胃肠道和肾上腺均有广泛出血。

脑膜炎期的病变以软脑膜为主。早期充血、少量浆液性渗出及局灶性小出血点。后期则有大量纤维素、中性粒细胞及血浆外渗可引起颅内压升高。病变主要在大脑两个半球表面和颅底。由于颅底脓液黏稠及化脓性病变的直接侵袭,可引起脑膜粘连,可使视神经、动眼神经、面神经、听神经等颅神经受损。严重时由于内毒素的损伤使脑神经组织表层发生退行性病变,炎症亦可沿血管壁侵入脑组织,引起充血、水肿、局灶性中性粒细胞浸润及出血。除脑脊髓膜外,其他脏器亦可有迁徙性化脓性病灶,包括心内膜炎、心包炎、化脓性关节炎、肺炎等。

过去将暴发败血症称华-佛氏综合征(Waterhuose-Friderichsen syndrome),是由于肾上腺皮质出血和坏死引起的急性肾上腺皮质功能衰竭所致。近年来研究认为主要是由于脑膜炎双球菌在毛细血管内皮细胞内迅速繁殖释放内毒素导致微循环障碍,并且激活凝血系统导致 DIC。同时内毒素还激活体液和细胞介导反应系统,发生全身性施瓦茨曼反应(Shwartzman reaction)。肾上腺皮质出血就是全身性施瓦茨曼反应的结果。微循环障碍如发生在全身及内脏系统,则临床表现为暴发败血症;如以脑血管损伤为主则形成脑膜炎型;或兼而有之即所谓混合型。

三、结局及并发症

由于治疗及时和磺胺药、青霉素等抗生素的应用,病死率已由过去的 70% 降至 5%～10%。下列因素与预后有关:暴发型患者病情凶险;年龄为 2 岁以下及高龄者;反复惊厥,持续昏迷者;治疗较晚或治疗不彻底者,预后较差且易出现并发症或后遗症。

1. 并发症 包括继发感染,败血症期播散至其他脏器而造成的化脓性病变(中耳炎、化脓性关节炎、脓胸、心内膜炎、心肌炎)以及脑膜炎本身对脑及其周围组织因炎症或粘连而引起的损害,有动眼神经麻痹、视神经炎、听神经及面神经损害、肢体运动障碍、失语、大脑功能不全、癫痫、脑脓肿等。慢性患者,尤其是婴幼儿,因脑室孔或蛛网膜下腔粘连以及间脑膜间的桥梁静脉发生栓塞性静脉炎，可分别发生脑积水和硬膜下积液。

2. 后遗症 可由任何并发症引起，常见的有耳聋、失明、动眼神经麻痹、面瘫、智力或性情改变，精神异常等。

第五节 流行性乙型脑炎

流行性乙型脑炎（简称乙脑）是由乙型脑炎病毒感染所致的急性传染病，本病主要分布在亚洲远东和东南亚地区，经蚊虫传播，多见于夏秋季节，临床上发病急，有高热、意识障碍、惊厥、强直性痉挛和脑膜刺激征等，重型患者病后往往留有后遗症。

一、病因及发病机制

重点：乙脑的病因、感染途径、病变特点及临床病理联系。

乙型脑炎病毒为嗜神经性 RNA 病毒，其传播媒介为蚊虫，即感染乙脑病毒的蚊虫叮咬人体而传播，病毒侵入机体后先在局部组织细胞和淋巴结，以及血管内皮细胞内增殖，不断侵入血流，形成病毒血症。发病与否取决于病毒的数量、毒力和机体的免疫功能，绝大多数感染者不发病，呈隐性感染。当侵入病毒量多、毒力强、机体免疫功能又不足时，则病毒继续繁殖，经血行散布全身。由于病毒有嗜神经性故能突破血脑屏障侵入中枢神经系统，尤在血脑屏障功能低下时易诱发本病。

二、病理变化及临床病理联系

可引起脑实质广泛病变，以大脑皮质、脑干及基底核的病变最为明显；脑桥、小脑和延髓次之，脊髓病变最轻。其基本病变如下。

1. 血管病变及炎症反应 血管内皮细胞损害，可见脑膜与脑实质小血管扩张、充血、出血及血栓形成，血管周围套式淋巴细胞浸润。

2. 神经细胞变性坏死 病毒在神经细胞内繁殖，引起细胞受损。严重时神经细胞坏死，被增生的少突胶质细胞所环绕，称卫星现象。也可见增生的小胶质细胞包围、吞噬神经细胞，此现象称为嗜神经细胞现象。变性坏死的神经细胞液化溶解后形成大小不等的筛状软化灶。

3. 胶质细胞结节 局部胶质细胞增生，形成胶质小结。

本病病变分布广泛，神经细胞受累严重，患者可出现嗜睡、昏迷以及颅神经受损的表现，部分患者因脑血管扩张充血严重而引起脑水肿、颅内压升高，甚至脑疝。

三、结局及并发症

病死率在 10％左右，轻型和普通型患者大多可恢复，暴发型和脑干型患者的病死率较高，多于极期因呼吸衰竭而死亡。

1. 并发症 肺部感染最为常见，因患者神志不清，呼吸道分泌物不易咳出，导致支气管肺炎和肺不张。其次有枕骨后褥疮、皮肤脓疖、口腔感染和败血症等。

2. 后遗症 常见于重型和暴发型患者，发病率为 5％～20％。神经系统后遗症常见者有失语，其次有肢体强直性瘫痪、扭转痉挛、挛缩畸形、吞咽困难、舞蹈样运动和癫痫发作等。也可有自主神经功能失调，表现为多汗和中枢性发热等。精神方面的后遗症有痴呆、精神异常、性格改变和记忆力减退等。

第六节 流行性出血热

流行性出血热（epidemic hemorrhagic fever，EHF）是病毒引起的自然疫源性疾病。1982 年世界卫生组织（WHO）定名为肾综合征出血热（hemorrhagic fever with renal syndromes，HFRS）。本病的主要病变是全身小血管广泛性损伤，临床上以发热、低血压、出血、肾脏损害等为主要表现。

一、病因及发病机制

流行性出血热病毒又称汉坦病毒。目前认为鼠类，尤其是黑线姬鼠与本病的传播密切相关。本病发病机理尚未完全阐明。近年研究提示本病发病可能与病毒作用和机体免疫反应参与有关。

重点：乙脑的病因、感染途径、病变特点及临床病理联系。

二、病理变化及临床病理联系

本病的基本病理变化是全身小血管（包括小动脉，小静脉和毛细血管），广泛性损害，血管壁内皮细胞肿胀、变性，重者管壁可发生纤维蛋白样坏死和破裂等，内脏毛细血管高度扩张，淤血，管腔内可见血栓形成，引起各组织、器官的充血、出血、变性，甚至坏死，肾脏、脑垂体前叶、肾上腺皮质、右心房内膜、皮肤等处病变尤为显著。炎性细胞虽也存在，但不明显，一般以淋巴细胞、单核细胞和浆细胞为主。

本病潜伏期一般为 2 周左右。10%～20% 的患者有前驱症状，表现为上呼吸道卡他症状或胃肠道功能失调。临床上可分为发热期、低血压期、少尿期、多尿期和恢复期等五期，但也有交叉重叠。

三、结局及并发症

本病的病死率一般在 5%～10%，重型患者的病死率仍较高。主要死亡原因是休克、尿毒症、肺水肿、出血（主要是脑出血和肺出血等）。近年来，由于治疗措施的改进，因休克、尿毒症、肺水肿等而死亡的病例逐渐减少，而死于出血的病例相对增多。并发症主要有急性心力衰竭、支气管肺炎、成人呼吸窘迫综合征、肾脏破裂和其他继发感染等。

第七节　性传播性疾病

性传播性疾病（sexually transmitted diseases，STD）是指通过性接触而传播的一类疾病。传统的性病（veneral diseases）只包括梅毒、淋病、软下疳、性病性淋巴肉芽肿和腹股沟淋巴肉芽肿。近十年 STD 谱增宽，其病种已多达 20 余种。本节仅叙述淋病、尖锐湿疣、梅毒和艾滋病。

一、淋病

淋病（gonorrhea）是由淋球菌引起的急性化脓性炎，是最常见的 STD。多发生于 15～30 岁年龄段，以 20～24 岁最常见。成人几乎全部通过性交而传染，儿童可通过接触患者用过的衣、物等传染。

淋球菌主要侵犯泌尿生殖系统，对柱状上皮和移行上皮有特别的亲和力，表现为化脓性炎症。淋球菌侵入泌尿生殖道上皮包括黏附和侵入两个步骤。这个过程与淋球菌细菌壁成分有关。男性的病变从前尿道开始，可逆行蔓延到后尿道，波及前列腺、精囊和附睾。女性的病变累及外阴和阴道腺体、子宫颈内膜、输卵管及尿道。少部分病例可经血行播散引起身体其他部位的病变。

重点：淋病的病因、感染途径、病变特点。

二、尖锐湿疣

尖锐湿疣（condyloma acuminatum）是由人乳头瘤病毒（HPV）（主要是 HPV 6 型和 11 型）感染引起的 STD。最常发生于 20～40 岁年龄组。好发于潮湿温暖的黏膜和皮肤交界的部位。男

重点：尖锐湿疣的病因、感染途径、病变特点。

性常见于阴茎冠状沟、龟头、系带、尿道口或肛门附近。女性多见于阴蒂、阴唇、会阴部及肛周。可发生于身体的其他部位如腋窝等。尖锐湿疣主要通过性接触传播,但也可以通过非性接触的间接感染而致病。

本病潜伏期通常为 3 个月。初起为小而尖的突起,逐渐扩大。淡红或暗红,质软,表面凹凸不平,呈疣状颗粒。有时较大呈菜花状生长。镜检:表皮角质层轻度增厚,几乎全为角化不全细胞,棘层肥厚,有乳头状瘤样增生,表皮突增粗延长,偶见核分裂象。表皮浅层凹空细胞出现。

三、梅毒

重点:梅毒的病因、感染途径、病变特点及对机体的影响。

梅毒(syphilis)是由梅毒螺旋体引起的传染病,流行于世界各地。新中国成立后我国经积极防治基本消灭了梅毒,但近年来又有新的病例发现,尤其在沿海城市有流行趋势。

(一)病因及传播途径

梅毒螺旋体是梅毒的病原体,体外活力低,不易生存,对理化因素的抵抗力极弱,对四环素、青霉素、汞、砷、铋剂敏感。95%以上通过性交传播,少数可因输血、接吻、医务人员不慎受染等直接接触传播(后天性梅毒)。梅毒螺旋体还可经胎盘感染胎儿(先天性梅毒)。梅毒患者为唯一的传染源。梅毒分先天性和后天性两种。

机体在感染梅毒后第 6 周血清出现梅毒螺旋体特异性抗体及反应素,有血清诊断价值,但可出现假阳性应予注意。随着抗体产生,机体对螺旋体的免疫力增强,病变部位的螺旋体数量减少,以至早期梅毒病变有不治自愈的倾向。然而不治疗或治疗不彻底者,播散在全身的螺旋体常难以完全消灭,这是复发梅毒、晚期梅毒发生的原因。少数人感染了梅毒螺旋体后,在体内可终身隐伏(血清反应阳性,而无症状和病变),或在二、三期梅毒活动,局部病变消失而血清反应阳性,均称为隐性梅毒。

(二)基本病变

1. 闭塞性动脉内膜炎和小血管周围炎 闭塞性动脉内膜炎指小动脉内皮细胞及纤维细胞增生,使管壁增厚、血管腔狭窄闭塞。小血管周围炎是指围管性单核细胞、淋巴细胞和浆细胞浸润。浆细胞恒定出现是本病的病变特点之一。

2. 树胶样肿 树胶样肿(gumma)又称梅毒瘤(syphiloma)。病灶灰白色,大小不一,大者 3~4 cm,小者镜下才能见到,结节状,质地韧、有弹性;其组织结构颇似结核结节,中央为类似干酪样坏死的凝固性坏死,但坏死不彻底,弹力纤维尚保存。坏死灶周围肉芽组织中富含淋巴细胞和浆细胞,而上皮样细胞和朗汉斯巨细胞也相对较少。树胶样肿后期可被吸收、纤维化,使器官变形,但极少钙化。树胶样肿可发生于任何器官,最常见于皮肤、黏膜、肝、骨和睾丸。血管炎病变可见于各期梅毒,而树胶样肿则仅见于第三期梅毒。

(三)后天性梅毒

后天性梅毒分一、二、三期。一、二期梅毒称早期梅毒,有传染性。三期梅毒又称晚期梅毒,因常累及内脏,又称内脏梅毒。

1. 第一期梅毒 梅毒螺旋体侵入人体后 3 周左右,侵入部位发生炎症反应,形成下疳。下疳常为单个,直径约 1 cm,表面可发生糜烂或溃疡,溃疡底部及边缘质硬。因其质硬称硬性下疳,与杜克雷嗜血杆菌引起的软性下疳相区别。病变多见于阴茎冠状沟、龟头、子宫颈、阴唇,亦可发生于口唇、舌、肛周等处。病变部位镜下所见为闭塞性小动脉内膜炎和动脉周围炎。

下疳出现后 1~2 周,局部淋巴结肿大,呈非化脓性增生性反应。下疳经 1 个月左右多自然消退,仅留浅表的瘢痕,局部肿大的淋巴结也消退。临床上处于静止状态,但体内螺旋体仍继续繁殖。

2. 第二期梅毒 下疳发生后 7~8 周,体内螺旋体又大量繁殖,由于免疫复合物的沉积引起全身皮肤、黏膜广泛的梅毒疹和全身性非特异性淋巴结肿大。镜下呈典型的血管周围炎改变,病灶内可找到螺旋体。故此期梅毒传染性大。梅毒疹可自行消退。

3. 第三期梅毒 常发生于感染后 4～5 年,病变累及内脏,特别是心血管和中枢神经系统。特征性的树胶样肿形成。由于树胶样肿纤维化、瘢痕收缩引起严重的组织破坏、变形和功能障碍。

病变侵犯主动脉,可引起梅毒性主动脉炎、主动脉瓣关闭不全、主动脉瘤等。梅毒性主动脉瘤破裂常是患者猝死的主要原因。神经系统病变主要累及中枢神经及脑脊髓膜,可导致麻痹性痴呆和脊髓痨。肝脏病变主要形成树胶样肿,肝呈结节性肿大,继而发生纤维化、瘢痕收缩,甚至肝呈分叶状。此外病变常造成骨和关节损害,鼻骨被破坏形成马鞍鼻。长骨、肩胛骨与颅骨亦常受累。

(四)先天性梅毒

先天性梅毒根据被感染胎儿发病的早晚有早发性和晚发性之分。早发性先天性梅毒是指胎儿或婴幼儿期发病的先天性梅毒。晚发性先天性梅毒的患儿发育不良,智力低下。可引发间质性角膜炎、神经性耳聋及楔形门齿,并有骨膜炎及马鞍鼻等。

四、艾滋病

艾滋病又称获得性免疫缺陷综合征(acquired immunodeficiency syndrome,AIDS),是由人类免疫缺陷病毒(humanimmunodificiency virus,HIV)感染所引起的以全身性严重免疫缺陷为主要特征的慢性传染病。本病传播迅速、发病缓慢、病死率极高。自 1981 年 6 月首次报告 AIDS 以来,目前病例遍及五大洲。世界上几乎每一个国家和地区都未能摆脱这种病毒的侵袭。AIDS 的潜伏期为 2～10 年,总死亡率几乎为 100%,90% 在诊断后 2 年内死亡。

(一)病因及发病机制

HIV 是一种逆转录病毒。它具有嗜淋巴细胞和嗜神经细胞性,主要选择性地破坏 CD_4^+ T 淋巴细胞。已经证实 HIV 存在于患者或携带者的单核细胞、血浆、精液、唾液、尿、泪液、乳汁、脑脊液、淋巴结、脑组织、骨髓和宫颈阴道分泌液中,主要通过性接触、血液、污染的注射针头和母婴垂直等途径传播感染。

> **重点:**艾滋病的病因、感染途径、病变特点及对机体的影响。

HIV 直接和间接作用,使 CD_4^+ T 细胞功能受损及大量破坏,致使细胞免疫缺陷。HIV 由皮肤、黏膜的创口及针孔注入人体血液,与 CD_4^+ T 细胞表面的 CD_4 分子(受体)结合,病毒外壳蛋白留在 CD_4^+ T 细胞膜上,核心进入细胞。在逆转录酶的作用下,HIV 的 RNA 逆转录成前病毒 DNA,然后整合入宿主基因组,产生新的病毒颗粒。新的病毒颗粒以出芽方式逸出 CD_4^+ T 细胞,同时引起该细胞的溶解和死亡。逸出的病毒再感染其他 CD_4^+ T 细胞,造成 CD_4^+ T 细胞的大量破坏。众所周知,CD_4^+ T 细胞在免疫网络中起着关键的作用。由于 CD_4^+ T 细胞的大量破坏,总数下降,使免疫平衡破坏而造成免疫缺陷,从而引起机会感染和恶性肿瘤的发生。

在 HIV 感染过程中还有其他免疫细胞的功能损害。HIV 还可侵袭单核巨噬细胞系统的细胞和其他细胞(B 淋巴细胞,小胶质细胞和干细胞)。单核巨噬细胞表面有少量 CD_4 分子,HIV 可与之结合进入细胞。更重要的是抗 HIV-HIV 复合物与单核巨噬细胞表面的 Fc 受体结合后被吞噬到单核巨噬细胞内。在单核巨噬细胞内,复制的病毒通常储存在胞质内,并不引起单核巨噬细胞的破坏。由于单核巨噬细胞具有游走功能,因而导致 HIV 的扩散。另外,感染有 HIV 的单核巨噬细胞功能也有缺陷。当然在整个 HIV 感染过程中还可能有其他机制的参与。

(二)病理变化

AIDS 患者各脏器都有不同程度的病理变化,其主要表现如下。

1. 免疫学损害的形态学表现 淋巴结病变包括早期淋巴组织反应性增生,发展为晚期的淋巴组织耗竭的动态过程。在这个动态过程中可有许多形态学表现,但无一为与 HIV 感染相关的特异性形态学表现。在一系列改变中,生发中心的改变,滤泡网状带消失和小血管增生最为明显,且恒定存在。

淋巴结早期表现淋巴滤泡明显增生,生发中心活跃,有"满天星"现象,其病变类似于由其他原因引起的反应性淋巴结炎。有时滤泡间区可见 Warthin-Finkeldey 型多核巨细胞,该巨细胞出现对明确 HIV 相关淋巴结病有很大帮助。随着病变的发展,淋巴滤泡网状带开始破坏,有血管增生。副皮质区 CD_4^+ 细胞减少,CD_4^+/CD_8^+ 细胞的值进行性下降,浆细胞浸润。以后网状带消失,滤泡界限不清。晚期淋巴结显示淋巴细胞(T 和 B 细胞)明显减少,几乎消失殆尽,生发中心几乎由 CD_8^+ 细胞所替代。无淋巴滤泡和副皮质区之分。在淋巴细胞消失区常由巨噬细胞替代。最后淋巴结结构完全消失,主要细胞为巨噬细胞和浆细胞。有些区域纤维组织增生,甚至发生玻璃样变性。

胸腺、消化道和脾脏淋巴组织萎缩。但大多数 AIDS 患者可有不同程度脾脏肿大,可能与脾淤血等变化有关。

2.感染　AIDS 患者对各种病原体非常敏感,在一个患者体内可有多种感染混合存在,特别是一些少见的混合性机会感染,如肺孢子虫感染。

3.肿瘤

(1)非霍奇金恶性淋巴瘤(NHL):NHL 在 AIDS 患者中发病率增高,与一般人群发生的 NHL 相比有以下特征:①中枢神经系统原发性 NHL 在一般人群中相当罕见(发病率<2%),而在 AIDS 患者则常见;②组织学类型以未分化型(小无裂细胞性)为多见,这种组织学类型在普通病例少见(0.7%~2.4%,美国);③绝大多数(约 95%)是 B 淋巴细胞来源;④淋巴结外 NHL 发生率高,患者年轻,预后差;⑤约 1/3 的患者,NHL 可能与 EB 病毒有关。

(2)Kaposi 肉瘤:一种非常罕见的血管增殖性疾病。自 AIDS 出现以来 Kaposi 肉瘤发病率明显增高,1/3 的 AIDS 患者有 Kaposi 肉瘤。Kaposi 肉瘤可局限于皮肤和(或)黏膜,也可累及内脏。研究表明,Kaposi 肉瘤来源于内皮细胞,部分可能来自于淋巴管内皮。Kaposi 肉瘤呈多中心性,身体不同部位肿瘤并不是由一个原发肿瘤播散而来的。组织学上 Kaposi 肉瘤主要有毛细血管样结构(血管裂隙)和梭形细胞构成。可见数量不等的红细胞。常见含铁血黄素沉着。有时可有一定数目的炎症细胞。

4.中枢神经系统改变　脑组织是 AIDS 患者最常受累的组织之一。约 60% 的 AIDS 患者有神经症状,90% 的病例,尸检时有神经病理学改变。AIDS 患者神经病理学改变可分三大类,即 AIDS 脑病、机会感染和机会性肿瘤。目前认为 HIV 通过巨噬细胞进入中枢神经系统引起病变。

课后测试题

一、选择题

1.结核病灶中巨噬细胞转变为类上皮细胞是由于(　　　)。
A.吞噬的结核杆菌数量过多　　　　　　　　B.吞噬的结核杆菌释放毒素
C.吞噬的结核杆菌不能被杀死　　　　　　　D.吞噬的结核杆菌毒力较强
E.吞噬的结核杆菌破坏、释放出磷脂

2.对结核病最有诊断价值的基本病理变化是(　　　)。
A.含大量淋巴细胞和巨噬细胞的渗出液　　　B.灰白色、半透明状的粟粒大小结节
C.找到朗汉斯巨细胞　　　　　　　　　　　D.干酪样坏死
E.类上皮细胞

3.关于原发性肺结核的描述,下列哪项是错误的?(　　　)
A.指初次感染结核杆菌而在肺内发生的病变　B.原发综合征形成
C.原发灶及淋巴结不发生干酪样坏死　　　　D.可发生血行播散到各器官
E.结核菌常经淋巴道引流到肺门淋巴结

4.结核结节主要由什么细胞构成?(　　　)
A.浆细胞　　　　　　　　B.淋巴细胞　　　　　　　　C.成纤维细胞
D.类上皮细胞和朗汉斯巨细胞　　E.巨噬细胞

5.原发性肺结核的肺内原发病灶常位于(　　)。

A.肺尖 　　　　　　　　　　B.肺上叶下部或肺下叶上部靠近胸膜处

C.肺门 　　　　　　　　　　D.肺膈面

E.脏胸膜面

6.下列哪种疾病最易引起肠管狭窄?(　　)

A.肠阿米巴病 　　　　　　　B.肠伤寒 　　　　　　　　C.肠结核

D.细菌性痢疾 　　　　　　　E.菌群失调性假膜性肠炎

7.以下哪一项不是结核转向愈合时的改变?(　　)

A.吸收、消散 　　　　　　　B.钙化 　　　　　　　　　C.纤维包裹

D.纤维化 　　　　　　　　　E.病灶周围出现渗出、继发坏死以及溶解液化

8.血行播散性结核病最罕见的部位是(　　)。

A.肺　　　　B.心肌　　　　C.肾　　　　D.脊柱　　　　E.脾

9.结核球是指(　　)。

A.直径小于 2 cm 的干酪样坏死灶 　　　　B.状似大叶性肺炎的干酪样坏死灶

C.孤立性的境界不清楚的干酪样坏死灶 　　D.无纤维包裹的干酪样坏死灶

E.直径 2～5 cm,有纤维包裹的、孤立的、境界分明的干酪样坏死灶

10.结核病好转的最好方式是(　　)。

A.吸收消散 　　　　　　　　B.硬结、钙化 　　　　　　C.纤维包裹

D.纤维化 　　　　　　　　　E.纤维包裹及钙化

11.结核性肉芽肿内最基本的细胞成分是(　　)。

A.类上皮细胞 　　　　　　　B.朗汉斯巨细胞 　　　　　C.成纤维细胞

D.淋巴细胞 　　　　　　　　E.浆细胞

12.朗汉斯巨细胞是由哪种细胞演化而来的?(　　)

A.中性粒细胞　　B.淋巴细胞　　C.类上皮细胞　　D.浆细胞　　E.成纤维细胞

二、思考题

1.试述结核病的基本病变及其病变的转变规律。

2.原发性肺结核病与继发性肺结核病患者的发病机理和临床表现有何不同?

3.简述肠伤寒病理形态特点及其发展过程。

(张　斌)

参考答案

绪论

1. C 2. A 3. A

第一章

1. E 2. C 3. B 4. B 5. B 6. E 7. C 8. D

第二章

1. B 2. B 3. E 4. D 5. A 6. A 7. D 8. B 9. A 10. E

第三章

1. C 2. A 3. D 4. A 5. A 6. B 7. C 8. C 9. A 10. A

第四章

1. A 2. A 3. B 4. E 5. B 6. B 7. A 8. D 9. B 10. D 11. A 12. C

第五章

1. D 2. B 3. B 4. D 5. B 6. E 7. B 8. D 9. D 10. E

第六章

1. D 2. D 3. C 4. C 5. E 6. A 7. D 8. A 9. D 10. B

第七章

1. B 2. A 3. B 4. A 5. B 6. B 7. C 8. C 9. C 10. C 11. D 12. B 13. C 14. B 15. B 16. C

第八章

1. D 2. B 3. B 4. A 5. A 6. D 7. D 8. E 9. D 10. B

第九章

1. E 2. C 3. A 4. A 5. B 6. D 7. C 8. E 9. D 10. A

第十章

1. A 2. A 3. B 4. C 5. E 6. E 7. A 8. A 9. D 10. D 11. B 12. C

第十一章

1. B 2. C 3. A 4. B 5. E

第十二章

1. C 2. B 3. C 4. E 5. C 6. E 7. B 8. B 9. C 10. C

第十三章

1. E 2. D 3. C 4. A 5. B 6. E 7. B 8. E 9. B 10. A

第十四章

1. C 2. E 3. A 4. C 5. A 6. E 7. C 8. C 9. B 10. A

第十五章

1. D 2. C 3. D 4. A 5. B 6. E 7. B 8. A 9. B 10. E

第十六章

1. B　2. A　3. E　4. C　5. A　6. D　7. B　8. B　9. D　10. A

第十七章

1. E　2. C　3. A　4. D　5. B　6. C　7. B　8. E　9. C

第十八章

1. A　2. D　3. E　4. A　5. D　6. D　7. C　8. B　9. D　10. D

第十九章

1. E　2. E　3. A　4. E　5. E　6. D　7. E　8. A　9. E　10. C　11. C　12. C

第二十章

1. A　2. B　3. C　4. A　5. B　6. A

第二十一章

1. B　2. D　3. B　4. C　5. A

第二十二章

1. E　2. D　3. C　4. D　5. B　6. C　7. E　8. B　9. E　10. A　11. A　12. C

参考文献

[1]　王斌,陈命家.病理学与病理生理学[M].7版.北京:人民卫生出版社,2014.

[2]　高凤兰,崔茂香.病理学[M].西安:第四军医大学出版社,2014.

[3]　陈命家,丁运良.病理学与病理生理学[M].3版.北京:人民卫生出版社,2014.

[4]　吴和平,张玉华.临床病理生理学[M].西安:第四军医大学出版社,2015.

[5]　步宏.病理学与病理生理学[M].3版.北京:人民卫生出版社,2012.

[6]　金惠铭,王建枝,殷莲华.病理生理学[M].8版.北京:人民卫生出版社,2013.

[7]　李玉林.病理学[M].8版.北京:人民卫生出版社,2013.

[8]　唐慧玲,张忠,宋维芳.病理学与病理生理学[M].北京:北京大学医学出版社,2013.

[9]　王见遐,张玉华.病理学[M].北京:中国科学技术出版社,2012.

[10]　唐忠辉,周洁,杨少芬.病理学与病理生理学[M].武汉:华中科技大学出版社,2012.

[11]　黄敬堂,黄绪山.病理学[M].武汉:华中科技大学出版社,2012.

[12]　张薇,高凤兰.病理学与病理生理学[M].北京:人民军医出版社,2010.

[13]　杨红,钟学仪.病理学[M].北京:科学出版社,2010.

[14]　苏鸣,刘立新,胡志红.病理学[M].2版.武汉:华中科技大学出版社,2010.

[15]　吴秉铨,杨光华.病理学[M].5版.北京:人民卫生出版社,2001.

[16]　崔秀娟,陈金宝,邱雪杉.病理解剖学彩色图谱[M].上海:上海科学技术出版社,2002.

[17]　陈菊梅.现代传染病学[M].北京:人民军医出版社,1999.

　　本书写作过程中使用了部分图片,在此向这些图片的版权所有人表示诚挚的谢意! 由于客观原因,我们无法联系到您。请相关版权所有人与出版社联系,出版社将按照国家相关规定和行业标准支付稿酬。

　　联系电话:13971594703　联系人:居颖